U0395768

风湿与免疫疾病诊疗思维与实践

林森 等 主编

上海科学普及出版社

图书在版编目（CIP）数据

风湿与免疫疾病诊疗思维与实践／林森等主编. —上海：上海科学普及出版社，2024.5
ISBN 978-7-5427-8685-2

Ⅰ. ①风… Ⅱ. ①林… Ⅲ. ①风湿性疾病–免疫性疾病– 诊疗 Ⅳ. ①R593.21

中国国家版本馆CIP数据核字（2024）第075693号

统　　筹　张善涛
责任编辑　陈星星　郝梓涵
整体设计　宗　宁

风湿与免疫疾病诊疗思维与实践
主编　林　森　等
上海科学普及出版社出版发行
（上海中山北路832号　邮政编码200070）
http://www.pspsh.com

各地新华书店经销　山东麦德森文化传媒有限公司印刷
开本 787×1092 1/16　印张 21.25　插页 2　字数 544 000
2024年5月第1版　2024年5月第1次印刷

ISBN 978-7-5427-8685-2　定价：198.00元
本书如有缺页、错装或坏损等严重质量问题
请向工厂联系调换
联系电话：0531-82601513

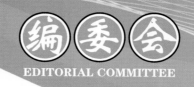

前 言 FOREWORD

风湿免疫学是一门新兴的临床学科,在我国起步较晚,是内科学最年轻的专科。近年来,随着医学科学和技术的发展,以及人们对风湿免疫学认识的不断提高,有关风湿免疫学的专业书籍陆续出版,对普及和推广风湿免疫学知识、促进和提高风湿免疫学科发展起到了十分重要的作用。但风湿免疫疾病主要是一类多器官受累的系统性疾病,涉及临床各个专业包括内科各专科、骨科、神经外科、普外科、泌尿外科、妇产科、眼科、耳鼻喉科等,临床表现错综复杂,首发症状多种多样,尤其有的以一组或多组临床症候群形式出现,更鲜为人知,极其容易漏诊或误诊。因此,编写一本涉及相关交叉学科的,与风湿免疫疾病的症状、体征和实验室检查相关的书籍十分必要。基于此目的,我们邀请了多位具有多年风湿免疫疾病诊疗经验的专家编写了《风湿与免疫疾病诊疗思维与实践》一书,以帮助和指导临床医生尤其是风湿免疫学专科医师了解和掌握风湿免疫疾病相关综合征,早期认识和正确诊断复杂的风湿免疫疾病。

本书重点介绍了风湿免疫疾病的临床诊疗经验,从风湿免疫疾病的基础内容出发,系统、全面地介绍了临床中常见的风湿免疫疾病,包括各疾病的临床表现、辅助检查、诊断及鉴别诊断、治疗方案等内容。全书内容丰富,结构合理,层次分明,在编写过程中充分考虑了临床特点,贴近临床工作需要,具有较强的科学性、指导性和实用性,适合风湿免疫科临床医师、医学院校学生参考使用。

由于本书参编人员的临床经验存在一定差异、编写风格不尽相同,书中存在疏漏和错误之处在所难免,还请各位读者谅解,也希望各位提出意见与建议,以便我们后期修正。

《风湿与免疫疾病诊疗思维与实践》编委会

2024 年 2 月

目 录 CONTENTS

第一章　风湿免疫疾病的临床特点 …………………………………………………… （1）

　第一节　发热 ………………………………………………………………………… （1）

　第二节　疼痛 ………………………………………………………………………… （3）

　第三节　眼部表现 …………………………………………………………………… （5）

　第四节　肌肉表现 …………………………………………………………………… （8）

　第五节　皮肤黏膜表现 ……………………………………………………………… （8）

第二章　风湿免疫疾病的体格检查 ……………………………………………………（17）

　第一节　皮肤黏膜与淋巴结检查 …………………………………………………（17）

　第二节　骨关节检查 ………………………………………………………………（18）

第三章　风湿免疫疾病的药物治疗 ……………………………………………………（29）

　第一节　非甾体抗炎药 ……………………………………………………………（29）

　第二节　慢作用抗风湿药 …………………………………………………………（36）

　第三节　生物制剂 …………………………………………………………………（42）

　第四节　糖皮质激素 ………………………………………………………………（49）

　第五节　其他药物 …………………………………………………………………（51）

第四章　类风湿关节炎 …………………………………………………………………（55）

　第一节　概述 ………………………………………………………………………（55）

　第二节　发病机制与病理 …………………………………………………………（55）

　第三节　临床表现与体征 …………………………………………………………（56）

　第四节　辅助检查 …………………………………………………………………（57）

　第五节　诊断与鉴别诊断 …………………………………………………………（59）

　第六节　治疗及调护 ………………………………………………………………（61）

第五章　系统性红斑狼疮 ···（65）

　　第一节　概述 ···（65）

　　第二节　发病机制与病理 ··（66）

　　第三节　临床表现与体征 ··（67）

　　第四节　辅助检查 ··（68）

　　第五节　诊断与鉴别诊断 ··（69）

　　第六节　治疗及调护 ··（71）

第六章　干燥综合征 ···（75）

　　第一节　概述 ···（75）

　　第二节　发病机制与病理 ··（76）

　　第三节　临床表现与体征 ··（77）

　　第四节　辅助检查 ··（78）

　　第五节　诊断与鉴别诊断 ··（80）

　　第六节　治疗及调护 ··（81）

第七章　硬皮病 ···（85）

　　第一节　概述 ···（85）

　　第二节　发病机制与病理 ··（86）

　　第三节　临床表现与体征 ··（87）

　　第四节　辅助检查 ··（89）

　　第五节　诊断与鉴别诊断 ··（90）

　　第六节　治疗及调护 ··（92）

第八章　多发性肌炎和皮肌炎 ···（95）

　　第一节　概述 ···（95）

　　第二节　发病机制与病理 ··（96）

　　第三节　临床表现与体征 ··（97）

　　第四节　辅助检查 ··（99）

　　第五节　诊断与鉴别诊断 ···（101）

　　第六节　治疗及预后 ···（103）

第九章　强直性脊柱炎 ···（107）

　　第一节　概述 ···（107）

　　第二节　发病机制与病理 ………………………………………………（107）

　　第三节　临床表现与体征 ………………………………………………（108）

　　第四节　辅助检查 ………………………………………………………（110）

　　第五节　诊断与鉴别诊断 ………………………………………………（111）

　　第六节　治疗及调护 ……………………………………………………（113）

第十章　混合性结缔组织病 …………………………………………………（117）

　　第一节　概述 ……………………………………………………………（117）

　　第二节　病因与发病机制 ………………………………………………（117）

　　第三节　临床表现与体征 ………………………………………………（119）

　　第四节　辅助检查 ………………………………………………………（121）

　　第五节　诊断与鉴别诊断 ………………………………………………（122）

　　第六节　治疗及预后 ……………………………………………………（123）

第十一章　风湿热 ……………………………………………………………（125）

　　第一节　概述 ……………………………………………………………（125）

　　第二节　发病机制与病理 ………………………………………………（126）

　　第三节　临床表现与体征 ………………………………………………（129）

　　第四节　辅助检查 ………………………………………………………（131）

　　第五节　诊断与鉴别诊断 ………………………………………………（136）

　　第六节　治疗 ……………………………………………………………（138）

第十二章　抗磷脂综合征 ……………………………………………………（141）

　　第一节　概述 ……………………………………………………………（141）

　　第二节　病因与发病机制 ………………………………………………（141）

　　第三节　临床表现与体征 ………………………………………………（142）

　　第四节　辅助检查 ………………………………………………………（144）

　　第五节　诊断与鉴别诊断 ………………………………………………（145）

　　第六节　治疗及预后 ……………………………………………………（146）

第十三章　成人斯蒂尔病 ……………………………………………………（149）

　　第一节　概述 ……………………………………………………………（149）

　　第二节　病因与发病机制 ………………………………………………（150）

　　第三节　临床表现与体征 ………………………………………………（151）

第四节　辅助检查……………………………………………（153）

第五节　诊断与鉴别诊断……………………………………（154）

第六节　治疗及调护…………………………………………（156）

第十四章　痛风………………………………………………（159）

第一节　概述…………………………………………………（159）

第二节　发病机制与病理……………………………………（159）

第三节　临床表现与体征……………………………………（160）

第四节　辅助检查……………………………………………（173）

第五节　诊断与鉴别诊断……………………………………（174）

第六节　治疗…………………………………………………（175）

第十五章　银屑病关节炎……………………………………（191）

第一节　概述…………………………………………………（191）

第二节　发病机制与病理……………………………………（192）

第三节　临床表现与体征……………………………………（193）

第四节　辅助检查……………………………………………（194）

第五节　诊断与鉴别诊断……………………………………（195）

第六节　治疗及调护…………………………………………（196）

第十六章　幼年特发性关节炎………………………………（199）

第十七章　老年骨关节炎……………………………………（207）

第十八章　血管炎……………………………………………（219）

第一节　大动脉炎……………………………………………（219）

第二节　过敏性紫癜…………………………………………（223）

第三节　川崎病………………………………………………（226）

第四节　结节性多动脉炎……………………………………（231）

第五节　变异肉芽肿性血管炎………………………………（236）

第六节　韦格纳肉芽肿………………………………………（237）

第十九章　自身免疫性肝病…………………………………（249）

第一节　自身免疫性肝炎……………………………………（249）

第二节　原发性硬化性胆管炎………………………………（260）

第三节　原发性胆汁性肝硬化………………………………（267）

第二十章　自身免疫性疾病肾损害 ………………………………………………（277）

　　第一节　类风湿关节炎肾损害 …………………………………………………（277）

　　第二节　狼疮肾炎 ………………………………………………………………（281）

　　第三节　过敏性紫癜肾炎 ………………………………………………………（289）

第二十一章　风湿免疫疾病的中医治疗 ……………………………………………（293）

　　第一节　风湿性关节炎 …………………………………………………………（293）

　　第二节　类风湿关节炎 …………………………………………………………（296）

　　第三节　强直性脊柱炎 …………………………………………………………（302）

　　第四节　痛风性关节炎 …………………………………………………………（306）

　　第五节　反应性关节炎 …………………………………………………………（309）

　　第六节　银屑病关节炎 …………………………………………………………（312）

　　第七节　系统性红斑狼疮 ………………………………………………………（314）

　　第八节　多发性肌炎与皮肌炎 …………………………………………………（318）

　　第九节　硬皮病 …………………………………………………………………（321）

　　第十节　干燥综合征 ……………………………………………………………（325）

参考文献 ………………………………………………………………………………（331）

第一章

风湿免疫疾病的临床特点

第一节 发　热

一、定义

正常人在体温调节中枢的调控下,机体的产热和散热过程经常保持动态平衡。当机体在致热源作用下或体温中枢功能障碍时,产热过程增加,散热不能相应的增加或散热减少,使体温增高超过正常范围称为发热。长期发热是指持续发热超过 2 周。按发热的高低可分为低热($37.3\sim38\ ℃$)、中等度热($38.1\sim39\ ℃$)、高热($39.1\sim41\ ℃$)、超高热($>41\ ℃$)。

二、病因

(一)感染性疾病

1.结核感染

常有结核中毒症状,实验室检查和胸部 X 线片有相应改变。抗结核治疗有效。

2.细菌感染

(1)败血症:金黄色葡萄球菌和革兰阴性杆菌败血症多见。血培养呈阳性。

(2)感染性心内膜炎:原有先心病或风湿性心脏病者出现高热及心脏杂音等,应反复做血培养。

(3)胆管感染:持续性发热伴恶心、呕吐、黄疸及右上腹痛,胆管造影异常,超声检查胆囊收缩不佳。

(4)呼吸道感染:发热、咽痛、咳嗽等,影像学检查异常。

(5)尿路感染:发热、腰痛、尿道刺激征等,中段尿培养阳性。

(6)其他感染:妇科疾病、深部脓肿等。

3.病毒感染

EB 病毒、乙型肝炎病毒和丙型肝炎病毒。

4.真菌感染

长期应用抗生素、激素、免疫抑制剂者出现发热,需做真菌培养和抗真菌治疗。

5.寄生虫感染

常有地区性。

6.其他

支原体、立克次体、螺旋体感染等。

(二)肿瘤

对长期发热伴红细胞沉降率快者,在除外其他原因后应警惕。

1.血液系统肿瘤

如淋巴瘤、恶性组织细胞病、白血病、多发性骨髓瘤等,应做骨穿、淋巴结活检等。

2.实体性肿瘤

如胃癌、肝癌、肺癌、胰腺癌、结肠癌、骨肉瘤等。

(三)风湿性疾病

1.风湿热

发热、关节痛、心肌炎、舞蹈病、环形红斑、皮下结节、红细胞沉降率快、抗链O增高,抗风湿治疗有效。

2.系统性红斑狼疮

年轻女性见发热,多系统损害,抗核抗体阳性等。用激素治疗退热明显。

3.类风湿性关节炎

多为低热,少数有高热。小关节对称肿痛、晨僵、类风湿因子阳性、X线有改变。

4.多发性肌炎/皮肌炎

除发热外,有近端肌无力、肌酶活性改变、肌电图及肌活检异常。

5.干燥综合征

个别有高热,有口干、眼干等外分泌腺受损表现,抗SS-A、抗SS-B抗体阳性,唇腺活检有灶性淋巴细胞浸润。

6.成人斯蒂尔病

发热、一过性皮疹、关节痛、白细胞数增高,但必须除外其他疾病。

7.血管炎

不明原因发热、消瘦、皮疹、多系统损害、抗中性粒细胞胞浆抗体(ANCA)阳性等。

8.脂膜炎

发热、皮肤改变等。

9.结节病

多有肺脏改变,其次有皮肤、眼、淋巴结的改变。

10.其他

除发热外,有原发病的表现,如急性痛风性关节炎常有关节红、肿、热、痛等。

(四)功能性发热

1.夏季低热

每至夏季出现,天气转凉自行消失,可治愈。

2.自主神经功能紊乱

多见于年轻女性。

（五）其他

内分泌代谢障碍如甲亢、甲亢危象；无菌性坏死物质吸收（大面积烧伤、术后、内出血等）；药物热。

（林 森）

第二节 疼 痛

一、关节痛

关节痛始发于老年人多考虑骨性关节炎（OA）、巨细胞动脉炎（GCA），而中年人多是类风湿性关节炎（RA），年轻人则常是强直性脊柱炎（AS）。性别虽无绝对鉴别意义，但系统性红斑狼疮（SLE）大多为年轻育龄妇女，而 AS 则以男性多见。

（一）关节痛起病的急缓

RA 多为缓进，而痛风的典型发作则常为夜间突然发生。

（二）关节疼痛的程度

RA 及 SLE 多可耐受，逐渐加重，而痛风则剧烈难忍，当日或 1～2 天达高峰。

（三）疼痛部位

RA 常影响腕、掌指、近端指间以及跖趾关节等，较少影响远端指间关节，而 OA 受累部位多见于远端指间关节，出现典型的赫伯登结节（见于 70％患者），较少影响掌指关节及腕关节，但 40％～60％涉及拇指底部。关节痛是单关节抑或多关节亦有鉴别意义，单关节最多见于结晶性关节炎及感染性关节炎，而 RA 早期可呈单关节或少关节炎，但随病情进展，往往多关节受累。

（四）关节痛的演变

风湿热虽有关节肿痛，但多次复发也极少引起骨关节破坏，更少关节强直，RA 则不同，急或轻型缓进者，处理不当日久也发生骨关节破坏。急性痛风尤其是病程不长者，症状往往于数天或短期内消失，恢复后一如常人。

（五）关节痛是否对称性

反复结晶性关节炎多为不对称性，而 RA 多呈对称性。感染性关节炎也多为不对称性。过去治疗对关节痛的影响有参考意义，阿司匹林治疗风湿热、秋水仙碱治疗痛风有效为诊断提供线索。

二、颈痛

AS、RA 和 OA 等许多风湿性疾病多会侵及颈部，常见的疾病及体征：椎间盘突出，好发于下颈椎，以第 4～5 颈椎和第 5～6 颈椎最常见，并引起多种症状；向后压迫脊髓，出现双上肢或双下肢无力、痉挛，腱反射亢进，病理反射阳性，括约肌无力，感觉减退等；压迫侧方神经根时，引起神经根或脊髓侧束的症状，单侧上肢麻木、串痛、感觉及肌力减退，腱反射减弱；椎动脉受压时，突然旋转头颈可出现晕厥；向前突出时，临床症状较少，引起食管受压或刺激症状。总之，椎间盘突出的最常见的体征为低头、咳嗽或提重物时，牵拉神经根而引起疼痛，椎间孔挤压试验阳性，压迫神经分布区域皮肤麻木感或感觉过敏,腱反射减弱或消失,肌力减弱。

三、肩痛

肩关节是人体活动度最大的关节,引起疼痛的原因除局部因素外,还有许多其他因素,如颈神经根压迫和炎症可引起肩部疼痛,许多内脏病变也可放射到肩部,但这些疼痛无准确固定的压痛点,关节活动也不受限。引起肩痛的常见的风湿性疾病如下。

(一)类风湿性关节炎

1.肩部类风湿综合征

多累及双侧肩关节,其他大关节正常,表现为关节间隙进行性狭窄,肱骨头骨质硬化伴有囊性变,最终出现关节边缘骨赘,多发生于 35～55 岁女性,RF 多阳性,晚期出现严重的关节痛和功能障碍。

2.肩胛胸壁综合征或胸肋综合征

肩胛下囊、肩胛胸壁滑囊和三角肌下滑囊受累,滑囊内充满米粒样小体,少许滑液,穿刺常抽不出液体,容易误诊为实性肿瘤,多伴有肩锁关节病变。

3.肩锁关节炎

关节内滑膜增生,关节肿胀、疼痛,活动时加重,关节内收前屈时加剧,X 线可见关节狭窄、小骨赘形成。

4.胸锁关节炎

RA 多见,常为无痛性肿胀,严重时不能平卧,可致肩关节的活动度逐渐丧失。

5.肩胛上神经卡压

引起肩峰部或肩胛区疼痛,上肢外展到水平位时明显,在肩胛上切迹封闭能缓解疼痛支持诊断。

6.肩手综合征

慢性肩痛引起上肢肌肉失用性萎缩和血管运动障碍,表现为手部肿胀,关节僵硬,远端苍白,手心多汗,关节疼痛等症状。临床分为 3 期:急性期、营养不良期和萎缩期。X 线可见弥漫片状骨质疏松,软骨下骨吸收和骨边缘粗糙,骨密度测定骨矿物质含量下降达 1/3,骨扫描多见放射性核素浓集。

(二)撞击综合征

撞击综合征又称肩峰下滑囊炎、冈上肌腱炎、肩袖损伤,是由肩袖和肩峰下滑囊在喙突肩峰及肱骨头之间挤压造成。早期用力时肩部钝痛,肱骨大结节冈上肌附着点及肩峰前喙突处压痛,外展 60°～120°疼痛加重,合并肱二头肌腱水肿。肱二头肌长腱抗阻试验阳性。中期滑囊纤维化、增厚、肩部有摩擦感,因肩袖纤维瘢痕和肩峰间摩擦产生疼痛,并有卡痛感。晚期肩袖诸肌的摩擦及破裂,不断与肩峰撞击,使肩关节活动进一步减少,肌肉萎缩,夜间痛明显,影响睡眠。

(三)肩周炎

好发于 50 岁以上,开始肩关节活动受限,外展、外旋为重,渐渐出现夜间痛,可放射到手、颈、肩部,压痛点多位于喙突及肱二头肌长腱结节间沟,又称冻结肩。

(四)钙化性肌腱炎

多见于冈上肌腱,为变性肌腱钙盐沉积所致,外展痛,X 线片可见冈上肌腱钙化阴影。

（五）肱二头肌腱鞘炎

由于肱二头肌长腱在肱骨结节间沟鞘管内长期磨损，造成水肿、粘连，疼痛明显，活动受限，但外展不痛，压痛点位于结节间沟处，局部普鲁卡因封闭后疼痛可消失或减轻。

四、腰背痛

腰背痛是指胸腰关节（第12胸椎到第4腰椎）以下的后背痛。其解剖结构复杂，原因多样。常见的风湿性疾病是AS、莱特尔综合征、银屑病关节炎（PsA）、OA和感染性关节炎。

（一）强直性脊柱炎

腰背痛发生率达90%，起病隐匿，开始为单侧或间歇性，以后发展为双侧，持续性伴僵硬感，休息不能缓解，活动反而改善，X线片示骶髂关节侵蚀、硬化、增宽、狭窄或部分强直，骨质疏松、骨突关节模糊、椎体方形变和竹节样改变。

（二）银屑病关节炎

腰背痛比AS轻，常在周围关节炎数年后出现，X线片为不对称的脊柱旁骨化形成骨桥，骶髂关节改变常不对称，关节间隙狭窄，关节面侵蚀、硬化、边缘不清。

（三）骨性关节炎

起病隐匿，老年发病，多与外伤、肥胖等因素相关，当压迫神经根时可出现剧烈的下肢牵涉痛，严重时瘫痪，X线示椎体边缘骨刺形成，唇样变，骨质疏松。

五、足跟痛

引起足跟痛的病变主要有跟腱炎，即跟腱与跟骨粗隆附着点及其附近的炎症。脊柱关节病常有跟骨刺，触痛多在中后部足底筋膜附着点处或跟骨粗隆处，X线片多表现为骨刺。在一些运动员或重体力劳动人群中，常引起过劳及压迫综合征，体检见跟骨变粗、触痛，背屈踝关节疼痛加重。患者常脚尖点地，小步行进，可主动屈跖，Thompson试验（捏腓肠肌屈足）阳性，说明跟腱撕裂，X线示附着点骨刺或钙化。类风湿足：双足病变，踝关节肿胀，跟腱旁凹陷消失，关节活动受限，压痛明显，晚期发生拇外翻，趾重叠，跖趾关节脱位，趾骨头下纤维脂肪垫消失，继发巨大滑囊炎，痛性胼胝体等。X线片示局部骨质疏松，关节边缘软骨先侵蚀性破坏，关节间隙狭窄，最终出现纤维性骨性强直。

（林　森）

第三节　眼部表现

多种风湿性疾病有眼及其周围结构的异常，如RA的关节和眼有相同的病理过程，结膜和巩膜的炎性变化与滑膜和软骨相似，免疫因素介导的炎症造成各器官的损伤。眼的解剖结构分为3层：外层即巩膜，中间血管层称葡萄膜，内层为视网膜。不同的疾病影响的部位可以不一样，可累及一层或一层以上，如RA侵犯外层发生巩膜炎，AS和幼年类风湿性关节炎（JRA）常侵犯中层发生虹膜炎，而SLE累及视网膜造成特征性的视网膜血管炎或狼疮视网膜炎。

一、类风湿性关节炎

最常见的眼部表现是巩膜炎和角膜炎,巩膜结膜炎即 Sicca 综合征。

(一)巩膜炎

轻重不等,可为局限性、浅表性巩膜炎,巩膜外层炎,严重时出现痛性坏死性巩膜炎,预后极差。RA 巩膜炎的发病率 5%。局限性或巩膜外层炎炎症浅表,局部用药容易控制,无严重后果;深部巩膜炎影响视力及存活,需要全身用药,长期治疗;坏死性巩膜炎危害极大,巩膜血管突然闭塞,造成巩膜坏死、溶解,眼球血管膜暴露,多出现病情进展期。巩膜炎本身也可出现严重的并发症,如角膜炎、白内障、葡萄膜炎和青光眼。

(二)RA 引起的结膜病变

后果严重且常被忽视,它可伴发巩膜炎,也可单独出现。其中一种类型为角膜周边或角膜缘溃疡,溃疡可不继续扩大,也可逐渐扩散至角膜穿孔,这种情况多发生在病情进展期以及全身应用糖皮质激素治疗期间。

(三)Sicca 综合征(KCS)

Sicca 综合征是 RA 的一种常见的表现,其他风湿疾病也可出现,首先由 Sjogren 报道患者有口、眼干及关节炎。KCS 表现多样,眼科检查可见结膜下方点状溃疡,偶见结膜浸润和坏死导致结膜穿孔。

治疗:保持眼睛湿润,可用人工泪液,佩戴隐形眼镜能防止泪液蒸发减轻异物感,尽量少用药以减少并发症,但严重者需积极治疗。

二、幼年类风湿性关节炎

眼部表现与成年人 RA 明显不同,成人 RA 主要影响外层造成巩膜炎,而 JRA 侵犯中层出现葡萄膜炎,巩膜炎少见。葡萄膜炎发病率为 10%,少关节炎型 JRA 多见,一般在关节炎后发生,也可先于关节炎出现。虹膜炎轻者无症状,重者表现为眼红、疼痛、畏光、流泪,还可出现结膜上皮下钙质沉积,引起带状角膜病,从而发生白内障及继发青光眼,严重虹膜炎会造成失明。局部及全身使用糖皮质激素治疗本身也会引起白内障和青光眼。

三、强直型脊柱炎

虹膜炎在 AS 中非常多见,几乎所有患者在不同阶段都会发生,所以已将其视为 AS 的一个临床表现。它可先于关节病变 1～2 年出现,也可发生在病情静止期,易复发,一般为双侧,20% AS 因此致残。有相当一部分患者因虹膜炎在眼科就诊时发现 AS,所以对青年男性的虹膜炎要警惕 AS 的可能。

四、莱特尔综合征

典型的三联征包括非淋球菌性尿道炎、关节炎和结膜炎,结膜炎一般较轻,有烧灼感、流泪,8%～40%患者有葡萄膜炎,疾病复发时易发生。

五、肠病性关节炎

指溃疡性结肠炎和局限性肠炎引起的多关节炎,葡萄膜受累造成虹膜睫状体炎,偶有巩膜炎。

六、系统性红斑狼疮

眼的任何部分均可累及,但内层受累较 RA 少见,外层受累较血清阴性脊柱关节病少见,这对临床鉴别很有意义,如患者有巩膜炎的同时出现了葡萄膜炎,则 SLE 可能性较大。视网膜病变以絮状渗出为主,视网膜出血、水肿,有人将视网膜血管炎称为狼疮视网膜病。眼外肌肌炎可造成上睑下垂,眼球前凸。药物性狼疮也可出现眼部受累。

七、巨细胞动脉炎和风湿性多肌痛(PMR)

GCA 可突然失明,PMR 也有相似症状,二者在临床及组织学检查方面难以区分。

(一)GCA

30％患者有眼部受累,一般发生在系统症状出现后数周至数月,也可在系统症状出现前发生。眼动脉、视网膜中央动脉及睫状动脉炎引起相应的病变。眼动脉的终末支视网膜中央动脉炎及后睫状动脉炎,可致突发不可逆的失明及视神经炎。后睫状动脉受累影响眼外肌血供,引起复视。眼外肌受累出现前房坏死、缺血,发生葡萄膜炎、虹膜坏死及巩膜炎。此时应积极足量全身用糖皮质激素(泼尼松 100 mg/d),控制临床症状及红细胞沉降率等实验室指标,但仍有用药后无效者,25％的 GCA 出现双侧失明。

(二)PMR

由 Barber 1957 年首先描述老年患者出现肩、骨盆带肌疼痛,伴红细胞沉降率增快,小剂量激素(泼尼松 10~15 mg/d)治疗有明显效果,认识本病的重要性在于有人认为它是一种潜伏性 GCA。

八、结节性多动脉炎(PAN)

可累及中小动脉出现多种眼部表现,常见的有巩膜角膜炎,与 RA 相似,但疼痛剧烈,角膜边缘溃疡扩展成环状,向中央发展遍及角膜大部分造成瘢痕、血管化及穿孔。

九、韦格纳肉芽肿(WG)

眼及周围组织受累常见,据报道可高达 60％。眼球前凸:肉芽肿直接侵犯眶周,进而到巩膜,并影响临近胶原纤维,出现相应临床症状。组织学检查示病变从巩膜中央发生,与一般巩膜炎不同。还可出现其他类型的巩膜炎,如外周溃疡性角膜炎和(或)坏死性巩膜炎。

十、白塞病(BD)

眼部受累平均发生率 66％。常见眼部病变为葡萄膜炎和视网膜血管炎、视神经萎缩、玻璃体炎及眼底出血。眼炎反复发作可造成失明。

十一、多发性肌炎/皮肌炎(PM/DM)

DM 的特征性皮疹是上眼睑紫红色水肿斑称向阳疹,其他眼部表现不具特异性。PM 本身或因合并重症肌无力可造成眼外肌无力,但不多见。儿童 DM 视网膜血管炎常见。

十二、硬皮病

上眼睑运动减弱,皮肤变薄、发亮,引起暴露性角膜炎,如果同时合并眼干,危害则更大。Sicca 综合征在硬皮病中常见。

(林　森)

第四节 肌 肉 表 现

风湿性疾病引起肌肉损害很常见,表现为肌痛和肌无力。

一、多发性肌炎/皮肌炎(PM/DM)

PM 表现为近端肌痛并有触痛,伴近端肌无力,肢带肌和颈前屈肌对称性软弱无力,有时伴有吞咽困难或呼吸肌无力,肌酶活性升高,肌电图示肌源性改变,肌活检示病变的横纹肌纤维变性、坏死、细胞浸润等,部分患者可检出抗 Jo-1 抗体和其他抗合成酶、抗 SRP、抗 Mi-2 等抗体。DM 除有 PM 表现外,还有皮肤特征性表现,可见向阳疹、Gottron 征、甲根皱襞毛细血管扩张斑等。

二、结节性多动脉炎

表现为弥漫性肌痛或下肢肌触痛,伴有网状青斑,单神经或多神经病变。舒张压大于 12 kPa,血肌酐、尿素氮水平增高,血管造影异常。活检示中、小动脉壁有中性粒细胞浸润。

三、系统性红斑狼疮

有肌痛、肌肉压痛,少数患者肌肉病变可能是 SLE 的早期初发症状,但很少出现严重的肌无力、肌萎缩和肌炎,通常肌酸磷酸激酶(CPK)正常,乳酸脱氢酶(LDH)常常增高。

四、风湿性多肌痛

多在 50 岁以后发病,肌痛以上肢近端肌群更为明显,髋周也常累及,常伴有局部肌肉压痛,行走困难,由于失用肌肉轻度萎缩。肌酶谱和肌电图正常,肌活检示肌纤维正常,受累肌肉无红、肿、热,也无肌力减退,此病对小剂量糖皮质激素反应良好。

五、混合性结缔组织病(MCTD)

近端肌常有压痛和肌无力。CPK 和 LDH 明显升高,肌电图示典型的多发性肌炎变化。手和手指肿胀呈腊肠样,可见指(趾)雷诺征。可检出高滴度的抗 U1RNP 抗体。

(林　森)

第五节 皮肤黏膜表现

风湿性疾病常常累及多个系统,皮肤含有丰富的结缔组织和血管,因而是一个重要的靶器官。皮疹的鉴别诊断非常复杂,正确认识风湿病中皮疹的表现有助于诊断。通过细致的体格检查可以发现银屑病或盘状红斑狼疮隐藏在头皮的皮损、银屑病的指甲顶针样凹陷、结节病的皮肤瘢痕等。

一、白塞病

典型的三联征包括虹膜炎、复发性口腔及生殖器溃疡,可出现多系统损害,包括眼、皮肤、黏膜、血管、关节、肠道、肾脏及神经系统受累。

(一)口腔溃疡

阿佛他溃疡,初为点状红斑,逐渐发展为浅表溃疡,偶见深部较大溃疡。

(二)生殖器溃疡

男性多见于阴囊,也可在阴茎;女性多见于阴唇,也可出现于阴道。

(三)其他皮肤表现

如结节红斑、下肢多见,有时在上肢,偶在躯干和头、面部,几个或十几个,皮色呈淡红或暗红色伴疼痛,可反复发作;另可见毛囊样皮疹、脓疱、疖、浅表静脉炎等。

二、皮肌炎/多发性肌炎

(一)皮肌炎有特征性皮疹

1.向阳疹

向阳疹指上眼睑的水肿性暗紫色斑,一般在病程早期出现,可蔓延至面颊、颈部、前胸及暴露部位,在四肢主要位于大、小关节伸面。

2.Cottron 征

紫红色、略高出皮肤表面的皮疹,多位于指间关节伸面,病程后期出现。

(二)皮肤异色病

斑点样色素沉着、色素减退、毛细血管扩张、皮肤萎缩,多在病程后期出现。

(三)皮肤、筋膜、肌肉钙化

儿童多见,并伴有严重肌肉受累。

(四)其他

皮肌炎还可有雷诺现象、红斑、丘疹、黏膜溃疡、黏膜白色病变。皮损与肌炎的严重程度无关,但甲皱毛细血管异常与病程中器官受累的多少有关。

三、结节红斑(EN)

散在分布,可触及皮下结节,有压痛,红斑中心略高出皮肤表面,直径不小于 2 cm,多位于胫、踝部,也可对称出现于四肢伸侧,面部少见。前驱症状有发热、畏寒、周身不适及多关节痛,皮疹消退后不遗留瘢痕或溃疡。EN 是皮下组织血管的超敏反应,应注意寻找原发病。

(一)感染

(1)β溶血性链球菌感染:上呼吸道感染后 3 周内发生。

(2)结核:结核菌初次感染后 3~8 周出现,是 EN 常见的病因。

(3)深部真菌感染:球孢子菌、组织胞浆菌、北美芽生菌。

(4)结节性麻风:麻风伴有 EN、虹膜炎、睾丸炎、淋巴结病及多神经炎时称为结节红斑样麻风。

（二）结节病

Lofgren综合征包括双侧肺门淋巴结肿大和EN。

（三）药物过敏

磺胺、溴化物、碘化物、口服避孕药等可引起EN。

（四）炎性肠病

约10%溃疡性结肠炎和局限性肠炎病例出现EN。

（五）白塞病

可出现EN和其他皮损。

EN还应与Weber-Christian综合征、胰腺炎的皮下结节脂肪坏死、复发性血栓性静脉炎、皮肤血管炎、深部狼疮等鉴别。

四、幼年特发性关节炎（JIA）

30%病例有皮疹，2岁以下多见，表现为皮肤红斑，略高出皮肤表面，直径3～10 mm，边缘不清，好发于躯干、四肢及面部，可融合，伴瘙痒，红斑在发热时出现，热退后消失。皮疹与病情活动有关，但与类风湿因子（RF）无相关性。年龄较小患者皮下结节罕见，年龄较大、类风湿因子阳性者皮下结节多见，与成人类风湿性关节炎相似。

五、红斑狼疮

（一）狼疮带试验（LBT）

直接免疫荧光染色发现在表皮-真皮结合处有免疫球蛋白和补体沉积。90%的盘状狼疮（DLE）和系统性红斑狼疮（SLE）皮损处LBT阳性，DLE正常皮肤处LBT为阴性，50%的SLE非暴露部位正常皮肤处LBT阳性，而80%的SLE暴露部位正常皮肤处LBT阳性，LBT可反应病情的活动性。

（二）盘状红斑狼疮（DLE）

盘状红斑狼疮以皮肤损害为主。90%盘状皮损仅局限于面颊、耳郭和头皮等颈部以上的皮肤，呈局限性盘状红斑狼疮，表现为圆形或不规则形状的鲜红或暗红色斑块，边缘色深，并略高于中心，中央萎缩，色素变浅，可累及黏膜、唇、颊、舌、腭等。皮疹消退后可遗留瘢痕，甚至变为皮肤癌。10%可累及上胸、背、上肢、手足背和足跟等部位，称播散性盘状红斑狼疮。皮损小，数量多，分布广泛。5%的DLE进展为SLE。

（三）亚急性皮肤红斑狼疮（SCLE）

亚急性皮肤红斑狼疮为皮肤特征性损害而内脏病变较少。表现为鳞屑性红斑，呈银屑病样或糠疹样红斑，皮肤损害浅表，消失后无皮肤萎缩、瘢痕和毛孔扩大。环状红斑：呈环状或多环状，边缘水肿隆起，外绕以红晕，中央消退后留有色素沉着和毛细血管扩张。

（四）深部红斑狼疮

深部红斑狼疮又称狼疮性脂膜炎，累及皮下脂肪组织，为结节或斑块状，以面颊、臀、臂部常见，质地硬，不移动。

（五）系统性红斑狼疮

其皮肤表现在美国风湿病学会（ACR）的11条诊断标准中就占4条，即颊部红斑、盘状红斑、光过敏、口腔及鼻咽部溃疡。

1.颊部红斑

40%的患者出现蝶形红斑,光照后加重,伴有系统损害时发生。皮疹持续不退,可有皮肤萎缩、毛细血管扩张并遗留瘢痕。

2.盘状红斑

20%的患者出现。

3.光过敏

通常引起光照性水肿的B型紫外线,波长280~320 mm,日光照射可致SLE突然发作。

4.口腔及鼻咽部溃疡

一般比较浅表,基底呈灰色,边缘红色,疼痛,常伴有严重皮肤损害。

5.雷诺现象

见于30%病例。

6.脱发

有以下2种形式,斑片状脱发,盘状红斑狼疮侵及头皮引起;弥漫性脱发,临床上可伴SLE的爆发,病情稳定后能长出新发,前额处头发易枯黄、断裂。

7.血管炎

动脉炎可造成指(趾)坏疽,网状青斑下肢多见,白细胞破碎性血管炎的表现有前臂、手、指(趾)及踝部痛性溃疡。

8.甲周毛细血管扩张

常见于硬皮病、皮肌炎,但RA少见。

9.荨麻疹

SLE可出现。

六、莱姆病关节炎

皮疹在蜱叮咬后3~21天出现,常伴有关节炎、神经系统损害,心脏也可受累。

七、银屑病

皮肤及关节均可受累,30%的病例有家族史。任何类型的银屑病都可伴有银屑病关节炎,80%的银屑病关节炎患者出现指甲病变,30%的病例无关节受累。某些药物也可诱发银屑病,如氯喹、锂制剂等。典型的皮损为界限清楚、高出皮肤表面的皮疹,小丘疹或斑片状,表面覆有多层银白色鳞屑,皮疹消退后不遗留瘢痕。一般呈对称性分布,也可独立存在。皮疹好发部位为膝、肘、头皮及腰骶部。

Koebner现象:指在创伤部位如搔抓、日照或物理损伤处出现新的皮损,刮去鳞屑后,可见点状出血。

除上述典型皮损外,还有几种。①慢性斑片型:好发于肘、膝、头皮、腰骶部及躯干、四肢近端,皮损可融合成片。②可逆型:好发于易摩擦部位。③泪滴型:好发于躯干四肢近端,β溶血性链球菌感染可诱发。④手掌型:手掌及手指斑片状皮疹,上覆有鳞屑,易与皮肤真菌感染混淆。⑤脓疱型:手掌、跖、甲沟皮肤无菌性脓疱,严重时伴有发热、关节痛、白细胞数增高。⑥红皮病型:全身皮肤变硬、潮红、表面有大量鳞屑,感染、药物过敏、日照或接触性皮炎可使症状加重。⑦甲病变:指(趾)甲表面凹陷,甲板失去光泽,甲床上翻,甲下角质增生,甲变脆,易碎裂。

八、坏疽性脓皮病

常伴发于溃疡性结肠炎和局限性肠炎、类风湿性关节炎、骨髓增生性疾病、多发性骨髓瘤,白血病少见。初为脓疱,有压痛,随后扩展成数厘米的大溃疡,边界不清,中心脓性坏死,下肢、躯干多发,消退后遗留瘢痕,创伤可使溃疡加重或出现新的皮损。皮肤活检无特异性,应除外引起皮肤溃疡的其他病变如血管炎、梅毒、结核、细菌、真菌、原虫感染。

九、莱特尔综合征

典型四联征包括关节炎、尿道炎、结膜炎和皮肤黏膜损害。皮肤黏膜损害占全部病例的80%。①黏膜损害:阴茎浅表溃疡,漩涡状龟头炎,口腔及咽部溃疡。②皮肤损害:手掌、跖红斑形成脓疱,溢脓性皮肤角化病。后者具特征性,多发生在手足肢端部位,对称,可累及肘、膝、阴茎、头皮和躯干,重症泛发全身。初起为暗红色斑或斑丘疹或黄色小水疱,疱破后形成糜烂面或溃疡,融合成大片,渐形成痂及角化性斑片,结痂及角化等经1~2个月消退,遗留色素沉着及萎缩性瘢痕。③银屑病样皮损:见于头皮、躯干、四肢及阴囊,有时可化脓。④甲病变:甲下过度角化,甲板增厚。⑤广泛表皮剥脱性红皮病:见于严重病例。

十、风湿热

(一)皮下结节

直径小于0.5 cm,好发于肘、指节、踝、枕骨等骨突起处,结节可持续1个月,也可数月复发,常伴有心肌炎。

(二)环形红斑

躯干、四肢、腋窝多见,初为红色丘疹,迅速扩大成环形,略高出皮面,外周可成不规则状,皮损在关节炎出现后可破溃,数月后复发。

(三)斑丘疹

少见,大关节屈伸侧的无痛性丘疹。

十一、类风湿性关节炎

类风湿结节和血管炎是类风湿性关节炎的主要皮肤表现,常伴有类风湿因子(RF)阳性。

(一)类风湿结节

20%的类风湿性关节炎患者出现,直径可达数厘米,多位于皮下,也见腱鞘和骨膜。好发于经常受压处如肘部、足跟、坐骨结节、肩胛区、手、足等部位,若发生在巩膜,可致巩膜软化甚至眼球穿孔。类风湿结节一般不破溃。

(二)血管炎

指(趾)端多见,由红色丘疹发展成痛性皮下结节或溃疡,直径2~3 mm,严重者出现动脉炎,指端坏疽。下肢血管炎表现为丘疹、血疱、荨麻疹、痛性溃疡、网状青斑。

(三)其他皮肤表现

手掌红斑、皮肤萎缩、雷诺现象,偶见甲周毛细血管扩张。

十二、结节病

除EN和斑丘疹为非特异性改变外,其他皮损组织学活检均表现为结节性肉芽肿。

（一）结节红斑

实质是脂膜炎，表现为痛性、略高出皮面的红斑，对称分布于下肢伸面，胫部多见，消退后有色素沉着，易复发，常伴有发热、多关节疼痛。EN不是结节病的特异性改变，但伴有双侧肺门淋巴结肿大时称为 Lofgren 综合征。

（二）一过性斑丘疹

分布于躯干、面部或四肢，可伴发急性眼色素膜炎、淋巴结病及腮腺肿大。

十三、硬皮病及其变异型

（一）局限性硬皮病

1.硬斑病

斑片散在分布，边界清楚，质硬、黄白色，病情活动时外周呈淡紫色晕。

2.泛发性硬皮病

皮损数目多，广泛分布于全身多个部位，但很少累及面部，可造成邻近肌肉萎缩。

3.点滴状硬皮病

皮损小，呈白色，主要分布于胸、肩等处。

4.带状硬皮病

儿童多见，常为单侧，周围肌肉及骨受累可导致关节挛缩。单侧面萎缩：面部带状硬皮病引起。军刀状头面伤：面部及头皮受累。

（二）系统性硬化症（SSc）

根据有无雷诺现象分为以下两点。

1.指端硬皮病

指端硬皮病占90％以上，病程早期双手、足、下肢雷诺现象，以后双手、足皮肤变硬、粗糙、弹性下降，并可延伸至四肢，面部、颈部、躯干均可受累。常见的皮肤损害：指（趾）硬化；关节挛缩，可出现"鹰爪手"；溃疡，好发于指（趾）端、踝及指间关节，合并感染；面具脸，唇变薄，口周放射性沟纹，钩形鼻，面无表情；色素改变，病变区域色素加深或减退，还可有局部皮肤色素脱失形成白斑，广泛皮肤色素沉着少见；毛细血管扩张，好发于面部、口唇、口腔黏膜、躯干上部，甲皱毛细血管异常与内脏受累程度有关；大疱，偶见病变部位；皮肤钙化，一般在病程晚期出现，限于受累关节的皮肤，是 Crest 综合征的表现之一。

2.弥漫性硬皮病

皮疹从躯干迅速向四肢及面部扩散，雷诺现象和指（趾）硬化少见。

硬皮病应与如下疾病鉴别：嗜酸性筋膜炎、移植物抗宿主病、卟啉病、硬斑病、硬肿病、类癌综合征、硬化性黏液水肿、硬化萎缩苔藓、博来霉素诱发的皮肤硬化、聚氯乙烯所致的硬化、职业创伤、特发性淀粉样变、带状硬皮病的肢骨纹状肥大、早老、Werner 综合征及苯丙酮尿症。

（三）嗜酸性筋膜炎

皮损硬化明显，表面呈鹅卵石样，与邻近组织紧密相连，上臂伸侧好发，无雷诺现象和内脏累及。皮肤、筋膜、肌肉活检对诊断有帮助，深筋膜纤维性增厚，细胞浸润，嗜酸性粒细胞增多，皮肤、脂肪、肌肉也有类似的改变。实验室检查30％患者嗜酸性粒细胞增高，红细胞沉降率增快，高丙球蛋白血症。

（四）未分化结缔组织病（UCTD）

临床上有 SLE、SSc 和 PM 的混合表现，高滴度的抗核糖核蛋白（RNP）抗体，尚难诊为某一种特定的疾病，1/3 的 UCTD 患者正常皮肤的直接免疫荧光检查发现表皮下免疫球蛋白及 IgG 沉积，后者常见于有高滴度抗 Sm 抗体的 SLE 患者。

十四、干燥综合征（SS）

1/3 患者可出现紫癜样皮疹，多在下肢，呈米粒大小，边界清楚的红点，颜色逐渐转为暗红，分批出现，每批持续 10 天左右，自行消退，遗留有色素沉着。这种皮疹往往因高球蛋白血症引起。少数患者有结节红斑样皮疹。口腔溃疡周期性发作远不如白塞病的口腔溃疡明显。13%患者有雷诺现象，但多不严重，不会引起指端溃疡、组织萎缩等改变。

十五、结节性多动脉炎

20%～30%患者伴有皮肤损害，如紫癜、溃疡、网状青斑及远端指（趾）缺血性改变。皮下结节很常见，从几毫米到几厘米，大小不等，沿着浅动脉排列或不规则地聚集在血管旁，结节中央可见坏死形成溃疡。皮肤型多动脉炎血管病变局限在皮肤及皮下组织，极少累及内脏，组织病理与典型结节多动脉炎无明显差别。

十六、韦格纳肉芽肿

WG 发生广泛性坏死性血管炎时，四肢和臀部出现成群结节，成群鲜红色或紫红色、疼痛、质地硬，形成坏死溃疡。此外，还可出现红斑、丘疹、紫癜、瘀斑、水疱、血疱、风团及坏疽性脓皮病等。

十七、结节性发热性非化脓性脂膜炎

皮下结节是本病的主要特征。其直径通常 1～2 cm 大小，大者可达 10 cm 以上，边缘清楚，轻度隆起于皮肤，有触痛，部分中央可坏死，破溃后流出脂状物质，结节常成批发生，对称分布，好发部位为臀部和下肢，但前臂、躯干和面部也可出现。经数周和数月后结节自行消退，消退处皮肤凹陷并有色素沉着。发作时有发热，热型不定，有低热、不规则热或高热，高者可达 40 ℃，呈弛张热型，持续 1～2 周后逐渐下降。除发热外，还可有乏力，食欲减退，肌肉和关节酸痛等。偶有少数结节，脂肪坏死时其上之皮肤也被累及而发生坏死破溃，并有黄棕色油状液体流出，被称为"液化性脂膜炎"。

十八、皮肤血管炎

包括感染相关性和白细胞破碎性血管炎。

（一）感染相关性血管炎

淋球菌关节炎有发热、寒战、腱鞘炎及关节炎，皮损位于四肢远端，数目较少，有压痛，可出现瘀点、瘀斑、血疱、脓水疱，皮损处淋球菌培养困难，荧光抗体检查有助于诊断。

（二）白细胞破碎性血管炎

白细胞破碎性血管炎的表现多样，病变主要集中在下肢，一般对称分布，初为斑点状或荨麻疹样丘疹，可化脓，后变成血疱、结节、浅表溃疡，风湿性疾病常见症状上有结痂，这种皮损疼痛明显,持续数周,易复发。分为以下 3 种。

1.Henoch-Schonlein 紫癜

儿童和青年人多见,上呼吸道感染后发作,紫癜好发于四肢伸侧和臀部,伴有下肢水肿,小儿还常出现双手、头皮及眶周水肿。其他表现有关节炎,腹痛,消化道出血,肾脏受累,出现蛋白尿、血尿。实验室检查血清补体水平正常,病变部位早期活检示血管壁 IgA 和补体沉积。

2.低补体血症性血管炎

荨麻疹样皮损伴关节炎和低补体血症。皮疹持续数天,有时为紫癜样皮疹,可出现腹痛、颜面及喉头水肿,肾脏轻度异常。早期活检示血管壁免疫球蛋白和补体沉积。

3.混合性冷球蛋白血症

出现白细胞破碎性血管炎的各种表现,并伴有免疫复合物介导的肾炎,肝、脾、淋巴结肿大,实验室检查有冷球蛋白血症,类风湿因子阳性,低补体血症。活检示血管壁免疫球蛋白和补体沉积。

(林 森)

第二章

风湿免疫疾病的体格检查

第一节　皮肤黏膜与淋巴结检查

一、皮肤黏膜

检查类风湿结节好发于前臂伸侧和肘关节伸侧,也可见于手背、手指伸侧、膝关节、脊柱和头皮等处,主要在骨隆突处或易受压的部位。表现为 0.3～3 cm 大小坚实的结节,呈正常肤色,无触痛,一般可推动,若与纤维组织粘连时则不能移动。有时结节可溃破。风湿热出现的皮下结节好发于四肢关节伸侧,尤其是手足背骨隆起处,也可见于枕后头皮和脊柱部位,为直径0.5～2 cm大小的结节,正常肤色,质地坚实,无压痛。结节性多动脉炎的皮下结节,好发于下肢,为直径0.5～1 cm 大小的结节,表面皮肤发红或呈正常肤色,有时结节可沿血管走行分布,压痛,有时可破溃。

红斑在风湿病中极为常见,且表现形式多样。面部蝶形红斑是系统性红斑狼疮的特征性皮损,典型者为面颊和鼻部呈蝶形分布的红色轻度水肿的斑片,皮损消退后不留瘢痕,可有暂时性色素沉着。病情活动时,有时躯干和四肢均可出现对称分布的红色或紫红色斑疹或斑片,可出现掌红斑和甲周红斑。有时可出现在指端和手掌,为紫红色斑丘疹,有时呈紫斑样,中心可有坏死。盘状红斑狼疮的皮损为好发于面部的边界清楚的紫红色浸润斑,表面有黏着性鳞屑,鳞屑下方有角栓。陈旧皮损中心有萎缩和毛细血管扩张,并可有色素沉着和色素减退。亚急性皮肤型红斑狼疮皮损泛发,呈对称分布,颈部、肩、上臂伸侧、前胸、背部好发,腰以下罕见。初始表现为红斑性斑疹或丘疹,逐渐发展为以下两种皮损类型中的一种:一为银屑病样或丘疹鳞屑型,表面有鳞屑,无角栓,鳞屑较厚时呈银屑病样外观;二为环状斑块型,边缘水肿隆起,外侧有红晕,内缀细小鳞屑。典型的亚急性皮肤型红斑狼疮皮损消退后不留痕迹,但若环状损害持续时间长,斑块中央有色素减退和毛细血管扩张,此皮损可持续数月甚则留有瘢痕。

皮肌炎的特征性皮损有如下几种:①眶周紫红色斑,伴或不伴有眼睑水肿,尤其是上眼睑的非凹陷性鲜红或暗紫红色斑,对皮肌炎的早期诊断有意义。②指关节、掌指关节和肘、膝关节伸侧有对称分布的紫红色斑和扁平丘疹,表面覆盖细小鳞屑,中心可有萎缩,毛细血管扩张。③面部有弥漫性红斑,额部、头皮、颈部、颈前 V 形区和躯干上方也均可有紫红色斑。

环形红斑是风湿热常见的皮损,初起时为红斑或丘疹,中心消退后形成环形或多环形红斑。经数天皮损能自行消退,但新发疹成批出现,无明显自觉症状,皮损好发于躯干和四肢近端。环形红斑边缘隆起者称边缘性红斑,边缘不隆起者称环形红斑。

成人斯蒂尔病皮疹多伴随发热症状。初起为直径 2～5 mm 的鲜红色、桃红色斑疹或斑丘疹,有的融合成片,压之褪色,皮疹多分布于颈部、躯干和四肢,消退后多不留痕迹,少数患者可出现荨麻疹样皮疹、痤疮样皮疹、湿疹、靶形疹、醉酒样皮损或出血点等。

系统性硬化症患者查体可见手指肿胀,皮肤紧贴于下方组织,指腹萎缩变平,手指远端变细,指甲变小。指尖可见点状瘢痕,甚者手指呈半屈曲状,不能伸直。面部、颈部,甚至肢体、躯干皮肤肿胀,发亮,无皱纹,面部呈假面具样,缺乏表情。鼻尖,口唇变薄,张口受限,口周有放射状沟纹。有时面部可有扩张的毛细血管。

白塞病的口腔溃疡可见于唇黏膜,舌、颊黏膜,软腭,硬腭,齿眼和扁桃体,为直径 2～10 mm、圆形或不规则形状、深浅不一的溃疡,底部或有淡黄色覆盖物,周围见红晕。外生殖器溃疡,男性主要发生于阴囊、阴茎、龟头和尿道口,女性以大小阴唇受累多见,也可见于阴道和宫颈,溃疡较深,可见瘢痕。

二、淋巴结检查

各种风湿病活动期均可有淋巴结肿大,应注意与其他疾病鉴别。

淋巴结结核,多发生在儿童和青少年,少数为中年女性,可为原发性或转移性结核。初起查体仅可触及单个或少数散在淋巴结增大,活动而无粘连,质地较硬,可有轻触痛。随着病情发展可有淋巴结周围炎,淋巴结相互粘连,融合成团,不活动,周围组织可见红肿、压痛,并可能见到溃疡或瘘管,常有豆渣样或米汤样脓液流出。晚期可见溃疡边缘皮肤暗红、潜行,肉芽组织苍白、水肿。增大的淋巴结比较固定,融合成串珠状是淋巴结结核的特征。

淋巴瘤浅表及深部淋巴结均可肿大。浅表淋巴结触诊可触及颈部或锁骨上淋巴结、腋下淋巴结肿大,可活动,也可互相粘连融合成块,若病情早期,淋巴结较软,触诊可为软骨样感觉,病情晚期质地较硬。腹部查体可触及肝脏、脾脏肿大。

传染性单核细胞增多症儿童及青少年多见,但近年来成人发病逐渐增多。淋巴结轻或中度肿大,以颈部为甚,腋下、腹股沟次之。多不对称,肿大淋巴结直径很少超过 3 cm,中等硬度,无粘连及明显压痛,肠系膜淋巴结受累时可有腹部压痛。另外,部分患者查体可见皮疹,眼睑水肿,扁桃体肿大,上覆盖灰白色膜状物,咽后壁有白色分泌物,肝、脾大。

(朱明珍)

第二节　骨关节检查

在风湿病的体格检查中以骨关节的检查最为重要。以下将按照各部位骨关节的顺序分别予以介绍,并结合常见的风湿病加以鉴别区分。

一、肩关节

正常双肩为对称的圆弧形,由肩胛骨关节盂和肱骨头组成。肩关节为人体运动最灵活的关节,正常的活动范围为前屈90°、后伸45°、外展90°、内收45°、内旋90°、外旋45°,肩外展超过90°时为上举。

(一)望诊

嘱患者脱去上衣,取坐位或站立位,观察肩关节外形,注意肩关节是否对称,有无肿胀、积液、畸形等。若肩部弧形消失成直角,为"方肩"畸形,多见于肩关节脱位或三角肌萎缩。若肩部一侧高一侧低,可见于肩关节脱位、脊柱侧弯。

(二)运动检查

检查肩关节运动情况时,先用一手固定患者肩胛骨,嘱患者做主动活动,再持患者前臂做多个方向的被动活动。肩关节外展时即出现疼痛,但仍可外展,多见于肩关节炎,轻微外展即感疼痛,见于肱骨或锁骨骨折。肩关节各方向活动均受限的,称冻结肩,见于肩关节周围炎。外展达60°~120°感疼痛,超过120°则消失为冈上肌腱炎。

(三)触诊

肩部多种疾病可在肩关节周围出现压痛点,如肱骨结节间的压痛提示肱二头肌长头腱鞘炎,肱骨大结节压痛提示冈上肌腱损伤,肩峰下内方压痛提示肩峰下滑囊炎。

(四)特殊检查

1.搭肩试验(杜加斯征)

令患者屈肘90°并用手触摸对侧肩部,若手能搭到对侧肩部,且肘部能贴近胸壁为正常。若手能搭到对侧肩部,肘部不能靠近胸壁,或肘部能靠近胸壁,手不能搭到对侧肩部,均属阳性征,可见于肩关节脱位。

2.肩周径测量试验(卡拉威试验)

用软尺从肩峰绕过腋窝测其周径。肩关节脱位时,由于肱骨头移位后与肩胛骨重叠,故周径增大。需将患侧与健侧作对比。

二、肘关节

正常肘关节双侧对称,由肱尺关节、肱桡关节、桡尺近侧关节3个关节组成,当前臂完全旋前时,上臂与前臂成一直线,当前臂完全旋后时,上臂和前臂两纵轴间有10°~15°夹角,称为携物角。正常肘关节活动范围为屈曲135°~150°,过伸5°~10°,旋前80°~90°,旋后80°~90°。

(一)望诊

观察肘关节时,嘱患者将两侧肘关节完全伸直,掌侧向前,左右对比观察两侧是否对称,注意有无肿胀、畸形、结节等。肘关节积液、滑膜增生、骨折时均可见到肿胀。肱骨内髁骨折时携物角增大,称为肘内翻畸形。肱骨外髁骨折时携物角减小,称为肘外翻畸形。鹰嘴向肘后方突出,可见于肘关节脱位时。肘窝上方突出,可见于髁上骨折。肘窝外下方向桡侧突出,可见于桡骨头脱位。类风湿关节炎可形成梭形畸形。

(二)触诊

检查者以拇指置于患者鹰嘴旁沟之间,另外的一个或两个手指置于对应的鹰嘴内侧沟,令肘部放松,检查肘关节运动情况。若在鹰嘴和尺骨近端的伸侧触到结节,多为类风湿结节。鹰嘴上突肿胀,可见于鹰嘴滑囊炎。

(三)特殊检查

1.腕伸肌紧张试验(Mill 征)

令患者伸直肘关节,腕关节屈曲的同时前臂旋前,若肱骨外上髁处疼痛为阳性,见于肱骨外上髁炎症。

2.伸肌紧张试验(Cozen 试验)

令患者握拳屈腕,检查者按压其手背,嘱患者对抗阻力伸指及伸腕关节,若肱骨外上髁处疼痛为阳性,多见于网球肘。

3.屈肌紧张试验

令患者用力握住检查者的手指,强力伸腕握拳,作对抗运动,若肱骨内上髁处疼痛为阳性,多见于肱骨内上髁炎。

三、腕关节及手关节

腕关节由桡骨、尺骨与腕骨之间多个关节连接而成。正常腕关节活动范围为背伸 $70°\sim80°$、屈腕 $80°\sim90°$、桡偏运动 $20°\sim30°$、尺偏运动 $40°$。手的休息位为腕关节背伸 $10°\sim15°$,并有轻度尺偏,手的掌指关节及指间关节半屈曲,拇指轻度外展,指腹接近或触及示指远端指间关节的桡侧,第 $2\sim5$ 指的屈度逐渐增大,呈放射状指向舟骨。手的功能位为腕背伸 $20°\sim30°$,拇指充分外展,即掌指关节及近端指间关节半屈曲,而远端指间关节微屈曲。

(一)望诊

观察腕关节有无肿胀、畸形、肌肉萎缩等。应注意鉴别导致腕部肿胀的原因,腕关节肿胀发展迅速,时肿时消,呈对称性,多见于类风湿关节炎;全腕肿胀显著,红热明显,可见于急性化脓性腕关节炎;梭形肿胀,不红不热的可见于腕关节结核;腱鞘炎所致肿胀通常凸出较局限,可随手指屈伸而改变。常见的腕关节畸形有腕下垂、猿掌、餐叉样畸形等。骨性关节炎多见于中年以上患者,远端指间关节出现骨性隆起的,称为 Heberden 结节。类风湿关节炎可见近端指间关节梭形肿胀。

(二)触诊

检查者将患者腕关节置于拇指与其余手指之间,触诊腕关节的两面。注意有无肿胀、触痛、畸形等。腱鞘囊肿可在腕关节背面的伸肌肌腱之间触及囊性肿大。狭窄性腱鞘炎可在桡骨茎突附近出现压痛。尺骨半脱位可见于类风湿关节炎晚期,在腕背部触及骨性凸出。

(三)叩诊

嘱患者握拳尺偏,用叩诊锤叩击第三掌骨头部,出现疼痛者为阳性,多见于舟骨骨折或月骨骨折。

(四)特殊检查

1.握拳试验

患者将拇指放在掌心中握拳,检查者握住患者手部向尺侧屈腕,若桡骨茎突部出现疼痛者为阳性,见于桡骨茎突狭窄性腱鞘炎。

2.屈腕试验

患者极度屈曲腕关节,短时间内即引起手指麻木疼痛者为阳性,见于腕管综合征。

3.屈指试验

使患者掌指关节略为过伸,屈曲其近端指间关节,近端指间关节不能屈曲者为阳性,可能是内在肌紧张或是关节囊挛缩。

四、脊柱

正常脊柱有 4 个生理弯曲,即颈曲、胸曲、腰曲、骶曲。由于年龄、运动训练、脊柱结构差异等因素,脊柱活动范围存在较大的个体差异。决定脊柱活动的主要为颈椎和腰椎。

(一)望诊

脊柱过度后弯称为脊柱后凸,多发于胸椎,常见于强直性脊柱炎、脊柱退行性变、佝偻病等。脊柱过度向前凸出性弯曲,称为脊柱前凸,多发于腰椎,可见于髋关节后脱位、髋关节结核、大量腹水等。脊柱离开后正中线向左或右偏曲称为脊柱侧凸,多发于胸椎、腰椎或胸腰结合处,可见于椎间盘突出、先天脊柱发育不全、各种原因造成的胸廓畸形等。

(二)触诊

嘱患者取端坐位,检查者以右手拇指从枕骨粗隆开始自上而下逐个按压脊椎棘突及椎旁肌肉,出现压痛的部位可能存在病变。所用压力由轻至重以判断压痛点是位于浅层还是深层。胸腰椎病变在相应脊椎棘突有压痛,椎旁压痛多为肌纤维炎或劳损。

(三)叩诊

直接叩击法是用中指或叩诊锤垂直叩击各椎体的棘突。间接叩击法嘱患者取坐位,检查者左手掌置于患者头部,右手半握拳叩击左手背。叩击痛的部位多为病变部位。

(四)运动检查

包括脊柱前屈、后伸、左右侧屈及旋转运动等。可测量以下指标。

1.腰椎活动度试验(Schober)

令患者直立,在背部正中线髂嵴水平做一标记为零,向下 5 cm 做标记,向上 10 cm 再做另一标记,然后令患者弯腰(保持双膝直立),测量两个标记间的距离,若增加少于 4 cm,提示腰椎活动度降低。

2.指-地距

患者直立,弯腰伸臂,测指尖与地面距离。

3.枕-墙距

令患者靠墙直立,双足跟贴墙,双腿伸直,背贴墙,收腹,眼平视,测量枕骨结节与墙之间的水平距离。正常应为 0°如枕部不能贴墙,为异常。

4.胸廓活动度

患者直立,用刻度软尺测第 4 肋间隙水平(妇女乳房下缘)的深呼气和深吸气之胸围差。小于 2.5 cm 为异常。

(五)特殊检查

1.臂丛神经牵拉试验

患者取坐位,头微屈,检查者一手置于患侧头部,另一手握患侧腕部做相对牵引,若患肢出现放射疼痛、麻木为阳性。多用于颈椎病的检查。

2.椎间孔挤压试验

患者取坐位,头偏向患侧,检查者用手按住患者头顶部向下加压,若出现放射性疼痛为阳性。多用于颈椎病的检查。

3.椎间孔分离试验

检查者一手托患者颏下,另一手托枕部,逐渐向上牵引头部,若患者感到颈部和上肢的疼痛减轻为阳性。多见于颈椎椎间孔狭窄,神经根受压时。

4.吸气转头试验

患者取坐位,昂首转向被检查一侧,深吸气后屏住呼吸,检查者用手指触摸患者桡动脉,若感到桡动脉搏动明显减弱或消失者为阳性。常见于前斜角肌综合征等。

5.直腿抬高试验

患者仰卧,两腿伸直,分别做直腿抬高动作,若上抬受限,同时有下肢放射性疼痛则为阳性,说明有坐骨神经根受压。

6.健肢抬高试验

患者仰卧,抬高健肢,患侧产生腰痛或伴有下肢放射痛者为阳性。多见于中央型腰椎间盘突出症。

7.抬物试验

在地上放物品,嘱患者去拾,如骶棘肌有痉挛,患者抬物时只能屈曲两侧膝、髋关节而不能弯腰,多见于下胸椎及腰椎病变。

(六)鉴别诊断

脊柱关节病、骨结核、骨转移癌均可能出现脊柱疼痛,须注意鉴别。

脊柱关节病多为中青年发病,男性多见。发病前可有腹泻、尿道炎、结膜炎或发热等临床表现。关节炎以下肢为主。体格检查可见口腔溃疡、银屑病样皮疹或指甲病变、结节性红斑等。部分患者可见腊肠指(趾)、膝关节、踝关节等处可出现肿胀,并可能出现关节腔积液,活动受限等。累及骶髂关节时骶髂关节处压痛,活动受限,"4"字试验、Schober 试验等阳性。

80%以上骨与关节结核继发于各类肺结核,在儿童和青年发病居多,尤以10岁以下儿童多见。骨与关节结核好发于松质骨和扁骨,最常见于脊柱、髋、肩、肘、踝等处,发生于脊柱者占68%,且以腰椎结核居首。主要临床表现为结核中毒症状,少数患者在急性发作期可有高热、骨或关节肿胀等。体格检查可见局部脓疡,严重者可查到窦道。颈椎结核患者可见头前倾或斜倾,以手托下颌,颈部疼痛可向枕部或上肢放射。腰椎、胸椎结核患者躯干呈直立位,行走须以手托腰部,脊柱生理曲度消失,活动受限,抬物试验阳性。胸椎结核,胸椎处压痛可向上腹放射,腰椎结核腰椎处压痛可向下肢放射。

骨转移癌好发于中老年,40岁以上发病居多。骨转移癌一般是由血行播散而来,常为多发,极少为单发。脊柱、骨盆和长骨干骺端是好发部位,脊柱是转移癌发生率最高的部位,躯干骨多于四肢骨,下肢多于上肢。体格检查时,可见脊柱叩击痛,转移部位压痛等,神经系统检查可正常亦可异常。

五、骨盆

骨盆由骶骨、尾骨和髋骨组成。人直立时骨盆前倾,两侧髂前上棘和耻骨结节位于同一冠状面上。正常骨盆倾斜角,男性为50°~55°,女性为55°~60°。

(一)望诊

患者取站立位,从前面观察两侧髂前上棘是否等高,是否有倾斜;从侧面观察骨盆有无前倾;从后面观察两侧髂后上棘是否等高。

（二）触诊

骨盆触诊时，患者取站立位。首先触诊髂嵴、髂前上棘、髂前下棘，注意两侧是否等高，有无压痛。后触诊耻骨结节、耻骨联合、耻骨上支及下支，注意有无压痛及骨轮廓改变。侧面触诊股骨大转子，两侧是否等高，局部有无触痛。后面检查髂后上棘，两侧是否等高，骶髂关节处有无压痛，骶骨后面骨轮廓有无改变，尾骨有无压痛。屈曲髋关节，检查坐骨结节骨轮廓有无改变。

（三）特殊检查

1.骨盆挤压分离试验

患者仰卧位，检查者两手置于髂骨翼两侧同时向中线挤压骨盆，若发生疼痛为阳性，提示骨盆有骨折或骶髂关节有病变。

2."4"字试验

患者仰卧，屈膝、屈髋，将小腿横置于另一侧膝关节上，双下肢呈"4"字形，检查者一手放在髂前上棘前固定骨盆，另一手放在患者屈曲的膝关节内侧下压，若骶髂关节处出现疼痛为阳性，提示骶髂关节病变。

3.床边试验

患者仰卧，一侧臀部位于床外，让该侧下肢在床边下垂，检查者按压使其髋后伸，同时按压另一侧膝关节，使之尽量屈髋、屈膝，若骶髂关节出现疼痛为阳性，提示骶髂关节病变。

4.单髋后伸试验

患者俯卧位，下肢伸直，检查者一手按住患者骶骨背面，另一手向上提起一侧下肢，使髋关节被动后伸，若骶髂关节处疼痛为阳性，提示骶髂关节病变。

5.髋关节过伸试验（伸髋试验）

患者俯卧，检查者一手压住患侧骶髂关节，一手将患侧膝关节屈至 90°，握住踝部，向上提起，使膝过伸，此时必扭动骶髂关节，如有疼痛即为阳性，此试验可同时检查髋关节及骶髂关节的病变，其意义同"4"字试验。

6.卧床翻身试验

骶髂关节炎的患者，常喜健侧卧位，下肢屈曲，否则多引起病变部位疼痛。翻身时病变部位疼痛加重，故常以手扶持臀部，或请旁人帮助才能翻身。

7.骶髂关节定位试验

患者仰卧，检查者抱住其两膝后部，使髋关节屈曲至 90°位，其小腿自然地放在检查者右臂上。检查者左手压住膝部，使骨盆紧贴检查台。患者肌肉放松，然后以双大腿为杠杆，将骨盆向右和向左挤压，往往是一侧受挤压，对侧被拉开。骶髂关节疾病时，向患侧挤压时疼痛较轻，而向对侧挤压则患侧被拉开，且疼痛较剧烈。

8.单腿跳跃试验

先用健侧，后用患侧单腿跳跃。如腰椎无病变，则健侧负重单腿跳跃时当无困难。如患侧负重做单腿跳跃时有明显骶髂部痛，或不能跳起，则考虑患侧骶髂关节、脊柱和神经系统可能有疾病。

9.吊筒柄试验（斜攀试验）

患者仰卧，检查者手扶患腿，使之屈膝屈髋，然后检查者一手握住膝部，强使髋关节屈曲内收，另一手扶住患侧肩部，以稳定上身不动，这时由于臀肌牵引和大腿向内侧挤压骨盆，致使骨盆纵轴产生旋转压力。若骶髂关节不稳，则产生疼痛。

10.骨盆摇摆试验

患者取仰卧位,将双髋关节及双膝关节完全屈曲。检查者一手扶持患者双膝,另一手托起患者臀部,使其做腰骶部被动屈曲及骨盆左右摆动活动。如出现腰痛,为阳性,可能是腰骶部有病变或下腰部软组织劳损。

11.骨盆按压试验

患者取侧卧位,双下肢微屈。检查者用双手压髂骨嵴前部。若骶髂关节部出现疼痛,则为阳性。

12.骨盆旋转试验

患者坐于小椅子上,检查者面向患者,以两大腿内侧夹住患者两膝以稳定骨盆,再用两手分别扶住患者两肩,将躯干做左右旋转活动。若骶髂关节有病变,则病变侧出现疼痛,为阳性。

(四)鉴别诊断

骶髂关节和腰骶关节的疼痛主要通过以下试验检查加以鉴别。

1.腰骶关节试验

患者仰卧,检查者令患者屈膝屈髋,而后用两手压其双膝,将其双侧大腿推向腹部,如患者觉腰骶部疼痛,即为阳性,表示病变在腰骶关节部位。

2.骶髂关节试验

患者仰卧,屈曲双髋双膝,检查者分别用双手向外展外旋方向压其膝部,如引起骶髂关节处疼痛,即为阳性,提示病变在骶髂关节处。

3.立坐位弯腰鉴别试验

本试验主要目的是鉴别腰骶关节和骶髂关节的疼痛。患者先立位后坐位,做弯腰前屈动作。立坐位弯腰均感疼痛者,为腰骶关节病变,因为立位和坐位弯腰时,腰骶关节均受卷曲应力。如坐位弯腰无痛或疼痛很轻,而单在立位弯腰时疼痛,则为骶髂关节病变,因为坐位时,骶髂关节被臀肌绞锁而稳定,故坐位弯腰时,腰骶关节遭受卷曲应力较大,而骶髂关节接受应力较小。因此,假若腰骶关节无病,则坐位弯腰不痛,而只在立位弯腰时才痛,这才证实是骶髂关节的疼痛。当然,单纯检查坐位或单独检查立位的弯腰动作,不做对比试验,就不能做鉴别坐位弯腰试验。

4.骨盆倾斜试验

在弯腰时,除检查疼痛外,还应观察弯腰时的动作中心部位。先在髂前上棘和髂后上棘之间连一直线,在此连线上用粘膏贴一直尺,然后令患者弯腰。假如直尺没有倾斜或很小倾斜,则说明是利用腰椎的弯曲来减轻骶髂关节的倾斜,此时判定为骶髂关节病变;反之,骨盆的倾斜很大而腰椎保持伸直状态,弯曲中心在髋关节,则说明为腰骶关节的病变。

5.坎贝尔试验

用立位和坐位两种体位令患者弯腰,检查其骨盆有无倾斜来区别腰骶关节或骶髂关节的病变。与上述原理完全一样,只是不贴直尺,直接用眼观察骨盆有无倾斜。若为骶髂关节病,则骨盆无痛,仅是腰部变曲;若为腰骶关节病,则骨盆前倾。

六、髋关节

髋关节由股骨头和髋臼组成,正常两侧对称,活动度为屈曲130°～140°,后伸15°～30°,内收20°～30°,外展30°～45°,旋转45°。

（一）望诊

患者平卧于硬板床上,对比两侧髋关节,注意髋部异常的肿胀、膨隆、皮肤皱褶的增多或减少、皮肤有无擦伤、色泽变化、疱疹、窦道。髋关节病变可引起步态改变,对于可以行走的患者,要检查站立姿势、步态。由髋关节引起的异常步态主要有跛行、鸭步等。常见的畸形主要有内收畸形、外展畸形、旋转畸形等。

（二）触诊

髋关节位置深,只能触及其体表位置。触诊可按如下顺序:先髂前上棘、髂嵴、股骨大转子,后股骨颈、股骨头、髋臼,然后股骨大转子。尤其注意股三角与大粗隆外侧,股三角区触诊淋巴结是否肿大,局部有无肿胀、压痛等。髋部周围肌肉触诊,先检查屈肌群,虽然髂腰肌触不到,但髂腰肌挛缩可导致髋关节屈曲畸形;然后触诊缝匠肌、股直肌、内收肌群的长收肌;接着触诊外展肌群的臀中肌。检查时注意有无压痛与索状物,了解肌张力。

（三）运动检查

类风湿关节炎患者或股骨头坏死患者常表现为髋关节内旋受限。

（四）特殊检查

1.单腿独立试验

患者保持身体直立,交替单腿站立,若不负重一侧的骨盆不抬高反下降为阳性,提示负重侧的臀中肌无力或功能不全。

2.髂胫束挛缩试验（欧伯试验）

患者侧卧,健侧卧位并屈髋屈膝,检查者一手固定骨盆,另一手握患侧令其尽量外展,然后屈膝90°。若外展的大腿放松后不能自然落下为阳性。

3.髋关节屈曲挛缩试验（托马试验）

患者仰卧,一侧腿完全伸直,另一侧腿屈髋、屈膝,使大腿贴近腹壁,使腰椎紧贴于床面,若伸直一侧的腿不能平放于床面,或平放于床面则引起代偿性腰椎前凸为阳性,提示髋关节屈曲挛缩畸形。

4.下肢短缩试验（艾利斯试验）

患者仰卧位,两腿屈髋、屈膝并拢,两足平行置于床面,观察两膝的高度,若两膝不等高为阳性。提示较低一侧股骨或胫骨短缩,或髋关节后脱位。

5.大腿滚动试验（高芬试验）

患者仰卧,双下肢伸直,检查者以手掌轻搓大腿,使大腿向内外旋转滚动。若为该髋关节疾病并引起髋关节四周肌肉痉挛,则运动受限、疼痛,并见该侧腹肌收缩,即为阳性。此试验主要用来检查髋关节炎症、结核、股骨颈骨折、粗隆间骨折等。

6.腰大肌挛缩试验（过伸试验）

患者取俯卧位,患肢屈膝90°,检查者一手握住踝部将下肢提起,使髋关节过伸。若骨盆随之抬起,为阳性,说明髋关节后伸活动受限。当腰大肌脓肿或有早期髋关节结核时,此试验可出现阳性。

7.望远镜试验（套叠征、都普顿、巴洛夫试验）

患者仰卧,助手按住骨盆,检查者两手握住患者小腿,伸直髋、膝关节,然后上下推拉患肢。若患肢能上下移动2～3 cm,即为阳性。

8.欧特拉尼试验

患者仰卧，髋、膝屈曲90°，检查者手掌扶住患侧膝及大腿，拇指放在腹股沟下方大腿内侧，其余手指放在大粗隆部位，另一手握住对侧下肢以稳定骨盆，检查时先用拇指向外侧推，并用掌心由膝部沿股骨纵轴加压，同时将大腿轻度内收。如有先天性髋脱位，则股骨头向后上脱出并发出弹响；然后再外展大腿，同时用中指向前内顶压大粗隆，股骨头便复位。当它滑过髋臼后缘时，又发出弹响，表明本试验阳性。适用于6个月至1岁以内的婴儿先天性髋脱位的早期诊断。

9.巴劳试验

用于检查1岁以内婴儿有无先天性髋脱位。患儿仰卧，检查者首先使患儿双侧髋关节屈曲90°，双膝关节尽量屈曲。双手握住患儿双下肢，双手拇指分别放患儿大腿内侧小粗隆部，中指置于大粗隆部位，轻柔地外展双髋关节，同时中指在大粗隆部位向前内推压。如听到响声，表明脱位的髋关节复位，股骨头滑入髋臼。第二步检查是，拇指在小粗隆部位向外推压，若听到响声，表明股骨头滑出髋臼，表明试验阳性。假如拇指放松压力，股骨头即复位，说明髋关节不稳定，以后容易发生脱位。

10.蛙式试验

蛙式试验又称双髋外展试验，用于婴儿。患儿仰卧，检查者扶持患者两侧膝部，将双侧髋、膝关节均屈曲90°，再做双髋外展外旋动作，呈蛙式位。如一侧腿不能平落于床面，即为阳性。先天性髋脱位的患儿，此试验阳性。

11.直腿屈曲试验

患儿仰卧，检查者一手握住小腿下端，使髋关节尽量屈曲，膝关节伸直。若有先天性髋脱位，则患肢可与腹胸部接触，其足可与颜面部接触，表明脱位的髋关节屈曲活动的范围增大。本试验适于婴幼儿的检查。

12.黑尔试验

此试验主要用于区别髋关节疾病与坐骨神经痛。患者仰卧，检查者将患肢膝关节屈曲，踝部放于健侧大腿上，再将膝部下压，抵至床面。如为坐骨神经痛，可放置自如；若髋关节有疾病，则不能抵至床面。

（五）股骨大转子位置的测量方法

1.髂坐骨结节连线

髂坐骨结节连线又称奈拉通线。患者取侧卧位，从髂前上棘到坐骨结节的连线，正常股骨大转子的顶点恰在该连线上。若大转子超过此线以上，提示大转子上移。

2.髂股连线

髂股连线又称休梅克线。患者取仰卧位，两髋伸直中立位，两侧髂前上棘在同一平面上，从两侧髂前上棘与股骨大转子顶点分别做连线，即髂股连线。正常两连线之延长线相交于脐或脐上中线，称为卡普兰交点。若延长线交于健侧脐下，且偏离中线，提示一侧大转子上移。

3.大转子与髂前上棘间的水平距离

此距离又称布瑞安三角。患者取仰卧位，自髂前上棘与床面做一条垂线，自股骨大转子顶点与身体平行划一线与上线垂直，连接髂前上棘与大转子顶点，即构成一直角三角形，称为布瑞安三角。正常直角的两边等长。若大转子顶点到髂前上棘与床面的垂线之间的距离变短，提示该侧大转子向上移位。

（六）鉴别诊断

强直性脊柱炎与股骨头无菌性坏死髋关节疼痛的鉴别诊断。强直性脊柱炎多见于儿童或青少年起病的患者,髋关节受累更常见,其发生率在 17%～36%,多为双侧隐袭,并较其他关节受累更易致残。疾病晚期常出现髋关节屈曲难伸,并引起特征性的步态,强直性脊柱炎髋关节受累常伴有骶髂、臀部疼痛。股骨头无菌性坏死的主诉还常见髋关节、腹股沟区的局限性疼痛,并有可能沿着大腿向膝关节放射,在活动和负重时加重,休息时减轻。询问病史时应注意询问患者的疼痛部位,有无放射痛,是否使用激素和嗜酒等。体格检查时,强直性脊柱炎合并髋关节病变的患者,早期即可出现疼痛步态或臀中肌受累的蹒跚步态,晚期因髋关节的屈曲畸形可出现强迫卧位。髋关节活动范围受限,尤其在屈曲和内旋时明显。压痛部位多局限。股骨头无菌性坏死患者多见单侧跛行,晚期髋关节活动范围受限,屈曲和内外旋时均可受限。髋关节、腹股沟区压痛可沿大腿向膝关节放射。

七、膝关节

膝关节是人体内最大最复杂的关节,由股骨内外侧髁和胫骨内外侧髁及髌骨组成。正常膝关节有5°～10°的生理外翻角。其活动范围:屈膝145°,伸膝0°,屈曲90°时,内、外旋转运动 10°～20°。

（一）望诊

观察两侧膝关节是否对称,有无肿胀、畸形。膝关节积液时,膝关节均匀肿大,双侧膝眼消失。髌前滑囊炎时髌骨前明显隆起。半月板囊肿时关节间隙附近有突出物。注意股四头肌有无萎缩,因关节病变影响步行,可致股四头肌失用性萎缩。

（二）触诊

患者取坐位或仰卧位,两膝屈曲90°,可以清楚触诊膝关节的骨隆起和关节边缘。膝关节炎症多于膝眼处压痛。急性损伤可在损伤部位查到压痛点。

（三）特殊检查

1.浮髌试验

患者平卧,伸直下肢,检查者一手压在髌上囊处向下挤压,使积液流入关节腔,另一手拇、中指固定髌骨内外缘,示指按压髌骨,若感觉髌骨与关节面有碰触感,松手时髌骨浮起,为浮髌试验阳性,提示膝关节腔内有中等量以上积液。

2.半月板弹响试验(麦克马瑞试验)

患者仰卧位,检查者一手握足部,一手固定膝关节,使膝关节尽量屈曲,小腿内收、外展,慢慢伸直膝关节。若膝关节外侧有弹响和疼痛为阳性,表明外侧半月板有损伤。做反方向动作,小腿外旋、内翻,慢慢伸直膝关节,若有弹响和疼痛为阳性,表明内侧半月板有损伤。

3.抽屉试验

患者仰卧位,双膝屈曲90°,检查者双手握住小腿近端用力前后推拉。若小腿近端过度向前移动,表明前交叉韧带断裂;若小腿近端过度向后移动,表明后交叉韧带断裂。

4.侧方应力试验

患者取仰卧位,将膝关节置于完全伸直位,分别作膝关节的被动外翻和内翻,与健侧对比。若超出正常外翻或内翻范围,则为阳性,说明有外侧或内侧副韧带损伤。

(四)鉴别诊断

类风湿关节炎、骨关节炎、强直性脊柱炎及反应性关节炎均可出现膝关节疼痛。

类风湿关节炎可发于任何年龄,其中 45～55 岁的女性发病率较高。体格检查时膝关节肿胀,以滑膜肿胀、积液为主,皮温可能升高,浮髌试验阳性。另外,可见近端指间关节、掌指关节、腕关节等处关节的肿胀、压痛,皮温升高,关节处多有压痛。严重者可出现多关节活动受限。晚期可见典型的尺侧偏斜、天鹅颈、纽扣花畸形等。部分患者可在骨隆突处或经常受压的部位触及类风湿结节。

骨性关节炎多见于 60 岁以上的老年人,女性较男性发病率高。体格检查时可发现膝关节局部压痛、关节肿胀,多为骨性增生,浮髌试验阴性。手关节、髋关节、足关节、颈椎、腰椎等受累关节可闻及骨摩擦音,严重者关节活动受限,偶有关节半脱位。

强直性脊柱炎以 20～30 岁的男性多见。体格检查时患者可出现单侧膝关节肿胀,浮髌试验多阳性。肌腱端如坐骨结节、股骨大转子、胸肋关节等处压痛,甚至关节肿胀,严重者脊柱生理曲度消失,活动度减少。Schober 试验、"4"字试验等可出现阳性。

反应性关节炎多发于 16～35 岁的青年男性。体格检查时可发现口腔溃疡、局部皮肤出现溢脓性皮肤角化症及龟头炎等,眼科检查可出现角膜炎、葡萄膜炎、结膜炎、前房积脓、角膜溃疡等,坐骨结节、股骨大转子、脊柱棘突、胸肋关节、髂棘、胫骨粗隆、跟腱、耻骨联合等部位有压痛或肿胀,可见腊肠指,外周关节可出现红肿、压痛、关节腔积液。

八、踝部与足

踝关节由胫骨、腓骨远端和距骨体近端组成。正常可跖屈 45°、背屈 20° 及做轻微的内收、外展运动。

(一)望诊

患者取坐位或站位,观察有无肿胀、畸形。全踝关节肿胀常见于踝部骨折、关节结核、骨性关节炎等。局限性关节肿胀多见于类风湿关节炎、跟腱周围炎。足踝部畸形常见扁平足、高弓足、马蹄足、足内翻、足外翻等。

(二)触诊

韧带损伤、跟骨骨折、内外踝骨折均可在局部出现压痛。第二、第三跖骨头处压痛见于跖骨无菌性坏死。

(三)特殊检查

1.伸踝试验

嘱患者伸直小腿,然后用力背伸踝关节,若小腿肌肉发生疼痛,则为本试验阳性,提示小腿有深静脉血栓性静脉炎。

2.前足挤压试验

患者仰卧位,检查者用手握住患者前足部横向挤压,若出现剧烈疼痛为阳性,提示有跖骨骨折。

(李　璐)

第三章

风湿免疫疾病的药物治疗

第一节　非甾体抗炎药

非甾体抗炎药（non-steroid anti-inflammatory drugs，NSAIDs）是最常用的抗风湿药物，作用快，能缓解症状但不能阻止病情进展。本类药物的作用机制是抑制环加氧酶（cyclooxygenase，COX）产生前列腺素（PG），达到解热、镇痛、抗炎的目的。使用 NSAIDs 应根据患者及病情，个体化选择药物。小剂量具有止痛作用，大剂量才有抗炎作用，在用药 3～4 周才能评估其疗效。可以与慢作用药物联用，但是一般不推荐联合使用两种及以上 NSAIDs。具体可参阅 2021 年《类风湿关节炎诊断及治疗指南》和 2018 年《中国类风湿关节炎诊疗指南》。

一、非甾体抗炎药的分类

（1）根据化学结构不同，可分为：①水杨酸类；②吲哚乙酸类；③芳基丙酸类；④苯乙酸类（杂环芳基乙酸类）；⑤吡喃羧酸类；⑥非酸类；⑦昔康类；⑧磺酰苯胺类；⑨昔布类；⑩灭酸类（甲酸类）；⑪苯胺类。

（2）根据作用机制不同，可分为：①传统类，即非选择性 COX 抑制剂，包括吲哚类、丙酸衍生物、丙酰酸衍生物、吡喃羧酸类；②环加氧酶-2（COX-2）抑制剂，非酸类、昔康类、磺酰苯胺类属于选择性 COX-2 抑制剂，昔布类属于特异性 COX-2 抑制剂。

二、非甾体抗炎药的使用原则

（1）剂量个体化。应明确即使按体重给药，仍可因个体差异而使血药浓度各不相同。应结合临床，对不同患者选择不同剂量。老年人宜用半衰期短的药物。

（2）中、小剂量 NSAIDs 有退热止痛作用，大剂量才有抗炎、抗风湿作用。

（3）通常选用一种 NSAIDs，在足量使用 2～3 周后无效，则更换另一种，待有效后再逐渐减量。不推荐同时使用两种 NSAIDs，因为疗效不增加，而不良反应增加。

（4）若有 2～3 种胃肠道危险因素存在时，应加用保护胃黏膜药物。具有一种肾脏危险因素时，应选用合适的 NSAIDs（如舒林酸）；有两种以上肾脏危险因素时，避免使用 NSAIDs。

（5）使用 NSAIDs 时，应注意与其他药物的相互作用，如 β 受体拮抗剂可降低 NSAIDs 药效；

与洋地黄合用时,应注意防止洋地黄中毒。

(6)必须明确,NSAIDs 虽常作为治疗类风湿关节炎(rheumatoid arthritis,RA)的一线药物,能减轻临床症状和某些体征,是由于其只有抗炎作用,不能根治炎症,对 RA 的免疫病理机制无决定性影响,因此不能防止组织损伤、关节的破坏和畸形。

三、非甾体抗炎药的不良反应

(一)消化道症状

消化不良、腹痛、恶心、呕吐、腹泻、畏食、腹胀、胃肠道出血、结肠炎等。选择性 COX-2 抑制剂对胃肠道的不良反应明显减少,而疗效与传统的 NSAIDs 相当。NSAIDs 对下消化道不良反应有黏膜炎症、溃疡,肠道狭窄,出血,穿孔等。对于有消化道风险患者,建议选用 COX-2 选择性抑制剂,必要时加用质子泵抑制剂或米索前列醇。对近期有消化道溃疡及出血的患者,禁用 NSAIDs。

(二)肾损害

急性肾功能不全、间质性肾炎、肾乳头坏死及水钠潴留、高钾血症等。已有报道,布洛芬、萘普生可致肾病综合征,酮洛芬可致膜性肾病,吲哚美辛可致肾衰竭和水肿。COX-2 选择性抑制剂对肾脏的损害不等,美国风湿病学会(American College of Rheumatology,ACR)2021 年指南建议对肾功能不全患者尽量避免使用 NSAIDs。

(三)肝损害

大多数 NSAIDs 均可导致肝损害,如长期大剂量使用对乙酰氨基酚可致严重肝脏损害,尤以肝坏死多见;大剂量使用保泰松可致肝损害,产生黄疸、肝炎;特异质患者使用水杨酸类可致肝损害。

(四)升高心血管事件风险

选择性/特异性 COX-2 抑制剂发生血栓事件(尤其是心肌梗死和脑卒中)的危险性较高,且心血管危险性可能会随剂量升高和用药时间延长而增加,因此应尽可能缩短用药时间和使用每天最低有效剂量。ACR 指南建议,对充血性心力衰竭、心肌梗死患者避免使用 NSAIDs。对有心血管风险的患者需要使用 NSAIDs,可参考传统弗雷明汉危险因素(Framingham Risk Factor),并使用血压、血糖、血脂、吸烟状况及家族史等计算患者年度心血管危险评分。避免昔布类或 COX-2 抑制剂。

(五)骨发育

动物试验发现 NSAIDs 抑制骨折愈合和异位骨形成,建议在骨折愈合期,避免使用 NSAIDs。

(六)哮喘与过敏

阿司匹林和非特异性 NSAIDs 可能导致哮喘患者病情恶化,尤其是对血管运动性鼻炎、鼻息肉和哮喘三联征患者,COX-2 特异性抑制剂相对安全,仍有其他变态反应发生的可能。

(七)其他不良反应

多数 NSAIDs 可抑制血小板聚集,使出血时间延长。阿司匹林、氨基比林、对氨基水杨酸可致粒细胞减少,保泰松、吲哚美辛及双氯芬酸有发生再生障碍性贫血的危险;美洛昔康、非那西丁等可引起荨麻疹、瘙痒、剥脱性皮炎等皮肤损害;多数 NSAIDs 可引起头痛、头晕、耳鸣、视神经炎等中枢神经系统疾病;布洛芬、舒林酸偶可致无菌性脑膜炎。应当提醒女性,长时间服用

NSAIDs 可能损害生育能力。

四、常用药物

(一)吲哚乙酸类

1.吲哚美辛(消炎痛)

(1)适应证。①关节炎:可缓解疼痛和肿胀;②软组织损伤和炎症;③解热;④镇痛:可用于治疗偏头痛、痛经、手术后痛、创伤后痛等。

(2)禁忌证:活动性溃疡病患者,溃疡性结肠炎患者,癫痫患者,帕金森病及精神病患者,肝、肾功能不全者,血管神经性水肿或支气管哮喘者,孕妇和哺乳期妇女禁用。

(3)剂型规格:普通片,25 mg×100 片;意施丁缓释片,25 mg×10 片;万特力贴片,每片 7 cm×10 cm;吲哚美辛巴布膏(必艾得),14 cm×10 cm×6 片;栓剂,每粒 50 mg 或 100 mg。

(4)用法与用量:①成人常用量。抗风湿,起始剂量 25～50 mg,口服,每天 2～3 次,最大剂量 150 mg/d;镇痛,首剂每次 25～50 mg,继之 25 mg,口服,每天 3 次,直到疼痛缓解停药;退热,每次 6.25～12.5 mg,1 天不超过 3 次。②小儿常用量,1.5～2.5 mg/(kg·d),分 3～4 次,待有效后减至最低量。

2.阿西美辛(高顺松)

(1)作用特点:健康成人口服阿西美辛缓释胶囊后,血液中以吲哚美辛和阿西美辛形式存在。孕妇、儿童禁用。

(2)剂型规格:缓释胶囊剂,90 mg×7 粒。

(3)用法与用量:90 mg,口服,每天 1 次,餐时服;急性痛风发作可增加到 180 mg/d。

3.舒林酸(枢力达)

(1)药理作用:本品为活性极小的前体药物,口服吸收后在体内代谢成为硫化物后才具有明显抗炎、镇痛作用,硫化物为选择性的 COX 抑制剂,可减少前列腺素的合成,其作用较舒林酸本身强 500 倍,但对肾脏中生理性前列腺素的合成影响不大。由于其以非活性形式通过胃肠道,因此对胃肠道刺激性小,对肾血流量和肾功能影响亦较少。还能抑制 5-羟色胺的释放,以及抑制胶原诱发的血小板聚集作用,延长出血时间。

(2)剂型规格:片剂,0.1 g×24 片。

(3)用法与用量:①成人常用量,0.2 g,口服,每天 2 次。镇痛首次 0.2 g,8 小时后重复。②2 岁以上儿童常用量,按体重一次 2.25 mg/kg,口服,每天 2 次,每天剂量不得超过 6 mg/kg。

(二)芳基丙酸类

1.布洛芬(芬必得)

(1)剂型规格:芬必得缓释胶囊,0.3 g×20 粒;贝思口服液,每支 100 mg(10 mL);美林、托恩、吉浩混悬液,每瓶 2 g(100 mL);布洛芬搽剂,每支 2.5 g(50 mL)。

(2)用法与用量:①芬必得,0.3～0.6 g,口服,每天 2～3 次;②贝思口服液,10～15 mL,口服,每 4～6 小时 1 次,24 小时内不超过 4 次;③美林混悬液,成人常用量 10～20 mL,口服,每天 3～4 次,儿童用药按体重不同,口服每次 4～10 mL,可间隔 4～6 小时用药 1 次;④布洛芬搽剂,外用。

2.洛索洛芬钠(乐松)

(1)药理作用:洛索洛芬钠为前体药物,经消化道吸收后在体内转化为活性代谢物,其活性代

31

谢物通过抑制前列腺素的合成而发挥镇痛、抗炎及解热作用。起效快，但是作为短效药物，维持药效时间在 6～8 小时，故需多次给药或者短期临时控制症状。

(2)注意事项：消化性溃疡、炎症性肠病、支气管哮喘、高血压、心力衰竭患者慎用。

(3)剂型规格：片剂 60 mg×20 片；贴剂 50 mg×3 帖。

(4)用法与用量：60 mg，口服，每天 3 次。

3.萘普生

(1)作用特点：萘普生是 NSAIDs 中被认为不会导致心血管疾病风险增加的品种。

(2)剂型规格：普通片，每片 0.1 g、0.25 g；缓释片(澳普利)，0.25 g×12 片；缓释胶囊(适洛特)，0.25 g×12 粒；注射液，每支 100 mg、200 mg；栓剂，每枚 0.25 g。

(3)用法与用量：①普通片，口服，首次 0.5 g，以后每次 0.25 g，必要时每 6～8 小时 1 次。②缓释片/缓释胶囊，0.5 g，口服，每天 1 次；肌内注射，100～200 mg，每天 1 次。③栓剂，0.25 g，每天 2 次，直肠给药。

(三)苯乙酸类

常用药物为双氯芬酸钠(扶他林)。

1.作用特点

NSAIDs 中作用较强的一种，其镇痛、抗炎及解热作用比吲哚美辛强 2～2.5 倍，比阿司匹林强 26～50 倍；其镇痛、抗炎作用是通过除抑制 COX，减少 PG 生成外，尚有一定抑制脂加氧酶而减少白三烯、缓激肽等产物的作用。

2.剂型规格

(1)扶他林缓释片，75 mg×10 片；扶他林乳胶，每支 20 g。

(2)戴芬双释放肠溶胶囊，75 mg×10 粒(采用的制剂技术将 1/3 的药物制成肠溶速释颗粒，一旦服用，迅速起效；将另外 2/3 的药物制成缓释颗粒，维持长时间药效，对付关节炎症及相关疼痛，作用迅速又持久，每天 1 粒)。

(3)迪克乐克缓释片，75 mg×10 片[包含 12.5 mg 的速释成分(粉色部分)，服用 20 分钟后即可迅速崩解，快速缓解疼痛；另外的 62.5 mg 缓释部分(白色部分)在体内缓慢释放，保证 24 小时的低且有效的血药浓度，可以每天 1 次持久缓解疼痛]。

(4)英太青缓释胶囊，50 mg×20 片。

(5)双氯芬酸钠栓剂(静青)，50 mg×10 枚。

3.注意事项

临床上部分科室常采用双氯芬酸钠栓剂塞肛抗炎镇痛，需注意用药后大量出汗可能导致的脱水，严重情况下可能导致休克等危急情况。故建议塞肛治疗需谨慎，且监测血压和心率等生命体征，必要时及时补液。

4.用法与用量

(1)口服：①扶他林、戴芬、迪克乐克，一般 75 mg，口服，每天 1 次，必要时增至 75 mg，每天 2 次；②英太青，一般 50 mg，口服，每天 2 次。

(2)栓剂，用时将栓剂取出，以少量温水湿润后，轻轻塞入肛门 2 cm 处，成人 50 mg，每天 1～2 次；老年人或体质较差者可从 25 mg 起始。

(3)乳胶剂，外搽患处。

(四)吡喃羧酸类

常用药物为依托度酸(舒雅柯、依芬)。

1.适应证

骨关节炎(退行性关节病变)、类风湿关节炎、疼痛症状。

2.剂型规格

普通片(舒雅柯),0.2 g×12 片;缓释片(依芬),0.4 g×12 片。

3.用法与用量

(1)普通片,①急性疼痛,推荐剂量 0.2～0.4 g,每 8 小时 1 次,最大剂量≤1.2 g/d;②骨关节炎、类风湿关节炎,推荐剂量 0.4～1.2 g/d,分次口服,最大剂量≤1.2 g/d。

(2)缓释片,推荐起始剂量 0.4～1.0 g,口服,每天 1 次,最大剂量≤1.2 g/d。

(五)非酸类

常用药物为萘丁美酮(瑞力芬、科芬汀)。

1.作用特点

非酸性、非离子性前体药物,在吸收过程中对胃黏膜无明显的局部直接影响;同时对胃黏膜生理性 COX 的抑制作用较小,故引起的胃肠黏膜糜烂和出血的发生率较低。

2.剂型规格

片剂(瑞力芬),500 mg×10 片;胶囊剂(科芬汀),250 mg×24 粒。

3.用法与用量

(1)成人常规剂量,1.0 g,口服,每天 1 次(餐后或晚间服),最大剂量 2 g/d,分 2 次服。

(2)体重＜50 kg 的成人可以 0.5 g/d 起始,逐渐上调至有效剂量。

4.安全性数据

来自关节炎、风湿病和老年医学信息系统(Arthritis,Rheumatism and Aging Medical Information System,ARAMIS)数据显示,依托度酸和萘丁美酮是已知仅有的两种无严重胃肠道出血或其他需要住院治疗的严重不良事件的 NSAIDs。

(六)昔康类

1.吡罗昔康(炎痛喜康、特乐思特)

(1)作用特点:半衰期长(约为 50 小时),2～4 小时后达到血药浓度高峰,不良反应小。

(2)注意事项:孕妇、儿童、消化性溃疡、慢性胃病患者禁用。长期服药应监测血象及肝、肾功能。

(3)剂型规格:片剂(炎痛喜康),20 mg×25 片;贴片(特乐思特),48 mg×3 片。

2.美洛昔康(莫比可、莫刻林)

(1)作用特点:对 COX-2 有高选择性抑制作用;经口服能很好地吸收,进食时服用药物对吸收没有影响;能很好地穿透进入滑液,浓度接近在血浆中的一半;代谢非常彻底。

(2)剂型规格:片剂,7.5 mg×7 片;注射液,每支 15 mg(1.5 mL);栓剂,15 mg×6 枚。

(3)用法与用量:①口服,7.5～15 mg,口服,每天 1 次,最大剂量 15 mg/d。②注射,7.5～15 mg,肌内注射,每天 1 次,仅在治疗的最初几天使用肌内注射。持续治疗时,应当口服给药。③栓剂,每天 1 次,每次 15 mg,直肠给药。

3.氯诺昔康(可塞风)

(1)适应证:①片剂用于各种急性轻至中度疼痛和由某些类型的风湿性疾病引起的关节疼痛

和炎症;②注射剂主要用于急性中度手术后疼痛以及急性腰痛、坐骨神经痛相关的疼痛。

(2)剂型规格:片剂,4 mg×10 片,4 mg×20 片,8 mg×10 片,8 mg×20 片;冻干粉针剂,每瓶 8 mg。

(3)用法与用量:①片剂,常用剂量 4～8 mg,口服,每天 2 次,最大剂量 16 mg/d。②注射剂,起始剂量 8 mg,可根据病情需要加用 1 次 8 mg,有些病例在术后第 1 天可能需要另加 8 mg,即当天最大剂量 24 mg;其后氯诺昔康的剂量为 8 mg,每天 2 次,每天剂量不应超过 16 mg。

(七)磺酰苯胺类

常用药物为尼美舒利(力美松、瑞普乐)。

1.作用特点

其有效成分 4-硝基-2-苯氧甲磺酰苯胺是一种高选择性 COX-2 抑制剂,具多重抗炎、镇痛、解热作用机制和胃肠黏膜双重保护作用,具有起效快、作用强、胃肠耐受性好等特点。

2.适应证

仅在至少一种其他 NSAIDs 治疗失败的情况下使用。可用于慢性关节炎(如骨关节炎等)的疼痛、手术和急性创伤后的疼痛、原发性痛经的症状治疗。

3.注意事项

由于尼美舒利的肝毒性导致其从芬兰、西班牙撤市,建议在必须使用该药物时监测肝功能,避免儿童用药。

4.剂型规格

力美松胶囊,100 mg×30 粒;瑞普乐片,100 mg×10 片。

5.用法与用量

50～100 mg,口服,每天 2 次,餐后服用;最大单次剂量不超过 100 mg,疗程不能超过 15 天。

(八)昔布类

昔布类药物为选择性 COX-2 抑制剂,对胃肠道并发症风险小,而心血管风险增高。对于有心血管高风险患者或近期有心血管事件患者,不建议服用昔布类 NSAIDs。昔布类药物与小剂量阿司匹林联用的研究提示,抵消了昔布类药物的胃肠道优势,增加消化道出血风险,故不推荐两者联用。

1.塞来昔布(西乐葆)

(1)作用特点:特异性抑制 COX-2,与基础表达的 COX-1 亲和力极弱,因此不干扰组织中与 COX-1 相关的正常生理过程,尤其在胃、肠、血小板和肾等组织中。胃肠道的不良反应明显减少,而疗效与传统的 NSAIDs 相当。

(2)适应证:缓解成人骨关节炎和 RA 的症状和体征,家族性腺瘤息肉病(FAP)的辅助治疗。

(3)禁忌证:严重心力衰竭、活动性消化性溃疡、磺胺过敏者。

(4)剂型规格:胶囊剂,200 mg×6 粒。

(5)用法与用量:①RA 和骨关节炎,100～200 mg,口服,每天 2 次;②FAP,400 mg,口服,每天 2 次。

2.帕瑞昔布(特耐、齐立舒)

(1)适应证:手术后疼痛的短期治疗。

(2)剂型规格:注射粉针剂,每支 20 mg、40 mg。

（3）用法与用量：每次 40 mg，静脉注射或肌内注射，随后视需要间隔 6～12 小时给予 20 mg 或 40 mg，最大剂量 80 mg/d，疗程不超过 3 天。

3.艾瑞昔布（恒扬）

（1）适应证：用于缓解骨关节炎的疼痛症状。

（2）剂型规格：片剂，0.1 g×10 片。

（3）用法与用量：0.1 g，口服，每天 2 次，餐后服用。

4.依托考昔（安康信）

（1）适应证：急性痛风性关节炎、骨关节炎。

（2）禁忌证：充血性心力衰竭，确诊的缺血性心脏病，外周动脉疾病和（或）脑血管病，有活动性消化道溃疡/出血，严重肾病或肝病患者。

（3）剂型规格：片剂，60 mg×5 片，120 mg×5 片。

（4）用法与用量：①轻至中度疼痛（关节炎、骨关节炎），30～60 mg，口服，每天 1 次，最大剂量 60 mg/d，4 周以后疗效仍不明显时，其他治疗手段应该被考虑；②重度疼痛（如急性痛风性关节炎、原发性痛经），120 mg，口服，每天 1 次，只适用于症状急性发作期，一般使用不超过 8 天。

（九）其他类

常用药物为丙帕他莫（锡妥、丰原）。

1.药理作用

本品是对乙酰氨基酚前体药物，进入机体被血浆酯酶水解后释放出对乙酰氨基酚发挥解热镇痛作用，可抑制前列腺素 E_1、缓激肽和组胺的合成及释放。

2.适应证

在临床急需静脉给药治疗疼痛或高度发热时，其他给药方式不适合的情况下，用于中度疼痛的短期治疗，尤其是外科手术后疼痛。也可用于发热的短期治疗。

3.禁忌证

（1）冠脉搭桥手术围术期止痛。

（2）活动性消化道溃疡出血和穿孔患者。

（3）重度心力衰竭患者。

（4）有阿司匹林哮喘病史患者。

（5）孕妇及哺乳期患者。

（6）避免与其他 NSAIDs 联用。

4.剂型规格

盐酸丙帕他莫粉针剂：丰原，每支 1.0 g；锡妥，每支 2.0 g。

5.用法与用量

1.0～2.0 g＋N.S（生理盐水）100 mL，静脉滴注，每天 2～4 次，给药间隔最少不得短于 4 小时，日剂量不超过 8 g。

（林　森）

第二节 慢作用抗风湿药

慢作用抗风湿药(slow action anti-rheumatic drugs,SAARDs)是一组作用机制迥异的药物,通过抑制免疫反应不同阶段中的不同环节发挥抗风湿作用,包括缓解病情抗风湿药(disease modifying antirheumatic drugs,DMARDs)及细胞毒性药物,一般起效慢,能缓解病情,但控制病情进展尚不理想,缓解疼痛作用差。DMARDs能够改善并维持关节功能,减轻滑膜炎症,防止或明显减缓关节结构破坏的进展,主要用于RA和血清阴性脊柱关节病的治疗。常用的有甲氨蝶呤、柳氮磺吡啶、氯喹、羟氯喹、来氟米特、青霉胺、金制剂等,其中金制剂和青霉胺由于不良反应较多,临床应用已日趋减少。细胞毒性药物通过不同途径产生免疫抑制作用,主要用于系统性红斑狼疮(systemic lupus erythematosus,SLE)、血管炎等弥漫性结缔组织病的治疗。常用的有环磷酰胺、硫唑嘌呤、吗替麦考酚酯、环孢素,该类药物不良反应较多且较严重,如骨髓抑制、性腺损害,胎儿致畸和肝、肾毒性,但对于弥漫性结缔组织病的预后有很大帮助。SAARDs具体用法可参阅2018年《类风湿关节炎诊断及治疗指南》及2020年《系统性红斑狼疮诊断及治疗指南》。

一、DMARDs的选用原则

(1)《中国类风湿关节炎诊疗指南》推荐:①RA患者一经确诊,应尽早开始传统合成DMARDs治疗,推荐首选甲氨蝶呤单用。存在甲氨蝶呤禁忌时,考虑单用来氟米特或柳氮磺吡啶。②单一传统合成DMARDs治疗未达标时,建议联合另一种或两种传统合成DMARDs进行治疗;或一种传统合成DMARDs联合一种生物制剂DMARDs进行治疗;或一种传统合成DMARDs联合一种靶向合成DMARDs进行治疗。③生物制剂使用可根据病情活动度推荐用于关节侵蚀严重且病情活动度较高的RA患者早期使用。生物制剂包括依那西普、英夫利西单抗、阿达木单抗、利妥昔单抗等。RA患者在使用生物制剂DMARDs或靶向合成DMARDs(即JAK抑制剂,如托法替布、巴瑞替尼等)治疗达标后,可考虑对其逐渐减量,减量过程中需严密监测,谨防复发。在减量过程中,如RA患者处于持续临床缓解状态1年以上,临床医师和患者可根据实际情况讨论是否停用。④中/高疾病活动度的RA患者建议传统合成DMARDs联合糖皮质激素治疗以快速控制症状。治疗过程中应密切监测不良反应。不推荐单用或长期大剂量使用糖皮质激素。⑤青霉胺、金制剂和硫唑嘌呤等DMARDs对国内的部分RA患者仍然适用。而且,我国的国情以及RA患者对这些药物的反应可能有别于西方国家。⑥建议RA患者注意生活方式的调整,包括禁烟、控制体重、合理饮食和适当运动。

(2)对于细菌感染、结核、带状疱疹、真菌感染及严重的上呼吸道感染者,不应使用甲氨蝶呤(MTX)、来氟米特(LEF)和生物制剂;对于肝脏转氨酶升高2倍以上、急性乙型肝炎或丙型肝炎患者,不应使用MTX、LEF、柳氮磺吡啶(SSZ)和生物制剂;对于未经治的慢性乙型肝炎或丙型肝炎患者,则不应使用MTX、LEF和生物制剂。而对于治疗后慢性乙型肝炎或丙型肝炎患者,应根据Child-Pugh分级决定是否可用SSZ、米诺环素(MIN)或羟氯喹(HCQ),达Child-Pugh B级或C级的患者不主张使用生物制剂。对于合并严重间质性肺疾病的患者,不宜使用MTX或者 LEF 等药物。

（3）绝大部分的 DMARDs 孕妇和哺乳期妇女禁用。免疫缺陷、未控制的感染、活动性胃肠道疾病、肾功能不全、骨髓发育不良的患者慎用。长期使用 DMARDs 的患者应定期复查血常规和肝、肾功能。

（4）使用 DMARDs 患者不建议用药期间使用减毒活疫苗等，但可根据患者具体情况，考虑接受灭活疫苗注射剂接种，需充分告知患者相关风险并进行评估。

二、DMARDs 调整剂量或中断治疗的原则

（1）如果服药期间出现转氨酶（GPT）升高，调整剂量或中断治疗可遵循以下原则：①如果 GPT 升高在正常值的 2 倍（<80 U/L）以内，继续观察。②如果 GPT 升高在正常值的 2～3 倍（80～120 U/L），减半量服用，继续观察；若 GPT 继续升高或仍然维持 80～120 U/L，应中断治疗。③如果 GPT 升高超过正常值的 3 倍（>120 U/L），应停药观察。停药后若 GPT 恢复正常可继续用药，同时加强护肝治疗及随访。

（2）如果服药期间出现白细胞（WBC）下降，调整剂量或中断治疗可遵循以下原则：①若 WBC≥$3.0×10^9$/L，继续服药观察。②若 WBC 在（2.0～3.0）×10^9/L，减半量服药观察；继续用药期间，多数患者可以恢复正常；若复查 WBC 仍低于 $3.0×10^9$/L，中断服药。③若 WBC<$2.0×10^9$/L，中断服药。建议中性粒细胞计数不低于 $1.5×10^9$/L。

三、常用药物

（一）甲氨蝶呤（MTX）

1.药理作用

二氢叶酸还原酶抑制剂，可抑制细胞增殖和复制，修复骨破坏，是目前治疗 RA 等弥漫性结缔组织病的首选药物之一。与生物制剂联用可预防抗体产生，故针对没有用药禁忌的 RA 患者，MTX 是治疗首选。MTX 具有抑制白细胞趋化作用，故有直接抗炎作用。肝、肾功能不良可增加本品毒性。小剂量叶酸或亚叶酸与 MTX 同时使用，可减少 MTX 的毒副作用而不影响疗效。

2.不良反应

包括：①胃肠道反应；②肝功能损害；③大剂量应用时，可导致高尿酸血症肾病；④长期用药可引起咳嗽、气短、肺炎或肺纤维化；⑤骨髓抑制，主要为白细胞和血小板减少；⑥脱发、皮肤瘙痒或皮疹等。

3.禁忌证

肺间质纤维化患者、重要脏器及系统严重病变（尤其是肾功能不全、肝酶严重升高、血三系减少）患者、重症感染患者、妊娠及哺乳期女性等。

4.注意事项

（1）补充叶酸可减少口腔溃疡和肝功能损害，建议每周 5～10 mg，在甲氨蝶呤服用后 24 小时再用。

（2）甲氨蝶呤过量/中毒时，立即停用，并肌内注射或静脉推注甲酰四氢叶酸（亚叶酸钙）解毒。

（3）不宜合用使血药浓度升高的药物：苯妥英钠、苯巴比妥、糖皮质激素、磺胺类、四环素、氯霉素、对氨基苯甲酸、水杨酸类和丙磺舒。

(4)出现明显腹泻和溃疡性口腔炎时需停药,以免严重出血性肠炎和致命性肠穿孔。

(5)若口服超过 6 个月,为避免生物利用度下降,可以改为肌内注射。

5.剂型规格

(1)片剂:2.5 mg×16 片。

(2)粉针剂:每支 100 mg。

(3)注射液:每支 50 mg(2 mL)、1 g(10 mL)。

6.注意事项

注射剂 50 mg(2 mL)规格为等渗性;1 g(10 mL)为高渗性,不能用于鞘内注射。

7.用法与用量

治疗 RA 一般 7.5～15 mg,口服,每周 1 次,最大剂量不超过每周 20 mg,用药 3～12 周起效。对于口服不能耐受胃肠道反应的患者,建议使用皮下注射等剂量甲氨蝶呤。

(二)关联药物

1.亚叶酸钙(同奥)

(1)适应证:用作叶酸拮抗剂(如甲氨蝶呤、乙胺嘧啶或甲氧苄啶等)的解毒剂。

(2)剂型规格:注射液,每支 50 mg(5 mL)、100 mg(10 mL);片剂,15 mg×30 片。

(3)用法与用量:甲氨蝶呤的"解救"疗法。①注射剂,9～15 mg/m²,肌内注射或静脉滴注,每 6 小时 1 次×12 次;②片剂,5～15 mg,口服,每 6～8 小时 1 次,连续 2 天,直至甲氨蝶呤血清浓度在 $5×10^{-8}$ mol/L 以下,或遵医嘱。

2.柳氮磺吡啶(维柳芬、常态宁)

(1)药理作用:抑制血栓素合成酶、脂肪氧化酶和蛋白水解酶的活性,抑制白细胞的运动,抑制 IL-1(白介素 1)、IL-6(白介素 6)、TNF-α(肿瘤坏死因子 α) 等促炎因子的产生。

(2)适应证:病程较短或轻症 RA,或与其他 DMARDs 联合应用于中重度 RA。

(3)禁忌证:磺胺过敏者,孕妇、哺乳期妇女,新生儿及 2 岁以下小儿。

(4)不良反应:①变态反应;②中性粒细胞减少或缺乏症、血小板减少症及再生障碍性贫血;③溶血性贫血及血红蛋白尿;④肝、肾损害;⑤胃肠不适等。

(5)剂型规格:片剂,维柳芬 0.25 g×60 片;常态宁 0.25 g×48 片。

(6)用法与用量:起始剂量 0.25～0.5 g,口服,每天 3 次;之后渐增至 0.75 g,每天 3 次,如疗效不明显可增至 3 g/d,分次服用,1～2 个月起效。若 6 个月无效换药,无不良反应可长期服用。

3.来氟米特(爱若华、妥抒、关平)

(1)药理作用:新型抗代谢免疫抑制剂,主要通过抑制二氢乳酸脱氢酶(低浓度下)和酪氨酸激酶(高浓度下)的活性,二氢乳酸脱氢酶被抑制可抑制核苷生成,从而抑制嘧啶通路,进而干扰 DNA 的合成。还能抑制白细胞在血管内皮的黏附,阻止白细胞渗出及局部炎症。

(2)适应证:狼疮肾炎、RA、银屑病关节炎、干燥综合征、白塞综合征、皮肌炎等。

(3)不良反应:主要有腹泻、瘙痒、肝酶升高、脱发、皮疹、高血压、致畸、骨髓抑制、体重下降等。

(4)注意事项:①严重肝脏损害和明确的乙型肝炎或丙型肝炎血清学指标阳性的患者慎用。②准备生育的男性应考虑中断服药,同时服用考来烯胺;③在服药期间不应使用免疫活疫苗;④孕妇及哺乳期禁用。

(5)剂型规格:爱若华片,10 mg×16 片;妥抒片,10 mg×10 片,20 片;关平片,10 mg×10 片。

（6）用法与用量：①成人 RA，一般 10～20 mg，口服，每天 1 次；半衰期较长，建议间隔 24 小时给药；建议开始治疗的最初 3 天给予负荷剂量 50 mg/d，之后给予维持剂量10～20 mg/d。在使用本药治疗期间可继续使用 NSAIDs 或低剂量糖皮质激素。②狼疮肾炎，20～40 mg，口服，每天 1 次，根据病情选择适当剂，病情缓解后适当减量。可与糖皮质激素联用，或遵医嘱。

4.金诺分(瑞得)/金硫丁二钠

（1）药理作用：抑制白细胞趋化、血管渗透性、溶酶体酶释放及胶原合成，对滑膜病变有效。

（2）适应证：多用于早期或轻症 RA 患者。

（3）不良反应：在用药前 1～2 个月出现皮疹、瘙痒和稀便，个别有白细胞减少和蛋白尿，罕见再生障碍性贫血。

（4）剂型规格：金诺分片剂，3 mg×60 片；金硫丁二钠注射剂，每支 10 mg。

（5）用法与用量：①金诺分片，起始剂量 3 mg，口服，每天 1 次，2 周后增至 6 mg/d 维持，4～6 个月起效，病情控制后需长期维持；②金硫丁二钠注射剂，10 mg，肌内注射，每周 1 次，从小剂量开始直至耐受。

5.青霉胺

（1）药理作用：通过巯基改变 T 细胞、自然杀伤细胞、单核细胞的受体，改变细胞反应性，阻止胶原合成。

（2）适应证：一般用于病情较轻的 RA，或与其他 DMARDs 联合应用于重症 RA。

（3）不良反应：主要有胃肠道反应、味觉异常、蛋白尿、血尿、白细胞或血小板减少。由于该药不良反应大，目前临床应用日趋减少。

（4）剂型规格：片剂，125 mg×100 片。

（5）用法与用量：起始剂量 125～250 mg，口服，每天 1 次，以后每个月增加 125 mg 直至500～750 mg/d，病情缓解后减量至初始量。

6.艾拉莫德(艾得辛)

（1）作用特点：一个全新结构类型的 DMARDs，可显著改善 RA 患者的疾病症状和炎症指标。服药初始阶段应定期复查肝功能。近期艾拉莫德也被推荐用于干燥综合征的治疗。

（2）适应证：活动性 RA 的症状治疗，适用于治疗期间无生育要求的女性及男性患者。

（3）不良反应：最常见可逆性的肝脏转氨酶升高，其他包括血象异常、胃肠道反应、皮疹、皮肤瘙痒、视物模糊、脱发、失眠、心电图异常、月经失调、体重下降等。可能导致感染风险、恶性肿瘤风险、静脉血栓栓塞风险升高。

（4）禁忌证：严重肝损害、血三系减少、消化性溃疡、过敏，以及近期准备生育者。

（5）剂型规格：片剂，25 mg×14 片。

（6）用法与用量：25 mg，口服，每天 2 次，餐后服用。

7.沙利度胺(反应停、爱然)

（1）药理作用：抑制单核细胞产生 TNF-α，协同刺激人 T 淋巴细胞，辅助 T 淋巴细胞应答，还可抑制血管形成和黏附分子活性。具有镇静止痒、免疫调节及抗炎、抑制新生血管及抗肿瘤等作用。

（2）适应证：风湿科主要用于 RA、轻型 SLE(对抗疟药无效的顽固性皮损)、脊柱关节病、白塞综合征等

（3）不良反应：①口干、便秘、胃肠道症状；②嗜睡、头昏；③可致畸胎；④头皮屑增多。

（4）禁忌证：①因其严重致畸性（海豹肢），生育期女性用药期间严格避孕。育龄期女性使用前必须查血、尿 HCG，男性患者使用期间应确保性接触对象不会妊娠；如果避孕失败，应立即终止妊娠。②儿童禁用。③驾驶员、机器操纵者禁用。

（5）剂型规格：片剂（反应停），25 mg×20 片；胶囊剂（爱然），25 mg×48 粒。

（6）用法与用量：50～100 mg，口服，每晚睡前 1 次，从小剂量开始；由于其嗜睡的不良反应，可用于改善患者由于使用激素后导致的兴奋失眠。

8.硫唑嘌呤（依木兰）

（1）药理作用：干扰嘌呤核苷酸相互转化，减少嘌呤的生物合成。

（2）适应证：难治性 RA、中度活动性 SLE、血管炎患者。

（3）剂型规格：依木兰片，50 mg×100 片；国产片剂，50 mg×60 片。

（4）用法与用量：①难治性 RA，常用剂量 1～2 mg/（kg·d），一般 100～150 mg/d；②中度活动性 SLE，常用剂量 1～2.5 mg/（kg·d），一般 50～100 mg/d，起效后减至 50 mg/d 维持。

9.氯喹

（1）药理作用：氯喹和羟氯喹等抗疟药抑制淋巴细胞转化、中性粒细胞趋化、吞噬细胞和浆细胞活性，稳定溶酶体酶，抑制脂加氧酶，减少 PG 合成，从而发挥免疫抑制、抗炎、光保护、抗血栓形成、抗感染和抗高脂血症等作用。

（2）适应证：主要用于盘状红斑狼疮及 SLE。

（3）不良反应：①中枢神经系统反应。②神经-肌肉反应。③眼反应，如睫状体调节障碍，伴视觉模糊；视网膜黄斑水肿、萎缩，异常色素沉着，出现"牛眼"外观，中心凹反射消失，视网膜病变即使停药后仍会进展；视野缺损。④皮肤反应，脱发、瘙痒、色素沉着、皮疹。⑤血液学反应，如再生障碍性贫血，粒细胞、白细胞和血小板减少等。⑥胃肠道反应等。

（4）剂型规格：磷酸氯喹片，250 mg×24 片。

（5）用法与用量：250 mg，口服，每天 1 次；2～4 个月后改为 250 mg，隔天 1 次。

10.羟氯喹（纷乐、赛能）

（1）作用特点：羟氯喹对 SLE 患者的皮疹、发热和关节症状（尤其是皮疹）、减轻光过敏疗效显著，且能减少血栓的发生。目前已广泛用于各种结缔组织病，也可用于病程较短、病情较轻的 RA。

（2）注意事项：羟氯喹眼损害和心脏相关的不良反应（如传导阻滞）发生率较氯喹低。用药前及用药后半年作 1 次眼科检查，若出现视网膜毒性反应立即停药，并使用大剂量维生素 C、氯化铵、硫酸软骨素等促进排泄。已经有心脏传导阻滞的患者禁用。

（3）剂型规格：硫酸羟氯喹片，纷乐 0.1 g×14 片；赛能 0.2 g×10 片。

（4）用法与用量：①治疗 SLE，0.1～0.2 g，口服，每天 2 次，3～6 个月起效；②治疗 RA，0.2 g，口服，每天 2 次。

11.环孢素（新赛斯平、新山地明、丽珠环明、山地明）

（1）药理作用：T 淋巴细胞调节剂，在明显抑制宿主细胞免疫的同时，对体液免疫亦有抑制作用。本品不产生明显的骨髓抑制作用，可明显缓解关节肿痛及晨僵，并降低 ESR（红细胞沉降率）、CRP（C 反应蛋白）及类风湿因子滴度，使滑膜破坏减缓。

（2）适应证：多用于重症及其他药物无效的自身免疫疾病，如难治性狼疮肾炎、RA（病程长、病情较重或有预后不良因素者)、难治性血小板减少症。

(3)禁忌证:水痘、带状疱疹等病毒感染。

(4)不良反应:胃肠道反应、肾功能损害、高血压、牙龈增生、可能诱发血栓形成。

(5)剂型规格:软胶囊剂,新赛斯平 10 mg,50 mg×50 粒;新山地明 25 mg×50 粒;丽珠环明 25 mg×48 粒。山地明注射液,每支 250 mg(5 mL)。新赛斯平口服液,每支 5 g(50 mL)。

(6)用法与用量:①RA,常用 1～3 mg/(kg·d),分次口服,一般 2～4 个月起效;②狼疮肾炎,常用 3～5 mg/(kg·d),分 2 次口服。需监测血药浓度调整剂量。

12.环磷酰胺(安道生)

(1)药理作用:双功能烷化剂及细胞周期非特异性药物,可干扰 DNA 及 RNA 功能,尤其对前者的影响更大。白细胞计数对指导环磷酰胺治疗有重要意义。

(2)适应证:难治性自身免疫性疾病,主要用于狼疮肾炎/脑病、重症 RA、血管炎等。

(3)不良反应:①骨髓抑制;②出血性膀胱炎及膀胱纤维化;③生殖系统毒性;④长期用药可能产生继发性肿瘤等。

(4)剂型规格:片剂,50 mg×24 片;注射剂,每支 0.2 g。

(5)用法与用量:①重症 SLE 静脉冲击疗法,常用 0.5～1.0 g/m² + N.S 250 mL,静脉滴注,每 3～4 周 1 次;欧洲抗风湿病联盟推荐小剂量、短程诱导方案(0.5 g,每 2 周 1 次,共 7 次);常与糖皮质激素联合治疗,疗程和剂量根据具体病情调整。②重症 RA,1～2 mg/(kg·d),口服,每天 1 次或 0.4 g + N.S 250 mL,静脉滴注,每 2～4 周 1 次,应用较少。

13.吗替麦考酚酯(骁悉、赛可平、麦考芬)

(1)药理作用:主要选择性抑制淋巴细胞鸟嘌呤经典合成途径,对非淋巴细胞和(或)器官无毒性作用。

(2)适应证:狼疮肾炎。

(3)不良反应:腹泻、白细胞减少、脓毒症和呕吐,还有频繁的某些类型的感染,联合应用免疫抑制药物时,有增加淋巴瘤和其他恶性肿瘤(特别是皮肤癌)发生的危险。

(4)注意事项:吗替麦考酚酯片不能与硫唑嘌呤同时使用。

(5)剂型规格:胶囊剂(骁悉),0.25 g×40 片;分散片(赛可平、麦考芬),0.25 g×40 片。

(6)用法与用量:①诱导期,1.5～2.0 g/d,分 2 次口服,东方人耐受量较西方人低,一般选用小剂量,使用 3～6 个月;②维持期,0.5～0.75 g/d,使用 1～2 年。可与糖皮质激素联合应用。注意监测血药浓度,过低则达不到疗效,过高则易诱发不良反应。

14.他克莫司(FK-506、普乐可复)

(1)药理作用:属大环内酯类抗生素,抑制多种细胞因子如 IL-2、IFN-γ 的产生,阻断 T 细胞活化,且抑制细胞毒性 T 细胞的增殖和 IL-2 受体的表达。

(2)适应证:在肝移植抗排斥反应方面的应用较多,近年来用于难治性自身免疫性疾病(如膜性肾病、SLE)的治疗。

(3)注意事项:应监测血压,血糖,血电解质(尤其是钾),心电图,视力,尿量,血象及肝、功能。避免与环孢素联合应用,否则延长环孢素的半衰期。在从环孢素换用他克莫司治疗时,需注意在转换前后均要检测环孢素血药浓度。

(4)剂型规格:胶囊剂,0.5 mg,1 mg×50 粒;注射液,每支 5 mg(1 mL)。

(5)用法与用量:①胶囊,0.5～1.0 mg,每天 2 次,于餐前 1 小时或餐后 2～3 小时以水服用。②

注射剂,应以 5% G.S(葡萄糖注射液)或 N.S 稀释后应用,稀释后溶液浓度为 0.004～0.1 mg/ mL。每天总剂量为 0.05～0.1 mg/kg。注射用浓缩液未经稀释不能使用,也不能一次性应用。静脉治疗时间不超过 7 天。需监测血药浓度调整剂量。

15.托法替尼(尚杰)

(1)药理作用:JAK1/JAK3 抑制剂,新型靶向合成小分子 DMARD,作用于细胞内酪氨酸激酶(JAK)的小分子口服抑制剂,通过 JAKs 调节信号转导通路,阻止 STATs(信号传导及转录激活蛋白)的磷酸化和激活;剂量依赖性地降低体内 CD16/56$^+$ 自然杀伤细胞,并且在用药 8～10 周后降到谷值,这一现象会在停药 2～6 周后改善。另外,还可剂量依赖性地增加体内 B 细胞的计数,但对 T 淋巴细胞和 T 淋巴细胞子集(CD3$^+$、CD4$^+$ 和 CD8$^+$)的影响较小。

(2)适应证:用于治疗成人 MTX 反应不佳或不能耐受的中度至重度活动性 RA。可以单独用药,也可以和 MTX 或非生物类 DMARDs 联合用药,但不与生物类 DMARDs 或免疫抑制剂(如咪唑硫嘌呤、环孢素)合用。

(3)不良反应:最严重的不良反应就是感染,并且患肺结核、机会性感染、恶性肿瘤的患者例数有所增加。其次腹泻、头痛、高血压、贫血、胃肠不适、失眠、皮肤病变等不良反应也时有发生。

(4)剂型规格:枸橼酸托法替尼片,5 mg×60 片。

(5)用法与用量:5 mg,口服,每天 2 次;用于中重度肝、肾功能损害者,剂量调整减为 5 mg,每天 1 次。

16.巴瑞替尼(艾乐明)

(1)药理作用:可逆的选择性 JAK1/JAK2 抑制剂,亦属于新型小分子靶向药物。治疗 RA 机制与托法替尼类似,区别在于除阻断 JAK1,巴瑞替尼还阻断 JAK2,可以避免前者的部分不良反应。近期正在开展巴瑞替尼用于 SLE 的临床研究。

(2)适应证:用于对一种或多种 DMARDs 疗效不佳或不耐受的中重度活动性 RA 成年患者。可以与甲氨蝶呤或其他非生物改善病情抗风湿药联合使用。

(3)不良反应:禁用于妊娠期及哺乳期女性及儿童。动物试验提示存在生殖毒性。用药结束至少 1 周之内需避孕,以免不良后果。

(4)剂型规格:片剂,2 mg×28 片。

(5)用法与用量:2～4 mg,口服,每天 1 次,餐时或空腹时均可。

(林　森)

第三节　生物制剂

随着对风湿免疫性疾病发病机制认识的深入,相应的一些生物靶向治疗应运而生。生物制剂(biologic agents)在风湿免疫性疾病的治疗史上被认为是一场革命,被称之为"生物 DMARDs"。从早期的 TNF-α 受体抗体在 RA 治疗及抗 CD20、CD22 抗体在 SLE 治疗中的应用,到近年来针对各种细胞因子如 IL-1、IL-6、IL-17 的靶向治疗,还有以去除血浆中异常免疫球蛋白及免疫细胞的免疫净化/吸附等治疗措施,已经在临床上极大地改善了风湿免疫性疾病的预后。但是,由于风湿性疾病是具有复杂免疫学背景的自身免疫疾病,针对单个致病环节的治疗效果毕竟有限。因此,研究针对多个致病环节的多靶点的个体化联合药物治疗应值得进一步探讨。

常用药物如下。

一、依那西普

(一)药理作用

重组人Ⅱ型肿瘤坏死因子受体-抗体融合蛋白;竞争性地与体内 TNF-α 结合,阻断它和细胞表面 TNF 受体结合,降低其活性。

(二)适应证

2 种以上 DMARDs 无效的中、重度 RA,强直性脊柱炎,儿童特发性关节炎,银屑病关节炎及炎症性肠病患者。

(三)禁忌证

活动期感染、SLE、活动性结核病及病毒性肝炎患者。孕妇及哺乳期妇女慎用。

(四)不良反应

常见注射部位的局部反应,其他有头痛、眩晕、皮疹、腹痛、增加恶性肿瘤发生率等。

(五)剂型规格

1.益赛普注射剂

每支 12.5 mg。

2.恩利注射剂

每支 25 mg。

3.强克、英利昔冻干粉针剂

每支 25 mg。

4.安佰诺注射剂

每支 25 mg。

(六)用法与用量

推荐剂量 25 mg,皮下注射,每周 2 次,或 50 mg,皮下注射,每周 1 次。注射前用 1 mL 注射用水溶解,溶解后可冷藏,建议尽快使用。常规疗程至少 3 个月。

二、英夫利西单抗(类克)

(一)药理作用

人/鼠嵌合抗 TNF-α 单抗,阻断 TNF-α 与其受体结合,使 TNF 无法发挥生物活性。

(二)适应证

RA;克罗恩病;溃疡性结肠炎;强直性脊柱炎;银屑病。

(三)禁忌证

心力衰竭;对本品任何成分产生过敏者;对鼠蛋白质产生过敏者;余同依那西普。

(四)不良反应

呼吸道感染、咳嗽、恶心、胃痛、背部疼痛、腹泻、头痛、头晕、疲倦、瘙痒和尿道感染。部分患者会出现变态反应。如接受治疗时受到感染,应该立即通知医师检查及尽早医治。

(五)剂型规格

注射剂,每支 100 mg。

（六）用法与用量

治疗 RA,起始剂量 3 mg/kg,静脉输注,推荐在第 0、2 和 6 周给药,以后每 4～8 周给药 1 次。疗效不好可增至 10 mg/kg,或每 4 周给药 1 次。常规疗程至少 3 个月。

三、阿达木单抗（修美乐）

（一）药理作用

重组全人源化抗人 TNF-α 单克隆抗体,与英夫利西单抗相比具有较低的免疫原性。本品能减缓 RA 患者关节损伤的进展,使其主要疗效指标得到明显改善和维持,且不受联用 DMARDs 药物选择的影响。

（二）适应证

用于缓解 DMARDs 治疗无效的结构性损伤的中至重度 RA 成年患者的体征与症状。

（三）不良反应

最严重为重度感染、神经功能影响及淋巴系统的某些恶性肿瘤。最常见为注射部位反应。

（四）注意事项

目前没有充分证据表明上述 3 种药物（依那西普、英夫利西单抗、阿达木单抗）疗效优劣,已发表的临床观察数据表明疗效及不良反应相当。

（五）剂型规格

注射液,每支 40 mg(0.8 mL)。

（六）用法与用量

对于 RA 成人患者,建议用量为每次 40 mg,每 2 周 1 次,皮下注射。在本品治疗的过程中,应继续使用甲氨蝶呤。

四、戈利木单抗（欣普尼）

（一）药理作用

新一代针对 TNF-α 的人源化单克隆抗体。

（二）适应证

DMARDs 疗效不佳的中到重度活动性类风湿关节炎、银屑病关节炎和活动性强直性脊柱炎。

（三）不良反应

感染（结核、肝炎、侵袭性真菌等）、注射部位疼痛、过敏、脱髓鞘病变少见。

（四）剂型规格

注射液,每支 50 mg(0.5 mL)。

（五）用法与用量

50 mg,皮下注射,每天 1 次。

五、培塞利珠单抗（希敏佳）

（一）药理作用

本品是由大肠埃希菌表达并与聚乙二醇耦联的抗肿瘤坏死因子抗体 Fab 段,缺乏 Fc 段,不引起补体激活,聚乙二醇化修饰,延长作用时间。

（二）适应证

美国和欧洲批准用于类风湿关节炎、银屑病关节炎、强直性脊柱炎、其他脊柱关节炎及克罗恩病等。NMPA（国家药品监督管理局）于 2019 年 7 月批准适应证为中重度活动性类风湿关节炎，尤其适用于有生育要求和哺乳需求的女性患者。

（三）不良反应

感染、肿瘤风险、超敏反应等。

（四）剂型规格

预充式注射液，每支 200 mg（1 mL）。

（五）用法与用量

负荷剂量，在 0、2、4 周皮下注射 400 mg，推荐治疗期间联用甲氨蝶呤；维持剂量，200 mg，皮下注射，每 2 周 1 次。

六、利妥昔单抗（美罗华）

（一）药理作用

一种嵌合鼠/人的抗 CD20 单克隆抗体，该抗体与 B 淋巴细胞上纵贯细胞膜的 CD20 结合，并引发 B 细胞溶解的免疫反应。

（二）适应证

包括：①FDA（食品药品监督管理局）批准与甲氨蝶呤联合治疗对一种或多种抗 TNF-α 治疗方案不敏感的中度至重度成年 RA 患者；②欧洲硬皮病试验研究组（EUSTAR）队列研究发现，利妥昔单抗对硬皮病患者临床治疗有效且相对安全，可改善皮肤纤维化和肺纤维化；③对难治性免疫性血小板减少亦有一定疗效。

（三）禁忌证

已知对该产品的任何成分及鼠蛋白高敏感的患者。不应用于妊娠妇女。

（四）不良反应

约 50% 接受利妥昔单抗治疗的患者会出现输液相关不良反应。这些反应通常是轻微的，类似流感，但大约 10% 的患者较严重，出现低血压、呼吸困难和支气管痉挛。患者用药后清除 B 细胞，感染风险较高，需注意预防。

（五）剂型规格

注射剂，每支 100 mg（10 mL）、500 mg（50 mL）。

（六）用法与用量

治疗 RA，第 1 个疗程可先予静脉输注 500～1 000 mg，2 周后重复 1 次。根据病情可在 6～12 个月后接受第 2 个疗程。每次注射利妥昔单抗之前的半小时内先静脉给予适量甲泼尼龙。

七、依帕珠单抗

作用特点：本品为人源化抗 CD22 单克隆抗体。CD22 仅表达在成熟 B 淋巴细胞表面，因此抗 CD22 抗体仅能使 B 淋巴细胞下降 40%～60%。依帕珠单抗通过抑制 B 淋巴细胞受体（BCR），从而反向控制极度活跃的 B 淋巴细胞。开放性试验显示使用依帕珠单抗治疗 SLE 具有较好的疗效，但仍有待国际多中心、随机、安慰剂对照、双盲临床试验进一步验证。目前依帕珠单抗正在申请经美国 FDA 批准用于中重度 SLE 治疗。

八、阿那白滞素(IL-1 Ra)

(一)作用特点

重组人 IL-1 受体拮抗剂,可竞争性抑制 IL-1 的活性,不仅可以控制关节症状,改善血清学异常,同时还可以减低骨结构破坏。现已被推荐用于治疗 RA,但该药的半衰期短,需要每天注射。

(二)适应证

难治性 RA。近年来研究发现阿那白滞素还可用于痛风急性发作。

(三)剂型规格

预充式注射液,每支 100 mg(0.67 mL)。

(四)用法与用量

推荐剂量 100 mg,皮下注射,每天 1 次。建议每天在同一时刻给药。

九、卡那单抗(康奈单抗)

(一)药理作用

一种选择性的完全人源抗 IL-1β 单克隆抗体药物,具有显著抗炎作用。

(二)适应证

2012 年发表于《新英格兰医学杂志》的Ⅲ期随机双盲临床试验结果证明,卡纳单抗对全身性幼年型特发性关节炎(JIA)有效;同年发表于 *Ann Rheumatoid Dis* 的临床研究指出,该药对急性痛风性关节炎有效。2013 年美国 FDA 批准用于治疗对 NSAIDs 及秋水仙碱有禁忌,以及反复使用激素疗效不理想的痛风患者。欧盟药品管理局亦批准该药用于发作频繁且对传统药物疗效欠佳或有禁忌的痛风患者。2017 年,CANTOS 研究显示该单抗可进一步降低心肌梗死后心血管事件发生风险。目前国内尚未上市。

(三)不良反应

感染风险、注射部位局部症状、超敏反应。

(四)剂型规格

注射剂,每瓶 150 mg。

(五)用法与用量

(1)JIA 患者按照 4 mg/kg,皮下注射,每 8 周 1 次。

(2)痛风性关节炎,150 mg,皮下注射,单次给药。

十、利纳西普

(一)药理作用

人免疫球蛋白 Fc 的可溶性 IL-1R 融合蛋白,可以与 IL-1β 和 IL-1α 进行有效结合,进而阻断 IL-1 生物活性,在痛风性关节炎急性发作期发挥快速止痛抗炎效应。目前研究发现,利纳西普可有效降低痛风复发次数,但疗效与传统药物相比尚无显著优势。

(二)适应证

国外用于治疗对 NSAIDs 及秋水仙碱有禁忌,以及反复使用激素疗效不理想的痛风患者。国内尚未获批。

（三）不良反应

胃肠道反应、神经系统症状如头痛等、肾脏功能受损、注射部位局部反应、变态反应等。

（四）用法与用量

160 mg，皮下注射，每周 1 次。

十一、托珠单抗（雅美罗）

（一）药理作用

托珠单抗是全球首个针对 IL-6 受体的人源化单克隆抗体。IL-6 是一种多效能促炎细胞因子。托珠单抗特异性结合至可溶性和膜结合 IL-6 受体（sIL-6R 和 mIL-6R）两者，减轻炎症反应。由于 IL-6 在许多自身免疫性疾病中发挥重要致病作用，近年来，有多项临床研究使用托珠单抗用于系统性硬化、成人 Still 病、难治性干燥综合征、抗核抗体阳性的 RA 以及痛风患者，但尚未列入药品说明书适应证。

（二）适应证

用于治疗对改善病情抗风湿药物治疗应答不足的中到重度活动性 RA 成年患者。托珠单抗可与 MTX 或其他抗风湿药物联用。

（三）不良反应

常见的是感染（结核、侵袭性真菌）、骨髓抑制、胃肠道症状、肝酶升高、憩室炎、皮疹和头痛等，可能诱发高血压和高胆固醇血症。

（四）剂型规格

注射剂，每支 80 mg（4 mL）。

（五）用法与用量

8 mg/kg，稀释于 100 mL 无菌生理盐水，静脉滴注，静脉滴注时间大于 1 小时，每 4 周 1 次。对于体重＞100 kg 患者，每次使用剂量不超过 800 mg。

十二、阿巴西普（CTLA4-Ig）

（一）药理作用

细胞毒性 T 淋巴细胞相关抗原 4-免疫球蛋白（CTLA4-Ig）是一种将 CTLA4 的胞外区与 IgG1 的 Fc 段融合构建的可溶性蛋白，它通过模拟 CTLA4 而起到免疫抑制的作用。Abatacept 是用于临床的第一个 CTLA4-Ig，可选择性地调节 T 细胞活化，于 2005 年被美国 FDA 批准用于治疗 RA。

（二）适应证

病情较重或 TNF-α 拮抗剂反应欠佳的 RA 患者。

（三）不良反应

主要是头痛、恶心，可能增加感染和肿瘤的发生率。

（四）用法与用量

根据患者体重不同，推荐剂量分别是 500 mg（＜60 kg）、750 mg（60～100 kg）、1 000 mg（＞100 kg），分别在第 0、2 和 4 周经静脉给药，以后每 4 周注射 1 次。

十三、贝利尤单抗(倍力腾)

(一)作用特点

贝利尤单抗是一种B淋巴细胞刺激因子(BLyS)特异性抑制剂,阻断可溶性BLyS与其在B细胞受体上的结合,抑制B细胞(包括自身反应性B细胞)的生存,减少B细胞分化至产生免疫球蛋白的浆细胞。本品联合标准药物治疗能够抑制狼疮患者的病情发展,部分患者病情突然复发风险降低,部分患者可降低激素用量。东北亚研究显示,贝利尤单抗对于累及关节、血液系统、皮肤黏膜,以及蛋白尿<6 000 mg/24 h的活动期SLE患者具有较好的临床效应。

(二)适应证

贝利尤单抗与常规治疗联合,适用于在常规治疗基础上仍具有高疾病活动(如抗ds-DNA抗体阳性及低补体、SELENA-SLEDAI评分≥8)的活动性、自身抗体阳性的SLE成年患者。近年FDA已批准用于治疗儿童SLE。

(三)不良反应

严重感染、超敏反应、输液反应、抑郁症、恶性肿瘤、免疫抑制。最常见的不良反应为恶心、腹泻、发热、鼻咽炎、支气管炎、失眠症、肢体疼痛、沮丧、偏头痛、咽炎、膀胱炎、白细胞减少症、病毒性肠胃炎等。

(四)剂型规格

注射剂,每支120 mg、400 mg。

(五)用法与用量

推荐给药方案是前3次每次间隔2周10 mg/kg,其后治疗每次间隔4周,静脉输注(输注时间>1小时),给药前必须配制和稀释,不要静脉推注或弹丸式注射给药。输注过程注意严重输液反应及超敏反应发生。与葡萄糖溶剂不兼容,只能用0.9%氯化钠溶液配制。应持续评估患者的病情,如果治疗6个月后疾病控制无改善,应考虑终止本品治疗。

十四、司库奇尤单抗(可善挺)

(一)药理作用

具有高亲和性的全人源IL-17单克隆抗体,属于IgG1/κ同种型亚类,对银屑病及银屑病性关节炎具有靶向治疗作用。

(二)适应证

适用为中度至严重斑块性银屑病,为全身治疗或光治疗被选者成年患者的治疗。不建议儿童、孕妇、哺乳期女性及有生育要求男性应用此药。

(三)不良反应

感染;克罗恩病的加重;超敏反应。

(四)剂型规格

预充式注射液,每支150 mg(1 mL)。

(五)用法与用量

推荐剂量为每次300 mg(150 mg,皮下注射,每天2次),分别在第0、1、2、3、4周进行皮下注射初始给药,随后维持该剂量每4周给药1次。

十五、乌司奴单抗（喜达诺）

（一）药理作用

全人源"双靶向"IL-12 和 IL-23 单克隆抗体。

（二）适应证

本品适用于对环孢素、MTX 或 PUVA（补骨脂素和紫外线 A）等其他系统性治疗不应答、有禁忌或无法耐受的成年中重度斑块状银屑病患者。

（三）不良反应

最常见鼻咽炎和头痛。最严重为严重超敏反应。

（四）剂型规格

预充式注射液，每支 45 mg（0.5 mL）、90 mg（1 mL）。

（五）用法与用量

推荐剂量为首次 45 mg 皮下注射，第 2 次注射间隔 4 周，此后每 12 周给予 1 次相同剂量。28 周无效需考虑停药。体重＞100 kg 患者建议使用 90 mg 的剂量。

（李　璐）

第四节　糖皮质激素

糖皮质激素（glucocorticoid，GC）是一类具有强大的抗炎、抗过敏、抗休克和免疫抑制作用的药物，是目前治疗风湿性疾病的一线药物，尤其适用于疾病的急性期、活动期或急危重症患者，能够明显改善 SLE 等结缔组织病的症状和预后，但不能根治这些疾病。可通过口服、静脉注射、关节腔内给药等多种途径发挥作用。但其众多的不良反应随剂量加大和疗程延长而增加，主要为继发感染、向心性肥胖、糖尿病、动脉硬化、上消化道出血、缺血性骨坏死等，故在应用时要权衡其疗效和不良反应，严格把握适应证，并强调用药个体化。糖皮质激素治疗风湿免疫性疾病的使用剂量及疗程迥异，主要依据病情及个体差异而调整。

一、糖皮质激素在风湿性疾病中的应用指征

（一）类风湿关节炎

一般不作首选，以下 4 种情况可选用 GC：①类风湿血管炎，包括多发性神经炎、Felty 综合征、类风湿肺及浆膜炎等；②桥接治疗，在重症 RA 患者，可用小剂量激素缓解病情；③经正规慢作用抗风湿药治疗无效的患者；④局部应用，如关节腔内注射可有效缓解关节的炎症。

（二）系统性红斑狼疮

GC 是治疗 SLE 的基础药。对已有重要脏器受侵乃至出现狼疮危象的严重病例，如合并肾炎、心肌炎、心包炎、狼疮肺、狼疮脑病、溶血性贫血、粒细胞缺乏症者，应首先采用较大剂量甚至使用甲泼尼龙冲击治疗，控制后减量维持。

（三）系统性血管炎

GC 是治疗血管炎的基础药，尤其是结节性多动脉炎、Churg-Strauss 综合征、巨细胞动脉

炎、多发性大动脉炎等的首选药物。

(四)多发性肌炎和皮肌炎

GC 是首选药,也可与细胞毒性药物合用。

(五)血清阴性脊柱关节病

一般不建议全身应用 GC 治疗,但在以下情况时可考虑,①合并有急性虹膜睫状体炎等关节外症状者;②NSAIDs 不能控制症状时;③顽固性外肘关节炎肌腱端病患者。

二、欧洲抗风湿病联盟(EULAR)关于激素治疗风湿病疾病的 10 点建议

证据水平分级:①ⅠA 级,随机对照试验的荟萃分析;②ⅠB 级,随机对照试验;③ⅡA 级,非随机对照试验;④ⅡB 级,Quasi 试验性研究;⑤Ⅲ级,描述性研究(比较、相关、病例对照);⑥Ⅳ级,专家委员会报告/建议和(或)权威人士意见。

(1)在激素治疗前应考虑其不良反应,并告诉患者激素使用的利弊(证据水平Ⅳ级)。

(2)起始剂量、减药量以及长期维持量依赖于患者所患风湿病种类、疾病活动程度、危险因素及个体反应性(证据水平Ⅰ~Ⅲ级)。

(3)在开始激素治疗之前,应对并发症以及易引发不良反应的危险因素进行评估和治疗,包括高血压、糖尿病、白内障、青光眼、消化性溃疡等(证据水平Ⅳ级)。

(4)对于长期治疗患者,激素剂量应维持于最小量,并在病情得到缓解或减轻的情况下尽可能减少激素用量,并定期对激素应用的指征进行评价(证据水平Ⅳ级)。

(5)在治疗期间,应根据患者的个体危险因素、激素用量和时间,对患者的体重、血压、水肿情况、心功能状态、血脂、血糖等进行监测(证据水平Ⅳ级)。

(6)对于用泼尼松剂量≥7.5 mg/d 且持续超过 3 个月的患者,应补充钙和维生素 D。根据患者存在的危险因素,如低骨密度,给予双膦酸盐抗骨吸收治疗(证据水平Ⅰ级)。

(7)对于激素与 NSAIDs 合用的患者,应适当给予胃黏膜保护药,如 PPI 或米索前列醇,或换用选择性 COX-2 抑制剂(证据水平Ⅰ级)。

(8)激素治疗超过 1 个月的患者,如将接受手术,则须在术前和术后给予足量的激素替代治疗,以防止可能发生的肾上腺功能不全(证据水平Ⅳ级)。

(9)除激素本身常见的不良反应,妊娠期应用激素治疗对母婴均无不良影响(妊娠妇女证据水平Ⅳ级,婴儿Ⅰ~Ⅲ级)。但推荐使用最低剂量,慎用于孕早期,以免增加新生儿唇裂风险。可选用泼尼松或泼尼松龙(大部分经胎盘 11β-羟基类固醇脱氢酶代谢为无活性产物)。

(10)对接受激素治疗的儿童应定期检查生长情况,并考虑给予生长激素替代治疗以防止生长发育不良(证据水平Ⅰ级)。

以上 10 项建议并非根据其重要性排序,但在一定程度上体现了激素治疗过程中应重点考虑的先后顺序。

三、药物应用

(一)SLE 的激素应用

泼尼松标准治疗剂量为 1 mg/(kg·d),维持量尽量小于 10 mg/d;甲泼尼龙冲击疗法为 500~1 000 mg+5% G.S 250 mL,静脉滴注,每天 1 次,连续 3 天为 1 个疗程。

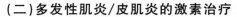

（二）多发性肌炎/皮肌炎的激素治疗

一般为泼尼松 1～2 mg/(kg·d)。

（三）系统性血管炎

活动期应用泼尼松 1.0～1.5 mg/(kg·d)，对病情严重者如中枢神经系统血管炎、肺泡出血、进行性肾衰竭等可采用冲击疗法，甲泼尼龙 1.0 g/d，连续 3 天。一般应用 4～6 周病情缓解后减量，并以小剂量维持。

（林 森）

第五节 其 他 药 物

目前有研究认为，类风湿关节炎起病可能与支原体及某些细菌感染相关，并建议试验性使用抗生素如米诺环素、多西环素、利福平等，米诺环素治疗 RA 并非仅源于其抗微生物活性，它还可以通过免疫调节、抑制金属蛋白酶、抑制胶原降解等机制发挥作用，已有多项大型研究证实该药能明显降低 RA 急性期反应物和类风湿因子，改善病情。此外，新药锝（^{99m}Tc）亚甲基双膦酸盐等可降低胶原酶对关节滑膜组织的破坏作用，调节人体自身免疫，目前也被广泛应用于风湿免疫性疾病骨关节损害的防治和辅助治疗。治疗骨关节炎的药物主要包括基质补充药（如氨基葡萄糖）、滑液补充药（如透明质酸），以及缓解症状药（如 NSAIDs、双醋瑞因）。

一、锝（^{99m}Tc）亚甲基双膦酸盐注射液（云克）

（一）药理作用

本品是人工微量元素锝（^{99m}Tc）与亚甲基双膦酸（MDP）的螯合物，能明显抑制巨噬细胞产生 IL-1、TNF-α、IL-6 等炎性因子，具有抗炎作用。MDP 可通过螯合金属离子，降低胶原酶对关节滑膜组织的破坏作用；人工微量元素锝可以清除人体内的自由基，调节人体自身免疫，能抑制前列腺素的合成，具有明显镇痛作用。本品对骨关节部位有明显的靶向性。

（二）适应证

RA、强直性脊柱炎、银屑病和银屑病性关节炎，能抑制癌症骨转移，对癌骨转移有镇痛作用，可防止和治疗骨质疏松，防止骨折、肩周炎、痛风、风湿性关节炎等骨关节疾病。

（三）禁忌证

过敏体质，血压过低，严重肝、肾功能不良患者禁用。

（四）不良反应

偶见皮疹、注射局部红肿、食欲缺乏、乏力、月经增多，罕见全身水肿；严重时需停药处理。

（五）剂型规格

A 剂：人工微量元素溶液，每瓶 5 mL，内含锝（^{99m}Tc）0.05 μg。

B 剂：注射用亚甲基二膦酸盐冻干粉，每瓶内含亚甲基双膦酸 5 mg、氯化亚锡 0.5 mg。

（六）配制方法

临用前，在无菌操作条件下，将 A 剂 5 mL 注入到 B 剂瓶中，充分振摇 1 分钟以上，使冻干物溶解，室温静置 5 分钟，即制得锝（^{99m}Tc）亚甲基双膦酸盐螯合物注射液。

(七)用法与用量

云克 A、B 剂 2~4 套,加入 250 mL 生理盐水静脉滴注,每天 1 次,时间大于 1 小时;一般 7~10 天为 1 个疗程,间隔一个月后可以进行下 1 个疗程,每年可进行 3 个疗程。或遵医嘱调整。

二、人免疫球蛋白

(一)作用机制

竞争性抑制自身抗原抗体反应,溶解沉积在血管壁及组织中的免疫复合物,中和循环中的自身抗体,增强机体的非特异性免疫功能,预防感染等。在免疫反应的各个环节发挥作用:干扰协同刺激分子的表达,抑制抗原的呈递和识别;中和细菌超抗原;减少自身抗体的产生,加速自身抗体的清除;抑制补体结合及膜攻击复合物形成;调节吞噬细胞表面 Fc 受体;抑制致病性细胞因子和其他免疫调节分子。

(二)适应证

重症狼疮(难治性狼疮肾炎、难治性重度血小板减少、狼疮出血性肺泡炎、狼疮脑病等)、血管炎(川崎病)、皮肌炎、类风湿关节炎、干燥综合征等。作为二线用药,可联合激素和免疫抑制剂治疗复发性、难治性弥漫性结缔组织病,也可用于患有免疫缺陷症禁忌使用激素和免疫抑制剂的患者。

(三)不良反应

较少见。部分患者首次使用时可出现流感样综合征、胸闷、呼吸困难、发热、头痛、心动过速、嗜睡,可导致血黏度增高和血栓事件。严重者可导致过敏性休克。极少数患者可能发生溶血反应、无菌性脑膜炎、急性肾小管坏死和非心源性肺水肿。

(四)用法与用量

冲击治疗常用 400 mg/(kg·d),静脉滴注,连续 3~5 天为 1 个疗程;也可 1 000 mg/(kg·d),静脉滴注,连续 2 天为 1 个疗程。后者尤适用于年轻无肾功能损害和心血管疾病者。

三、氨基葡萄糖(唯固力、留普安、伊索佳、葡立)

(一)药理作用

本品是一种天然的氨基单糖,可以刺激软骨细胞产生有正常多聚体结构的蛋白多糖,抑制损伤软骨的酶如胶原酶和磷脂酶 A_2,并可防止损伤细胞的超氧化自由基的产生,从而可延缓骨关节炎的病理过程和疾病的进展,改善关节活动,缓解疼痛。

(二)适应证

用于治疗和预防全身各种关节的骨关节炎,包括膝关节、肩关节、髋关节、手腕关节、颈及脊椎关节和踝关节等。可缓解和消除骨关节炎的疼痛、肿胀等症状,改善关节活动功能。

(三)剂型规格

胶囊剂,唯固力、留普安 250 mg×20 粒;伊索佳 250 mg×24 粒;葡立 240 mg×180 粒。

(四)用法与用量

(1)维固力、留普安、伊索佳胶囊,500 mg,口服,每天 3 次,连用 6 周或以上,间隔 2 个月可重复使用。

(2)葡立胶囊,240~480 mg,口服,每天 3 次。根据患者病情,连续服用 4~12 周,如有必要,在医师指导下可延长服药时间。每年重复治疗 2~3 次。

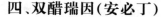

四、双醋瑞因(安必丁)

(一)药理作用

研究证实,IL-1 抑制剂:①本品可诱导软骨生成,具有止痛、抗炎及退热作用;②不抑制前列腺素合成;③对骨关节炎有延缓疾病进程的作用。

(二)适应证

用于髋、膝关节的骨关节炎治疗。

(三)注意事项

由于本品起效慢(于治疗后 2～4 周显效)及良好的胃肠道耐受性,建议在给药的前 2～4 周可与其他止痛药或 NSAIDs 联合应用。常规疗程不短于 3 个月,若连续治疗 3 个月以后停药,疗效至少可持续 1 个月(后续效应)。

(四)剂型规格

胶囊剂,50 mg×30 粒。

(五)用法与用量

长期治疗(>3 个月),50 mg,口服,每天 1～2 次,餐后服用。由于服用的首 2 周可能引起轻度腹泻,因此建议在治疗的首 4 周每天 1 粒,晚餐后口服。患者对药物适应后,剂量便应增加至每天 2 次,餐后口服。

(李太明)

第四章

类风湿关节炎

第一节 概　　述

类风湿关节炎(rheumatoid arthritis,RA)是以侵蚀性关节炎为主要表现的全身性自身免疫病。常以对称性小关节肿痛为特征。由于其致残率较高,近些年来相关研究不断深入,其早期诊断及干预手段有了明显的提升。

一、类风湿关节炎发展简史

英国医师 Garrod 首次提出了"类风湿关节炎"这个名称。之后 Schaefer 和 Raymon 将该病定为独立的疾病,同年 Still 亦对儿童型的类风湿关节炎作了详细的描述。1940 年 Waller 发现类风湿因子。直到 1941 年美国正式采用"类风湿关节炎"的病名,并首先确定为侵犯结缔组织的全身性疾病。而后 Cawelti、Sloven 分别提出 RA 发病机制的自身变态反应理论,并得到确定。近年来大量的流行病学资料以及相关诊疗手段的不断完善,对该病的早期诊断及干预明显降低了其致残率,有效地改善了 RA 的预后。

二、类风湿关节炎在全球和全国的总体流行及分布情况

有研究显示,RA 患者的全球发生率在 1% 左右,我国 RA 的患病率为 0.42%,与国外报道的发展中国家 RA 0.35% 的患病率很接近。疾病的发生率与性别有关,临床显示女性 RA 患病率显著高于男性,为(2~3)∶1。无证据表明与人种及地域有明显关联。

(李太明)

第二节　发病机制与病理

一、发病机制

RA 的发病机制不明确,可能的发病机制如下。

（一）免疫因素

疾病早期天然免疫激活成纤维细胞样滑膜细胞（FLS）、树突状细胞（DC）和巨噬细胞（MO）。DC 行至中枢淋巴器官呈递抗原并激活 T 细胞，后者激活 B 细胞。反复激活天然免疫系统可直接发生炎症，并可能使抗原呈递在滑膜中进行。在疾病的后续阶段，多种细胞通过核因子 kβ 受体激活蛋白/核因子 kβ 受体激活蛋白配体（RANK/RANKL）系统激活了破骨细胞（OC）。

（二）环境因素

流行病学研究显示，病毒、反转录病毒以及支原体通过其直接感染、天然免疫反应机制或通过分子模拟机制诱导全身适应性免疫反应启动了 RA 的发生。

（三）遗传易感性

同卵双生子的共患病率为 $12\%\sim15\%$，远高于一般人群中 1% 的患病率。RA 患者的异卵双生同胞患病的危险性增加（$2\%\sim5\%$），但并不比 RA 患者一级亲属的患病率高。

二、病理

RA 其主要病理表现为滑膜细胞增生、血管翳形成，侵蚀关节软骨，损害骨质。其中滑膜组织中单核细胞，尤其是 T 细胞和巨噬细胞的浸润，以及滑膜衬里层细胞的增生是该病的特征表现。在 RA 中，T 细胞能够促进滑膜中 VEGF（血管内皮生长因子），TNF-α 和趋化因子的产生。活化的 T 细胞能够促进血管新生。活化的巨噬细胞能够产生 IL-1、IL-6、TNF-α、TGF-β（转化生长因子-β）和 MMPs（基质金属蛋白酶）等多种分子。IL-17 可诱导滑膜成纤维细胞产生其他促炎因子和趋化因子，包括 IL-6、CXCL8/IL-8、CCL20/MIP-3a、GM-CSF（粒细胞-巨噬细胞集落刺激因子）等，还能够活化巨噬细胞促使其表达 IL-1、TNF-α、环氧化酶-2，前列腺素 E_2（PGE_2）和基质金属蛋白酶-9（MMP-9）。有数据表明，IL-17 可通过促进 VEGF、bFGF 和肝细胞生长因子有丝分裂活性介导人微血管内皮细胞生长。

（李太明）

第三节　临床表现与体征

RA 可发生于任何年龄，但发病以中青年为主，女性多于男性，病变常与季节气候变化有明显的关联。患者早期可仅见关节受累，也可见全身不适。而后迅速累及其他关节，在病变早期多为关节受累的不对称表现，疾病后期多见关节的对称发展。

一、关节表现

（一）晨僵

RA 特征性表现，一般持续 1 小时以上，表现为每天晨起的关节"胶着现象"。

（二）关节肿痛

早期最常见的受累关节为近端指间关节、掌指关节、腕关节；肘关节在疾病早期即可发生关节受累，随着病情进展，可出现严重畸形。膝关节常发生于小关节受累后，致残率较高。

（三）关节畸形

病变晚期手关节的常见改变：①腕关节桡侧偏斜手指尺侧偏斜，呈现特征性的"Z"字形畸形；②近端指间关节过伸，远端指间关节屈曲，呈天鹅颈畸形；③近端指间关节屈曲挛缩和远端指间关节伸展形成纽扣花样畸形。

（四）特殊关节

常可累及颞下颌关节，可见该关节的疼痛。颈椎的椎间关节常有骨、软骨的破坏，有明显的疼痛症状。肩部病变可累及肩关节滑膜，还可影响到局部关节肌肉，出现肩袖受累。

二、关节外表现

（一）皮肤黏膜

类风湿结节为特征性皮肤表现。常见于关节的伸侧面或受压部位的皮下，如鹰嘴窝及尺骨远端。RA 可并发血管炎表现，可见指甲下及指端暗红，也可出现四肢网状青斑、暗红色紫癜的血管炎改变。

（二）眼

常伴发巩膜炎及表层巩膜炎，巩膜炎可出现严重的眼痛及深红色变色，无渗出；表层巩膜炎表现为眼睛发红，无渗出，但有砂石摩擦感导致的流泪。

（三）心脏

有证据表明，RA 冠状动脉粥样硬化的发生率高于同龄人。

（四）肺部

肺部受累常见，有时可为首发表现。疾病进展或在治疗过程中使用 MTX，都可发生肺间质病变；影像学见双肺网状改变，病理见单核细胞浸润中出现弥漫性纤维化。肺功能检查见气体弥散功能下降。

（五）消化系统

由于治疗过程中需服用非甾体抗炎药物，故而可见上腹痛、恶心、反酸、胃灼热、食欲低下的症状。

（六）血液系统

RA 可导致大部分患者出现正细胞正色素贫血，与病情活动相关。常可见血小板增多症，与关节外症状和疾病活动明显相关。

（李太明）

第四节　辅　助　检　查

一、一般项目

血常规可见轻、中度正色素正细胞或小细胞性贫血，常见血小板数增高；红细胞沉降率、CRP 常升高，且与疾病活动呈正相关。

二、血清学检查项目

RF 可分为 IgA、IgG、IgM 型,临床主要检测 IgM 型 RF。其滴度一般与病变活动度与严重程度相关;5％正常人可出现低滴度 RF 阳性。

ANA 一般无异常;抗核周因子(APF)、抗角蛋白抗体(AKA)、抗环瓜氨酸肽(CCP)抗体特异性及敏感性较 RF 高。这些抗体常见于 RA 早期,尤其是血清 RF 阴性、临床症状不典型的患者。

三、影像学检查

(一)X 线

双手、腕关节以及其他受累关节的 X 线片对本病的诊断有重要意义。早期 X 线表现为关节周围软组织肿胀及关节附近骨质疏松;随病情进展可出现关节面破坏、关节间隙狭窄、关节融合或脱位。根据关节破坏程度可将 X 线改变分为 4 期(表 4-1)。

表 4-1　类风湿关节炎的 X 线分期

分期	X 线表现
Ⅰ 期(早期)	X 线检查无骨质破坏性改变,可见骨质疏松
Ⅱ 期(中期)	X 线显示骨质疏松,可有轻度的软骨破坏,伴或不伴有轻度的软骨下骨质破坏;可有关节活动受限,但无关节畸形;关节邻近肌肉萎缩;有关节外软组织病变,如结节或腱鞘炎
Ⅲ 期(严重期)	X 线显示有骨质疏松伴软骨或骨质破坏;关节畸形,如半脱位,尺侧偏斜或过伸,无纤维性或骨性强直;广泛的肌萎缩;有关节外软组织病变,如结节或腱鞘炎
Ⅳ 期(终末期)	纤维性或骨性强直;Ⅲ期标准内各条

(二)CT

CT 可较早的发现 X 线未显示的骨破坏。

(三)MRI

MRI 在显示关节病变方面优于 X 线,可显示关节炎性反应初期出现的滑膜增厚、骨髓水肿和轻度关节面侵蚀,有益于 RA 的早期诊断。

(四)超声

关节超声分级标准见表 4-2。

表 4-2　滑膜炎彩色多普勒分级标准(Stone 及 Sukudlarek 标准)

	Stone 标准	Sukudlarek 标准
0 级	正常	正常
1 级	<1/3	单一血管信号
2 级	1/3～2/3	融合的血管信号<1/2 区域
3 级	>2/3	融合的血管信号>1/2 区域

(李太明)

第五节 诊断与鉴别诊断

一、诊断

RA 临床上常用诊断标准有美国风湿病学会的分类标准（表 4-3）。

RA 的诊断主要依靠临床表现、实验室检查及影像学检查。典型病例按美国风湿病学会（ACR）的分类标准诊断并不困难，但对于不典型及早期 RA 易出现误诊或漏诊。对这些患者，除 RF 和抗 CCP 抗体等检查外，还可考虑 MRI 及超声检查，以利于早期诊断。对可疑 RA 的患者要定期复查和随访。

表 4-3　美国风湿病学会（ACR）分类标准

	条件	定义
1	晨僵	关节及其周围僵硬感至少持续 1 小时
2	≥3 个以上关节区的关节炎	医师观察到下列 14 个关节区（两侧的近端指间关节、掌指关节，腕、肘、膝、踝及跖趾关节）中至少 3 个有软组织肿胀或积液（不是单纯骨隆起）
3	手关节炎	腕、掌指或近端指间关节区中，至少有一个关节区肿胀
4	对称性关节炎	左右两侧关节同时受累（两侧近端指间关节、掌指关节及跖趾关节受累时，不一定绝对对称）
5	类风湿结节	医师观察到在骨突部位、伸肌表面或关节周围有皮下结节
6	类风湿因子阳性	任何检测方法证明血清中类风湿因子含量升高（该方法在健康人群中的阳性率<5%）
7	影像学改变	在手和腕的后前位相上有典型的 RA 影像学改变：必须包括骨质侵蚀或受累关节及其邻近部位有明确的骨质脱钙

注：以上 7 条满足 4 条或 4 条以上并排除其他关节炎可诊断 RA，条件 1～4 必须持续至少 6 周

ACR 和欧洲抗风湿病联盟（EULAR）提出了新的 RA 分类标准和评分系统（表 4-4），即至少 1 个关节肿痛，并有滑膜炎的证据（临床或超声或 MRI）；同时排除了其他疾病引起的关节炎，并有典型的常规放射学 RA 骨破坏的改变，可诊断为 RA。另外，该标准对关节受累情况、血清学指标、滑膜炎持续也可诊断为 RA。

表 4-4　ACR/EULAR 类风湿关节炎分类标准和评分系统

关节受累情况		
受累关节情况	受累关节数	得分（0～5 分）
中大关节	1	0
	2～10	1
小关节	1～3	2
	4～10	3
至少 1 个为小关节	>10	5

续表

关节受累情况	
血清学	得分(0~3)
RF 或抗 CCP 抗体均阴性	0
RF 或抗 CCP 抗体至少 1 项低滴度阳性	2
RF 或抗 CCP 抗体至少 1 项高滴度(＞正常上限 3 倍)阳性	3
滑膜炎持续时间	得分(0~1 分)
＜6 周	0
＞6 周	1
急性时相反应物	得分(0~1 分)
CRP 或 ESR 均正常	0
CRP 或 ESR 增高	1

二、特殊类型

(一)幼年型 RA

16 岁以前起病,持续 6 周或 6 周以上的单关节炎或多关节炎,并除外其他已知原因。该病更易累及大关节,如膝关节,小关节较少。目前病因不明,一般认为与遗传及环境因素有关。病变特征为滑膜炎症。

(二)RS3PE 综合征

RS3PE 综合征(缓慢进展的血清阴性滑膜炎伴可凹性水肿)主要累及老年人,平均发病年龄70 岁左右,男多于女,常起病突然,对称分布,累及腕关节、屈肌腱鞘和手的小关节,伴随手背明显可凹性水肿。疾病在 3~6 个月内完全缓解。但受累腕、肘和手运动受限可持续存在。该病无骨侵蚀,持续类风湿因子阴性,通常有轻度贫血,红细胞沉降率增快和血清蛋白降低。

(三)Felty 综合征

Felty 综合征为血清阳性 RA 的系统并发症之一。常以慢性关节炎、脾大及粒细胞减少的三联症为表现。其发病率大约为类风湿患者的 3%,且女性比例高于男性;常表现为严重的关节病变、脾大、粒细胞减少,且发病前可见难以解释的体重下降。血常规提示白细胞及粒细胞绝对值减少,多数患者可见轻、中度贫血。血清学检查提示 98%患者可见高滴度类风湿因子阳性。

(四)回纹性风湿症

回纹性风湿症多发生于 30~60 岁,以关节红肿热痛间歇性发作为特征,起病急骤,疼痛持续几小时或几天,很少超过 3 天,疼痛程度不一,常伴有肿痛,但晨僵少见,受累关节皮温增高,颜色变红;膝关节最常受累,其次为腕关节,手背、掌指关节和近端指间关节、肩关节、肘关节。1/3 患者出现关节周围组织受累,有压痛,无可凹水肿。每次只有一个或有限几个关节受累。实验室检查无异常。X 线检查发作期可见软组织肿胀。预后较好,约 1/3 发展为 RA。

三、鉴别诊断

(一)骨关节炎

该病多发于中老年人,主要累及膝、髋等负重大关节。活动时关节痛加重。部分患者的远端指间关节出现特征性 Heberden 结节,而在近端指关节可出现 Bouchard 结节。骨关节炎患者很少出现对称性近端指间关节、腕关节受累,无类风湿结节,晨僵时间短或无晨僵。此外,骨关节炎患者的 ESR 多为正常或轻度增快,而 RF 阴性。X 线显示关节边缘增生或骨赘形成,晚期可由于软骨破坏出现关节间隙狭窄。

(二)脊柱关节炎

该类关节病包含强直性脊柱炎、反应性关节炎、银屑病性关节炎、炎性肠病性关节炎。多见于青年发病,常有明显家族倾向性。HLA-B27 阳性率较高,但类风湿因子阴性。该类疾病可见到外周非对称少关节炎,大关节多于小关节,且常有附着点炎表现。典型表现为骶髂关节破坏性病变。

(三)痛风

以尿酸盐沉积导致的关节红肿热痛为典型表现,常见有前驱诱因,如进食高嘌呤饮食。夜间疼痛明显,主要表现在双足跖趾关节、双膝关节、双肘关节、耳轮红肿疼痛,病程日久可见痛风石形成。

(李太明)

第六节 治疗及调护

一、药物治疗

(一)非甾体抗炎药

该类药物主要通过抑制环氧化酶(COX)活性,减少前列腺素合成而起到抗炎、镇痛、退热及减轻关节肿胀的作用,是临床最常用的 RA 治疗药物。可较迅速缓解患者的关节肿痛。其主要不良反应包括胃肠道症状、肝肾功能损害以及可能增加的心血管不良事件。

(二)改善病情抗风湿药(DMARDs)

该类药物较 NSAIDs 起效慢,大约需 2 个月,故又称慢作用抗风湿药(SAARDs),这些药物不具备明显的镇痛和抗炎作用,但可延缓或控制病情的进展。

(三)糖皮质激素类药物(简称激素)

能迅速减轻和改善临床不适症状。在重症 RA 伴有心、肺或神经系统等受累的患者,可给予短效激素,其剂量依病情严重程度而定。

(四)生物制剂

生物制剂主要包括肿瘤坏死因子(TNF)-α 拮抗剂、白介素(IL)-1 和 IL-6 拮抗剂、抗 CD20 单抗以及 T 细胞共刺激信号抑制剂等。

(五)植物药制剂

传统中药材某一有效成分的提取物,已被证实对缓解关节肿痛有效。目前临床常用药物有雷公藤片(多苷片)、白芍总苷胶囊。

二、外科治疗

RA 患者经积极内科正规治疗,病情仍不能控制,为纠正畸形,改善生活质量可考虑手术治疗。但手术并不能根治RA,故术后仍需药物治疗。常用的手术主要有滑膜切除术、人工关节置换术、关节融合术以及软组织修复术。

(一)滑膜切除术

对于经积极正规的内科治疗仍有明显关节肿胀及滑膜增厚,X线显示关节间隙未消失或无明显狭窄者,为防止关节软骨进一步破坏可考虑滑膜切除术,但术后仍需正规的内科治疗。

(二)人工关节置换术

对于关节畸形明显影响功能,经内科治疗无效,X线显示关节间隙消失或明显狭窄者,可考虑人工关节置换术。该手术可改善患者的日常生活能力,但术前、术后均应有规范的药物治疗以避免复发。

(三)关节融合术

随着人工关节置换术的成功应用,近年来,关节融合术已很少使用,但对于晚期关节炎患者、关节破坏严重、关节不稳者可行关节融合术。此外,关节融合术还可作为关节置换术失败的挽救手术。

(四)软组织手术

RA患者除关节畸形外,关节囊和周围的肌肉、肌腱的萎缩也是造成关节畸形的原因。因此,可通过关节囊剥离术、关节囊切开术、肌腱松解或延长术等改善关节功能。

三、调护

中医认为寒冷、潮湿、疲劳、创伤及精神刺激、营养不良均可诱发本病,因此日常的保健、调护非常重要。医师需根据其具体情况,考虑各种相关的因素,制定一个综合的治疗方案,调动相关人员协助治疗,充分保证患者营养,适度活动,保证其关节及肌肉的功能。

(一)一般护理

1.晨僵

注意防寒保暖,必要时佩戴手套、护膝、袜套、护腕等;晨起用力握拳再松开,交替进行;床上行膝关节屈伸练习。

2.关节肿痛

局部保暖并在关节处加护套。疼痛剧烈者,以卧床休息为主,受损关节保持功能位。勿持重物,可使用辅助工具。

3.关节畸形

做好安全评估,如日常生活能力、跌倒/坠床等,防止跌倒或其他意外事件发生。

4.疲乏无力

急性期多卧床休息,恢复期适量活动,防止劳累,减少弯腰、爬高、下蹲等动作。

(二)特色护理

1.药物治疗

风寒湿痹者中药宜温服及温敷;热痹者中药宜偏凉服及凉敷。针对关节红肿热痛者,予冷光源治疗;关节肿胀冷痛者,予热光源治疗。

2.生活起居

努力做到生活起居要合理,作息时间要规律;避免小关节长时间负重,避免不良姿势,减少弯腰、爬高、蹲起等动作;卧床时保持关节功能位,行关节屈伸运动。

3.情志调理

（1）对疾病要有正确认识；多与患者沟通，了解其心理状态，以及时给予心理疏导，提高患者依从性；鼓励患者，保持良好的心态。

（2）鼓励家属多陪伴患者，给予情感支持。

4.关节锻炼

保持关节的功能位，活动量应循序渐进增加，避免突然剧烈活动、疼痛加重期需限制受累关节活动，保持关节功能位，如膝下放一平枕，使膝关节保持放松，足下放置足板，避免垂足、病情稳定后，可借助各种简单工具与器械，进行关节功能锻炼，锻炼手指关节功能；锻炼膝关节；踝关节屈伸运动等。

（三）饮食调护

RA患者应选用高蛋白、高维生素及容易消化的食物，使患者饮食中的营养及能量能满足机体的需要。富含不饱和的长链脂肪酸的食物，如鱼油、夜樱草油等，以及某些微量元素如硒，可使RA患者的症状缓解，减少疼痛和肿胀的关节数目，缩短晨僵时间，增强握力，延缓疲劳等。食物和刺激性强的食品，如辣椒等，尤其是RA急性期的患者及阴虚火旺型患者最好忌用。碳水化合物及脂肪也要少用。

建议在中医辨证论治的基础上选择饮食。①热证：应该多选用寒凉的饮食，如米仁粥、绿豆、生梨、菊花菜、芦根等，可以协助清除内热；而不应食用温热性的食物，如辣椒、芥末、姜、桂皮、酒等。②寒证：应选用一些温热性的食物，如姜、桂皮、木瓜等。③虚证：可以多食一些补益的食品，如甲鱼肉、鸡肉、胡桃、桂圆、芝麻等。

（李太明）

第五章

系统性红斑狼疮

第一节 概 述

系统性红斑狼疮（systemic lupus erythematosus，SLE）是常见的、复杂的自身免疫性疾病。是一种自身免疫介导的，以血清中出现多种自身抗体和多器官、多系统受累为主要临床特征的弥漫性结缔组织病。

一、系统性红斑狼疮的发展简史

人类认识系统性红斑狼疮的历史溯源久远。霍本内斯首次使用"狼疮"（lupus）一词，在拉丁语中意为"狼咬"，描述了皮肤溃疡仿佛"被狼咬伤"。19世纪中叶（1851年）首次出现了"红斑狼疮"这一医学术语。1942年，莱姆普尔把具此病理变化的疾病（包括系统性红斑狼疮、系统性硬化症、类风湿关节炎、风湿热、皮肌炎等）统称为"弥漫性胶原病"。近年来，医学免疫学迅猛发展，提出了自身免疫病的概念，医学界认为红斑狼疮是自身免疫性疾病。风湿病包括了多种侵犯肌肉关节、韧带、滑膜、内脏及其他结缔组织的疾病，因此红斑狼疮应归属于风湿病学科的范畴。

二、系统性红斑狼疮的流行病学调查

系统性红斑狼疮是一种很严重的自身免疫病，容易并发多器官损害，被誉为"沉默的杀手"。系统性红斑狼疮好发于育龄期女性，多见于15～45岁年龄段，女：男为（7～9）：1。种族差异为非洲裔197/10万人（500人中1人），亚裔97/10万人（1 000人中1人），白种人36/10万人（2 500人中1人）。女性发病率为6.8/10万人，男性0.5/10万人。我国的大样本调查（＞3万人）显示SLE的患病率为70/10万人。本病的临床表现和病程在不同种族的患者也有所不同。非洲裔美洲人和东方人的SLE患者病情较白人重。

（林 森）

第二节 发病机制与病理

一、发病机制

(一)性别和性激素对 SLE 的影响

女性比男性患自身免疫病的易感性高。除了在性染色体上的基因不同外,性激素的影响起着重要作用。SLE 的发病均以月经初期至绝经女性绝对居多。性激素如雌激素、黄体酮、雄激素和催乳素等均对免疫系统中多种细胞的功能产生影响。

(二)凋亡缺陷与 SLE

凋亡即程序性细胞死亡,SLE 发病之初存在凋亡异常。除细胞凋亡增加外,在 SLE 患者还发现巨噬细胞对凋亡小体清除的障碍。

(三)SLE 中细胞因子的异常

细胞因子是由多种细胞产生的低分子量蛋白质,SLE 患者的 PBMC 在不同抗原和有丝分裂原刺激下的增殖较正常弱。SLE 患者 T 细胞对 IL-2 刺激的增殖反应低于正常 T 细胞。另外,SLE 患者血清中 IL-15、IL-16 和 IL-18 的水平也有升高。

肾脏是 SLE 最常受累的器官。巨噬细胞在启动和促进肾损伤中起重要作用。巨细胞集落刺激因子和粒细胞巨噬细胞集落刺激因子可促进狼疮肾炎症区的巨噬细胞生长和分化。

(四)SLE 的免疫细胞异常

活动性 SLE 患者 CD8+ T 细胞的抑制功能受损。SLE 各受累器官的主要病理特征是炎症,在光镜和免疫荧光镜检下,肾组织活检见系膜细胞增殖、炎症、基底膜异常和由多种 Ig 和补体成分组成的免疫复合物沉积。通常认为肾炎与 DNA、抗 DNA 抗体及补体在肾小球中形成的免疫复合物沉积相关。

(五)环境因素

阳光:紫外线使皮肤上皮细胞出现凋亡,新抗原暴露而成为自身抗原。药物、化学试剂、微生物病原体等也可诱发疾病。

二、病理

系统性红斑狼疮的发病是一个极其复杂的过程,在病原因子和机体免疫功能反应的相互作用下,患病机体有关器官的形态结构、代谢和功能都会发生变化。由于涉及面广,可侵犯到全身各脏器组织,所以病理千变万化,但基本的病理变化为纤维蛋白样变性、坏死性血管炎和黏液样水肿,免疫复合物沉积所引起的组织反应是造成病变的主要原因,沉积的部位决定了该器官的病理改变。临床上发现某些器官如肾、皮肤、滑膜、关节、脑、血管更易受损。

世界卫生组织(WHO)将狼疮性肾炎病理分为 6 型:①Ⅰ型为正常或微小病变;②Ⅱ型为系膜增殖性;③Ⅲ型为局灶节段增殖性;④Ⅳ型为弥漫增殖性;⑤Ⅴ型为膜性;⑥Ⅵ型为肾小球硬化性。病理分型对于估计预后和指导治疗有积极的意义,通常Ⅰ型和Ⅱ型预后较好,Ⅳ型和Ⅵ型预后较差。

（林　森）

第三节 临床表现与体征

一、早期表现

两性均发病,男女之比为 1：(7～9),发病年龄为 2～80 岁,以 20～40 岁多见。多数患者最后都有多脏器损害,但在早期可仅有 1 个脏器受累的表现,同时伴有自身抗体(尤其是抗核抗体,简称 ANA)阳性的实验室发现,这可对本病的诊断提供可靠的线索。因本病的临床表现变化无常,起病方式多变,可几个脏器同时起病,也可相继出现几个脏器受损的表现。多数都有一定的起病诱因(感染、日晒、情绪受刺激)。最常见的早期症状为发热、疲劳、体重减轻、关节炎(痛)。较常见的早期表现为皮损、多发性浆膜炎、肾脏病变、中枢神经系统损害、血液异常及消化道症状等。

二、系统性表现

(一)发热

SLE 的全身表现缺乏特异性,包括发热、乏力、体重减轻等。在病程中约有 80% 的患者出现发热,其中多数为高热,体温可持续在 39 ℃,也可为间歇性发热,少数患者出现低热。发热多见于急性起病者,部分患者高热与继发感染有关,尤其多见于长期接受大剂量激素治疗的患者,但多数患者发热为本病的固有特征。糖皮质激素可迅速退热,但 SLE 患者容易合并感染,出现发热时应常规检查有无感染。当诊断不明确时,应慎用激素,以免加重原有的感染。

(二)关节肌肉症状

有关节痛者占 90% 以上,常为先发症状,且常与皮损、发热和其他内脏损害同时发生。典型的特征为发作性对称性关节痛、肿胀,常累及手指的远端小关节、指间关节、掌指关节、腕关节和膝关节,也可累及其他关节。与类风湿关节炎相比,本病关节炎发作仅持续数天,可自行消退,间隔数天到数月后又可再度复发。发作消退后,不伴有骨质侵蚀、软骨破坏及关节畸形。

(三)皮肤损害

80% 的病例可出现皮肤损害,以皮疹为最常见,亦是本病的特征性表现。皮疹表现多种多样,有红斑、丘疹、毛囊丘疹、水疱、血疱、大疱、结节、毛细血管扩张、紫癜、瘀血斑、溃疡等,可为其中之一种或几种同时或先后发生,全身任何部位均可发生。典型皮损为发生在面部的蝶形红斑,对称性分布于双侧面颊和鼻梁,边缘清楚,为略微隆起的浸润性红斑。SLE 常见的皮肤损害有红斑、光过敏、脱发、雷诺现象、口腔溃疡、荨麻疹、皮肤血管炎等。

(四)血液系统

几乎所有患者在病程中都可出现血液系统改变,其中以贫血为最常见,约 10% 患者可出现自身免疫性溶血性贫血,常伴有脾大,以致被误诊为脾功能亢进。

(五)肾脏病变

肾脏病变最为常见。对本病进行常规肾活检显示,几乎都有肾损害,仅半数病例有临床症状。狼疮肾脏病变主要为肾炎和肾病综合征。狼疮性肾炎患者的尿中可出现红细胞、白细胞、蛋白和管型。肾功能早期正常,随着病程延长,肾功能亦逐渐恶化。晚期可出现尿毒症。高血压是狼疮肾炎的特征表现。

（六）心血管系统症状

心血管系统症状是疾病本身及长期接受激素治疗所致。包括心包炎、心肌炎和心内膜炎等,其中以心包炎为最常见。

（七）呼吸系统

胸膜、肺实质和肺血管均可受累,其中以胸膜炎为最常见,表现为发作性胸痛,持续数小时至数天不等,有时伴有不同程度的胸腔积液,可为单侧也可为双侧,还可累及纵隔胸膜。

（八）消化系统

可发生于半数以上的病例,表现为腹痛,尤以狼疮危象为明显,常误诊为急腹症。可伴有腹水,且常反复发作。胃肠道血管炎是本病非特异症状,多为一过性。肝大者常伴有脾大。少数患者可出现腮腺肿大,易误诊为腮腺炎。

（九）神经系统

常累及中枢神经系统,可出现各种形式的神经病和精神病,如神经症、癫痫、脑器质性病变、脊髓和周围神经病变等。精神、神经系统症状可以是首发症状,但更常见于病程中或晚期,有人称此为狼疮脑病或神经精神型红斑狼疮。

（十）五官症状

多表现有眼部症状,以眼底改变为主,其特征为视网膜有白色渗出、出血、水肿、视盘水肿、小动脉变细、边界有清楚的棉花状渗出物、内含细胞样体。

（十一）淋巴结

本病常有不同程度的淋巴结肿大,以腋窝处淋巴结肿大为明显,其次为颈部,偶尔可发生全身淋巴结肿大。

（十二）狼疮危象

狼疮危象是本病的一种恶化表现。其表现为高热,全身极度衰竭和疲乏,严重头痛和腹痛,常有胸痛。还可有各系统的严重损害如心肌炎、心力衰竭和中枢神经系统症状,表现为癫痫发作、精神病和昏迷,伴发局部感染或败血症等。如肾脏受累,肾衰竭可导致死亡。

（林 森）

第四节 辅助检查

系统性红斑狼疮病情活动时 ESR 常增快,白细胞或血小板减少、贫血。肾脏受累时常有蛋白尿、血尿、管型尿等。中枢神经受累时常有脑脊液压力增高、蛋白和白细胞计数增多。

免疫学检查方面,血清补体（CH50、C3、C4）含量降低,与病情活动有关。常有免疫球蛋白增高,提示存在慢性炎症。

自身抗体检查内容丰富。抗核抗体（antinuclear antibody, ANA）阳性（高滴度）标志了自身免疫性疾病的可能性,ANA 检测对风湿性疾病的诊断和鉴别有重要意义。抗单链 DNA（ss-DNA）抗体通常无特异性,在多种疾病及正常老年人中可出现,临床诊断价值不大,抗双链 DNA (ds-DNA)抗体对诊断 SLE 有较高的特异性,且与 SLE 的活动性,特别是狼疮肾炎的活动密切相关。抗组蛋白抗体可在多种结缔组织病中出现,并无特异性。55%～64%的 SLE 患者抗组蛋白抗体阳性,在活动期的患者阳性率可高达 80%,药物引起的狼疮抗组蛋白抗体阳性率则达 95%以上。抗 Sm 抗体主要在 SLE 中出现,至今仍被视为 SLE 的标记抗体,抗 Sm 抗体对早期、不典型的 SLE 或经治疗后 SLE 的回顾性诊断有很大帮助。核糖体蛋白(ribosome,RNP)主要是胞质中的一种磷酸蛋白,主要在 SLE 患者中出现,且与 SLE 的精神症状有关。在 SLE 中,抗 SSA 和抗 SSB 抗体阳性的患者常有血管炎、光过敏、皮损、紫癜、淋巴结肿大、白细胞减少等临床表现。抗 PCNA 抗体为抗增殖细胞的核抗原抗体,与 DNA 的复制有关。免疫双扩散法测得其阳性率在 SLE 患者中仅为 3%～5%,但特异性很高,可以作为 SLE 的标记性抗体。抗 PCNA 抗体不能用于监测 SLE 活动性。抗磷脂抗体(aPL)在 SLE 发病、临床表现、治疗等方面的影响越来越受到人们的重视。SLE 继发的抗磷脂综合征(antiphospholipid syndrome,APS)是抗磷脂综合征中最主要的病因。

(林　森)

第五节　诊断与鉴别诊断

一、诊断

系统性红斑狼疮的诊断标准对流行病学研究来说是一个特殊的挑战,因为该病的临床表现多种多样,变化很大。目前应用最广泛的是美国风湿性疾病学会(ARA)修订的 SLE 分类标准,其诊断的敏感性在 96.4%和特异性在 93.1%左右,包括 11 项症状、体征及实验室检查,符合其中 4 项或以上者即可诊断为 SLE。美国风湿病学学会(ACR)修订了其中第 10 条标准,去除了第 1 项 LE 细胞阳性,并加入抗磷脂抗体阳性 1 项(表 5-1)。

表 5-1　美国风湿学学会修订的 SLE 分类标准

标准	定义
1.颊部红斑	遍及颊部的扁平或高出皮肤表面的固定性红斑,常不累及鼻唇沟附近皮肤
2.盘状红斑	隆起的红斑上覆有角质性鳞屑和毛囊栓塞,旧病灶可有萎缩位瘢痕
3.光过敏	患者自述或医师观察到日光照射引起皮肤过敏
4.口腔溃疡	医师检查到口腔或鼻咽部溃疡,通常为无痛性
5.关节炎	非侵蚀性关节炎,常累及 2 个或 2 个以上的周围关节,以关节肿痛和渗液为特点
6.浆膜炎	(1)胸膜炎:胸痛、胸膜摩擦音或胸膜渗液
	(2)心包炎:心电图异常,心包摩擦音或心包渗液
7.肾脏病变	(1)持续性蛋白尿:>0.5 g/d 或>+++
	(2)管型:可为红细胞、血红蛋白、颗粒管型或混合性管型
8.神经系统异常	(1)抽搐:非药物或代谢紊乱,如尿毒症、酮症酸中毒或电解质紊乱所致
	(2)精神病:非药物或代谢紊乱,如尿毒症、酮症酸中毒或电解质紊乱所致

标准	定义
9.血液系统异常	(1)溶血性贫血伴网织红细胞增多
	(2)白细胞减少:至少 2 次测定少于 $4 \times 10^9 / L$
	(3)淋巴细胞减少:至少 2 次测定少于 $1.5 \times 10^9 / L$
	(4)血小板减少:少于 $100 \times 10^9 / L$(除外药物影响)
10.免疫学异常	(1)抗 ds-DNA 抗体阳性
	(2)抗 Sm 抗体阳性
	(3)抗磷脂抗体限性:①抗心磷脂抗体 IgC 或 IgM 水平异常;②标准方法测定狼疮抗凝物阳性;③梅毒血清试验假阳性至少 6 个月,并经梅毒螺旋体固定试验或梅毒抗体吸收试验证实
11.抗核抗体	免疫荧光抗核抗体滴度异常相当于该法的其他试验滴度异常,排除了药物诱导的"狼疮综合征"

但是,这个诊断标准对流行病学研究仍有不足之处。一个明显的例子,病变局限在肾脏的 SLE 患者很容易被误诊,而一些早期轻微病变的患者也容易被漏诊。

二、鉴别诊断

(一)类风湿关节炎

SLE 较类风湿关节炎发病年龄为早,多为青年女性,关节病变的表现如疼痛、肿胀、晨僵等均较 RA 患者轻且持续时间短;SLE 患者的关节病变一般为非侵蚀性,不遗留关节畸形。免疫学检查可发现 CCP、RF 高提示 RA。

(二)多发性肌炎或皮肌炎

一些 SLE 患者可出现类似多发性肌炎(polymyositis,PM)或皮肌炎(dermatomyositis,DM)的症状,易与之相混淆,但 SLE 患者的肌痛多较轻,肌酶谱多为正常,肌电图也无特异性的改变。另一方面,多发性肌炎或皮肌炎患者肾脏病变和神经系统表现较少见,抗 ds-DNA 抗体和抗 Sm 抗体均为阴性,可将二者区别开来。有些患者可同时发生 PM/DM 和 SLE,称为重叠综合征。

(三)结节性多动脉炎

结节性多动脉炎(polyarteritis nodosa,PAN)患者有皮肤、关节病变,中枢神经系统和消化系统也常被累及,需与 SLE 相鉴别。结节性多动脉炎的病理表现多见于中等大小的动脉,小动脉少见,而 SLE 引起的血管炎则以小血管为主。结节性多动脉炎患者的皮肤改变多为皮下结节,关节病变多表现为大关节肿痛,外周血白细胞计数常升高,ANA 与 RF 阳性者极罕见,也与 SLE 不同。

(四)混合性结缔组织病

SLE 应与混合性结缔组织病(MCTD)相鉴别。MCTD 表现有雷诺现象、关节痛或关节炎、肌痛,肾、心、肺、神经系统均可受累,ANA 呈现高滴度斑点型,但与 SLE 相比,MCTD 双手肿胀、肌炎、食管运动障碍和肺受累更为多见,抗 U1RNP 抗体呈高滴度,而严重的肾脏和中枢神经系统受累较 SLE 少见,抗 ds-DNA 抗体、抗 Sm 抗体和 LE 细胞通常阴性,血清补体水平不低。

(五)系统性硬化

系统性硬化(SSc)可累及全身多个系统,尤以雷诺现象、皮肤、肺部、消化道和肾脏表现突出,ANA 阳性率很高,但其皮肤表现特异,肺部受累多见,可有抗 Scl-70 抗体阳性,而血液系统受累极少见,中枢神经系统表现较少,一般无抗 Sm 抗体阳性,可与 SLE 鉴别。此外,皮肤活检对二者的鉴别有很大帮助。

(林　森)

第六节　治疗及调护

一、治疗

SLE 目前还没有根治的方法,加之病情复杂,故应终生严密跟踪观察,根据病情变化随时调整治疗方案。大多数患者需长期用药维持。对于任何应激事件,如妊娠、流产、手术、意外的精神及机体创伤,均应加强预防措施或及时进行紧急治疗。

(一)一般治疗

1.饮食

饮食对 SLE 患者的影响是值得研究的一个环节,一般认为饮水应是碳水化合物、蛋白质、脂肪在内的均衡饮食。应根据疾病活动性及治疗反应来调整,有狼疮肾炎的患者,由于有蛋白尿和低蛋白血症,因此要及时补足够的蛋白质,但要注意适量,以免加重肾脏负担,一般应以优质蛋白质(如牛奶、鸡蛋、瘦肉等)为主,糖皮质激素能分解蛋白质并引起高脂血症,糖尿病和骨质疏松,因此长期较大剂量维持的患者应注意纠正蛋白质的负平衡,避免高脂高糖饮食,并适当补充维生素 D 及钙剂。

2.锻炼

休息和锻炼在疾病的开始治疗阶段休息十分重要,但当药物已充分控制症状后,应根据患者的具体情况制订合理的运动计划,可参加适当的日常工作、学习,劳逸结合,动静结合。

3.婚育

一般而论,狼疮患者的性功能是正常的,因此缓解期患者如无显著内脏损害可以结婚,但一定要在泼尼松剂量 10 mg/d 以下,疾病缓解 1 年以上才可以考虑妊娠。狼疮患者不宜服用雌激素,以免引起疾病活动。

4.其他

去除日常生活中能够诱发或加重系统性红斑狼疮的各种因素,如避免日光暴晒,避免接触致敏的药物(染发剂和杀虫剂)和食物,减少刺激性食物的摄入,尽量避免手术和美容,不宜口服避孕药等。

(二)主要药物和疗法

1.非甾体抗炎药

非甾体抗炎药主要作用为抗炎、镇痛和退热,为对症治疗,无免疫抑制作用,不能控制自身免疫反应的进展。主要用于治疗 SLE 的发热和关节炎。

2.糖皮质激素

糖皮质激素是治疗急性、活动性 SLE 最重要的药物,小剂量起抗炎作用,大剂量起免疫抑制作用。对于严重、暴发性 SLE,有时激素可以挽救患者的生命。糖皮质激素是目前所知最强力的抗炎药,迄今仍是治疗 SLE 的主药。

泼尼松是常用的口服激素;甲泼尼龙不需肝脏代谢而具活性作用,在肝病或急用时常被采用。激素用量:小剂量泼尼松,一般指≤10 mg/d,适用于有关节炎、皮疹及对其他药物无效的轻症 SLE 患者;中剂量泼尼松,用量 20～40 mg/d,适用于 SLE 患者存在高热、胸膜炎、心包炎,以及轻、中度活动性间质性肺炎、系膜增生性肾炎等临床表现;大剂量泼尼松,用量 1 mg/(kg·d),适用于 SLE 患者有重要脏器受累及有弥漫性血管炎、弥漫增殖性肾炎、重症血小板减少性紫癜等。必要时可应用大剂量甲泼尼龙冲击治疗。如狼疮危象时通常需要大剂量甲泼尼龙冲击治疗,针对受累脏器的对症治疗和支持治疗,以帮助患者度过危象。后继的治疗可按照重型 SLE 的原则,继续诱导缓解和维持巩固治疗。大剂量甲泼尼龙冲击治疗通常是指:甲泼尼龙 500～100 mg,每天 1 次。加入 5%葡萄糖 250 mL。缓慢静脉滴注 1～2 小时,连续 3 天为 1 个疗程,疗程间隔期5～30 天,间隔期和冲击后需给予泼尼松 0.5～1 mg/(kg·d)。疗程和间隔期长短视具体病情而定。甲泼尼龙冲击疗法对狼疮危象常具有立竿见影的效果,疗程多少和间隔期长短应视病情而异。综上所述,合理适量应用激素是十分重要的,应综合考虑患者病情的严重程度及对治疗的耐受性,在追求疗效的同时兼顾短期和长期不良反应的观察和预防。

3.抗疟药

抗疟药可作为治疗 SLE 的基本用药,是较安全的药物。对于 SLE 患者的各种皮损(特别是盘状红斑)、关节痛、关节炎、口腔溃疡和乏力有效。在 SLE 病情得到控制,且激素减至维持量或停用时,仍可用抗疟药作为维持用药。临床观察,有些患者停用羟氯喹后病情出现复发。目前最常用的抗疟药有氯喹和羟氯喹。常规剂量:羟氯喹,治疗剂量 400～600 mg/d,分 2 次,维持剂量 100～400 mg/d;氯喹,250 mg/d。一般在常规剂量下极少出现不良反应,但加大剂量或长期使用时应注意有无视网膜损害,可 3 个月左右复查眼底一次。

4.免疫抑制剂

(1)环磷酰胺(cyclophosphamide,Cyc 或 CTX):Cyc 是治疗 SLE 最常用的免疫抑制剂,一般用于有脏器或组织损害者,如狼疮肾炎、神经精神狼疮、血管炎、血小板减少和肺间质病变等。另外,虽无重要脏器受累,但如果出现激素依赖或效果不佳者也可使用。每个月一次大剂量 Cyc 静脉冲击已经成为弥漫增殖性狼疮肾炎(N 型)的标准治疗方案。主要不良反应为胃肠道反应(恶心、呕吐等)、骨髓抑制、脱发、肝功能异常等。环磷酰胺最严重的不良反应是感染、性腺抑制、膀胱并发症和致癌性。

(2)硫唑嘌呤(AZA):AZA 为嘌呤类拮抗剂,具有嘌呤拮抗作用。口服硫唑嘌呤加小剂量泼尼松被用来治疗狼疮肾炎。静脉注射 CTX 治疗狼疮肾炎临床缓解后可用口服 AZA 维持,既能充分防止肾炎复发,又能减少 CTX 不良反应。AZA 的主要不良反应为骨髓抑制与肝脏毒性。尤其前者,发生率大于 CTX,定期外周血常规及肝功能检查十分必要。

(3)环孢素(CyA):CyA 常与泼尼松结合用于治疗难治性或经各种常规免疫抑制剂治疗无效的狼疮肾炎,剂量为 3～5 mg/(kg·d),有报道其对 V 型狼疮肾炎疗效较显著。CyA 对胎儿无毒性,因此妊娠妇女在妊娠期间服药是安全的。CyA 的主要不良反应为血肌酐升高,肝脏毒性,血压升高,牙龈肿胀,毛发增生等。定期监测肝肾功能和血压水平是必要的。

(4)甲氨蝶呤(MTX):MTX 是叶酸的拮抗剂,每周 1 次 7.5～15 mg 口服。对 SLE 的关节炎、皮疹、浆膜炎和发热有效。MTX 对肾脏有毒性,因此狼疮肾炎患者不宜应用。MTX 的主要不良反应为肝脏毒性、肺纤维化和骨髓抑制。

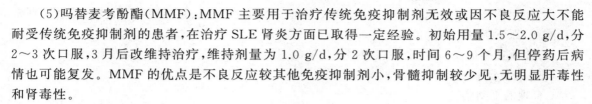

(5)吗替麦考酚酯(MMF)：MMF主要用于治疗传统免疫抑制剂无效或因不良反应大不能耐受传统免疫抑制剂的患者,在治疗SLE肾炎方面已取得一定经验。初始用量1.5～2.0 g/d,分2～3次口服,3月后改维持治疗,维持剂量为1.0 g/d,分2次口服,时间6～9个月,但停药后病情也可能复发。MMF的优点是不良反应较其他免疫抑制剂小,骨髓抑制较少见,无明显肝毒性和肾毒性。

5.免疫调节剂

沙利度胺主要用于治疗慢性皮肤型狼疮和顽固性盘状狼疮。不良反应为胃肠不适、腹泻、腹痛、恶心、消化不良、皮疹、脱发、口腔溃疡、肝酶一过性升高等。

6.免疫球蛋白

静脉注射用丙种球蛋白对活动性SLE可能有较好的疗效,但持续时间较短。对于狼疮引起的血小板减少疗效较好。

7.血浆置换

血浆置换系将患者血液引入血浆交换装置,将分离出的血浆弃除,并补充一定血浆或代用液,以清除体内可溶性免疫复合物、抗基底膜抗体及其他免疫活性物质。对于常规治疗不能控制的危及生命的SLE危象及急性弥漫性增生性肾小球肾炎患者可能有一定的帮助。血浆置换是短期的辅助治疗,不宜长期应用,主要并发症为感染(特别是肝炎病毒和HIV传染的危险性),凝血障碍和水、电解质失衡。

8.干细胞移植

对于严重的顽固性SLE可以进行造血细胞和免疫系统的深层清除,随后进行造血干细胞移植,有可能缓解SLE。如何选择干细胞供体方案,以及干细胞移植对于SLE的确切疗效,有待于进一步试验研究和大量临床实践来回答。

二、调护

(一)一般护理

1.发热

(1)观察体温的变化。遵医嘱予以物理降温。

(2)汗出,及时擦干汗液,更换衣被。

2.面部红斑

(1)用清水洗脸,保持皮肤清洁。

(2)用温水,用毛巾或纱布湿敷于患处。

(3)面部忌用碱性肥皂,化妆品及油膏。

(4)避免日晒及紫外线照射。

3.关节疼痛

(1)注意肢体保暖。可予以热水袋外敷,防止烫伤。

(2)取舒适体位,保持关节的功能位。

(二)用药护理

(1)中药汤剂宜温服,对消化道有不良反应的药物,宜餐后服。

(2)服用糖皮质激素时,不可擅自减量或加量,注意药物的不良反应,如血压升高、血糖升高、消化道出血等,服用糖皮质激素减量时要观察病情是否反复。

(3)使用雷公藤或青风藤治疗时,需观察有无恶心、食欲减退、月经混乱等症状,并遵医嘱定期检查血、尿常规,肝、肾功能等。

(4)使用镇痛抗炎药时,要注意观察消化道的不良反应,如恶心、呕吐、泛酸等。

(三)饮食调护

1.合理的平衡膳食

一般来说,患者只需选择一个合理的平衡膳食即可,但 SLE 是一种慢性消耗性疾病,应在平衡膳食的基础上,适量补充富含蛋白质的食物,例如瘦肉、鱼、禽、蛋等,以利于康复。

2.注意药物对营养的影响

激素是治疗 SLE 的主要药物,在长期使用激素时,可能出现以下反应。

(1)消化道不良反应:如出现上腹部不适,烧灼感、嗳气等症状,饮食上应避免辛辣、粗糙、刺激性及患者不耐受的食物,餐次的安排因人而异,可给予 3～5 餐,此外还应禁酒。

(2)高血压:为了防治可能出现的高血压,要限制每天的食盐用量,在低盐的同时,还要多用富含钾的食物,如绿叶蔬菜、马铃薯、西红柿、香蕉、柑橘等,碎菜、菜汁、果汁均是钾的良好来源,如患者血钾高时则避免选用。

(3)骨质疏松:为了避免因钙的丢失而可能出现的骨质疏松,平时即应多选用富于钙的食物,如奶类及其制品、豆类及其制品、蔬菜、海带、酥鱼、芝麻酱等。

(4)肥胖:为防治因食欲增加,体内脂肪重新分布而导致的向心性肥胖,全日饮食的总能量应适当控制,使摄入与消耗之间保持平衡,以维持适宜体重,故少选用含油脂及简单糖类热量较高的食物。

(5)糖尿病:为防治可能出现的糖尿病,包括主食及简单糖类均在限量中摄取,还要遵循定时定量、餐次分配等原则。

3.避免引起致敏的食物

据报道某些食物,如芹菜、无花果、蘑菇、烟熏食物等,可诱发红斑狼疮,如对这些食物过敏,应尽量避免。

4.其他

注意食品卫生,减少因食物不洁而致的感染。

（林　森）

第六章

干燥综合征

第一节 概 述

干燥综合征（Sjögren's syndrome, SS）是一种慢性炎症性自身免疫病，发病率较高，其主要累及人体外分泌腺，临床除有因唾液腺和泪腺受损功能下降而出现口干、眼干等症状体征外，尚有呼吸系统、泌尿系统、神经系统、血液系统、内分泌系统、消化系统等多系统损害表现，是一种存在多系统损害的自身免疫病。

一、干燥综合征的历史演变

1882 年 Leber 报道过丝状角膜炎的病例，1888 年 Mikulicz 对一名双侧泪腺和腮腺肿大的患者进行活检，发现其肿大的腺体内存在大量的圆形细胞，推测可能为一尚未发现的疾病，故初步命名为 Mikulicz 综合征。1993 年 Henrik Sjögren 首先报道了丝状角膜炎与关节炎之间的关联，并将其命名为 Sjögren's syndrome，但未受到重视。1953 年 Morgan 和 Castleman 注意到腮腺肿大和角膜炎之间存在一定的共性，且与 Sjögren's syndrome 的组织病理学改变是一致的。此后 Sjögren's syndrome 这一病名才逐渐被广泛采用。

二、干燥综合征在全球和全国的总体流行及分布情况

SS 患病率不同地区的报道各不相同，在不同的研究中估计其患病率从 0.5%～5.5%不等。

美国明尼苏达州的 Olmstead 地区 SS 患病率约为 3.9%。国内张乃峥教授曾对北京郊区 2 060 人的调查发现本病患病率为 0.77%（参照哥本哈根标准）或 0.33%（参照 FOX 标准）。除此之外，SS 患病率还与性别、年龄等因素有关。本病好发于中年女性，尤其是绝经后女性，国外有研究表明本病患者男女比例约为 1：9，但也有学者认为这一比例可达到 1：11.2。关于本病的好发年龄，除大多学者认为多发于女性绝经后，还有的学者认为本病亦好发于女性月经初潮期。一般来说发病年龄多在 40～50 岁，但也可见于老人和儿童。

（林　森）

第二节 发病机制与病理

一、病因与发病机制

虽然世界各国学者对 SS 的病因及发病机制均提出了不少学说,但其本质仍未完全阐明,目前认为遗传、基因多态性、易感性与 SS 发病有关,即具有基因易感性个体体内的免疫系统在病毒感染或其他致病因素诱导下,引发自身免疫反应,导致外分泌腺体上皮细胞发生免疫活化或凋亡,使自身抗原暴露于外,导致细胞免疫被激活。

(一)遗传因素

家族聚集倾向是 SS 发病的一大特征。研究发现 SS 患者其家族成员罹患 SS 的比例要远远高于正常对照组。已有研究证明 *HLA-DR* 基因位点与人类的免疫反应有关。不同种族、不同地区人群中与 SS 发病相关的 *HLA-DR* 位点也不尽相同。

(二)感染因素

目前已有越来越多的证据证明病毒感染与自身免疫病的发病有关,epstein-barr 病毒(EB 病毒)、人类免疫缺陷病毒(human immunodeficiency virus,HIV)、巨细胞病毒、反转录病毒等与 SS 的发病有关已被证实。

(三)细胞因子

SS 的发病与 Th1 和 Th2 均相关,即通过 $CD4^+$ T 细胞、B 细胞及树突状细胞的上皮细胞增殖与凋亡,引起免疫介导的外分泌腺组织损伤。越来越多的研究表明细胞因子是调节 SS 患者外分泌腺慢性自身免疫性炎症的关键分子。目前研究发现多种细胞因子均可参与 SS 发病,如 IFN-γ、TNF-α、IL-12、IL-18、IL-4、IL-6、IL-13、IL-1、IL-14、淋 巴 毒 素、B 细 胞 激 活 因 子(BAFF)等。

(四)水通道蛋白 5(AQP-5)

AQP-5 属于细胞跨膜转运蛋白,具有高通透性的特点,人体内水分子可以通过其由质膜向高渗方向移动。目前研究证实 AQP5 与 SS 患者唾液分泌有关。有学者通过动物试验已经证实了 AQP5 在唾液分泌中起着重要的作用。

(五)毒蕈碱型乙酰胆碱受体亚型 3(CHRM3)

CHRM3 为 M 型受体多种亚型之一,主要分布在外分泌腺上,具有促进唾液腺、泪腺以及消化道、气管和支气管腺体分泌的作用。已有国外学者等通过试验研究发现 CHRM3 数目在 pSS 患者唇腺组织石蜡切片标本中显著增加,从而推测这种抑制作用可能与 pSS 患者血清中存在的特殊抗体对 CHRM3 的拮抗有关。

(六)性激素

近年来性激素在 SS 发病中的作用越来越受到各国学者们的重视,鉴于 SS 患者中女性占据绝大多数,尤其是绝经后女性多发,有学者提出雌激素不足可能是促使 SS 发病的高危因素。有国外学者发现切除小鼠卵巢后淋巴细胞浸润泪腺先于泪腺细胞的正常凋亡。

二、病理

淋巴细胞和浆细胞浸润是 SS 所导致的系统性损伤的共同病理变化,以唾液腺和泪腺病变为代表,常见的病理改变为大量淋巴细胞、浆细胞以及单核细胞浸润在外分泌腺柱状上皮细胞之间,随着浸润程度的逐渐加重,可进一步形成淋巴滤泡样结构,同时浸润的范围也可扩展至腺体小叶,导致腺体增生,最终形成外肌上皮岛。

此外中小血管受损也是 SS 的一个基本病变,主要表现为血管炎。血管病变的病理主要表现为小血管壁或血管周炎症细胞浸润,可导致急性坏死性血管炎、闭塞性血管炎等。而微循环障碍也可在 SS 患者中表现出来,主要与 SS 患者血清内存在多种且大量的自身抗体、高丙种球蛋白等其他大分子物质有关。

(林 森)

第三节 临床表现与体征

一、外分泌腺表现

(一)口腔表现

口干常常是本病的首发症状,本病患者几乎均有不同程度的口干表现。患者常因唾液减少而诉口干,虽频繁饮水,但不解渴。口干严重时影响咀嚼,进干食时需用水送下。由于唾液分泌量减少,唾液抗菌的特性减弱,因此约一半的患者牙齿易损坏,表现为牙齿逐渐变黑,继而出现粉末状及小片状脱落,最终只留残根,被称为"猖獗龋",此为本病的特征性表现之一。

(二)眼部表现

眼干也是本病的突出表现之一,多由于泪腺病变和泪液分泌过少所产生的干燥性角膜炎所致。患者常诉眼部有摩擦、砂粒等异物感,同时可伴有畏光、眼痛、视疲劳或视力下降、泪少等,严重者甚至在伤心时或眼部受到刺激时流不出眼泪。

二、腺体外病变表现

(一)关节肌肉病变

SS 患者的关节病变主要表现为单侧非对称性关节疼痛和一过性滑膜炎,肌肉疼痛、无力、僵硬等症状在 pSS 患者中较为常见,但极少见到肌酶持续或显著升高。

(二)皮肤病变

pSS 的皮肤病变表现主要为血管炎,其中紫癜样皮疹好发于下肢皮肤,多为米粒样大小,周边界限较清楚,可散在,或为瘀斑,亦可见片状,可自行消退而遗留有褐色色素沉着。

(三)呼吸系统病变

鼻黏膜及咽部腺体受损可见鼻腔干燥、鼻痂、嗅觉异常、声音嘶哑等表现。另外还可并发气管炎、纤维性肺泡炎、间质性肺炎、胸膜炎和胸腔积液等。原发性干燥综合征患者的肺部改变以间质性病变为主,为干燥综合征患者死亡的主要原因之一。

(四)消化系统病变

本病患者消化系统病变以慢性萎缩性胃炎为常见,约占 SS 消化系统病变的 77.8%,其次为慢性浅表性胃炎。pSS 肝损害多表现为肝大、原发性胆汁性肝硬化。此外 SS 消化系统病变还可表现为慢性腹泻、假性肠麻痹等。

(五)肾脏病变

原发性干燥综合征肾损害可引起 I 型肾小管酸中毒,表现为周期性低钾麻痹、肾性软骨病、肾结石、肾性尿崩症等。

(六)神经系统病变

SS 神经系统病变多起病隐匿,少数患者呈急性或亚急性起病,部分患者为首发表现。本病10%患者可因不同部位的血管炎可致中枢神经系统和周围神经系统的病变,其中周围神经损害多见,中枢神经则较少受累。

(七)血液系统病变

SS 血液系统变化多影响血细胞 3 系中的 1 系,很少有 2 系或 3 系统均受侵犯。其中贫血最常见,多为正细胞、正色素性贫血,少数为缺铁性贫血,还可有白细胞减少,血小板减少,或贫血合并白细胞减少,血小板减少及全血细胞减少。

(八)淋巴瘤

pSS 可表现为 T 淋巴细胞和 B 淋巴细胞在多种组织中的浸润。这些浸润在组织中的淋巴细胞可伴有持续性的增殖失调,部分患者可从这种持续性的增殖失调状态发展为淋巴瘤。其中已有证据证明与 pSS 相关的恶性肿瘤为非霍奇金淋巴瘤。而与健康成人相比,pSS 患者患有非霍奇金淋巴瘤的风险高出 44 倍,非霍奇金淋巴瘤也是导致 SS 患者死亡的原因之一。

(林　森)

第四节　辅　助　检　查

一、一般检查

(一)血常规及红细胞沉降率

可有红细胞、白细胞或血小板计数减少,90%患者的 ESR 增快。

(二)血清生化检查

血清电泳主要以 γ 球蛋白增高为主,亦可有 α_2 和 β 球蛋白增高;伴胆汁性肝硬化者可出现血清胆红素、转氨酶、碱性磷酸酶及谷氨酰转肽酶增高;当存在远端肾小管酸中毒时可出现低钾血症。

二、血流动力学检查

SS 患者由于高球蛋白血症、血清免疫球蛋白升高及血液中抗原抗体复合物等大分子物质覆盖红细胞表面的原因,可出现红细胞聚集增加、血黏度升高、黏滞性增强等表现,而血细胞比容变化不明显。

三、免疫检查

(一)免疫球蛋白

高球蛋白血症是本病的特点之一。3 种主要免疫球蛋白皆可增高,以 IgG 最明显,亦可有 IgA 和 IgM 增高,但较少见,程度也较轻。

(二)抗核抗体

本病患者可出现抗核抗体,以抗干燥综合征 SSA(Ro)抗体和抗干燥综合征 SSB(La)抗体的阳性率最高,分别为 57% 和 38%,其中抗干燥综合征 SSB(La)抗体的特异性最高,仅出现于干燥综合征和 SLE 患者中。

(三)类风湿因子

0~90% 类风湿因子阳性,阳性率仅次于类风湿关节炎。

四、泪腺检查

(一)泪液分泌试验(Schirmer 试验)

Schirmer 试验以 5 分钟内泪液流量来评价泪液分泌情况,若试验结果显示<5 mm/5 min,则提示泪液分泌不足。

(二)角膜染色试验

角膜染色试验主要用于检查是否存在角膜上皮损害,有助于评价眼表面的暴露范围和种类。

(三)泪膜破碎时间测定(BUT 试验)

采用荧光素钠试纸条为检测工具,以结膜囊为检测部位,通过裂隙灯记录末次瞬目后至第 1 个黑斑出现在角膜上的时间间隔,一般<10 秒为异常。

(四)虎红染色

将虎红试纸条轻放入下眼睑结膜囊,在裂隙灯下观察,是评估泪膜中黏蛋白较敏感的指标。

五、唾液腺检查

(一)唾液流量测定

受检者晨起后空腹,固定时间平静状态下给予清水漱口,吐净后使唾液在口底聚集,每隔 1 分钟受试者将唾液吐入试管内,持续 15 分钟,记录唾液总量。静态唾液流量≤1.5 mL/15 min 为唾液分泌不足。

(二)腮腺造影

表现可分为点状像、空洞像、破坏像及球状像四型表现。

(三)唇腺活检

下唇活检的组织中有≥1 个灶性淋巴细胞浸润为异常(≥50 个淋巴细胞/4 mm² 聚集为一灶)。

(四)超声检查

SS 的腮腺病变超声检查可表现为轻度不均匀、多发结节和纤维化萎缩三类,其中多发结节和纤维化萎缩多提示 SS 的诊断。

(五)腮腺放射性核素检查

常用锝-99m 作为放射性核素,通过其在腺体的显影程度,观察腺体的排泌或浓集功能。

(六)MRI 检查

目前认为 MRI 在 SS 方面是一种有价值的、无创、无辐射的检查方法。通过 MRI 检查 SS 患者的腮腺病变可表现为显像信号不均匀,可点状、结节状,其中部分 SS 患者腮腺呈现除明显脂肪化病变。

(林　森)

第五节　诊断与鉴别诊断

一、诊断标准

如何诊断 SS,世界各国先后制定了多个标准用于临床诊断,其中较为重要的有哥本哈根标准、圣地亚哥标准、Fox 标准以及欧洲标准等。欧洲标准因其敏感性较好而被广泛地引用,但由于特异性低于美国的 Fox 标准,故欧美风湿学者协助组总结原有标准中口眼干的定义不明确且缺乏无量化的不足,对原有诊断标准进行了修订,以较高的敏感度和特异度在世界范围内得到广泛的认可。

(一)诊断标准

第八届干燥综合征国际专题会议推荐的干燥综合征诊断标准如下。

1.口腔症状

3 项中有 1 项或 1 项以上:①每天感到口干持续 3 个月以上;②成人腮腺反复或持续肿大;③吞咽干性食物时需用水帮助。

2.眼部症状

3 项中有 1 项或 1 项以上:①每天感到不能忍受的眼干持续 3 个月以上;②感到反复的沙子进眼或砂磨感;③每天需用人工泪液 3 次或 3 次以上。

3.眼部体征

下述检查任何 1 项或 1 项以上阳性:①Schirmer I 试验(＋)(≤5 mm/5 min);②角膜染色(＋)(≥4 van Bijsterveld 计分法)。

4.组织学检查

小唇腺淋巴细胞灶≥1。

5.唾液腺受损

下述检查任何 1 项或 1 项以上阳性:①唾液流率(＋)(≤1.5 mL/15 min);②腮腺造影(＋);③唾液腺核素检查(＋)。

6.自身抗体

抗 SSA(Ro)抗体或抗 SSB(La)抗体(＋)(双扩散法)。

(二)诊断具体条例

(1)原发性干燥综合征:无任何潜在疾病情况下,按下述 2 条诊断:①符合上述标准中 4 条或 4 条以上,但条目 5(组织学检查)和条目 6(自身抗体)至少有 1 条阳性;②标准中 3、4、5、6 四条中任何 3 条阳性。

（2）继发性干燥综合征：患者有潜在的疾病（如任何一种结缔组织病），符合条目中任何1条，同时符合条目3、4、5中任何2条。

（3）诊断1或2者必须除外颈头面部放疗史、丙型肝炎病毒感染、艾滋病、淋巴瘤、结节病、移植物抗宿主病、抗乙酰胆碱药的应用（如阿托品、莨菪碱、溴丙胺太林、颠茄等）。

二、鉴别诊断

SS的主要临床表现为口眼干燥，因此SS主要与能导致口干、眼干的疾病进行鉴别。临床上表现为口干眼干的疾病较多，如糖尿病、干眼症、淋巴瘤、HIV及HCV感染、头面部肿瘤放疗后口干等，此外还需与老年人口生理性腺体功能减退进行鉴别。其中鉴别要点为SS所表现出的口干眼干持续时间长，一般进展缓慢，且逐渐加重，同时还可伴有其他多系统损害表现，血清中除可见特异性抗体外，还可表现为高免疫球蛋白血症。而其余导致口干眼干的疾病多有明确的原发性疾病，一般血清无特异性抗体。

（林　森）

第六节　治疗及调护

一、治疗

（一）眼部症状的治疗

目前人工泪液点眼仍为缓解SS眼干的主要治疗方法，但由于这些药物添加有防腐剂，对眼睛刺激作用较大，且长期治疗效果不确定，因而在一定程度上限制了药物在临床上的应用。

（二）口部症状的治疗

目前已经研究出了较长期缓解和增加口腔表面湿润和润滑的唾液替代品，特别是以羧乙基纤维素或黏液素在世界上已被广泛应用。鉴于胆碱能受体的激活作用可刺激腺体分泌，目前国外有选用胆碱受体激动剂，如毛果芸香碱、西维美林等。

（三）关节肌肉病变的治疗

多采用非甾体抗炎药缓解疼痛，一般不使用改善病情抗风湿药。糖皮质激素用在出现重度关节及肌肉疼痛时，但多为小剂量短时间使用。

（四）皮肤干燥的治疗

针对SS导致的皮肤干燥症尚无特效治疗药物，多建议患者平素生活注意保持一定的皮肤湿度。

（五）呼吸系统病变的治疗

SS肺部病变主要表现为间质性肺病，糖皮质激素和免疫抑制剂在pSS合并间质性肺病的治疗中起到很重要的作用。早期肺纤维化对糖皮质激素和（或）免疫抑制剂治疗反应较好，能促使炎症吸收，延缓病情进展。

（六）消化系统病变的治疗

目前激素对SS并发的肝脏损伤治疗效果确切，对顽固性肝功异常，加用免疫抑制剂有一定的治疗意义。

(七)泌尿系统病变的治疗

SS 合并肾小管酸中毒及骨骼损害时,除应用糖皮质激素和免疫抑制剂治疗 SS 外,同时还需积极纠正由于酸中毒所带来的生化异常,减少肾脏的损害。

(八)神经系统并发症的治疗

对于 SS 神经系统并发症的治疗很大程度上还是经验性的,虽有一些研究结果表明,在应用激素的基础上加用免疫抑制剂,大部分患者病情可以得到稳定和缓解,但仍缺乏大规模的临床试验加以证实。国外学者建议针对不同的临床特征使用不同的治疗方案。当病情活动和进展时,可以予激素治疗,对于激素不敏感者,可加用免疫抑制剂。

(九)血液系统并发症的治疗

目前对 SS 合并血液学异常的临床治疗,主要采用肾上腺皮质激素治疗。对其中严重病例可采用血浆置换的治疗方法。

(十)生物制剂疗法

目前已用于治疗自身免疫性疾病的生物制剂主要包括针对促炎细胞因子生物制剂,如 TNF-α 抑制剂、IL-1 受体拮抗剂;针对抗 B 细胞的特异性抑制剂,如利妥昔单抗、抗 CD40 配体的单克隆抗体等。其中用于 SS 临床研究的生物制剂主要有 TNF-α 抑制剂、抗 CD20 和抗 CD22 抗体等。目前获得美国食品药品监督管理局(FDA)批准的肿瘤坏死因子拮抗剂有三种:英利昔单抗、依那西普和阿达木单抗。它们特异地针对肿瘤坏死因子,降低肿瘤坏死因子的水平和(或)抑制肿瘤坏死因子与滑膜内的靶细胞结合。

(十一)性激素疗法

目前雌激素和 SS 发病关联尚不清楚,但有研究表明雌激素对 SS 具有促进其发病和抑制其发病两种不同作用,考虑可能和雌激素促进 B 细胞高反应性、影响细胞凋亡、影响自身抗原的形成等因素有关。但雌激素对 SS 发病的双重作用受何因素的影响,仍有待进一步研究。

二、调护

中医认为季节温度变化、生活起居、饮食习惯等原因均可诱发或加重本病,因此良好的生活习惯、规律的日常作息及健康规律的饮食对本病的防治非常重要。

(一)一般护理

1.心理调护

注意患者的思想动态,尽可能充分关心患者,给予患者心理安慰及生活照顾,帮助患者树立战胜疾病的信心。嘱患者一定保持良好的心理状态,保持精神愉快也是预防疾病复发的重要因素。

2.生活调护

给予患者健康的生活方式,生活作息规律,戒烟戒酒,饮食以清淡为主,多使用蔬菜、水果等,减少肉类、海鲜类以及辛辣刺激性食物的摄入,同时嘱患者坚持功能锻炼,增强抵抗力。

(二)特色护理

1.眼干护理

避免长时间看书看报看电视等,每看 1 小时即休息 15 分钟,或眺望远方,或闭目休养。注意眼部卫生,避免用手等部位按揉眼睛,防治感染。可自行按摩眼周穴位,或进行热敷。

2.口干护理

避免进食干性食物,多饮水,不吃辛辣刺激性食物,多吃新鲜蔬菜水果,戒烟酒。

(三)饮食调护

饮食要清淡,平时多喝水,多吃水果,多吃蔬菜,保证大便通畅。吃补药时不宜吃鹿茸、肉桂等燥性食物,多吃滋阴清热生津的食物,如豆豉、丝瓜、芹菜、枸杞子等。水果如西瓜、甜橙、鲜梨等也可甘寒生津。口舌干燥者可以常口含话梅、藏青果等,或常饮酸梅汁、柠檬汁等生津解渴饮料。应避免进食辛辣、香燥、温热之品,如酒、茶、咖啡、各类油炸食物、羊肉、狗肉、鹿肉,以及姜、葱、蒜、辣椒、胡椒、花椒、茴香等,并严禁吸烟。

（林　森）

第七章

硬 皮 病

第一节 概 述

硬皮病(sclerosis)是一种原因不明的临床上以皮肤增厚和纤维化为特征的结缔组织病。该病分两大临床类型，局灶性硬皮病(localized scleroderma，LS)和系统性硬皮病(systemic sclerosis，SSc)。LS 主要包括硬斑症、线状硬皮病和"军刀痕"三种类型，常见于儿童，与 SSc 显著不同的是无明显的系统受累。SSc 除皮肤受累外，也可影响内脏，如肺、消化道、心、肾等器官。SSc 的严重程度和发展情况变化较大，从伴有迅速发展且往往为致命的内脏损害的弥漫性皮肤增厚，到仅有少部分皮肤受累等均可见到。本章重点介绍系统性硬皮病。

一、系统性硬皮病的发展简史

硬皮病最初由 Chowne 于 1842 年和 JamesStartin 于 1846 年，先后报告儿童和成人患者各一例。1847 年，法国医师又描述了几例，ElieGintrac 建议将此病命名为硬皮病。1863 年 Raynaud 在一位硬皮病患者身上发现有雷诺现象。1899 年 Jonathan Hutchinson 认为硬皮病患者均伴有雷诺现象。Heinrich Auspitz 描述了硬皮病患者出现肾衰竭而死亡病例。Alberchtvon Notthafft 在此病患者中描述了肺实质和肺血管的纤维化。Salomon Ehrmann 指出此病患者所出现的吞咽困难是由于食管发生了与皮肤相同病变的结果。George Thibierge 和 Raymond J Weissenbach 将钙质沉着与硬皮病联系起来，Prosser Thomas 报告了硬皮病中的食管功能不良和毛细血管扩张，Richard HWinterbauer 将这一综合征描述为 CRST(后来称为 CREST，即皮下钙化、雷诺现象、食管功能障碍、指端硬化、毛细血管扩张)。SomaWeiss 等人认识到心肌纤维化是硬皮病的表现之一。由于本病存在广泛内脏受累，Goetz 认为此病称之为"进行性系统性硬化"比"硬皮病"更恰当，由于这种病大多进展缓慢，故现在"进行性"已被省略。

二、系统性硬皮病在全球和全国的总体流行及分布情况

本病呈世界性分布，但各地发病率均不高。发病高峰年龄 30～50 岁；儿童相对少见，局限性者则以儿童和中年发病较多。女性多见，男女比例 1：(3～5)。患病率 19/10 万～75/10 万。

（林 森）

第二节 发病机制与病理

一、发病机制

本病病因未明,部分患者发病前有急性细菌或病毒感染,如咽喉炎、肺炎、猩红热、麻疹、慢性鼻窦炎、扁桃体炎等。系统性硬皮病患者及其第一代亲属中抗核因子检出率较高,$HLA\text{-}DRl$ 和 $DR3$ 出现频率也较高,少数有家族发病等情况,提示本病是易感人群接受某些感染因子刺激导致的一种自身免疫性疾病。其发病可能与下列因素有关。

(一)血管异常学说

雷诺现象常为系统性硬皮病的早期表现,这就说明早期病变是明显的血管异常改变,它不仅发生在指趾末端,也可发生于内脏器官。甲床微血管减少,手指的固有动脉常闭塞。最近有人认为系统性硬皮病是血管内皮细胞反复损害的结果,内皮细胞损害引起毛细血管通透性改变,小动脉壁损伤导致血小板聚集和内皮细胞增生。这些血管病变见于皮肤、肺、消化道、骨骼肌、心、肾、脑等多系统血管。

本病早期虽有显著的血管病变,但在血管壁很少找到免疫球蛋白、补体和免疫复合物,因此,许多学者认为很难以免疫机制来解释血管病变。此外有研究证实部分患者血清中存在的一种对内皮细胞有选择性细胞毒因子。

(二)免疫学说

本病与系统性红斑狼疮、皮肌炎、干燥综合征、类风湿关节炎等自身免疫性疾病有时同时或先后并存。此外病程中常可发生特发性血小板减少性紫癜、自身免疫性溶血性贫血等提示血清中存在多种自身抗体,且往往存在多细胞株高丙种球蛋白血症、免疫复合物等提示为自身免疫性疾病。近年来对细胞免疫机制在本病的发病学上已引起重视,如皮肤及内脏提取的组织抗原,可使系统性硬皮病患者的白细胞释放淋巴因子,并对靶细胞有细胞毒作用。在体外用植物血凝素(PHA)刺激患者淋巴细胞,可引起淋巴因子的释放,能刺激成纤维细胞产生胶原。现已证实系统性硬皮病的血管病变和同种移植慢性排异的增生性血管病变极相似,提示本病发病机制中的免疫学观点。

(三)结缔组织代谢异常

系统性硬皮病的皮肤和内脏器官广泛纤维化,是由于新合成的胶原代替了大多数或全部的皮下组织,因此使皮肤绷紧和硬化。系统性硬皮病患者的皮肤组织和成纤维细胞在培养中比正常成纤维细胞合成更多胶原,当培养到第15代后,其胶原合成能力仍比正常皮肤成纤维细胞强数倍。然而用组织化学的电镜研究未能证实本病患者皮肤中的胶原纤维、胶原的氨基酸组合、酸性黏多糖等与健康人有差别。

二、病理

系统性硬皮病的主要病理改变是结缔组织炎性细胞浸润、血管内膜增生、血管闭塞、组织纤维增生与硬化萎缩。

皮肤病变初期(炎症期),其皮层间质水肿,胶原纤维分离,小血管周围淋巴细胞浸润,血管壁水肿,弹力纤维断裂。此后,血管周围炎性细胞浸润消退,胶原肿胀,小血管及胶原纤维周围酸性黏多糖增加。至后期(硬化期),胶原纤维均质化,与表皮平行的胶原纤维束增加,胶原纤维增生,并向深部扩展。小血管壁增厚,管腔变小以至闭塞。晚期继续发生改变,导致表皮及附属器萎缩,钙盐沉着,筋膜肌肉硬化萎缩等。

内脏病变与皮肤病变基本一致,多系统出现纤维化和硬化。平滑肌(包括食管肌纤维束)表现为硬化和萎缩,肠壁肌、心肌也发生广泛萎缩和纤维变性;心内膜、心包膜发生纤维蛋白样变性、炎症浸润及胶原增生;肺间质及肺泡广泛纤维化,并有囊性变;肺小动脉壁增厚,肺泡与微血管基底膜增厚;肾小叶间动脉内膜增生,肾小球基底膜增厚,纤维蛋白样坏死,严重时可见肾小球硬化和肾皮质梗死;甲状腺也可出现间质萎缩与纤维变性等。

(林　森)

第三节　临床表现与体征

一、早期症状

系统性硬皮病最多见的初期表现是雷诺现象和隐袭性肢端和面部肿胀,并有手指皮肤逐渐增厚。约70%的病例首发症状为雷诺现象,雷诺现象可先于硬皮病的其他症状(手指肿胀、关节炎、内脏受累)1～2年或与其他症状同时发生。多关节病同样也是突出的早期症状。胃肠道功能紊乱(胃烧灼感和吞咽困难)或呼吸系统症状等,偶尔也是本病的首发表现。患者起病前可有不规则发热、胃纳减退、体重下降等。

二、皮肤

几乎所有病例皮肤硬化都从手开始,手指、手背发亮、紧绷,手指褶皱消失,汗毛稀疏,继而面部、颈部受累。患者胸上部和肩部有紧绷的感觉,颈前可出现横向厚条纹,仰头时,患者会感到颈部皮肤紧绷,其他疾病很少有这种现象。面部皮肤受累可表现为面具样面容。口周出现放射性沟纹,口唇变薄,鼻端变尖。受累皮肤可有色素沉着或色素脱失。皮肤病变可局限在手指(趾)和面部,或向心性扩展,累及上臂、肩、前胸、背、腹和腿。有的可在几个月内累及全身皮肤,有的在数年内逐渐进展,有些呈间歇性进展,通常皮肤受累范围和严重程度在3年内达高峰。临床上皮肤病变可分为水肿期、硬化期和萎缩期。水肿期皮肤呈非可凹性肿胀,触之有坚韧的感觉;硬化期皮肤呈蜡样光泽,紧贴于皮下组织,不易捏起;萎缩期浅表真皮变薄变脆,表皮松弛。

三、骨和关节

多关节痛和肌肉疼痛常为早期症状,也可出现明显的关节炎。约29%可有侵蚀性关节病。由于皮肤增厚且与其下关节紧贴,致使关节挛缩和功能受限。由于腱鞘纤维化,当受累关节主动或被动运动时,特别在腕、踝、膝处,可觉察到皮革样摩擦感。长期慢性指(趾)缺血,可发生指端骨溶解。X线表现关节间隙狭窄和关节面骨硬化。由于肠道吸收不良、失用及血流灌注减少,常有骨质疏松。

四、消化系统

消化道受累为硬皮病的常见表现,仅次于皮肤受累和雷诺现象。消化道的任何部位均可受累,其中食管受累最为常见(90%),肛门、直肠次之(50%~70%),小肠和结肠较少(40%和10%~50%)。

(一)口腔

张口受限,舌系带变短,牙周间隙增宽,齿龈退缩,牙齿脱落,牙槽突骨萎缩。

(二)食管

食管下部括约肌功能受损可导致胸骨后灼热感,反酸。长期可引起糜烂性食管炎、出血、下食管狭窄等并发症。下 2/3 食管蠕动减弱可引起吞咽困难、吞咽痛。组织病理示食管平滑肌萎缩,黏膜下层和固有层纤维化,黏膜呈不同程度变薄和糜烂。食管的营养血管呈纤维化改变。1/3硬皮病患者食管可发生 Barrett 化生,这些患者发生狭窄和腺癌等并发症的危险性增高。食管功能可用食管测压、卧位稀钡钡餐造影、食管镜等方法检查。

(三)小肠

常可引起轻度腹痛、腹泻、体重下降和营养不良。营养不良是由于肠蠕动缓慢,微生物在肠液中过度增长所致,应用四环素等广谱抗生素常能奏效。偶可出现假性肠梗阻,表现为腹痛、腹胀和呕吐。与食管受累相似,纤维化和肌肉萎缩是产生这些症状的主要原因。肠壁黏膜肌层变性,空气进入肠壁黏膜下面之后,可发生肠壁囊样积气征。

(四)大肠

钡灌肠可发现 10%~50%的患者有大肠受累,但临床症状往往较轻。累及后可发生便秘,下腹胀满,偶有腹泻。由于肠壁肌肉萎缩,在横结肠、降结肠可有较大开口的特征性肠炎(憩室),如肛门括约肌受累,可出现直肠脱垂和大便失禁。

五、肺部

在硬皮病中肺脏受累普遍存在。病初最常见的症状为运动时气短,活动耐受量减低;后期出现干咳。随病程增长,肺部受累机会增多,且一旦累及,呈进行性发展,对治疗反应不佳。肺间质纤维化和肺动脉血管病变常同时存在,但往往是其中一个病理过程占主导地位。在弥漫性硬皮病伴抗 Scl-70 阳性的患者中,肺间质纤维化常常较重;在 CREST 综合征中,肺动脉高压常较为明显。肺间质纤维化常以嗜酸性肺泡炎为先导。在肺泡炎期,高分辨 CT 可显示肺部呈磨玻璃样改变,支气管肺泡灌洗可发现灌洗液中细胞增多。胸部 X 线片示肺间质纹理增粗,严重时呈网状结节样改变,在基底部最为显著。肺功能检查示限制性通气障碍,肺活量减低,肺顺应性降低,气体弥散量减低。体检可闻及细小爆裂音,特别是在肺底部。闭塞、纤维化及炎性改变是肺部受累的原因。肺动脉高压常为棘手问题,它是由于肺间质与支气管周围长期纤维化或肺间小动脉内膜增生的结果。肺动脉高压常缓慢进展,除非到后期严重的不可逆病变出现,一般临床不易察觉。无创性的超声心动检查可发现早期肺动脉高压。尸解显示 29%~47%患者有中小肺动脉内膜增生和中膜黏液瘤样变化。心导管检查发现 33%患者有肺动脉高压。

六、心脏

病理检查80%患者有片状心肌纤维化。临床表现为气短、胸闷、心悸、水肿。临床检查可有

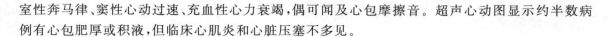

室性奔马律、窦性心动过速、充血性心力衰竭,偶可闻及心包摩擦音。超声心动图显示约半数病例有心包肥厚或积液,但临床心肌炎和心脏压塞不多见。

七、肾脏

硬皮病的肾病变以叶间动脉、弓形动脉及小动脉为最著,其中最主要的是小叶间动脉。血管内膜有成纤维细胞增殖,黏液样变,酸性黏多糖沉积及水肿。血管平滑肌细胞发生透明变性。血管外膜及周围间质均有纤维化。肾小球基膜不规则增厚及劈裂。硬皮病肾病变临床表现不一,部分患者有多年皮肤及其他内脏受累而无肾损害的临床现象;有些在病程中出现肾危象,即突然发生严重高血压,急进性能衰竭,如不及时处理,常于数周内死于心力衰竭及尿毒症。虽然肾危象初期可无症状,但大部分患者感疲乏加重,出现气促、严重头痛、视物模糊、抽搐、神志不清等症状。

八、其他

干燥综合征发生率很高。神经系统受累多见于局限型,包括三叉神经痛、腕管综合征、周围神经病、自主神经病等。本病与胆汁性肝硬化及自身免疫性肝炎相关密切。约半数出现抗甲状腺抗体,可伴甲状腺功能低下。

(林 森)

第四节 辅 助 检 查

一、实验室检查

(一)一般化验无特殊异常

红细胞沉降率可正常或轻度增快。贫血可由消化道溃疡、吸收不良、肾脏受累所致,一般情况下少见。可有轻度血清蛋白降低,球蛋白增高。

(二)免疫学检测

血清 ANA 阳性率达 90% 以上,核型为斑点型和核仁型。以 Hep-2 细胞作底片,在 CREST 综合征患者中,50%～90% 抗着丝点抗体阳性,在弥漫性硬皮病中仅 10% 病例阳性。抗着丝点抗体阳性患者往往倾向于偶皮肤毛细血管扩张和皮下钙质沉积,比该抗体阴性的限制性肺部疾病少,且它的滴度不随时间和病程而变化,有助于硬皮病的诊断和分类。20%～40% 系统性硬化症患者,血清抗 Scl-70 抗体阳性。约 30% 病例 RF 阳性,约 50% 病例有低滴度的冷球蛋白血症。

(三)病理及甲褶检查

皮肤活检可见网状真皮致密胶原纤维增多,表皮变薄,表皮突消失,皮肤附属器萎缩。真皮和皮下组织内可见 T 淋巴细胞大量聚集。甲褶毛细血管显微镜检查示毛细血管襻扩张血流变缓与正常血管消失。

二、影像学检查

(一)肺部影像学检查

胸部 X 线可见两下肺间质纹理增多、不规则,可呈网格状结节状改变。间质性浸润表现为肺纹理模糊,肺野呈斑片状模糊阴影,为活动性病变,经过治疗病变大部分可以消失;间质性纤维变表现为肺容积缩小,呈网状表现,久而久之可合并肺大疱以及多发囊状改变而呈蜂窝肺,部分肺野出现散在粟粒状钙化。中心肺动脉扩张,而周围肺动脉纤细,为肺动脉高压表现。多层螺旋CT 及高分辨率 CT 影像学主要表现为间质性渗出及纤维化,包括小叶间隔增厚、磨玻璃密度影、条索征、网格状影、肺气囊、支气管柱状扩张等直接或间接征象。

(二)消化道影像学检查

X 线气钡双重造影可见食管尤以中下段为著显示扩张、蠕动缓慢或消失、食管下段可见反流性食管炎,立位由于重力关系钡剂排空可以表现为正常,卧位钡剂可以在食管内长期存留,还可以出现胃食管反流现象。病情严重者,食管全程可出现扩张,食管蠕动减弱或消失,管腔不同程度的扩张,可形成无狭窄的动力性梗阻,即使立位情况下钡剂通过也非常缓慢,全程食管蠕动减慢或消失,管壁僵硬,黏膜紊乱、增粗,一般情况下食管黏膜不显示破坏征象,钡剂长时间滞留于食管内,尤其在合并反流性食管炎时此表现更常见。十二指肠与空肠一般同时受累,近段肠管较远段肠管受累多见,十二指肠水平段管腔显示扩张,黏膜呈"弹簧状"改变,钡剂于此呈"钟摆样"往返摆动,蠕动缓慢不前;小肠可显示扩张,张力减低,蠕动减慢,部分小肠分段扩张,黏膜消失或增粗呈弹簧状弛张。由于大肠肠壁肌肉萎缩,在横结肠、降结肠可有较大开口的特征性肠炎(憩室),大肠 X 线钡灌肠可发现 10%～50% 的患者有大肠受累。如肛门括约肌受累,可出现直肠脱垂。CT 可见食管节段性或全程性扩张,管壁僵硬、增厚,但管腔外围无软组织受侵及征象,亦无纵隔内淋巴结增大转移征象。

(三)心脏影像学检查

X 线检查可见心影增大,其增大程度一般与临床表现呈正相关。CT 检查可发现心脏房和(或)室的增大,可以合并心包腔内环状液性低密度影,提示心包腔积液。当出现心包积液时,常常同时合并胸膜腔积液,CT 纵隔窗可见胸廓背侧新月形液性低密度影。

(林　森)

第五节　诊断与鉴别诊断

一、诊断

(一)美国风湿病学会分类标准

1.主要标准

近端硬皮病,手指和掌指关节以上皮肤对称性增厚、绷紧和硬化。这类变化可累及整个肢体、面部、颈及躯干(胸和腹部)。

2.次要标准

指端硬化。①上述皮肤改变仅限于手指;②手指有凹陷性瘢痕或指垫变薄:由于缺血所致的指尖凹陷或指垫组织丧失;③双肺基底纤维化:标准X线胸片双侧呈线形网状或线形结节状阴影,以肺底部最明显,可呈弥漫性斑点或"蜂窝肺"外观。这些改变并非其他原发性肺部疾病所致。

凡具有以上1项主要或2项以上次要标准者,可诊断为系统性硬皮病。

此外,系统性硬皮病出现雷诺现象,多发性关节炎或关节痛,食管蠕动障碍,伸侧皮肤组织病理检查示胶原纤维肿胀和纤维化,血清中有抗Scl-70抗体,抗着丝点抗体、抗核仁抗体阳性等皆有助于诊断。

(二)ACR/EULAR版系统性硬皮病分类标准

ACR/EULAR版系统性硬皮病分类标准如表7-1。

表7-1 ACR/EULAR版系统性硬皮病分类标准

项目	子项目	权重/得分
双手手指皮肤增厚并延伸至邻近的掌指关节近端(充分条件)	—	9
手指皮肤增厚(只计数较高的分值)	手指肿胀	2
	指端硬化(离掌指关节较远但离指间关节较近)	4
指尖病变(只计数较高的分值)	指尖溃疡	2
	指尖点状瘢痕	3
毛细血管扩张	—	2
甲襞毛细血管异常	—	2
肺动脉高压和(或)间质性肺疾病(最高分是2)	肺动脉高压	2
	间质性肺疾病	2
雷诺现象	—	3
SSc相关的自身抗体[抗着丝点抗体,抗拓扑异构酶Ⅰ抗体(抗Scl-70),抗RNA聚合酶Ⅲ](最高分值3分)	抗着丝点抗体	3
	抗拓扑异构酶Ⅰ抗体	3
	抗RNA聚合酶Ⅲ	3

这些标准适用于任何一个考虑纳入SSc研究的患者。但该标准不适用于局限性的手指皮肤增厚的患者或临床表现能被硬皮病样疾病解释的患者(肾硬化性纤维化、硬斑病、嗜酸性粒细胞筋膜炎、糖尿病相关的硬肿病、硬化性黏液性水肿、硬化性肌痛、卟啉病、苔藓皮肤病、移植物抗宿主反应、糖尿病性手关节病变)。总分值由每一个分类中的最高比重(分值)相加而成。总分≥9分的患者被分类为明确的SSc。

二、鉴别诊断

(一)成人硬肿病

皮损一般多从头颈向肩背部和双上肢近端发展,呈弥漫性非凹陷性肿胀、发硬,手足常不受累。其特点为真皮深层肿胀和僵硬,局部无明显色素沉着,无雷诺现象,无萎缩和毛发脱落表现,无内脏受累(除部分患者合并糖尿病)。部分有自愈倾向。

(二)嗜酸性筋膜炎

嗜酸性筋膜炎多见于青年人,发病前多有剧烈运动、过度疲劳、受寒等诱发因素,急性起病,四肢受累多见,对称分布,表现为皮肤肿胀紧绷,触之坚硬如木板,皮肤与下部组织紧贴,抬高患肢可见沿静脉血管走行的"坑道征"。无雷诺现象和内脏病变,自身抗体多为阴性,早期外周血嗜酸性粒细胞增加和病理显示有嗜酸性粒细胞浸润。

(三)其他

还应与混合性结缔组织病、皮肤僵硬综合征等疾病进行鉴别。另外,注意除外由某些化学物质如氯化乙烯、环氧聚合物树脂等,药物如博来霉素等以及其他疾病如肢端肥大症、淀粉样变性、类癌综合征所导致的类似硬皮病的皮肤改变(假性硬皮病)。

(林　森)

第六节　治疗及调护

一、药物治疗

系统性硬化症目前尚无特效药物,早期诊断和系统的治疗,可使症状部分缓解和停止发展。

(一)糖皮质激素和免疫抑制剂

1.糖皮质激素

总的来说糖皮质激素对本病疗效不显著。通常对炎症性肌病、间质性肺部疾病炎症期、心肌病变、心包积液有一定疗效。在疾病的水肿期,对关节痛、肌痛和腱鞘病变疼痛,应用小剂量泼尼松治疗亦有效。对部分弥漫性硬皮病患者应用泼尼松 $30\sim40$ mg/d,连用数周,渐减至维持量 $10\sim15$ mg/d。对晚期特别有氮质血症的患者,糖皮质激素能促进肾血管闭塞性改变,故禁用。

2.免疫抑制剂

疗效不肯定,常用的有环孢素、甲氨蝶呤、环磷酰胺、硫唑嘌呤等,有报道对皮肤关节和肾脏病变有一定疗效,与糖皮质激素合并应用,常可提高疗效和减少激素的用量,也有人对其疗效持怀疑态度。

(二)结缔组织形成抑制剂

1.青霉胺

青霉胺有干扰胶原分子间交联作用,抑制新胶原的生物合成,且具有免疫调节作用。本品一般采用小剂量缓慢递增给药法,从 0.125 g/d 开始,每隔 $2\sim4$ 周增加 0.125 g/d,至全量 1.0～1.5 g/d不再增加,持续用药 $1\sim3$ 年。对皮肤增厚、硬化和营养性改变有一定疗效,对微循环和肺功能的改善亦有作用。能减少器官受累的发生率和提高存活率。

2.秋水仙碱

秋水仙碱具有抑制原胶原转化为胶原和抑制胶原贮积的作用,每天 $0.5\sim1.5$ mg,顿服或分次口服,连服 3 个月至数年。对改善雷诺现象、皮肤硬化及食管改变均有一定效果。本品与青霉胺临床应用时应密切注意可能出现的毒副作用。

3.依地酸钙钠

依地酸钙钠具有减轻皮下钙质沉积和抑制胶原合成的作用。剂量为 50 mg/(kg·d),加入 5%～10%葡萄糖注射液 1 000 mL 中静脉滴注(在 3～4 小时内滴完),5 天为 1 个疗程,间隔 2～3 天后可重复使用,用 2～3 个疗程可减轻症状。对皮下钙质沉积广泛者应首先选用。

(三)血管活性药物

血管病变是 SSc 发病的重要环节,小动脉和微动脉平滑肌功能紊乱,血管紧张度增高,继而出现血管内皮细胞活化和内膜层增殖,最终导致组织缺血和纤维化。因此应用血管活性剂以扩张血管,增加外周血液循环量,减少缺血缺氧所致的局部缺血,在缓解雷诺征,改善外周血液循环,防止和治疗肺动脉高压、心功能衰竭、肾危象等方面有肯定的疗效,在一定程度上可延缓病情的发展、提高患者生存质量。常用的血管活性药物包括钙通道阻滞剂、前列腺素或其类似物、血管紧张素受体阻滞剂、血管紧张素转化酶抑制剂、内皮素受体阻滞剂、5 型磷酸二酯酶抑制剂等。

(四)其他药物治疗

1.基因重组人 γ-干扰素

体外试验表明 γ-干扰素可下调节成纤维细胞合成胶原,开放试验显示肌内注射 γ-干扰素可减轻 SSc 患者皮肤硬度。

2.生物制剂

有部分学者将利妥昔单抗、英利昔单抗等生物制剂用于 SSc 的治疗,结果表明生物制剂对皮肤硬化有一定疗效,但目前病例数较少,其确切疗效和不良反应有待于通过大规模临床试验和长期随访进一步证实。

3.体外光化学治疗

体外光化学治疗作为一种免疫调节疗法,它以提取光敏细胞为理论基础,首先提取已口服光敏物质 8-MOP 的患者的全血,提取出白细胞,UVA 光源照射白细胞及血浆,然后回输入患者体内,处理过的白细胞因已发生改变可以诱发 T 细胞免疫应答。此疗法应用次数不多,但在实体器官移植排斥反应、移植物抗宿主疾病、硬皮病以及其他自身免疫性疾病的治疗上取得令人鼓舞的效果。

4.胸导管引流术

该方法最早在 20 世纪 60 年代国外就有研究报道,国内于 20 世纪 80 年代最早用于顽固性哮喘的治疗,虽然该方法应用于临床确有疗效,但由于多种原因临床应用并不广泛。我科用其治疗系统性硬皮病肿胀期和硬化期取得了一定疗效。

二、外科治疗

SSc 患者经积极内科正规治疗,一些临床症状仍不能得到有效改善的可行手术治疗,提高生活质量。常用的手术主要有交感神经链切除术、肢端坏疽截肢手术、肌腱松解延长手术、食管扩张术。

(一)雷诺现象

对于经内科保守治疗而效果不明显的严重指端雷诺现象患者可行交感神经链切除术。

(二)肢端溃疡

部分患者指趾端溃疡久治不愈,形成坏疽,面积逐渐扩大,出现败血症的风险较高,可行截肢手术,但术后愈合缓慢,甚至不愈合。而术后正规的内科治疗是降低伤口愈合缓慢或不愈合的关键。

(三)关节挛缩

皮肤紧厚硬较为明显的患者早期未得到积极而合理治疗,关节挛缩发生率很高,后期即使皮肤变软关节挛缩已很难恢复。虽然肌腱松解延长手术已在非风湿免疫病患者上取得了很好的疗效,但在 SSc 尚未见到类似报道。

(四)严重食管狭窄

90%以上的 SSc 患者均有食管受累,而严重的食管狭窄是非常影响患者进食和用药的病变,对于此类患者可采用食管扩张手术,不过术后时间不长可能再次出现狭窄。

三、调护

(一)心理调护

给患者详细的解释病情,消除紧张情绪,积极配合治疗。保持心情舒畅,减少思想负担,正确看待疾病和治疗。

(二)生活调护

(1)饮食应富有营养、易消化、无刺激性,同时积极鼓励戒烟酒。

(2)肢体注意保暖,防止外伤,以免发生溃疡或坏疽。

(三)治疗调护

1.皮损护理

中药熏洗时是注意水温和时间,观察患者的反应,熏洗后涂柔和的护肤品。使用外用中药药膏时观察局部皮肤有无不良反应,外用药物的选用,应从低浓度向高浓度逐渐过渡,首次使用外用药需在小片皮损处试用,确认无刺激症状后方可使用。药浴注意时间和水温,注意观察患者的反应。

2.常见重要脏器受累的护理

肌肉、骨和关节受累者,帮助其进行适当的功能锻炼,防治关节挛缩。肺部受累者,应保持病房空气流畅,温湿度适宜,避免接触灰尘或有刺激性气味的物质,保持病房和个人卫生,指导患者有效咳嗽、咳痰的方法,鼓励患者适量活动,增加肺活量。消化道受累者,抬高床头,减轻胃食管反流症状;按摩腹部并适当活动,促进肠蠕动,减轻腹胀;保持大便通畅,防止肠梗阻;少食多餐,细嚼慢咽,减轻胃肠负担。

(林　森)

第八章

多发性肌炎和皮肌炎

第一节 概　　述

多发性肌炎（polymyositis，PM）和皮肌炎（dermatornyositis，DM）是自身免疫性炎性肌病，临床表现为横纹肌弥漫性非化脓性炎性改变，由于肢带肌、颈肌、咽喉肌、呼吸肌等组织出现免疫性炎症，导致对称性肌无力、肌痛和压痛，最终可导致肌肉萎缩，并可累及多个系统和器官，也可伴发肿瘤。其中伴有特征性皮疹者称皮肌炎。临床上二者常并称。

近年有学者强调提出特发性炎性肌病（idiopathic inflammatory myopath，IIM）这一概念，包括内容更为广泛，除了多发性肌炎、皮肌炎之外，还包含了儿童皮肌炎、包涵体肌炎、肌炎合并恶性肿瘤、重叠综合征和无肌病性皮肌炎。虽然部分风湿病专业书籍也采用 IIM 作为标题，但在具体讨论内容中仍以多发性肌炎和皮肌炎为主，而且在成人中 PM/DM 占 IIM 发病的 70% 左右，因此我们仍延续传统的标题加以阐述。

流行病学研究中，我国尚缺乏关于该病的确切资料。从国外的流行病学资料中推测，本病应并不少见，国外文献报道的患病率为 2%～10%，其中女性多见，男女患病比例为 1∶2.5。本病可发生在任何年龄，发病年龄呈双峰型分布，在儿童 10～14 岁和成人 45～60 岁各出现一个高峰，其中以后者更为多见。欧美的研究显示，有色人种比白种人的发病率更高。

传统医学中并无可与多发性肌炎和皮肌炎相对应的病名，根据临床表现，本病属于中医的"肌痹""皮痹""阴阳毒""肉苛"等范围。肌痹为五体痹之一，凡因感受风寒湿热毒邪导致邪侵肌肉、闭阻脉络，或因正虚体弱，气血不足，肌腠失养而出现的一处或多处肌肉疼痛、麻木不仁甚则痿废不利者，均谓之肌痹。

关于肌痹的经典论述源于《素问·痹论》："以至阴遇此者为肌痹，以秋遇此者为皮痹……肌痹不已，复感于邪，内舍于脾，皮痹不已，复感于邪，内舍于肺。所谓痹者，各以其时，重感于风寒湿之气也。"《素问·逆调论》云："人之肉苛者，虽近衣絮，尤尚苛也，是谓何疾？岐伯曰：荣气虚，卫气实也，荣气虚则不仁，卫气虚则不用，荣卫俱虚，则不仁且不用，肉如故也，人身与志不相有，曰死。"肉苛即肌肉麻木不仁，是肌痹的常见表现，也有医家 在此基础上提出以"肉苛"为疾病名称。《金匮要略》所描述的阴阳毒也与多发性肌炎/皮肌炎相类似："阳毒之为病，面赤斑斑如锦纹，咽喉痛，唾脓血，五日可治，七日不可治。阴毒之为病，面目青，身痛如被杖，咽喉痛，五日可治,七日不可治。"《诸病源候论·卷三十一》云"面及身体皮肉变赤,与肉色不同,或如手大,或如钱大,亦不痒痛,谓之赤疵",此描述与疾病发作时出现的皮损非常接近。

(李　璐)

第二节　发病机制与病理

本病病因不明,发病可能与病毒感染、免疫异常、遗传及肿瘤等因素相关。

一、病因

(一)遗传因素

该病的发病有明显的种族差异和一定的遗传倾向性。有研究表明,$HLA-DR3$ 在多发性肌炎患者中阳性率较高,而 $HLA-DRw52$ 的出现机会在抗 Jo-1 抗体阳性患者群中也明显增高。

(二)感染因素

关于感染因素在疾病发生中的证据主要来自于:①不同的肌炎特异性自身抗体导致的不同肌炎发病的季节不同,提示可能与感染有关。②有些患者在感染细小核糖核酸病毒后出现慢性肌炎。③动物模型发现部分病毒可使试验动物产生多发性肌炎。

(三)肿瘤相关性

关于本病与肿瘤的相关性报道最早出现于 1916 年,而以后的研究表明二者之间确实存在相关性。具体表现:①肿瘤在多发性肌炎与皮肌炎患者中的发生率明显高于正常人群,其中以皮肌炎最常见。②伴发肿瘤的类型多种多样,国外研究表明皮肌炎多与卵巢癌、肺癌、胃癌相关,而多发性肌炎中肺癌和膀胱癌较为多见。③肿瘤可与本病同时发生,或先于本病出现,但超过 60% 的病例是在肌病后一年出现肿瘤,以心肌炎为例,在发病的前后数年,肿瘤的危险性始终存在。④多发性肌炎与皮肌炎并发肿瘤的机制目前并不明确,比较受学者关注的包括交叉免疫反应、基因突变和免疫缺陷等理论假说。也有学者提出副癌综合征假设,认为肿瘤与肌病是同一种病因的不同表现。

二、发病机制

本病发病机制不明。目前认为本病的发生是在遗传易感的个体中,由感染、环境等因素诱发,经免疫介导而最终导致的以横纹肌为靶组织的多个器官受累的自身免疫性疾病。在发病过程中细胞免疫异常与体液免疫异常均发挥了作用。

(一)细胞免疫异常

本病患者肌活检可见组织中存在炎性细胞浸润,且多为淋巴细胞和巨噬细胞;皮肌炎患者皮下血管存在 B 细胞浸润。

(二)体液免疫异常

体液免疫异常的证据主要包括患者体内存在一系列自身抗体,其中较多见的是肌炎特异性自身抗体,如抗合成酶抗体,多数患者血清免疫球蛋白异常升高,免疫病理发现在肌内膜和肌束膜可见免疫球蛋白和补体的沉积。

除了上述表现之外,激素和免疫抑制剂对本病有效,也说明了疾病与自身免疫相关。

三、病理

肌活检显示特征性的炎性浸润,其中多见淋巴细胞、巨噬细胞和浆细胞,炎性浸润多位于肌束膜以及肌间隙小血管周围。组织学检查可发现肌纤维变性、坏死和断裂,部分慢性病变患者可见成纤维细胞增生,间质纤维化,坏死肌细胞被纤维组织和脂肪替代。

皮肌炎患者皮肤病理可见到表皮角化,真皮浅层水肿,真皮血管增生,并伴有炎性细胞浸润;真皮与表皮交界处不连续的免疫球蛋白和补体的沉积。

准确地说,多发性肌炎与皮肌炎的组织学病理改变并不具备特异性诊断意义,但综合分析这些资料则有助于我们做出正确的诊断。

(李　璐)

第三节　临床表现与体征

本病起病隐匿,早期症状不具备特异性,可见全身不适、发热、乏力以及关节肌肉疼痛等一般临床表现,随后可出现肌无力、肌痛以及活动受限,部分患者可出现疾病特征性皮疹。需要指出的是疾病初期许多患者不能准确地描述肌痛与关节痛的区别,很容易被诊断为关节炎而接受治疗。

一、肌肉病变

肌肉病变是本病重要的临床表现,早期可有肌肉肿胀、压痛,晚期出现肌萎缩。典型改变为进行性加重的肌无力和肌痛。

(一)肌无力

肌无力多表现为对称性的上、下肢体近端进行性的肌无力,病变最先累及负重肌群,以肩胛带肌、骨盆带肌和下肢肌群损伤较常见,也可累及颈肌和咽喉肌。典型临床表现为肩臂上举困难,下肢下蹲后无力站起;颈肌病变的患者可出现平卧。

时头部不能抬离床面,或者不能翻身、正坐;咽喉肌病变者可见发音异常;食管肌受累可见吞咽困难。临床上经常应用肌力分级的方法来评价肌损伤的程度。①肌力分级为0级:完全瘫痪。②1级:肌肉能轻微收缩不能产生动作。③2级:肢体能做平面移动,但不能抬起。④3级:肢体能抬离床面(抗地心吸引力)。⑤4级:能抗阻力。⑥5级:正常肌力。

(二)肌痛

肌痛多与肌无力平行出现,疼痛往往比肌无力更能引起患者的注意,并可能是患者就诊的主要原因。肌痛的性质不一,可为刺痛、灼痛,也可见钝痛、酸痛。肌痛的部位往往也是肌炎发作的部位。

(三)肌萎缩

疾病晚期可出现肌萎缩和纤维化。轻度肌萎缩仅表现为肢体略显消瘦以及肌肉变软。部分儿童可出现严重的"肌肉挛缩"。

二、皮肤病变

在肌肉病变的同时出现特征性的皮肤损害，即可诊断皮肌炎。皮损与肌损害不一定平行出现，皮损程度与肌损害也没有必然的相关性。有的皮肌炎是以皮疹为首发症状的。从组织病理的角度来说，本病的皮肤损害属于"皮肤异色性皮炎"或称为"皮肤异色病"，典型改变有以下几种。

(一)向阳性丘疹

向阳性丘疹表现为眼眶周围的皮肤紫红色水肿带，病变涉及眶周和眼睑。

(二)醉酒貌与披肩征

前者指分布于颈前及前胸的"V"字形红色皮疹，部分可延及双上肢近端伸侧面；后者指分布于肩背部的弥漫性红色皮疹，皮损常伴光过敏。受损皮肤表现为毛细血管扩张，后期多伴局部皮肤萎缩以及皮肤色素沉着或缺失。

(三)Gottron 征

Gottron 征属于皮肌炎的特征性皮疹。常见于掌指关节、近端指间关节的伸面，表现为毛细血管扩张所致的红紫色斑丘疹，顶面扁平，伴少量皮肤鳞屑，并可伴皮肤萎缩和色素脱失。同样的皮损也出现于肘、膝关节伸面和内踝附近。

(四)技工手

技工手常见于抗 Jo-1 抗体阳性患者，典型表现为双手指桡侧面皮肤粗糙，角化过度，严重者皮肤皲裂，因酷似技术工人的手部改变而得名。多数患者经激素治疗后，皮肤粗糙可明显改善或消失，但当病情波动或激素剂量偏小时，"技工手"又会重新出现。

(五)其他

除上述皮肤损害之外，还可见到的皮损包括雷诺现象、网状青斑、多形性红斑、皮肤钙化等表现。需要提出的是部分患者肩、肘、髋、膝关节及大腿等部位可出现皮下钙化点或钙化斑块，钙化处表面溃破，钙化物质与正常组织交错并见，并有钙化物质流出，往往不易愈合，少数患者局部形成窦道，并可继发感染。

临床上有少数患者有典型皮疹，但没有明显的肌无力和肌痛，而且肌酶谱始终正常，称为"无肌病的皮肌炎"。

三、关节病变

患者可以出现关节痛和关节炎，以腕关节、近端指间关节和掌指关节病变多见，偶有关节畸变，多数患者 X 线显示无骨破坏。当关节疼痛与肌痛、肌无力同时存在时，患者一般很难分清，而多会将其描述为一种全身的肌肉关节疼痛、乏力和沉重感，伴有活动受限。

四、消化道病变

多因咽喉肌和食道上段横纹肌病变所致。患者可出现吞咽困难，食物反流，甚者摄入流质饮食时引起呛咳。下食道括约肌病变可以出现胃酸反流，导致反流性食管炎。胃排空时间延长，肠道蠕动减慢，消化道吞钡造影可见食道梨状窝钡剂潴留。

五、肺部病变

多发性肌炎和皮肌炎的肺部表现包括肺外因素引起的病变和疾病本身的肺损害。

肺外因素引起的肺病变主要指因呼吸肌无力出现的低通气和呼吸困难,严重者可出现呼吸衰竭,并可能继发肺部感染,体检可见胸廓呼吸动度减低,胸片可能显示肺不张。消化道病变可引起食管反流,导致吸入性肺炎。治疗过程中应用激素及其他免疫抑制剂,引起的细菌、真菌和结核感染也是肺损伤的原因之一。

与肺外因素相比,人们更加关注疾病本身造成的肺部损害,即肺动脉高压与肺间质病变。肺动脉高压的病理基础是肺细小动脉壁增厚和管腔狭窄,一般发生于疾病晚期,并多与肺间质病变相伴出现。肺间质改变包括急进型肺泡炎与慢性进展性肺间质纤维化。急进型肺泡炎临床上以发热、干咳、呼吸困难呈急性进行性加重为主要表现,严重者可导致急性呼吸窘迫综合征,X 线检查可见肺部毛玻璃状、颗粒状、结节状及网状阴影。慢性进展性肺间质纤维化一般起病隐匿,缓慢进行性加重,开始可能只是气短、咳嗽等非特异性症状,逐渐才出现活动后加重的呼吸困难,双肺听诊可闻及捻发音或吸气性啰音,X 线检查可见蜂窝状或网状阴影。肺功能测定为限制性通气功能障碍及弥散功能障碍。

肺损害在本病发病率约为 30%,在抗合成酶抗体综合征(PM/DM 伴抗合成酶抗体阳性、合并多关节炎、雷诺现象、技工手、肺间质变)的发病率则更高,是本病预后不良的重要原因之一。

六、心脏病变

约 1/3 患者出现心脏损害,但一般症状比较轻微,常见心律失常或心肌病变,后期可出现充血性心力衰竭,亦可出现心包炎,但致命性的心律失常和心力衰竭并不多见;部分患者可出现少量或中等量心包积液。

七、肾脏病变

肾脏病变很少见,有轻度局灶性系膜增殖性肾小球肾炎,但多数患者肾功能正常。少数急性起病者,因横纹肌溶解,造成肌红蛋白尿和急性肾衰竭。

八、儿童多发性肌炎、皮肌炎

儿童皮肌炎多于多发性肌炎,2~10 岁多发,常合并血管炎、异位钙化和脂肪营养不良,其中多发的软组织钙化和广泛发病的坏死性血管炎比较多见。

(李　璐)

第四节　辅　助　检　查

一、血清肌酶

血清肌酶测定是本病最常用也最容易完成的检测方法。绝大多数患者在疾病过程中可出现肌酶活性增高,包括肌酸激酶(CK)、醛缩酶(ALD)、乳酸脱氢酶(LDH)、天冬氨酸转氨酶(AST)、碳酸酐酶Ⅲ等。肌酶活性的高低与疾病轻重相关,可作为疾病诊断和疗效判定的依据。上述肌酶以肌酸激酶最敏感,也是判断疾病的主要指标。

(一)肌酸激酶

肌酸激酶(CK)升高常早于临床表现数周,且增高幅度较大,疾病控制后 CK 也可大幅度下降,一般情况下,肌酸激酶高低与肌损害的程度是平行一致的。但有时候临床表现也可能与 CK 水平不一致,这主要是由于:①慢性肌炎和广泛肌肉萎缩患者,即使在活动期肌酶的水平也可正常。②老年发病的多发性肌炎和皮肌炎。③存在 CK 活性循环抑制物。④虽然没有明显的肌损伤,但由于细胞膜的渗漏作用导致 CK 异常升高。

已知 CK 有三种同工酶:CK-MM(大部分来自于骨骼肌、小部来自心肌)、CK-MB(主要来自心肌,极少来自骨骼肌)和 CK-BB(主要来自脑和平滑肌),其中 CK-MM 活性占 CK 总活性的 95%~98%。PM/DM 主要以 CK-MM 的改变为主,但受临床条件所限,一般不作为常规检测。

(二)碳酸酐酶Ⅲ

碳酸酐酶Ⅲ仅存在于骨骼肌,骨骼肌病变时升高,临床特异性较好,但未作为临床常规检测。

(三)醛缩酶

醛缩酶(ALD)升高,对于 CK 不升高的患者具有协助诊断意义,但对疾病诊断的特异性和与疾病活动的平行性不如 CK 敏感。

(四)天冬氨酸转氨酶、丙氨酸转氨酶、乳酸脱氢酶

天冬氨酸转氨酶(AST)和丙氨酸转氨酶(ALT)同时平行升高,或 AST 高于 ALT,在排除肝脏疾病后,提示为骨骼肌损伤。乳酸脱氢酶(LDH)升高,在排除肝脏疾病后,考虑为骨骼肌损伤。

二、肌红蛋白测定

肌红蛋白仅存在于心肌与骨骼肌,心肌或横纹肌损伤均可引起肌红蛋 A 升高。多数肌炎患者的血清肌红蛋门增高,且与病情呈平行关系,但指标特异性不强。

三、自身抗体

(一)抗核抗体(ANA)

ANA 在本病阳性率为 20%~30%,以斑点型多见,ANA 的出现只提示存在风湿性疾病,但对多发性肌炎和皮肌炎的诊断不具备特异性。

(二)抗氨酰 tRNA 合成酶抗体

抗氨酰 tRNA 合成酶抗体是一组与肌炎相关的特异性抗体,包括抗 Jo-1(组氨酰 tRNA 合成酶)抗体、抗 EJ(甘氨酰 tRMA 合成酶)抗体、抗 PL-7(苏氨酰 tRNA 合成酶)抗体、抗 PL-12(丙氨酰 tRNA 合成酶)抗体等。其中抗 Jo-1 抗体检测在临床中广泛应用,是诊断 PM/DM 的标记性抗体,阳性率为 25%,在合并有肺间质病变的患者中可达 60%。对其他抗合成酶抗体的检测目前尚未应用于临床。

抗合成酶抗体综合征:指多发性肌炎或皮肌炎伴抗合成酶抗体(多指抗 Jo-1 抗体)阳性、同时合并多关节炎、雷诺现象、技工手、肺间质变的一组临床综合征。

(三)抗 SRP 抗体

抗 SRP(singal-recongnition particle,信号识别颗粒)抗体为肌炎的特异性抗体,阳性患者中

男性多见,且起病急重,肌炎症状明显,药物反应不理想。抗 SRP 抗体对多发性肌炎的特异性较高,但阳性率较低,大约只有 4%。

(四)抗 Mi-2 抗体

抗 Mi-2 抗体是皮肌炎的特异性抗体,此类患者皮疹明显,尤其是醉酒貌与披肩征典型;但肺间质变一般不多见;抗体阳性率约为 21%。

(五)其他抗体

当肌炎重叠其他结缔组织病时可以出现相应的抗体。如伴发干燥综合征者可出现抗 SSA 抗体及抗 SSB 抗体阳性;伴发系统性硬化症者可出现抗 Scl-70 抗体阳性。

四、肌电图

肌电图也是本病常用的检测手段之一,90%患者都可以出现肌电图异常,表现为肌源性损害。典型的肌电图改变为三联表现:即低波幅,短程多项波;插入性激惹增强,表现为正锐波,自发性纤颤波;自发性、杂乱、高频放电。疾病后期可出现神经源性损害,表现为肌源性和神经源性损害的混合相。

五、肌活检

病理诊断对疾病确诊的意义不言而喻,对于所有疑诊的病例和能够接受的患者应尽可能进行肌活检。肌活检的部位一般取受损肢体,但不应取损伤特别严重的肌肉,多选择三角肌、股四头肌等近端肌肉以及有压痛、中等无力的肌肉送检为好,同时应避免在肌电图插入处取材。

将近 70%的病例可呈现典型肌炎的病理改变,其基本病理改变为炎细胞浸润,肌纤维变性和(或)坏死,肌细胞萎缩、再生、纤维化,其中 T 淋巴细胞和 B 淋巴细胞浸润是本病的特异性改变。由于肌肉病变呈灶性分布,肌活检还可发现肌纤维直径不均匀。

(李　璐)

第五节　诊断与鉴别诊断

一、诊断

根据肌痛、肌无力、特异性皮损、系统损害以及肌电图和肌活检的资料,典型病例确诊并不困难。目前对于多发性肌炎和皮肌炎的诊断标准较多,但尚缺乏一致公认的标准。Bohari 和 Peter 提出的多发性肌炎和皮肌炎诊断标准是多数临床医师普遍应用的标准,我国制订的诊疗指南中也采用了这一标准,其具体内容如下。

(1)对称性近端肌无力,伴或不伴吞咽困难和呼吸肌无力。

(2)血清肌酶升高,特别是 CK 升高。

(3)肌电图异常。

(4)肌活检异常。

(5)特征性的皮肤损害。

具备上述(1)(2)(3)(4)者可确诊 PM;具备上述(1)～(4)项中的三项可能为 PM,只具备二项为疑诊 PM;具备第(5)条,再加三项或四项可确诊为 DM;第(5)条,加上二项可能为 DM,第(5)条,加上一项为可疑 DM。

二、鉴别诊断

(一)包涵体肌炎

包涵体肌炎是炎性肌病最新分出的亚型,多发生于中老年患者,起病隐匿,进展缓慢,肌无力可累及近端和远端肌肉,病变对称性差,肌酸激酶正常或呈低水平升高,激素及免疫抑制剂疗效不理想。本病的确诊主要依靠病理,可见细胞内出现成行排列的空泡,电镜下可见胞浆内或胞核内管状或线状的集合体,即"包涵体"。

(二)恶性肿瘤相关的多发性肌炎和皮肌炎

在此我们只想再次强调多发性肌炎和皮肌炎与恶性肿瘤之间的相关性,因为多发性肌炎与皮肌炎可能与肿瘤同时出现,或先于肿瘤及在肿瘤出现后发生,因此完善肿瘤相关项目的检查,是十分必要的,避免误诊和漏诊。

(三)结缔组织病相关的 PM/DM

PM/DM 与另一个或一个以上的弥漫性结缔组织病同时或先后存在,PM/DM 常易与系统性硬化症、系统性红斑狼疮、干燥综合征等疾病重叠。其中肌炎与结缔组织病重叠又称为"肌炎重叠综合征"。

(四)风湿性多肌痛

好发于 50 岁以上人群,虽然有肩胛带肌和骨盆带肌的疼痛,但反应横纹肌损伤的血清肌酶均正常,抗体检测阴性,肌电图和肌活检也不支持炎性肌病的改变。

(五)纤维肌痛综合征

该病好发于女性,其核心症状是慢性广泛性肌肉疼痛,该病最大的特点就是体格检查和实验室检查无阳性发现,可确知的体征只是对称分布的压痛点。与 PM/DM 相比,此病往往不存在肌损伤的证据,也缺乏特征性皮损。特别指出的是该病大多数患者存在抑郁或焦虑的症状,经抗抑郁治疗后疗效满意。随生活节奏的增快和生活压力的增大,该病的发生率呈现出上升的趋势。换一个角度思考,该病也可能是心身疾病的特征性的躯体化临床综合征。

(六)药物所致的肌病

很多药物在应用过程中都可能出现肌病样的改变。其中糖皮质激素引起的肌病很难诊断。其他如胺碘酮、肼屈嗪、秋水仙碱、环孢素、羟氯喹、磺胺类药以及他汀类和贝特类的降脂药均可能诱导肌病症状,引起肌酶升高。

(七)其他

PM/DM 还应与运动神经元病、重症肌无力、感染性肌病、内分泌异常所致肌病、代谢性肌病等加以鉴别。但上述疾病的确诊则需要在专科医师会诊下完成。

(李 璐)

第六节　治疗及预后

一、一般治疗

急性期建议尽量减少活动量,如有条件者可卧床休息,适当进行肢体被动运动,症状控制后可适当进行肌肉锻炼。治疗过程中由于卧床及应用糖皮质激素及免疫抑制剂应注意避免感染,包括真菌感染和结核感染。早期饮食宜清淡,易消化,并含有足够的蛋白质和维生素。

二、药物治疗

(一)对症治疗

出现发热、关节肌肉疼痛者,可应用非甾体抗炎药;出现雷诺现象及皮肤温度低者可应用扩张血管药物,如钙通道阻滞剂、活血化瘀的中药制剂等;肺间质变者,应预防感染的发生,如必须应用抗生素治疗,建议根据细菌学的证据选择药物,可应用止咳化痰药如沐舒坦、富露施泡腾片等;呼吸肌和吞咽肌受累的患者,必要时可应用机械通气及营养支持治疗。所有患者在整个疾病过程中,均需关注水电解质及酸碱平衡问题。

(二)糖皮质激素

本病的首选药物,一般多选择泼尼松或甲泼尼松龙。初始剂量为泼尼松 1.5～2 mg/(kg·d),或等剂量的甲泼尼松龙,晨起一次口服;重症者或夜间发热明显的患者可分两次口服。大多数患者于治疗后 6～12 周肌酶下降,肌力逐渐恢复,并接近正常。待临床症状与化验指标下降,则开始减少激素用量。激素减量过程应缓慢,一般至少需 1 年左右,减至 5～10 mg/d 后继续服药维持 2 年以上。在减量过程中如病情反复,应及早加用免疫抑制剂。对病情发展迅速,皮损严重,肌酶持续升高者,或有呼吸肌及吞咽肌受累表现,出现呼吸、吞咽困难者,可用甲泼尼松龙(15～1 g/d 静脉冲击治疗,连用 3 天,之后改为 60 mg/d 口服,然后再根据症状及肌酶水平逐渐减量。

需要注意的是应用激素治疗过程中应避免常见的不良反应,如低钾、骨质疏松、继发感染(包括真菌感染和结核感染)、消化道溃疡及出血、高凝状态及血栓形成、血糖升高等,针对上述情况,有的可以考虑提前预防用药,有的需密切观察临床表现并定期监测化验指标。

(三)免疫抑制剂

激素与免疫抑制剂联合应用可提高疗效、减少激素用量、及时避免不良反应。临床操作中,往往于激素应用后 1～2 周即开始免疫抑制剂的治疗。

1.甲氨蝶呤(MTX)

常用剂量为每周 10～20 mg/周,口服或加生理盐水 20 mL,静脉缓慢推注,也可以选择肌内注射或静脉滴注,若无不良反应,可根据病情酌情加量,但一般剂量不超过每周 30 mg,待病情稳定后逐渐减量,维持治疗数月至 1 年以上。多数临床医师倾向于 MTX 的使用应超过 1 年,也有医师认为如无明显不良反应,则可长期应用。有报道单用 MTX 治疗超过五年的病例,且未发现不良反应。MTX 的不良反应主要有肝酶增高、骨髓抑制、血细胞减少、口腔炎等,可在应用 MTX 的隔天给予叶酸治疗以减轻 MTX 的不良反应。用药期间应定期检查血常规和肝肾功能。

MTX 是否引起肺损害,其程度究竟如何,仍需进一步研究。但对于已发生肺间质性改变的患者,不建议应用 MTX。对于肺功能正常的患者,在应用过程中也必须监测肺功能的情况。有文献建议,在应用 MTX 之前进行肝功能和肺功能评估,以区分基础疾病还是药物潜在的毒性反应,值得重视。

2.硫唑嘌呤(AZA)

口服,初始剂量可从 50 mg/d 开始,逐渐增加至 150 mg/d,待病情控制后逐渐减量,维持量为 50 mg/d,一般临床应用则选择 100 mg/d。不良反应主要有骨髓抑制、血细胞减少、肝酶增高等,但程度均较 MTX 为轻。用药开始时需每 1~2 周查血常规一次,如无不良反应,以后每 1~3 月查血常规和肝功能一次。

3.环磷酰胺(CTX)

主要应用于不能耐受 MTX 的患者,如合并肺间质病变者,以及部分 MTX 治疗不满意者。可应用 CTX 50~100 mg/d 口服,或 CTX 400 mg 加生理盐水 100 mL,静脉滴注,每周一次。对重症者,可 0.8~1 g 加生理盐水 50 mL,静脉冲击治疗。不良反应主要有骨髓抑制、血细胞减少、出血性膀胱炎、卵巢毒性、诱发恶性肿瘤等。用药期间,需监测血常规、肝功能。

4.羟氯喹(HCQ)

200~400 mg/d,口服。主要应用于皮疹明显的患者,部分对 MTX 不耐受者也可尝试应用。有些患者经过一年或更长时间的 MTX 治疗后症状相对平稳,也可选择该药巩固治疗,而停服MTX。该药主要的不良反应是导致眼底黄斑变性,这也是医师与患者都关注的问题,因此治疗过程中,建议定期(每月一次)复查眼底。

5.雷公藤多苷

每次 20 mg,每天 3 次。主要不良反应为生殖抑制,并有胃肠道反应,个别患者肝酶升高、血细胞下降,应注意监测血常规、尿常规、肝肾功能。

(四)其他

对于合并已经确诊肿瘤的患者,无论 PM/DM 的发生是否与肿瘤相关,均建议先进行抗肿瘤治疗,部分患者在手术切除肿瘤后,肌炎情况也有一定程度的缓解。

三、预后

经过早期诊断和积极合理的治疗,本病可获得满意的长时间缓解,患者可享有较高的生活质量。多种原因造成的肺损害是疾病恶化或预后不良的主要原因,急性肺泡炎和缓慢进展的肺间质纤维化最终导致的呼吸衰竭是难以控制的情况。因应用激素和免疫抑制剂后出现的反复发作的感染也是疾病恶化的原因之一。有报道认为抗合成酶抗体综合征出现肺间质病变的概率更高,但相对合并肿瘤的概率下降。对于合并恶性肿瘤的肌炎患者,其预后一般取决于恶性肿瘤的预后。

四、诊疗体会

多发性肌炎和皮肌炎在内科疾病中并不常见,但在风湿性疾病中却不是一个罕见的疾病。传统的内科医师往往用"肌肉疼痛伴无力"描述多发性肌炎的临床特征。实际上典型病例的诊断并不困难,但对于一些似是而非的临床表现要考虑到肌损害的可能性,由于多数患者并不愿意接受肌活检,这就对一些不典型病例的诊断造成了困难,应告知患者肌活检的必要性,使其配合。

肌电图检查虽然也有一定的痛苦,但患者多数还可以认同,因此建议进行多部位的肌电图检查,如三角肌、股四头肌是较常检测的部位。对于怀疑存在抗合成酶抗体综合征的患者,在发现雷诺现象的同时即应进行胸CT检查,以除外早期肺间质炎症。

临床上有些患者以关节疼痛为主要表现,首先接受免疫抑制剂治疗,当进行相关酶学检测时,往往不易判定酶学异常是肌损害的表现还是药物的肝毒性反应。

治疗上激素仍然是首选药物,应用需遵循"足量、慢减、长期维持"的原则,虽然有文献认为疾病稳定后可以停服激素,但对停药的患者应持慎重态度。免疫抑制剂可选择MTX、CTX和HCQ治疗,MTX是否可造成肺损害虽然尚无定论,但在应用过程中也需动态观察。HCQ一般应用于症状较轻或病情逐渐稳定的病例。疾病后期出现慢性肺间质纤维化和肺动脉高压的患者药物疗效不明显,预后不良,临床上以对症治疗为主,应用激素的基础上加用改善循环、止咳化痰的药物可以缓解症状。

少数患者在疾病过程中出现皮下软组织钙化及皮肤溃破,局部可见钙化的组织,破溃处愈合比较困难,也有全身多部位反复出现皮肤破损,患者多会出现严重的低蛋白血症和继发感染而导致病情恶化。

(李 璐)

第九章

强直性脊柱炎

第一节　概　　述

强直性脊柱炎(ankylosing spondylitis,AS)是一种病因不明的与 HLA-B27 相关的慢性炎症性疾病,主要侵犯骶髂关节、脊柱骨突、脊柱旁软组织以及外周关节,并可伴见关节外表现,如急性前葡萄膜炎、主动脉瓣关闭不全、心脏传导障碍、肺上叶纤维化、神经系统受累及继发性肾脏淀粉样变,严重者可发生脊柱畸形或强直。

一、强直性脊柱炎的发展简史

强直性脊柱炎是一个古老的疾病,Brodie 于 1850 年首先描述了一位 31 岁男性患者,临床表现为脊柱强直、偶尔伴发严重眼部炎症;直到 1930 年人们才充分认识到骶髂关节病变是 AS 放射学上的特点。由于以前对该病认识不充分,曾经有过许多命名,如类风湿关节炎中枢型、类风湿脊柱炎。

1963 年国际抗风湿病联盟会议命名为"强直性脊柱炎",以代替类风湿脊柱炎,随着医学的发展以及发现该病与 HLA-B27 强相关以来,对该病的认识逐渐深入。

二、强直性脊柱炎在全球和全国的总体流行及分布情况

强直性脊柱炎发病存在明显的种族和地区差异。欧洲白人的患病率大约为 0.3%,在亚洲,中国的患病率与欧洲相仿,患病率初步调查为 0.3% 左右,日本本土人为 0.05%~0.2%。在非洲黑人中,强直性脊柱炎非常罕见,仅在中非和南非有过个别的病例报道。

(李太明)

第二节　发病机制与病理

一、发病机制

虽然 AS 的病因及发病机制至今仍不明,但其发病可能涉及遗传、感染、免疫、环境、创伤、内

分泌等方面因素。

(一)遗传因素

AS 具有遗传倾向,遗传基因在其发病中起了主导作用,所涉及的遗传因素除 HLA-B27 及其亚型之外,尚有 HLA-B27 区域内及区域外的其他基因参与,同时也体现了家族聚集性。

(二)免疫因素

1.细胞免疫和体液免疫应答

AS 患者存在多种抗体和细胞免疫改变,具有自身免疫性特征。活动期 AS 患者血清 IgG、IgM,尤其是 IgA 水平经常增高,提示该病涉及体液免疫;在 AS 患者体内存在严重的 Th1/Th2 失衡,且随炎症的活动,Th1 细胞的分化能力较 Th2 下降更明显。

2.细胞因子网络调节

AS 患者体内存在多种细胞因子的改变,血清中 TNF-α、IL-17 水平明显升高,且与疾病活动指数具有相关性。

(三)其他因素

外源性因素可能诱发 AS,包括细菌感染、寒冷潮湿、外伤等因素。

二、病理

AS 的原发病理部位在附着点或肌腱、韧带囊嵌入骨质处,附着点炎导致 AS 典型病变的发生,如韧带骨赘形成、椎体方形变、椎体终板破坏及足跟腱炎。

T 细胞在 AS 发病中的作用,CT 引导骶髂关节活检组织的免疫组织化学研究发现,炎性骶髂关节处存在 CD4$^+$T 细胞、CD8$^+$T 细胞、巨噬细胞。在特征性的黏液样浸润物附近富含 TNF-α 的 mRNA,而在新骨形成区发现转化生长因子-β(TGF-β)的 mRNA。

（李太明）

第三节　临床表现与体征

一、临床症状

(一)一般症状

起病缓慢而隐匿,早期可有低热、厌食、乏力、消瘦等症状。

(二)中轴关节表现

隐匿起病的腰背部或骶髂部疼痛和(或)发僵,半夜痛醒,翻身困难,晨起或久坐后起立时腰部发僵明显,但活动后减轻。可有臀部钝痛或骶髂关节剧痛,偶向周边放射。疾病早期疼痛多在一侧呈间断性,数月后疼痛多在双侧呈持续性。随病情进展由腰椎向胸颈部脊椎发展,则出现相应部位疼痛、活动受限或脊柱畸形。

(三)外周关节表现

外周关节表现以膝、髋、踝和肩关节居多,肘及手和足小关节偶有受累。以非对称性、少数关节或单关节及下肢大关节的关节炎为特征。我国约 45% 的患者从外周关节炎开始发病。

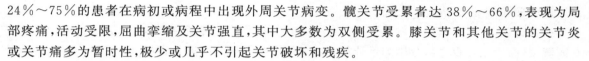

24%~75%的患者在病初或病程中出现外周关节病变。髋关节受累者达38%~66%,表现为局部疼痛,活动受限,屈曲挛缩及关节强直,其中大多数为双侧受累。膝关节和其他关节的关节炎或关节痛多为暂时性,极少或几乎不引起关节破坏和残疾。

（四）关节外表现

眼部受累多见,甚至是本病的首发症状,可出现虹膜炎或葡萄膜炎,发生率达25%~30%。心血管系统受累少见,病变主要包括升主动脉炎、主动脉关闭不全和传导障碍。肺实变是少见的晚期关节外表现,以缓慢进展的肺上段纤维化为特点。肾脏受累较少,以淀粉样变及IgA肾病为主。

二、体征

骶髂关节和椎旁肌肉压痛为本病早期的阳性体征。随病情进展可见腰椎前凸变平,脊柱各个方向活动受限,胸廓扩展范围缩小及颈椎后突。以下几种方法可用于检查骶髂关节压痛或脊柱病变进展情况。

（一）枕墙距

令患者靠墙直立,双足跟贴墙,双腿伸直,背贴墙,收颌,眼平视,测量枕骨结节与墙之间的水平距离。正常为0,>0即枕部触不到墙为异常。

（二）屏墙距

测量方式同上,为测量耳屏距墙的距离。

（三）颈椎旋转度

患者坐位,挺直上身,收颌,双手平放于膝,用一量角器向患者鼻尖方向置于患者头顶,令患者向左右旋转颈部,分别测量两侧旋转角度,计算平均值。

（四）颌柄距

令患者下颌贴向胸骨柄,测量两者间的距离。正常为0,>0即下颌触不到胸骨柄为异常。

（五）指地距

患者直立,弯腰、伸臂,测量指尖与地面的距离。

（六）Schober 试验

令患者直立,在背部正中线髂嵴水平做一标记为零,向下5 cm做标记,向上10 cm再做标记,然后令患者弯腰(注意保持双膝直立),测量两个标记间的距离,此增加值(cm)即为Schober值。<4 cm提示腰椎活动度降低。改良的Schober试验:令患者直立,在腰部两侧髂后上棘连线中点水平做一标记为零,向上10 cm再做标记,然后令患者弯腰(注意保持双膝直立),测量两个标记间的距离,此增加值(cm)即为改良Schober值。应测量两次取平均值。

（七）踝间距

患者平卧,双膝伸直,两踝尽量向外伸开,测量两踝间最大距离。然后让患者直立,双膝伸直,两踝尽量向两侧伸开,测量两踝间最大距离。计算两次测量的平均值为最后测量值,单位cm。

（八）胸廓活动度

患者直立,用刻度软尺测量其第4肋间隙水平(妇女为乳房下缘)深呼气和深吸气之胸围差。<5 cm者为异常。

(九)侧位腰椎活动度

患者直立,双臂贴紧体侧自然下垂,双手指伸直,测量中指距地的距离,然后令患者向左侧、右侧弯腰(保持双膝直立),分别测量计算左右两侧中指距地的距离差,左右两侧的平均值为最后值,单位 cm。

(十)骨盆按压

患者侧卧,从另一侧按压骨盆可引起骶髂关节疼痛。

(十一)"4"字试验

患者仰卧,一侧下肢伸直,另侧下肢以"4"字形状放在伸直下肢近膝关节处,并一手按住膝关节,另一手按压对侧髂嵴上,两手同时下压。下压时,骶髂关节出现痛者,和(或)者屈侧膝关节不能触及床面为阳性。

(李太明)

第四节　辅　助　检　查

一、实验室检查

活动期患者可见红细胞沉降率(ESR)增快,C 反应蛋白(CRP)增高及轻度贫血。类风湿因子(RF)阴性和免疫球蛋白轻度升高。AS 有遗传倾向,但不一定会遗传。目前已证实,AS 的发病和 HLA-B27 密切相关,并有明显家族遗传倾向。AS 患者 HLA-B27 阳性率达 90% 左右,但是大约 90% 的 HLA-B27 阳性者并不发生 AS,以及大约 10% 的 AS 患者为 HLA-B27 阴性。近年的研究提示,其他新的致病基因如 IL-23R、IL-1 和 ARTS1 也与 AS 致病相关。

二、影像学检查

(一)X 线检查

1.骶髂关节 X 线片

AS 最早的变化发生在骶髂关节。该处的 X 线片显示软骨下骨缘模糊,骨质糜烂,关节间隙模糊,骨密度增高及关节融合。骶髂关节炎 X 线片的病变程度分为 5 级:0 级为正常;1 级为可疑;2 级有轻度骶髂关节炎;3 级有中度骶髂关节炎;4 级为关节融合强直。

2.脊柱 X 线片

脊柱的 X 线片表现有椎体骨质疏松和方形变,椎小关节模糊,椎旁韧带钙化以及骨桥形成。晚期可有严重的骨化性骨桥表现,而呈"竹节样变"。

3.髋关节 X 线

髋关节受累者可表现为双侧对称性关节间隙狭窄、软骨下骨不规则硬化,髋骨和股骨头关节面外缘的骨赘形成,还可引起骨性强直。

4.其他部位 X 线片

骨盆、足跟等部位 X 线片可见耻骨联合、坐骨结节和肌腱附着点(如跟骨)的骨质糜烂,伴邻近骨质的反应性硬化及绒毛状改变,可出现新骨形成。

（二）CT 检查

骶髂关节及髋关节 CT：典型的患者 X 线检查可有明显改变，但对于病变处于早期的患者 X 线表现为正常或可疑，CT 检查可以增加敏感性且特异性不减。

（三）MRI 检查

在 AS 早期 X 线片不易发现骶髂关节的改变，MRI 对异常信号的高敏感性，以及断层的高分辨率避免了影像结构重叠，可以清晰地显示滑膜部及韧带部，结构清楚，尤其 MRI 对早期轻微的关节面骨质信号异常的显示，敏感性明显高于 X 线片。此外最近研究表明脊柱、骶髂关节 MRI 不但可以更清晰地显示 AS 患者慢性炎症病变如硬化、侵蚀、脂肪沉积、骨桥强直等，还可以显示 AS 急性炎症病变如骨髓水肿、滑囊炎、滑膜炎、附着点炎等的程度，对评价疾病的急性炎症活动度和慢性炎症病变的程度有较高的价值。

（李太明）

第五节　诊断与鉴别诊断

一、诊断

（一）纽约标准

目前较为广泛通用的标准是纽约标准。

1.临床标准

（1）腰痛、僵 3 个月以上，活动改善，休息无改善。

（2）腰椎额状面和矢状面活动受限。

（3）胸廓活动度低于相应年龄、性别的正常人（<5 cm）。

2.放射学标准

双侧骶髂关节炎≥2 级或单侧骶髂关节炎 3～4 级。

3.分级

（1）肯定强直性脊柱炎：符合放射学标准和至少 1 项临床标准。

（2）可能强直性脊柱炎：符合 3 项临床标准，或符合放射学标准而不具备任何临床标准（应除外其他原因所致骶髂关节炎）。

（二）ASAS（国际脊柱关节炎评估协会）脊柱关节病诊断标准

1.ASAS 提出的中轴型脊柱关节病分类标准

ASAS 提出的中轴型脊柱关节病分类标准适用于腰背痛≥3 个月且发病年龄<45 岁的患者，具有影像学显示骶髂关节炎加上 1 个以上脊柱关节病特征，或者 HLA-B27 阳性加上 2 个以上其他脊柱关节病特征，可诊断为中轴型脊柱关节病。

脊柱关节病特征包括炎性腰背痛、关节炎、附着点炎（足跟）、葡萄膜炎、指或趾炎、银屑病、克罗恩病/结肠炎、非甾体抗炎药治疗效果好、脊柱关节病家族史、HLA-B27、CRP 升高。

影像学显示骶髂关节炎的定义为：MRI 显示活动性（急性）炎症，高度提示与 SPA 相关的骶髂关节炎，或根据修订的纽约标准有明确放射学骶髂关节炎。

2.ASAS 提出的外周型脊柱关节病分类标准

关节炎、附着点炎或趾炎，加上≥1 个脊柱关节病特征，或加上≥2 个其他脊柱关节病特征。脊柱关节病特征为：葡萄膜炎、银屑病、炎性肠病、前期感染史、HLA-B27 阳性、影像学骶髂关节炎（X 线或 MRI）；其他脊柱关节病特征为关节炎、附着点炎、趾炎、炎性下腰痛史、SPA 家族史。

3.ASAS 炎性腰背痛诊断标准

慢性背痛＞3 个月，且满足以下 5 条至少 4 条，可诊断为炎性腰背痛，分别为：年龄＜40 岁，隐匿发病，活动后改善，休息后无改善，夜间痛（起床时改善）。

二、鉴别诊断

强直性脊柱炎的常见症状，如腰痛、僵硬或不适等在很多临床疾病中普遍存在，需注意和以下疾病相鉴别。

（一）类风湿关节炎

本病多见于女性。由于类风湿关节炎的基本病理改变为滑膜血管翳及血管炎，故常以掌指关节及近端指间关节为主，为对称性多关节炎，多不累及骶髂关节，如脊柱受累也常只侵犯颈椎。患者的关节区常可见类风湿皮下结节。类风湿因子阳性，其阳性率在类风湿关节炎患者可达60%～95%。

（二）骨关节炎

骨关节炎又称骨关节病。本病多见于 50 岁以上中老年人群，其病理表现以关节软骨损伤、关节边缘和软骨下骨反应性增生为特点。缓慢起病，关节肿痛、发僵，常在活动后加重，休息后可缓解，关节活动时可有骨摩擦音。关节以手远端指间关节、膝关节、髋关节、第一跖趾关节、颈椎、腰椎易受累。位于远端指间关节的结节称为 Heberden 结节，位于近端指间关节的结节称为Bouchard 结节。实验室检查红细胞沉降率、血常规、C 反应蛋白等指标往往正常，类风湿因子阴性。关节 X 线片检查见关节间隙变窄、骨赘、骨硬化、关节无强直。患者无全身系统性病变。另有一种特殊的骨关节炎即弥漫性特发性骨质增生症（diffuse idiopathic skeletal，DISH）需与 AS相鉴别。该病为至少在连续四节椎体的前面或前外侧面有骨化或钙化；椎间盘相对完好；无椎弓关节骨性僵直，无骶髂关节侵蚀、硬化或骨性融合；可合并颈椎后纵韧带骨化症（ossification of posteripr longitudinal ligament，OPLL）或椎体后缘增白、硬化。而 AS 病变多自双侧骶髂关节开始向上蔓延，椎弓关节常有破坏。椎体呈方形。骨化薄而平。AS 多发于 20～30 岁青中年，而 DISH 多见于老年人，骨化厚而浓密，外缘呈水波样，椎弓关节、骶髂关节正常，椎体一般无方形改变。

（三）Reiter 综合征

本病和强直性脊柱炎同属于血清阴性脊柱关节病，多见于成年男性，不洁性交或腹泻常为诱因。临床表现以关节炎、尿道炎和结膜炎三联症为特征。关节炎为多发性、不对称性，以下肢关节，如膝关节、踝关节、跖趾关节、趾间关节易受累。肌腱端病为本病较特异改变，发生在背部、足底、足跟、胸壁和下肢软组织出现刺击样疼痛。关节炎反复发作后常伴有骶髂关节和脊柱病变。本病 90% 的患者可出现尿道炎。约 2/3 患者出现双侧性结膜炎，少数患者可出现角膜炎、巩膜炎、前眼色素层炎、虹膜睫状体炎、视网膜炎等。皮肤黏膜损害也常见，约占 25%，典型改变的有环状龟头炎。

(四)银屑病关节炎

本病是与银屑病相关的炎性关节病,也是血清阴性脊柱关节病中的一种。它有典型的皮肤鳞屑性皮疹,皮疹为圆形或不规则形,表面覆以银白色鳞屑,去除鳞屑后显露出薄膜,刮除薄膜可见点性出血,此为银屑病的典型表现,具有诊断意义。17％患者具有类似强直性脊柱炎的骶髂关节炎改变,但常为单侧受累。远端指(趾)关节受累时有可见"笔帽征"的 X 线特征。90％患者有指甲损害,表现为小坑、纵嵴和甲碎裂。实验室无特异指标,有红细胞沉降率增快、贫血、类风湿因子阴性;有典型银屑病皮损,再出现关节炎时较好诊断。若关节炎症状先出现,则应注意鉴别。

(五)肠病性关节炎

本病也是血清阴性脊柱关节病的一种,指炎性肠病导致的关节炎,即溃疡性结肠炎与克罗恩病性肠病关节炎等。关节炎以膝关节、踝关节等单关节炎为主,关节肿胀疼痛,呈游走性、非对称性,少数患者出现关节腔积液。临床症状还可见发热、腹痛、腹泻。实验室检查滑液细菌培养阴性,类风湿因子阴性,HLA-B27 阳性率为 50％～70％,低于强直性脊柱炎,反复发作的患者关节 X 线片可有骨质疏松表现。

(六)髂骨致密性骨炎

本病多发于 20～25 岁女性,多见于妊娠或产后妇女,肥胖女性更易罹患,它是以骨质硬化为特点的非特异性炎症,慢性发病,病程较长,临床症状一般较轻,可出现轻度的下背部、腰骶部位疼痛、酸沉感,疼痛呈间歇性,骶髂关节 X 线片或 CT 显示病变累及双侧骶髂关节中下 2/3 髂骨耳状面或全部耳状面,病变致密,均匀一致,略呈三角形,未见有骨质破坏及透亮区。病变内缘为髂骨关节面,外缘亦整齐。骶髂关节面光整,关节间隙无明显改变,骶骨未见异常。病变进展缓慢,邻近骨质疏松改变不明显。实验室检查 HLA-B27 阳性率如正常人群。

(七)腰肌劳损

本病多由于腰背肌纤维、筋膜等软组织的慢性损伤而产生腰痛,起病缓慢,症状时轻时重,多在休息后减轻,劳累后加重。一般无外周关节肿痛,无晨僵现象。X 线改变可有腰椎轻度骨质增生、骨质疏松等。实验室检查红细胞沉降率、C 反应蛋白正常,HLA-B27 阴性。

(八)机械性腰痛

本病可发生于任何年龄,无家族史,起病突然,一般持续时间小于 4 周,活动后症状加重,无夜间痛重,疼痛范围局限,活动后疼痛加剧,即时相指标 ESR、CRP 等多正常。而 AS 好发于40 岁以下男性,可有家族史,发病隐匿,疼痛持续时间大于 3 个月,夜间痛重,疼痛范围弥散,活动后疼痛可减轻,ESR、CRP 可升高。

(李太明)

第六节　治疗及调护

一、药物治疗

(一)非甾体抗炎药(NSAIDs)

该类药物作用机制主要是通过抑制环氧化酶的活性,使花生四烯酸不能被环氧化酶氧化成前列腺素,从而起到了抗炎、解热、镇痛的作用。近年来应用于临床的选择性 COX-2 抑制剂,如尼美舒利、美洛昔康、塞来昔布等因其对正常表达在胃黏膜、血小板及肾脏的 COX-1 抑制较轻而不良反应较少,而且抗炎、镇痛作用与其他 NSAIDs 无明显差别,从而进一步提高了 AS 患者长期服药的安全性。

(二)改善病情药物

1.柳氮磺吡啶

该药可改善 AS 的关节疼痛、肿胀和发僵,并可降低血清 IgA 水平及其他实验室活动性指标,适用于改善 AS 患者的外周关节炎,并对本病并发的前葡萄膜炎有预防复发和减轻病变的作用。但该药对 AS 的中轴关节病变的治疗作用缺乏证据。通常推荐用量为每天 2.0 g,分 2～3 次口服。剂量增至 3.0 g/d,疗效虽可增加,但不良反应也明显增多。本品起效较慢,通常在用药后4～6周。为了增加患者的耐受性,一般以 0.25 g 每天 3 次开始,以后每周递增 0.25 g,直至1.0 g,每天 2 次,或根据病情,或根据患者对治疗的反应调整剂量和疗程,维持 1～3 年。为了弥补柳氮磺吡啶起效较慢及抗炎作用欠强的缺点,通常选用一种起效快的抗炎药与其并用。本品的不良反应包括消化系统症状、皮疹、血细胞减少、头痛、头晕以及男性精子减少及形态异常(停药可恢复)。磺胺过敏者禁用。

2.沙利度胺

该药有特异性免疫调节作用,能选择性地抑制正常单核细胞产生 TNF-α,也能协同刺激人 T 淋巴细胞、辅助 T 细胞应答,还能抑制血管形成和黏附因子活性。

3.其他改善病情药物

其他改善病情药物如甲氨蝶呤、来氟米特、雷公藤片等对外周关节病变为主的 AS 患者具有一定疗效,但对于中轴脊柱关节为主的 AS 目前研究尚未发现对于强直性脊柱炎有确切疗效。

(三)糖皮质激素

AS 患者出现虹膜睫状体炎可选择局部使用,合并外周关节炎可关节腔内注射,不推荐全身用药。

(四)生物制剂

肿瘤坏死因子(TNF-α)抑制剂,用于治疗活动性或对抗炎药治疗无效的 AS,治疗后患者的外周关节炎、肌腱末端炎及脊柱症状,以及 C 反应蛋白均可得到明显改善。但其长期疗效及对中轴关节 X 线病变的影响如何,尚待继续研究。本品常见的不良反应是注射部位局部反应,包括轻度至中度红斑、瘙痒、疼痛和肿胀等,注射部位反应通常发生在开始治疗的第 1 个月内,在随后的治疗中发生频率降低。注射部位反应平均持续 3～5 天。其他不良反应包括头痛、眩晕、皮疹、失眠、咳嗽、腹痛、上呼吸道感染、血压升高、外周血淋巴细胞比例增多、鼻炎、发热、关节酸痛、肌肉酸痛、困倦、面部肿胀、转氨酶升高等,大部分不需要处理。此外严重不良反应有感染、严重变态反应及狼疮样病变、诱发肿瘤等。

1.英利昔

其特点是与 TNF-α 结合率高,可清除循环和细胞上的 TNF-α,但对 TNF-β 无作用。使用方法:每次 3～10 mg/kg 静脉滴注,每 4～8 周 1 次,也有人推荐初始剂量为 3 mg/kg,然后第 2 和 6 周给相同剂量,以后每 8 周给药 1 次,如疗效不理想,可增量至 10 mg/kg 或间隔缩短到每 4 周 1 次。

2.依那西普

其特点是与 TNF 结合率较低,作用比较温和,同时中和循环中可溶的 TNF-α 和 TNF-β,有更好的耐受性和非免疫原性。推荐方法是 25 mg,每周 2 次,皮下注射。

二、外科治疗

强直性脊柱炎是主要累及青少年男性的自身免疫性疾病,也是一种自限性疾病,多数 AS 患者经非手术治疗会停止发展,症状缓解或消失,但仍有一部分 AS 患者会发展到严重的畸形,而影响脊柱和关节功能,最终需要手术矫形,以最大限度地恢复功能。

AS 主要累及脊柱和髋膝关节,肩关节和踝关节有时也会受累,但比例很低。现分别叙述。

(一)AS 累及脊柱

典型的 AS 从骶髂关节开始发病,然后向上发展累及腰段、胸段甚至颈段脊柱的关节突关节,使其强直,韧带骨化。当然并非所有累及脊柱的 AS 患者均发展到颈椎告终。相当一部分患者局限到胸腰椎,产生后凸畸形,少数患者可发展到颈椎,产生颈椎后凸,严重者引起上颈椎及颈枕关节强直,最严重者可累及下颌关节,使患者张口功能受限。

1.外科治疗目的

医师在为患者制订治疗计划及与患者交代病情时应明确,AS 累及脊柱是脊柱的关节韧带均已骨化融合,手术治疗后的脊柱绝不能变成活动的节段,只能将处于非功能位的畸形脊柱通过手术变成近似功能位的脊柱,然后再融合。因此矫正畸形后的脊柱仍然没有活动节段。但经过手术矫正畸形后,使头部抬高,两眼可平视或向上看,躯干直立可改善步态及站立姿势,也可改善生活质量和劳动能力,同时也可增加患者的心肺功能,减轻或消除神经根刺激症状。

2.外科手术适应证

(1)寰枢椎不稳,伴有疼痛及中度神经功能障碍。

(2)颈椎后凸畸形,出现下颌顶住胸部,头部不能抬高,双眼不可平视。此在临床较少。

(3)腰椎后凸,出现头不能抬起,眼不能平视,上半躯干前弯,形成严重驼背。

(4)脊柱骨折伴假关节形成。截骨技术:虽然有胸椎后凸,但由于胸椎椎管小,且为胸髓,容易损伤,且损伤后后果严重,故一般选择腰段做截骨,多在腰 1~2、腰 2~3 节段截骨。最早截骨是经腰 1~2 节段做椎板"V"形截骨,但是由于早期技术存在缺陷,死亡率和截瘫发生率较高。近10 年来,采用术中皮层诱发电位,监视术中神经功能,采用多节段截骨,椎板根钉固定技术,使手术矫正效果明显提高,截骨完成后椎体张口不大,术后神经功能并发症降至 1% 以下。对 AS 并发应力骨折假关节形成的患者,应切除假关节,采用椎弓根钉及钩固定技术,同时植骨修复假关节。对合并严重后凸畸形者,同期行后凸畸形矫正术。对颈椎严重后凸,做颈 7 后方截骨术,使头部抬起,采用椎弓根钉或侧块接骨板固定。但此手术有相当的难度和较高的神经系统的并发症。

(二)AS 累及关节

累及髋关节最为常见,据报道占 42%,而累及膝关节均为 10%,踝关节更少,累及其他关节罕见,本文叙述累及髋关节、膝关节、踝关节的外科治疗。

1.累及髋关节

AS 初期改变为关节边缘的骨炎,其特点是存在慢性炎症细胞和肉芽组织。由于破骨细胞活性增加而出现骨质疏松,随后软骨下骨和纤维软骨被纤维组织替代,关节表面出现侵蚀和退行性改变。有的迅速发展成骨性强直,关节间隙消失,骨小梁通过髋臼与股骨头之间间隙而融合成片,股骨头突入髋臼也较多见,而有的则仅有轻、中度关节活动障碍,关节间隙虽变窄,但仍保留。

双髋多同时受累,但双侧严重程度可不同步。对 AS 累及髋关节做滑膜切除有害无益。有学者曾诊疗多例患者,患者术前原有部分关节活动,但行滑膜切除后迅速强直。人工关节置换术是治疗晚期 AS 累及髋关节的唯一手段,其手术适应证包括严重的关节疼痛及关节功能障碍,特别是双侧累及者。对于合并关节强直者更应考虑人工关节置换。

2.累及膝关节

多数情况,累及膝关节必然累及髋关节。累及膝关节者常发生膝关节强直,而在临床工作中,常见的足膝关节屈曲位强直,使手术面临极大困难和严重并发症。对 AS 累及膝关节,采用全膝关节置换术是最好的选择,全膝关节置换术后患者可获得一个稳定的有一定活动度的无痛关节。同时,根据目前文献和有学者的经验,一次手术同侧髋关节、膝关节置换,先髋后膝,但髋关节切口可暂不闭合,待完成膝关节置换术后确保髋关节人工关节位置好时再闭合切口。

3.累及踝关节

此为少见情况。累及踝关节者,一定会累及同侧髋关节、膝关节。踝关节强直是否要手术取决于踝关节的位置,如强直在功能位,则在髋关节、膝关节置换后,踝关节可不手术。如踝关节强直在非功能位,尽管做了髋关节、膝关节置换术,但由于踝关节位置不良,则也很难恢复正常行走功能,则踝关节可做人工关节置换或踝关节截骨术。踝关节人工关节置换术的疗效仍存在许多问题,需要慎重选择。

三、调护

(一)心理调护

给患者详细解释病情,以消除紧张情绪,积极配合治疗。饮食应清淡,避免进食葱蒜、辣椒等刺激性食物,应戒烟戒酒,少进食羊肉、狗肉等温性食物,忌服补药。注意保持个人卫生,勤用淡盐水漱口,睡前用流动水清洗外阴,保持衣物和生活环境清洁。

(二)治疗调护

使用外用药时,注意皮肤过敏情况。急性期以休息为主,鼓励患者作床上关节锻炼,随着病情缓解逐渐加大运动量。

(李太明)

第十章

混合性结缔组织病

第一节　概　　述

　　Sharp 等人首次提出混合性结缔组织病（MCTD）概念，描述了具有系统性红斑狼疮（SLE）、系统性硬化（SSc）、多发性肌炎和（或）皮肌炎（PM/DM）、类风湿性关节炎（RA）等疾病的某些症状，血清中有高滴度的斑点型抗核抗体（ANA）和高滴度抗 U1-RNP（nRNP）抗体的一组患者的临床特征，其中包括雷诺现象、关节痛或关节炎、手肿胀、食管功能障碍、淋巴结病变、肌炎和血管炎，其肾损害较轻，预后相对良好。几十年来，此概念不断被更新，并发现该病器官受累广泛，有逐渐演化为某一特定结缔组织病（CTD），尤其是 SSc 的趋势，因此许多学者认为 MCTD 是 CTD 的中间状态或亚型，识别该病将有助于患者的治疗和预后的评价。

　　MCTD 的提出是以抗 U1-RNP（nRNP）抗体为前提和核心。已知 U1-RNP 抗原是剪接体复合物的组成部分。剪接体是核小体复合物，参与处理的 Pre-mRNA 转化为成熟的剪接 RNA。剪接体的两种主要亚基，即小核糖核蛋白体（snRNPs）和不均一核糖核蛋白体（hnRNPs），他们是 CTD 中自身免疫的靶抗原。不同 CTD 的抗原靶位点不同，其中 SLE 的抗原最广泛，其次是 MCTD，RA 的抗原相对局限于 hnRNP-A2，而 SSc 抗原相对局限于 hnRNP-1。

　　CTD 的患病率尚未明确，被认为处于 SSc 和 SLE 之间。MCTD 中女/男比为 16∶1。我国未见 MCTD 患病率的报道。MCTD 在诸如印度等国家的人群中少见。MCTD 发病年龄和其他 CTD 大致相同，大多数患者在 20～30 岁起病。MCTD 多为个例出现，但有家族性发病的报道。

（林　森）

第二节　病因与发病机制

一、MCTD 中的免疫功能异常

　　MCTD 患者的体液免疫和细胞免疫均出现异常。研究表明，MCTD 中 Th 接受 Ts 细胞的抑制信号减少，或抗 U1-RNP 抗体通过 Fc 受体穿透单核细胞，造成 Ts 细胞缺陷。MCTD 患者的循环 Ts 细胞数目减少和抑制功能降低,而 NK 细胞功能正常,IL-1、IL-2、B 细胞生长因子和分化因子升高或正常。与 SLE 相比,多数 MCTD 患者的单核-吞噬细胞系统的清除免疫复合物功能正常。滑膜、小肠、心脏、肝、肌肉、唾液腺、肺等组织均有淋巴细胞和浆细胞浸润。缺陷性细胞凋亡导致的自身反应性淋巴细胞的延期存活是免疫活化和产生抗体(包括 snRNP 抗体)的原因,但目前并无证据提示 MCTD 有缺陷性细胞凋亡。MCTD 患者存在高丙球蛋白血症,高滴度的抗 U1-RNP 抗体,可检测出循环及肾脏免疫复合物,有抗淋巴细胞毒抗体,组织活检可发现血管壁、肌纤维内、肾小球基膜和表皮真皮交接处有 IgG 和补体沉积。

二、环境因素和分子模拟

环境诱发因子是产生免疫反应的起始因子,这些环境诱发因子不一定持续存在,但是分子模拟使得免疫反应得以继续。感染是最常见的环境诱发因子。例如,如果一种病毒具有类似于自体蛋白的氨基酸序列,就可能诱发自身免疫反应。已有报道,许多感染相关的表位可以模拟不同剪接体颗粒的多肽域。小鼠的反转录 p30 gag 抗原、人类流感 B 病毒和 U1-snRNP 的 68 ku 多肽具有同源性;EB 病毒抗体(抗 EBNA-1)、Ⅱ型腺病毒的 72 ku 表位抗体和 hn-RNP 有交叉反应;Ⅰ型人类免疫缺陷病毒(HIV-1)的 p35 gag、p24 gag 蛋白刺激产生的抗体和 U-RNP 有交叉反应;HIV 糖蛋白 p120/41 的 B3 环和 68 ku 的表位有 33% 的同源性。由于分子模拟的作用,一旦针对某种感染因子的免疫反应产生,蛋白上其他的表位即可以因为表位播散而产生抗原性,从而使诱发的免疫反应得以持续。

三、遗传背景

遗传背景主要是和结缔组织病相关的 HLA 抗原存在于 6 号染色体上的部分基因。这些基因分别是 HLA-DR4、HLA-DR3、HLA-DR5、HLA-DR2,它们分别同 RA、PM/DM、SSc 和 SLE 相关。理论上,如果 MCTD 进展为某一特定的疾病,那么这种疾病相关的 HLA 表型就会占优势,而如果 MCTD 均等地演变为各种不同的 CTD,那么在 MCTD 患者的总体水平上就不会存在特定的 HLA 相关性。但是当某些患者演变为某种 CTD 之后,与之相关的 HLA 等位基因相关性应在此类患者中愈加明显,然而 MCTD 患者的 HLA 基因型并非如此。多数研究提示 MCTD 中 HLA-DR4 占优势。据报道,HLA-DR5 的 MCTD 患者容易进展为 SSc,而 MCTD 患者的肺纤维化和 DR3 有关。十余年来,人们认为 HLA-DR 基因可能与自身抗体反应的特异性相关,而不是与疾病的分类相关。换言之,尽管目前还不清楚 MHC 以何种形式与疾病的进展相关,MHC 相关性似乎代表的是抗原的选择,而不是疾病的选择。

据推测,T 细胞受体和 HLA 分子同抗体的生成相关。有一种假说认为具有抗原性的多肽能呈递给同源 T 细胞受体,这体现了 HLA 亚型在发病机制中是一种特异性基因。许多研究指出 68 ku 的抗 U1-RNP 生成与 HLA-DR4、HLA-DR2 表型相关。MCTD 患者中 HLA 类型为 DRB1 * 0401、DRB4 * 0101、DQA1 * 0103、DQB1 * 0301 而 SLE 患者为 DRB1 * 1501、DRB5 * 0101、DQA1 * 0102、DRB1 * 0602。基因的 DNA 序列提示 DR2 和 DR4 阳性的患者在氨基酸 β 链上 26、28、30、31、32、70、73 位点上有共同序列,因此可形成一个抗原结合位点的"口袋"。U1-RNA 本身也是一自身抗原,68 ku 的多肽有几个不同的表位,最常见的序列是 KDK、DRD、RKR 及 RSSRSR,这一区域优先针对 MCTD 而不是 SLE。另一个针对 MCTD 的自身抗原是剪接体颗粒 33 kD hnRNP-A2,针对这一蛋白的抗体是抗 RA$_{33}$抗体。　　　　　　　**（林　森）**

第三节 临床表现与体征

一、发热

MCTD 患者中,不明原因的发热可以很突出,且往往是 MCTD 的最初表现。发热常同时伴有肌炎、无菌性脑膜炎、浆膜炎等。

二、关节病变

几乎每个患者早期都会出现关节痛和关节僵硬,且较 SLE 中更常见、更严重。60% 的患者最终发展为明显的关节炎,类似 RA 中常见的关节畸形:尺侧偏斜、天鹅颈、纽扣花改变等,影像学检查存在严重的特征性关节骨边缘性侵蚀,边界清楚。一些患者发生屈肌腱鞘炎,是手畸形的另一个原因。关节受累,还常表现为 Jaccoud 关节病变。脊椎受累可导致死亡。肋骨侵蚀少见。50%～70% 的 MCTD 患者类风湿因子(RF)阳性,实际上,许多 MCTD 患者符合美国风湿学会(ACR)的 RA 标准可能被诊断为 RA。关节的组织学检查可发现增生的滑膜表面有类纤维蛋白坏死组织,毛细血管数目增多,间质水肿,巨噬细胞和少量淋巴细胞、多核白细胞、多核巨细胞浸润,滑膜深处的小动脉堵塞或严重狭窄。

三、皮肤黏膜

许多 MCTD 患者出现皮肤黏膜的损害。以雷诺现象最常见和最早出现,并常伴随指(趾)肿胀,严重者可以出现指端坏死。2/3 的患者有手肿胀及腊肠指。可见皮肤绷紧增厚,皮肤组织学检查可见胶原增生,真皮层水肿明显。此现象在儿童 MCTD 患者中并不突出。有些患者出现类SLE 的皮损,尤其是颧部红斑和盘状红斑。有些患者表现为类似皮肌炎的指节处的红斑(Gottron丘疹)和眼睑处紫罗兰色的向阳疹,其他皮损包括颊部溃疡、口干燥症、口腔溃疡、鼻中隔穿孔等。44% 的 MCTD 患者前臂屈肌、手足伸肌和跟腱等处可见皮下结节。其组织学表现为非特异炎症反应,而与典型的类风湿结节不同。MCTD 患者很少有局限性硬皮病表现。据报道手纹可以发生有趣的改变,同 SSc、雷诺现象和指端硬化患者一样,96% 的 MCTD 患者的尖纹可以被半球形指纹所取代。

四、肌肉

肌痛是最常见的表现之一。这往往与 PM 或纤维肌痛综合征难于鉴别。MCTD 炎性肌病的临床和组织学表现和特发性的 PM 类似。但多数 MCTD 患者无明显肌无力、肌电图和肌酶谱改变,且其肌炎常在慢性基础上呈急性发作,并对短程大剂量的激素治疗反应良好。另一种情况是在 MCTD 发病初期其隐匿的炎性肌病,对糖皮质激素反应差。

五、心脏

心脏的三层结构均可受累。最常见的临床表现是心包炎,见于 10%～30% 的患者,但心脏压塞罕见。心肌受累的报道日渐增多,有的患者心肌受累继发于肺动脉高压,这往往在初期无表现。MCTD 患者的二尖瓣瓣膜前叶可呈疣状增厚,这类似于 SLE 患者的 Libman-Sacks 心内膜炎,可有包括束支传导阻滞的传导异常。20% 的患者超声心电图异常,最常见的超声改变是右心室肥厚,右心房增大和心室间传导障碍,超声对右心室收缩压的评价有助于诊断亚临床型肺动脉高压。对 555 例日本 MCTD 患者的研究发现,其中 83 例确诊肺动脉高压。下列 6 条标准中符合 4 条以上:其诊断肺动脉高压的敏感性为 92%,特异性为 100%。6 条标准如下:①活动后憋气。②左侧胸骨边缘的收缩期搏动。③肺动脉第 2 音亢进。④胸部 X 线片示肺动脉增宽。⑤超声提示右心室肥厚。⑥超声提示右心室增大。

六、肺脏

一项前瞻性研究报道 85% 的 MCTD 患者有肺脏受累,其中 73% 的患者无症状。肺部受累的症状包括呼吸困难 16%、胸痛 7%、干咳 5%。胸部影像学提示间质改变 19%、胸腔积液 6%、肺浸润 4%、胸膜增厚 2%。间质性改变常常是进展性的,有时出现急性间质性肺炎,也有肺出血的报道。最明显的肺功能指标改变是单次一氧化碳呼吸弥散能力。一项为期 6 年的随访提示,35% 的患者有潮气量受损,一氧化碳弥散能力(DLco)下降了 43%。肺动脉高压常常是 MCTD 死亡的主要原因之一。肺动脉高压和心磷脂抗体相关。SSc 的肺动脉高压常常继发肺间质纤维化,而 MCTD 与此不同,其肺动脉高压常起因于轻度的内皮增殖和中度的肺小动脉增生,并可有血管紧张素转换酶-Ⅰ的活性明显增高。有假设提出指纹与 SSc 类似者更容易导致肺动脉高压。比较 11 例不伴肺动脉高压和 6 例伴肺动脉高压的 MCTD 患者的活检结果:两组均有内皮增殖纤维化和血栓形成,然而,在伴肺动脉高压患者的活检标本中,直径大于 200 μm 的小血管广泛受累。

七、肾脏

在早期有关 MCTD 的文献中,肾受累很少被提及,而 20 年后的随访研究发现,25% 的 MCTD 患者肾脏明确受累。无论是在 SLE 还是 MCTD,高滴度的抗 U1-RNP 抗体对弥漫增殖性肾小球肾炎是保护性抗体。MCTD 患者出现肾损害常表现为膜性肾病,多无症状,有的表现为肾病综合征,而弥漫增殖性肾小球肾炎或实质间质性肾病者罕见。MCTD 患者可以出现和硬皮病肾危象类似的肾血管性高血压危象。病程较长的患者可出现淀粉样变和氮质血症。

八、胃肠道

胃肠道受累是 SSc 和 MCTD 的重叠综合征的主要表现,发病率为 60%～80%,一项 MCTD 患者的综合性研究发现:66% 有食管受累,71% 有流体压力测量学改变,食管远端 2/3 的蠕动波振幅减低,有时上括约肌压力亦减低,通常无临床症状,但有些患者出现消化性食管炎导致的烧心和吞咽困难。SSc 的皮肤受累和食管受累的严重性相关,这点 MCTD 与之不同。有关于MCTD 患者出现腹腔积血、胆管出血、十二指肠出血、巨结肠、腹水、蛋白松解性肠病、门脉高压、肠道积气症和自身免疫性肝炎等并发症的报道。MCTD 患者出现腹痛的原因是肠道动力障碍、浆膜炎、肠系膜血管炎、结肠穿孔和胰腺炎。有些患者因肠系膜血管炎引起小肠、大肠出血而死亡。小肠细菌增生过度可导致小肠肠管扩张,并继发营养不良综合征。肝损害可以表现为慢性活动性肝炎和 Budd-Chiari 综合征。偶有报道分泌性腹泻和胰腺炎。在结肠肠系膜可以发现类似于 SSc 的假性憩室。

九、神经系统

根据 Sharp 关于 MCTD 的定义，中枢神经系统的损害并不是 MCTD 的显著临床特征。最常见的受损是三叉神经病变。这同时也是 SSc 最常见中枢神经系统病变，而在典型的 SLE 中，三叉神经病变罕见。和 SLE 的中枢神经系统受累相比，MCTD 的精神病和惊厥少见。MCTD 中头痛常见，在多数患者中，多为血管源性，并有偏头痛因素。有些头痛伴有发热和肌痛，与病毒综合征的后遗症反应有些类似，其中有的可以出现脑膜刺激征，脑脊液检查提示无菌性脑膜炎。MCTD 患者的无菌性脑膜炎也被认为是对非甾体抗炎药（尤其是舒林酸和布洛芬）的变态反应。和抗 U1-RNP 抗体有关的少见表现是脑出血，这在抗 U1-RNP 抗体相关性 SSc 和两例幼年型 MCTD 患者中曾有报道。另外，也有可逆性脊髓炎、舌萎缩、视网膜血管炎、进展性多灶性脑白质病、重症肌无力、脱髓鞘病变和周围神经病变的报道。

十、血管

中小血管的轻度内膜、中膜增生是 MCTD 特征性血管损害，这与 SSc 的血管损害相似，而与 SLE 不同。SLE 常见的特征性改变是血管周围炎性细胞浸润和类纤维蛋白坏死。据报道 45% 的 MCTD 患者抗内皮细胞抗体阳性，抗内皮细胞抗体被认为和自发性流产及肺受累有关。

十一、血液

75% 的 MCTD 患者有贫血，多为慢性感染性贫血。60% 的患者 Coomb's 试验阳性，但明确的溶血性贫血少见。与 SLE 相似，75% 的 MCTD 患者有白细胞减少，主要影响淋巴细胞系，与疾病的活动度有关。而血小板减少，血栓性血小板减少性紫癜、红细胞发育不良和疾病活动度的关系不明显。100% 的 MCTD 患者 ANA 和抗 U1-RNP 抗体均阳性，多数患者有高丙种球蛋白血症。MCTD 的抗 U1-RNP 抗体主要为 IgG 型，而 SLE 主要为 IgM。MCTD 患者存在低补体血症，但并不普遍，且和临床关系不大。

（林 森）

第四节 辅 助 检 查

大多数患者的抗 U1-RNP 抗体在早期出现，并贯穿病程始终。有时抗体出现较晚，其抗体滴度可以波动，但和病情活动无关。另外还可有抗单链 DNA 抗体、抗组蛋白抗体、抗心磷脂抗体、抗内皮细胞抗体等，大约 30% 的患者 RF 和抗 RA$_{33}$ 抗体阳性。15% MCTD 患者的抗心磷脂抗体和狼疮抗凝物阳性，但与 SLE 不同，其抗心磷脂抗体是非 β_2GP1 依赖性的，这或许可解释为何 MCTD 患者很少有高凝现象。

（林 森）

第五节　诊断与鉴别诊断

在早期,难以将 MCTD 患者和其他 CTD 的患者区分,多数患者的主诉是容易疲劳,难以言述的肌痛、关节痛、雷诺现象及红斑等。此时诊断未分化结缔组织病是最恰当的。高滴度的抗U1-RNP 抗体高度提示有可能演变为 MCTD。抗 U1-RNP 抗体甚至可被看作 MCTD 的血清学标志物。手指肿胀、前臂和手的肌腱周围的多发皮下结节、关节旁的钙化和肺动脉高压,常提示MCTD。少数 MCTD 可以急性起病,无任何线索。但多数常表现为多肌炎、急性关节炎、无菌性脑膜炎、指(趾)坏疽、高热、急性腹痛和三叉神经病变等。至今 MCTD 无统一诊断标准,下列三种标准较常用,其诊断的敏感性和特异性大致相同。

一、Sharp 诊断标准

(一)主要指标

(1)严重肌炎。

(2)肺受累,CO 弥散能力低于正常的 70%,肺动脉高压,肺活检提示血管增殖性损害。

(3)雷诺现象或食管功能障碍。

(4)手肿胀或指端硬化。

(5)高滴度的抗 ENA 抗体滴度大于1∶10 000和抗 U1-RNP 抗体阳性,而抗 Sm 抗体阴性。

(二)次要指标

(1)脱发。

(2)白细胞减少。

(3)贫血。

(4)胸膜炎。

(5)心包炎。

(6)关节炎。

(7)三叉神经病变。

(8)颊部红斑。

(9)血小板减少。

(10)轻度肌炎。

(11)手肿胀。

明确诊断:符合 4 条主要指标,同时抗 U1-RNP 抗体滴度大于 1∶4 000,而抗 Sm 抗体阴性。

可能的诊断指标:符合三条主要指标;或 1、2、3 主要指标的任何两条,或具有两条次要指标,并伴有抗 U1-RNP 抗体滴度大于 1∶1 000。

可疑的诊断指标:符合三条主要指标,但抗 U1-RNP 抗体阴性;或两条主要指标,或一条主要指标和三条次要指标,伴有抗 U1-RNP 抗体滴度大于1∶100。

二、Alarcon-Segovia **诊断标准**

（一）血清学检查
阳性抗 U1-RNP 抗体滴度大于 1∶1 600。

（二）临床表现
手肿胀、雷诺现象、肌炎、滑膜炎、肢端硬化病。

明确诊断：血清学阳性并至少 3 条临床表现，如手肿胀、雷诺现象和肢端硬化病存在，至少还有另一条症状（肌炎或滑膜炎）。

三、Kasukawa **诊断标准**

（一）一般症状
雷诺现象、手指和手肿胀。

（二）抗体
抗 U1-RNP 抗体阳性。

（三）混合表现
1.类 SLE 表现

多关节炎、淋巴结病、面部红斑、心包炎或胸膜炎、白细胞减少或淋巴细胞减少。

2.类 SSc 表现

指端硬化、肺纤维化、限制性改变或弥散功能受限、食管运动功能减低或食管扩张。

3.类 PM 样表现

肌无力、肌酶升高、肌电图提示肌源性损害。

明确诊断：一般症状中 1～2 条阳性；抗 nRNP 抗体阳性；3 条混合表现中，任何 2 种内各具有 1 条以上的症状。

二、鉴别诊断

MCTD 诊断的关键线索是雷诺现象、手肿胀、多关节炎、炎性肌病、斑点型 ANA 和高滴度的抗U1-RNP抗体。在诊断 MCTD 之前，尚应与其他风湿病鉴别。与 SSc 相比，MCTD 的多发性关节炎、肌炎、淋巴结病、白细胞减少和高球蛋白血症发生率高；与 SLE 相比，MCTD 的双手肿胀、肌炎、食管运动障碍和肺受累更多见，而严重的肾脏和中枢神经系统受累较 SLE 少见，抗 ds-DNA 抗体、抗 Sm 抗体和 LE 细胞通常阴性，血清补体水平不低。MCTD 与 PM/DM 相比，雷诺现象、关节炎、双手指肿胀、食管运动障碍、肺受累明显增高，且有高滴度的抗 U1-RNP 抗体，而缺乏在 PM 中特有的抗 Jo-1 抗体和抗 PM-1 抗体。

（林　森）

第六节　治疗及预后

一、治疗

本病的治疗以 SLE、PM/DM、RA 和 SSc 的治疗原则为基础。有雷诺现象首先应注意保暖，避免手指外伤,避免使用振动性工具工作,戒烟等。应用抗血小板聚集药物如阿司匹林,扩血管药物如钙通道阻滞剂硝苯地平,每天 30 mg,血管紧张素转化酶抑制药如卡托普利每天 6.25～25 mg。局部可试用前列环素软膏。如出现指端溃疡或坏死,可使用静脉扩血管药物(如前列环素)。以关节炎为主要表现者,轻者可应用非甾体抗炎药,重者加用甲氨蝶呤或抗疟药。以肌炎为主要表现者,选用糖皮质激素和免疫抑制药治疗。轻症和慢性病程应用小至中等量激素如泼尼松每天 10～30 mg,急性起病和重症患者应用泼尼松每天 60～100 mg,同时加用甲氨蝶呤。必要时静脉用免疫球蛋白。肺动脉高压是 MCTD 患者致死的主要原因,所以应该早期、积极治疗。除了阿司匹林、钙通道阻滞剂如硝苯地平 10 mg,每天 3～4 次,血管紧张素转化酶抑制药如卡托普利 12.5～25 mg,每天 2～3 次外,还可应用中至大量糖皮质激素和免疫抑制药(首选环磷酰胺和甲氨蝶呤)。肾脏病变:膜性肾小球肾炎可选用糖皮质激素如泼尼松每天 15～60 mg。肾病综合征对激素反应差,可加用环磷酰胺或苯丁酸氮芥等免疫抑制药。有肾衰竭患者应进行透析治疗。食管功能障碍:轻度吞咽困难应用泼尼松每天 15～30 mg。

在治疗过程中,无菌性脑膜炎、肌炎、浆膜炎、心包炎和心肌炎对糖皮质激素反应好,而肾病综合征、雷诺现象、毁损型关节病变、指端硬化和外周神经病变对激素反应差。胃、食管病变治疗方案参考 SSc。为减少激素的不良反应,应加用免疫抑制药如抗疟药、甲氨蝶呤和环磷酰胺等。在使用上述药物时应定期查血、尿常规,以及肝、肾功能,避免不良反应。

二、预后和转归

MCTD 预后相对良好,但并非所有的患者都如此,如肺动脉高压有时进展迅速,患者可在几周内死亡。进展性肺动脉高压和心脏并发症是 MCTD 患者死亡的主要原因。此外,心肌炎是少见的致死原因。与 SLE 相比,继发感染和院内感染在 MCTD 患者中相对少见。日本报道表明,MCTD 患者 5 年生存率为 90.5%,10 年生存率为 82.1%,以 SSc-PM 重叠的患者预后差,10 年生存率为 33%。总之 MCTD 的病程难以预测,大多数患者预后相对良好,但主要与早期诊断、早期治疗有关。如果已有主要脏器受累则预后差。

国内随诊 50 例 MCTD 患者,5 年生存率为 80%。其中 13 例(26%)发展为其他结缔组织病,包括 7 例 SLE,6 例 SSc。23 例符合 Sharp 标准的 MCTD 患者中 1 例(4%)发展为 SSc。23 例符合 Kasukawa 标准的患者中 7 例(30%)发展为其他结缔组织病。27 例符合 Alarcon-Segovia标准的患者中 12 例(44%)发展为其他结缔组织病。

(林 森)

第十一章

风 湿 热

第一节 概　述

本病多发于冬春季节,潮湿和寒冷是重要的诱发因素。过去认为北方气候严寒地区发病率高,近年的报道显示,我国南方患病率高于北方某些地区,可能与天气潮湿有关。男女患病比例相当。初次发病常侵犯儿童及青少年,以 9～17 岁比较多见。

本病的发病与人群的生活条件有密切关系。居住环境过于拥挤、营养低下、医疗条件缺乏,均有利于溶血性链球菌的生长繁殖和传播,导致本病的流行。

本病在西方发达国家流行曾相当严重,在 20 世纪三四十年代,美国儿童风湿热的发病率为 710/10 万,风湿性心脏病患病率高达 3‰～4‰,成为一个严重的医疗保健和社会问题。随着风湿热发病率的下降,学龄儿童风湿性心脏病的患病率也下降至 0.5‰。西欧和日本也有类似的情况。下降的原因多认为是由于社会经济的进步带来了居住和营养条件的改善,医疗技术水平的提高减少了临床的误诊,抗生素的普遍应用减少了链球菌感染的机会,与近年来流行的链球菌菌株发生了变异(致风湿菌株减少)等也有关系。

20 世纪 70 年代以来,本病在西方发达国家的发病率有大幅度下降,但在发展中国家,如印度、东南亚、非洲和南美洲的广大地区,风湿热和风湿性心脏病仍然是一个相当严重的问题。有报道,这些地区风湿热的发病率为 100/10 万～150/10 万,由于风湿热的发病率维持在高水平,风湿性心脏病的患病率为 1‰～15‰,估计发展中国家每年风湿热的初发病例在 100 万～200 万,其中相当比例的患者以后会发展为风湿性心脏病。

(李太明)

第二节 发病机制与病理

一、病因

(一)链球菌咽部感染是诱发风湿热的病因

本病是继发于 A 组溶血性链球菌咽喉部感染的一种免疫性疾病的观点已得到广泛地接受。其根据是：①A 组溶血性链球菌感染与风湿热的流行季节和地域性分布相一致。②只有咽喉部的上呼吸道链球菌感染才会诱发风湿热。③风湿热发生在链球菌感染之后 2～5 周,有时在发病初期患者咽部培养出 A 组溶血性链球菌并可测到患者血清链球菌的抗体效价升高。④在链球菌感染初期用抗生素治疗可避免风湿热的发作,应用青霉素预防可降低风湿热的发病率和复发率。

为什么 A 组溶血性链球菌能诱发风湿热,目前尚未有很确切的解释,一般认为与该菌的特殊结构成分及细胞外产物的高度抗原性有关。

1.A 组乙型溶血性链球菌的结构

A 组乙型溶血性链球菌的结构由外而内依次为荚膜、细胞壁、细胞膜和细胞质。

(1)荚膜:由透明质酸组成,与人体滑膜和关节液的透明质酸蛋白之间存在共同抗原。

(2)细胞壁共分三层。①外层:由蛋白质组成,含 M、T、Ⅱ型蛋白。M 蛋白与 T 蛋白同为 A 组溶血性链球菌的免疫学亚型标记,是决定细菌毒力的主要物质,有保护细胞和抗拒吞噬抗原的能力。目前已知有 80 多种不同血清型的 M 蛋白中,第 1、3、5、14、18、19、24、27 和 29 型等属致风湿源型。每一菌株具有其型特异性的 M 蛋白,已证明某些型的 M 蛋白与人心肌纤维膜有交叉抗原性。②中层:由糖类(C-多糖)组成。含组织特异性抗原,其抗原性取决于所含的 N-乙酰葡萄糖胺。人类和哺乳动物结缔组织的糖蛋白和黏多糖亦含有 N-乙酰葡萄糖胺。已证明心瓣膜、软骨、角膜的糖蛋白与 A 组链球菌的多糖之间存在共同抗原。③内层:由黏肽组成。用黏肽和多糖类复合物注射家兔,可产生类似风湿性心脏炎症的病理改变。

(3)细胞膜的抗原性结构是脂蛋白。A 组溶血性链球菌的细胞最少含有一种与别组(除 C～G 组外)溶血性链球菌细胞膜不同的特异性抗原。此抗原与哺乳动物的组织如肾基膜、肌浆膜(包括心肌肌膜)、胸腺细胞、脑视丘下部和尾核的神经元有共同的抗原决定簇。

(4)细胞质为细胞原生质,含 DNA 和 RNA。

2.A 组乙型溶血性链球菌的细胞外产物

已知其有 20 种以上的细胞外产物,包括毒素和酶。其中链球菌溶血素 O、链球菌激酶、透明质酸酶、DNA 酶-B 和核苷酶等具有抗原性,均可产生抗体。通过对上述抗体的测定可有助于确定链球菌感染是否存在。

(二)病毒感染与风湿热的关系

有些学者如 Butsh 等提出,病毒可能是风湿性心瓣膜病和风湿热的病因,也可能是细菌与病毒协同作用诱发风湿热。其根据是:在动物试验中,柯萨奇 B_4 病毒接种于小鼠或经静脉注入狒狒后,可产生类似风湿性心瓣膜炎病变,并在组织中发现特异性病毒抗原。如将链球菌和柯萨奇

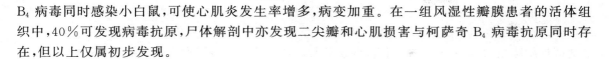

B_4病毒同时感染小白鼠,可使心肌炎发生率增多,病变加重。在一组风湿性瓣膜患者的活体组织中,40%可发现病毒抗原,尸体解剖中亦发现二尖瓣和心肌损害与柯萨奇 B_4 病毒抗原同时存在,但以上仅属初步发现。

二、发病机制

A组乙型溶血性链球菌咽部感染可以诱发风湿热的论点虽已被公认,但是众多 A 组乙型溶血性链球菌感染中,只有少数(1%～3%)发生本病,在患者血液中又不能培养出链球菌。关于链球菌如何诱发风湿性关节炎和心脏炎症,其机制至今尚未明了,已知和下列三方面有关。

(一)免疫发病机制

A组乙型溶血性链球菌入侵咽部后,经 1～6 周的潜伏期而发病,被认为是机体对链球菌的一种迟发型变态反应。风湿热的免疫发病机制研究近数十年来有很大的进展。

1.体液免疫

Zabriskie 及 Freimer 等发现风湿热和风湿性心脏病患者血清中存在有抗心肌抗体,并证明此抗体能在体外与心肌结合。不少研究发现,链球菌结构成分与哺乳动物机体组织存在有多种交叉抗原,可诱发交叉抗体。如 Kaplan 发现,溶血性链球菌 5 型和 19 型的 M 蛋白与人的心肌有交叉抗原性。Dale 和 Beachey 等证实,5 型 M 蛋白的胃蛋白酶分解片段与心肌纤维膜有交叉抗原性。Moll 等发现,抗 M 蛋白 C 区抗体在风湿热患者中有较高的浓度,且在以往引起风湿热暴发流行的 A 组链球菌致风湿热菌株均存在 M 蛋白 C 区片段,而在急性肾炎、单纯化脓性扁桃体炎患者咽喉部培养的 A 组链球菌均缺乏 M 蛋白 C 区片段,从而提出 M 蛋白 C 区可能是 A 组链球菌致风湿热菌株引起风湿热和风湿性心脏病的共同抗原决定簇。Goldstein 等发现,链球菌细胞壁的 C-多糖与牛心瓣膜的糖蛋白有交叉抗原性。Husby 发现,风湿热舞蹈病患者体内有能与丘脑下和尾核神经元胞浆起反应的抗体,此抗体能被链球菌膜所吸收,说明上述神经元胞浆与链球菌胞膜具有交叉抗原。目前认为,链球菌菌体的多种结构成分(如细胞壁、细胞膜或胞浆)的分子结构和人体某些组织的分子结构相同或极相似,因而出现交叉免疫反应,此即所谓"分子模拟"现象。分子模拟现象在风湿热的发病中有重要意义。

从以上事实,可认为风湿热的发病和引起心脏炎症,是由于溶血性链球菌侵入人体,产生相应的抗体,此种抗体与心肌和关节组织产生抗原抗体反应而产生病变。

有研究发现,风湿性瓣膜炎患者血清中抗 A 组链球菌多糖抗体水平在换瓣术后迅速下降,但在瓣膜成形术后则否,说明患者的瓣膜具有抗原性。由于它的存在可刺激抗体的产生,也提示本病为一种自身免疫性反应。

2.细胞免疫

以下事实证明在风湿热的发病中有细胞免疫参与:应用单克隆抗体分析患者的 T 淋巴细胞及其亚群,发现有 CD4$^+$T/CD8$^+$T 增高。风湿热发作多年的二尖瓣,显示有以 CD4 阳性辅助细胞为主的 T 淋巴细胞浸润。风湿热时,可测出多种细胞免疫激活的标记物,如 IL-1、IL-2、IL-2R 和肿瘤坏死因子 γ 受体增高。应用链球菌膜作为刺激物,可使风湿热患者外周血淋巴细胞和心脏组织细胞促凝血活性增高。应用白细胞移动抑制试验,发现风湿热患者对链球菌抗原有细胞免疫增高现象。

3.体液免疫和细胞免疫综合发病机制

张书刚等用原代培养的人胚心脏细胞分别加入风湿热患者的血清和外周血淋巴细胞,发现急性风湿性心脏炎症组患者血清和外周血淋巴细胞对心肌细胞和心肌间质细胞有毒性作用(细胞坏死),迁延活动组患者的外周血淋巴细胞对心肌细胞和心肌间质细胞有毒性作用,但血清对上述两种细胞则无毒性作用,提示体液免疫和细胞免疫均参与风湿性心脏炎症的发病机制,而在迁延活动风湿性心肌炎的发病中则以细胞免疫为主,体液免疫作用较小。

4.动物试验研究

Murphy、Merse 和国内余步云等通过皮内、咽喉和眼结膜等不同途径注射链球菌,诱发家兔产生类似人类风湿性心脏炎症病理变化,在心脏组织上可见心肌间质有类似 Aschoff 结节,在瓣膜上有纤维素样变性和风湿性赘生物。试验结果均提示风湿热的免疫发病机制。

(二)超抗原的作用

近年来的研究发现,A 组链球菌胞壁 M 蛋白具有"超抗原"的性质,超抗原的递呈与识别不严格受 MHC 限制,也不需经过抗原提呈细胞(APC)的处理可直接激活 $CD4^+$ T 细胞,具有类似致分裂原的作用。M 蛋白分子一端与人类 T 细胞的 TCRβ 链 V 区 Vβ 基因片段所编码的肽段结合,激活大量 T 细胞,当激活了自身反应性 T 细胞时,就会引起人体内的自身免疫反应,而导致风湿热的发生,这在某些临床类型的风湿热发病机制中可能起着较重要的作用。关于 M 蛋白的超抗原性,尚有待于进一步研究。

(三)遗传易感性

近年来 Patarroyo 等发现,风湿热患者 B 细胞表面带有遗传标记 883+,应用这种抗原的抗血清检测纽约和波哥大(哥伦比亚)的风湿热患者,约有 72% 出现阳性反应。后来 Zabriskie 等应用杂交瘤技术,成功地培育出 83S19.23 单克隆抗体,能鉴定出所有是 883+ 的患者。随后,又培育出 256S10 单克隆抗体,能鉴定出 883- 的风湿热患者。两种单克隆抗体联合应用,能正确鉴定 92% 不同地区的风湿热患者。经检测,这一遗传标记存在于 20% 的健康人群中,这些人被认为是风湿热易感者。近年又发现一种称为D8/17的单克隆抗体,能对抗 B 细胞同种抗原。在不同人口和国家中进行检测,结果有 80% 的风湿热患者周围血淋巴细胞与此单克隆抗体起反应,在患者的双亲和兄弟中只显示 15% 阳性反应,而急性链球菌感染后肾炎患者及其兄弟、双亲不与此单克隆抗体起反应。

20 世纪 80 年代以来,对风湿热和风湿性心脏病与 HLA 之间的关系进行了研究。对Ⅰ类抗原与风湿热的关系仍有不同意见,有些学者认为风湿热患者无特异性的 HLA 表型,但在某些国家认为有特殊 HLA 位点,如美国白人中,风湿性心脏病与 HLA-A11、A29 和 B17 的频率增高有关;广东籍汉人风湿性心脏病患者中 HLA-A10、A28、和 A23 的频率明显增高。Ⅱ类抗原与风湿热和风湿性心脏病有很强的关联,在美国黑人、高加索人及土耳其人的风湿热患者 HLA-DR2、DR3、DR4 和 DR7 的频率明显增高,而 DR5、DR6 的频率明显减少;巴西的风湿热患者 HLA-DR7、DRW53 的频率明显增高;广东籍汉人风湿性心脏病患者中 HLA-DR4 的频率明显增高,而 DR2 明显减少。从 DNA 水平上研究人群 HLA-DQA1 等位基因与风湿热和风湿性心脏病遗传易感性的相关性,发现广东汉人风湿热和风湿性心脏病患者 HLA-DQA1 的 *0102/0301基因型明显下降。

上述结果提示种族和地域上的差异,可能造成遗传学的区别,说明宿主的易感性在风湿热的发病机制中可能起一定的作用。而宿主的易感性又可能受多种因素如遗传基因、免疫功能、气候环境、营养状况等的影响。

三、病理

风湿热是以侵犯心脏、关节为主,少数情况也可同时侵犯皮肤、脑及其他脏器。根据其病变发展过程可分为三期。

(一)变性渗出期

本期病变是从结缔组织的基质改变开始。由于酸性黏多糖增加,胶原纤维首先出现黏液样变性,继之出现胶原纤维肿胀、断裂及纤维素样变性,病灶内可同时有浆液渗出,周围有淋巴细胞和单核细胞浸润。此期一般持续 1～2 月,然后恢复或进入第二、三期。

(二)增殖期

此期的特点为 Aschoff 小体(风湿小体)的形成。此小体多位于心肌间质的血管周围,是在一期病变的基础上发展的。病灶中央有纤维素样坏死,边缘有淋巴细胞、浆细胞和风湿细胞浸润。风湿细胞体积巨大,可呈圆形或椭圆形,含有丰富的嗜碱性胞浆。胞核有明显的核仁可出现双核或多核。风湿小体为风湿热的病理特征性改变,并且是风湿活动的标志,此期持续 3～4 个月。

(三)硬化期

风湿小体中央的变性和坏死物质被吸收,炎症细胞减少,风湿细胞变为成纤维细胞,纤维组织增生,局部形成瘢痕灶。此期一般持续 2～3 个月。

风湿热常反复发作,每次发作持续 4～6 个月。上述各期病理变化常常交错存在,其病理变化对临床症状起决定性作用。如关节和心包的病理变化是以渗出性为主,故临床上不发生关节畸形和缩窄性心包炎;而心肌、心内膜(瓣膜)的病理变化一般均经历上述三期,故常有瘢痕形成,造成永久性损害。

(李太明)

第三节 临床表现与体征

一、前驱症状

在风湿热的典型临床症状出现之前 2～5 周,常有咽喉炎或扁桃体炎等上呼吸道链球菌感染的临床表现,如发热、咽喉痛、颌下淋巴结肿大、咳嗽等症状。经治疗症状消失后,可无任何不适。感染轻者可无明显临床症状。有时轻症患者会完全遗忘此病史。临床上仅 1/3～1/2 的风湿热患者能主诉出近期上呼吸道感染的病史。

二、典型的临床表现

风湿热最常见的临床表现为发热、关节炎和心脏炎症,环形红斑、皮下结节和舞蹈病也偶尔见。

(一)发热

有 50%～70%患者有发热,热型不规则。高热多见于少年儿童,成人多中等度发热。轻症病例往往仅有低热,甚至无发热。低热有时仅在常规定期测温时才被发现。

（二）关节炎

典型的关节炎呈游走性、多发性，同时侵犯数个大关节，以膝、踝、肘、腕、肩关节较常见。急性发作时受累关节呈红肿、灼热、疼痛和压痛，活动受限制。急性期过后不遗留关节变形。典型的风湿性游走性关节炎系指在较短时间内，如24～48小时，关节炎（痛）可从一个部位转移到另一位置。关节症状受气候影响较大，对天气变化甚为敏感，常在天气转变前（尤其是变冷及雨天）出现明显关节痛，气候稳定后症状减轻。水杨酸制剂对风湿性关节炎有极好的疗效，用药后多于48小时内病情得到缓解。对轻症的关节炎患者，常需要仔细检查，逐个关节进行触诊才能发现关节炎的存在。轻症患者可仅有关节痛，偶尔表现髋关节、指趾关节、颈椎、下颌关节或胸锁关节痛，胸肋关节痛常被误诊为心肌炎、心脏神经官能症、肋间神经痛。近年的病例，关节炎约占57%，关节痛约占70%。

（三）心脏炎症

典型的心脏炎症患者常主诉有心悸、气短、心前区不适、疼痛等。瓣膜炎时可有新的心尖区高调、收缩期吹风样杂音，疾病早期此杂音响度呈易变性，但不随体位和呼吸变化；亦可有心尖区短促低调舒张中期杂音，此舒张期杂音称为 Carey-Coomb's 杂音。该杂音与二尖瓣狭窄杂音的区别为前者不存在左心房与左心室之间的明显压力阶差。如心底部（胸骨左缘）主动脉瓣区新出现舒张中期柔和的吹风样杂音，尤其在急性风湿性心脏炎症无二尖瓣杂音时应考虑主动脉瓣炎所致。心肌炎常伴有心尖区收缩期及舒张期杂音。心动过速（入睡后心率仍超过100次/分钟）是心肌炎的早期表现。对上呼吸道链球菌感染后出现进行性心悸、气促及心功能减退，应予严密追踪，以排除早期心肌炎。病情严重时可有充血性心力衰竭的症状和体征如心动过速、呼吸困难、咳嗽、端坐呼吸，甚至出现肺水肿，这是由于左心室容量超负荷所致。X线或超声心动图可显示心脏增大。心包炎可表现为心音遥远，心包摩擦音或胸痛。二尖瓣关闭不全的杂音有时可被心包摩擦音遮盖，至心包炎消退后才被发现。X线可有心影增大，坐立位时心影下部增大呈烧瓶样；平卧时心底部明显增宽，心腰消失。近年报道心脏炎症发生率约占45%。

（四）环形红斑

环形红斑在临床上少见。其在风湿热的出现率报道不一，为6%～25%。红斑为淡红色的环状红晕、中央苍白，多分布在躯干或肢体的近端，时隐时现。有时几个红斑互相融合成不规则环形。其大小变化不一，痒不明显，压之退色。

（五）皮下结节

皮下结节亦属少见，据统计其出现率为2%～16%。为稍硬、无痛的小结节，多发现于关节伸侧的皮下组织，尤其在肘、膝、腕、枕或胸腰椎棘突处，与皮肤无粘连，无红肿、炎症，常在心肌炎症时出现。

（六）舞蹈病

舞蹈病发生在儿童期，4～7岁儿童多见，成人几乎不发生。一般出现在初次链球菌感染后2个月或以上，由风湿热炎症侵犯基底节所致，为一种无目的、不自主的躯干或肢体动作。如面部表现为挤眉目、眨眼、摇头转颈、努嘴伸舌；肢体表现为伸直和屈曲、内收和外展、旋前和旋后等无节律的交替动作，激动兴奋时加重，睡眠时消失，情绪常不稳定是其特征之一。须与其他神经系统的舞蹈症鉴别。由于其在风湿热的后期出现，故常不伴有其他明显的风湿热临床表现。国内报道其发生率在3%左右，国外报道可高达30%。

（七）其他表现

进行性疲倦、乏力、贫血、肌痛、多汗、鼻出血、瘀斑等也相当常见。皮肤的不典型表现可为结节性红斑和多形红斑。有时可有严重腹痛，酷似急性阑尾炎和急腹症。此可能是由于风湿性血管炎所致。若发生风湿性肾炎，可有尿红细胞和蛋白。至于风湿性肺炎、胸膜炎和脑炎，近年已比较少见。

三、风湿热的临床分型

根据风湿热的疾病过程，可分为下列四型。

（一）暴发型

本型多见于儿童，急性起病，病情凶险，常因严重心脏炎症、充血性心力衰竭、风湿性肺炎等于短期内死亡。此型在国内已少见。但在西方国家，由于过去很长时间无新发病例，人群免疫力下降，近年报道有本型病例发生。

（二）反复发作型

本型最常见。在复发时具有重复以往临床表现的特点，复发常在初发风湿热后 5 年内可能性最大。有下列情况者复发率较高：①既往有风湿性心脏病者。②有风湿热复发病史者。③咽部链球菌感染后症状明显，免疫反应较强者（如 ASO 等抗体效价较高者）。④本次链球菌感染距离前次风湿热发作时间少于 2 年者。⑤年龄较轻者。⑥不能坚持继发性预防者。有上述一种或多种情况者，其复发率为18％～58％。单纯关节炎患者预后良好，无关节畸形发生。心脏炎症患者的预后与反复发作次数、每次发作的严重程度、能否坚持继发性预防和早期抗风湿治疗有关。

（三）慢性型（迁延型）

本型病程持续半年以上，常以心脏炎症为主要表现，在疾病过程中，症状缓解和加剧反复交替出现。既往有心脏受累，特别是有心脏增大或瓣膜病者发生率较高，但亦有为初发风湿热者。能坚持继发性预防和足够疗程抗风湿治疗者预后较好，放弃预防及治疗者预后较差。据统计，约 1/3 瓣膜受累的慢性型患者，因放弃预防或治疗不坚持而于 6 年内死亡。

（四）亚临床型（隐性风湿热）

本型一般无特征性临床表现，有时仅有疲倦乏力、面色苍白、低热、肢痛，可有咽痛或咽部不适史。查体仅发现有颌下淋巴结压痛（提示近期有过扁桃体炎）。化验室检查常有 ESR 加速，α-糖蛋白增高，ASO 效价增高，血清循环免疫复合物（CIC）持续增高，抗心肌抗体阳性。心电图正常或有轻度 P-R 间期延长，维持一段时间后可因风湿热活动加剧而出现典型临床表现，或病情呈隐匿进行，若干年后出现慢性风湿性心脏病。

（李太明）

第四节　辅助检查

传统的观点认为，无一项临床或实验室检查方法对风湿热有特异性诊断价值，因而过去的实验室检查方法多局限于对病因学和风湿热活动性的检测。随着免疫学、细胞生物学和分子生物学的发展,研究新的具有特异性的实验室检测方法有了新的突破;由于近年链球菌毒力和风湿热临床表现的变化,已有的化验室检测项目的意义和价值亦有所变化。本节着重针对近年本病的流行特点,对风湿热病原学的检测、疾病的活动性和特异检查方法及其优缺点上作一阐述。

一、链球菌感染检测方法

检测方法主要有下列几项。

(一)咽拭子培养

本法的优点是简单可行,对近期的链球菌感染有较高的阳性率。但对发病时间较长,或就诊前已用抗生素者,结果常为阴性。近年报道,其阳性率为20%～25%。有学者认为,在应用抗生素前24小时内做三次咽拭子培养有助于提高阳性率。

(二)抗链溶血素O(ASO)试验

本法是最常用的链球菌抗体血清试验,高于500 U为异常。其优点为方法简便,重复性好,易于标准化,费用较低。但由于近年国内轻症和不典型病例占相当比例,加以抗生素的普遍使用,就诊时ASO的效价高峰期常已过,故阳性率仅为40%～60%,远较以往的报道为低。

(三)抗去氧核糖核酸酶B(ADNA-B)试验

其正常上限在不同地区、年龄和方法之间有较大差异,普遍认为高于240 U为异常,有些地区(如广东)以高于120 U为异常。其高峰维持时间较长,发病后4～6周达高峰,可持续增高数月之久。对就诊较晚或迁延活动的病例,或舞蹈病患者意义较大。但由于其持续阳性时间较长,作为病因学的判断亦要注意假阳性可能。

(四)抗链激酶(ASK)试验

其值高于80 U为异常。

(五)抗透明质酸酶(AH)试验

其值高于128 U为异常。

(六)抗核苷酶(ANAD)试验

其正常值为275 U。

(七)链球菌酶(SZ)试验

本试验是一快速、简单、可同时测定多种链球菌抗体(包括ASO、ADNA-B、AH、ASK等)的凝集试验。有较高的灵敏性,但特异性较低,国外亦用于链球菌感染的过筛试验。国内尚未有该试剂生产。

以上后四项的试剂、制备较为复杂,尚未标准化,费用亦相对昂贵,目前临床上较广泛应用ASO和ADNA-B两试验,如同时测定两者,阳性率可在90%以上。应该提醒的是:以上各项检测的阳性发现仅代表风湿热的病因——链球菌感染可能存在,并不是风湿热的直接证明。

二、急性期反应物的检测

传统上最常用的检测指标为红细胞沉降率(ESR)、C反应蛋白(CPR)和外周血白细胞数。但由于近年急性风湿热的临床表现趋向于轻症和不典型,上述指标的阳性率较过去有较大幅度下降,未能取得理想的结果。

(一)红细胞沉降率的灵敏性问题

在20世纪60年代,急性风湿热ESR增快的病例占80%以上。而近年来,由于约有40%患

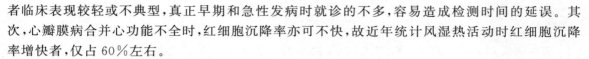

者临床表现较轻或不典型,真正早期和急性发病时就诊的不多,容易造成检测时间的延误。其次,心瓣膜病合并心功能不全时,红细胞沉降率亦可不快,故近年统计风湿热活动时红细胞沉降率增快者,仅占 60％左右。

(二)测定 C 反应蛋白最合适的时间

近几十年统计发现,C 反应蛋白阳性率有所下降。有学者亦曾进行过风湿热的 C 反应蛋白的动态观察,发现风湿热时,C 反应蛋白仅呈短暂的一过性增高,以起病 2 周内阳性率最高,可达 80％,但随着时间推移,病情活动性下降,其阳性率逐步下降,在发病 4 周后,可下降至 15％～30％。可见其阳性率受检测时间早晚的影响,故最佳的检测时间,应是发病后 2 周内,愈早愈好。

(三)外周血白细胞数的测定

由于干扰因素太多,近年很少单凭此项检测作为活动性指标。

(四)血清糖蛋白或黏蛋白的检测

患风湿热时,由于有心脏、关节等组织的胶原纤维变性,基质溶解,故外周血浆糖蛋白增高。如做血清糖蛋白电泳,可能有 α_1 和(或)α_2 糖蛋白的增高,在急性发作早期以 α_1 糖蛋白增高明显,急性发作的后期或迁延活动期,则以 α_2 糖蛋白最为显著,故前者是一个急性活动期的炎症指标,后者是一个急性修复或慢性增殖期的炎症指标。对不典型、轻症或迁延病例,尤其是瓣膜病风湿活动,糖蛋白或黏蛋白的测定较之红细胞沉降率、C 反应蛋白更有意义,其阳性率可达76％。值得注意的是,上述各项检测方法都属急性炎症产物的检测,对风湿热的判断无特异性意义,只有在无合并症的情况下,对风湿热活动性的判断才有价值。因为在多种情况下,如机体发生感染、肿瘤、血液系统疾病和结缔组织病时均可出现阳性的结果。

三、免疫学的检查

(一)非特异性试验

1.免疫球蛋白的测定

风湿热时有免疫球蛋白 IgM 和 IgG 的增高,其阳性率为53％～59％。

2.补体系统的测定

风湿热早期(可在临床症状出现第二天)有补体 C3c 的出现,阳性率可达 61.1％。C3c 是 C3 的裂解产物之一,只有在补体激活时才出现阳性,它的出现是补体激活的直接证据,较之测定 C3、C4 更有意义。

3.循环免疫复合物(CIC)的测定

由于风湿热时,有较强的抗原抗体反应和免疫复合物的形成,故测定循环免疫复合物是有意义的。有学者曾对 50 例无合并症的风湿热,按疾病严重程度分组测定,并对其中 26 例进行动态观察。发现循环免疫复合物增高的阳性率达 66％,其增高程度与病情轻重相一致,且随病情的好转而逐步下降。因此认为循环免疫复合物可反映风湿热的活动性及病情的轻重程度。

4.细胞免疫的测定

应用单克隆抗体分析急性风湿热患者外周血 T 淋巴细胞及其亚群,可发现有 CD4 阳性细胞增高,CD8 下降,CD4/CD8 比例增高。如加用链球菌抗原刺激,此反应可进一步加剧。我们还观察过白介素-2 受体(IL-2R)的变化,发现在 RF 时 IL-2R 明显增高,其增高水平随病情的活动程度及心脏受累的严重程度而异,阳性率达 90％以上,在判断病情的活动性较之红细胞沉降率和 CRP 及上述其他体液免疫指标更为敏感。

(二)特异性试验

1.抗心肌抗体的测定

研究者应用间接免疫荧光法及 ELISA 法分别检测了 137 例有心脏炎症患者的血清抗心肌抗体,发现检出率分别为 48.3％和 70％,其他对照组病例:病毒性心肌炎 25.7％及 18.8％,冠心病(主要为急性心肌梗死后期)17.8％～8.11％,慢性心瓣膜病 1.1％(78 例中仅 1 例换瓣术后阳性),其他心脏病如先天性心脏病、肺源性心脏病、原发性心肌病、原因不明心律失常等均无阳性发现。53 例结缔组织病中只 2 例有心脏受累的系统性红斑狼疮出现阳性。风湿性心脏炎症组阳性率均显著高于其他心脏病组($P<0.05$),主要鉴别对象为病毒性心肌炎,可见本试验具有一定特异性,尤其在判断心脏有无受累方面的意义较大。抗心肌抗体在病情活动期持续阳性(包括迁延型病例),随病情控制而转阴,故认为本试验还有指导治疗,监测预后的意义。本试验方法优点是较简便,应用间接免疫荧光法结果甚稳定,1/20 滴度为阳性,一般医疗单位均可开展。

2.抗 A 组链球菌胞壁多糖抗体(ASP)测定

本试验是根据 A 组链球菌胞壁多糖与人心脏瓣膜糖蛋白有共同抗原性原理设计。近年来,研究者等通过提取致风湿的 A 组链球菌胞壁多糖最具生物活性部分作包被抗原,应用 ELISA 法测定患者的 ASP-IgG、IgM 两个亚型,风湿性心瓣膜炎的阳性率在 80％以上,其他对照疾病包括非风湿性心瓣膜病、链球菌感染后状态、急性肾炎、病毒性心肌炎等的阳性率在 10％～13％。对风湿性心瓣膜炎动态观察结果,ASP-IgM 水平随病情改善较快下降,ASP-IgG 则持续高水平时间较长,故 ASP-IgM 可作为监测病情,指导治疗的较敏感指标。与其他传统指标比较,ASP 在反映风湿性心脏炎症活动性方面远优于 ESR、CRP,在反映链球菌感染后的免疫反应方面远优于 ASO。可见本试验既具有特异性也具有活动性的诊断价值。

3.抗 A 组链球菌胞壁 M 蛋白抗体测定

有研究发现,风湿热和风湿性心脏病患者的抗 M_1、M_3、M_5、M_6、M_{19}、M_{24} 抗体的阳性率明显升高。但由于各型 M 蛋白不同,一直以来,没有找到一个标准的抗原来检测所有致风湿热型的抗 M 蛋白抗体。近年来国外研究发现,A 组链球菌(GAS)致风湿热型菌株和致肾炎型菌株之间的基因模式不同,又发现 M 蛋白 C 区是 GAS 致风湿热型菌株引起风湿热和风湿性心脏病的共同抗原决定簇。有研究以重组的 M 蛋白 C 区作包被抗原,ELISA 法测定患者血清中的抗 M 蛋白 C 区抗体,风湿热患者达 43 $\mu g/mL$。说明在风湿热患者体内存在较高的抗 M 蛋白 C 区抗体,本抗体检测方法尚在试验研究阶段。

4.D8/17 阳性 B 细胞的测定

本试验是应用 D8/17 单克隆测定 D8/17 阳性 B 细胞,这种 B 细胞抗原在不同人种的风湿热患者几乎 100％被异常表达,特别在急性发作期水平更高,而在正常人仅 10％阳性。这种抗原不同于任何已知的 MHC 单倍型。应用 D8/17 单克隆抗体测定 D8/17 阳性 B 细胞,对有怀疑的风湿热患者,可起到与其他疾病的鉴别作用。

5.外周血淋巴细胞促凝血活性试验

本试验是根据已致敏的淋巴细胞,再次接触相同抗原时,其表面可出现凝血酶样物质,可促进凝血的原理。研究者应用 A 组溶血性链球菌胞膜作为特异抗原,刺激患者外周血淋巴细胞,发现其凝血活性增高,阳性率达 80％,而健康人和其他对照疾病(包括链球菌感染、病毒性心肌炎、冠心病、结缔组织病等)阳性率仅 9％～14％。经观察,本试验对风湿性心脏炎症的各种临床病型都有较高的敏感性,对关节炎型则较不敏感。此可能与所应用的链球菌特异抗原是针对心脏的有关,即此抗原与心脏组织有共同抗原性,对关节则无共同抗原性。

以上 5 项试验中,第 1～4 项属体液免疫试验,第 5 项属细胞免疫试验,均具有不同程度的诊断特异性,可见现代免疫学、细胞生物学和分子生物学的迅猛发展,将有可能突破传统观念,解决长期以来风湿热无特异性诊断的大难题。

四、心电图检查

风湿性心脏炎症患者典型变化为房室传导阻滞(P-R 间期延长较多见)、房性及室性期前收缩,亦可有 ST-T 改变,心房纤颤和心包炎也偶可发生。过去认为 P-R 间期延长常见,甚至可高达 70％～80％,近年仅见于 1/3 左右的病例。

五、超声心动图检查

20 世纪 90 年代以来,应用二维超声心动图和多普勒超声心动图检查风湿热和风湿性心脏炎症的研究有较大的进展。不但对临床症状明显的心脏炎症,心瓣膜超声改变有较高的阳性率,VasanRS 等还发现 2 例急性风湿热,虽无心脏炎症临床症状(有多关节炎和舞蹈症),也有二尖瓣超声的改变,二尖瓣前叶出现小结节。经治疗后追踪复查,此结节样改变消失,故其认为此等变化应属急性风湿热的一种超声心脏炎症表现。目前认为,最具有诊断意义的超声改变如下。

(一)瓣膜增厚

瓣膜增厚可呈弥漫性瓣叶增厚或局灶性结节样增厚。前者出现率可高达 40％,后者可高达 22％～27％,均以二尖瓣多见,其次为主动脉瓣。局灶性结节大小为 3～5 mm,位于瓣膜小叶的体部和(或)叶尖。此等结节性增厚是最特征的形态学改变,多认为与风湿性赘生物形成有关,其形态和活动度与感染性心内膜炎的赘生物不同。

(二)二尖瓣脱垂

其发生率的报道差异甚大,可高达 51％～100％,低至 5％～16％,此种差异被认为与检查者的技术熟练程度和警惕性有关。瓣膜脱垂以二尖瓣前叶多见(占 51％～82％),单纯二尖瓣后叶(占 7％)和主动脉瓣(15％)脱垂则较少见。

(三)瓣膜反流

这是最常见的瓣膜改变,二尖瓣反流远较主动脉瓣和三尖瓣反流常见,对操作熟练者来说能准确区别生理和病理范围的反流,如结合彩色多普勒超声准确性更高,据统计二尖瓣反流发生率高达 84％～94％,其中重度反流在复发性风湿热可达 25％。

(四)心包积液

其多属小量积液,发生于初发风湿热占 7％,复发性风湿热占 29％。

值得注意的是,尽管风湿热时,可有上述多种超声心动图的表现,但在无心脏炎症临床证据时,不可轻易单凭超声心动图的某些阳性改变而做出风湿热或风湿性心脏炎症的诊断,以免与其他病因如原发性二尖瓣脱垂、各种非风湿性心脏瓣膜病、心肌病、心包炎所致的超声变化混淆。

六、胸部 X 线检查

临床上只有严重的心脏炎症,心脏明显增大时才能在体检时查出。大多数风湿性心脏炎症的心脏增大是轻度的,如不做胸部 X 线检查难以发现。有时还须通过治疗后心影的缩小来证实原有心脏炎症的心脏增大曾经存在。

(李太明)

第五节　诊断与鉴别诊断

一、诊断

(一)诊断标准

针对近年国外风湿热流行特点,美国心脏病学会对 Jones 标准又进行了修订。新的修订标准主要针对初发风湿热的诊断,见表 11-1。

表 11-1　初发风湿热的诊断指标(最新修订 Jones 标准 *)

主要表现	次要表现	有前驱的链球菌感染证据
心脏炎症	关节痛	咽喉拭子培养或快速
多关节炎	发热	链球菌抗原试验阳性
舞蹈症	急性反应物(ESR、CRP)增高	链球菌抗体效价升高
环形红斑	P-R 间期延长	
皮下结节		

注:* 如有前驱的链球菌感染证据,并有 2 项主要表现或 1 项主要表现加 2 项次要表现者,高度提不可能为急性风湿热。

该标准还做了如下补充,有下列三种情况,又无其他病因可寻者,可不必严格执行该诊断标准:①以舞蹈病为唯一临床表现者。②隐匿发病或缓慢发生的心脏炎症。③有风湿热史或现患风湿性心脏病,当再感染 A 组链球菌时,有风湿热复发的高度危险者。

最新修订的 Jones 标准比过去的修订标准又前进了一步,特别适用于初发风湿热和一些特殊情况的风湿热患者,但对近年流行的不典型初发风湿热和复发性病例,尚存在较高的漏诊和误诊率,据统计可高达 39%～70%。

应该强调的是,在应用上述标准时,必须结合临床情况,尤其是患者的具体病情进行综合分析,并对有可疑的疾病做出鉴别诊断后才可做出风湿热的诊断。

(二)"可能风湿热"的判断方案

上述最新修订的 Jones 标准对近年来某些不典型、轻症和较难确定诊断的复发性风湿热病例,尚没有提出进一步的诊断指标。过去,一些国外学者曾建议制订一个"可能风湿热"的诊断标准,但尚未见具体的阐明。根据有些学者多年的临床工作经验,采用下列"可能风湿热"的判断方案,在减少漏诊方面可收到较好的效果。

"可能风湿热"标准:这主要针对不典型、轻症和复发性病例。凡具有以下表现之一并能排除其他疾病(尤其亚急性感染性心内膜炎、系统性红斑狼疮、类风湿关节炎、结核病等),可做出"可能风湿热"的诊断。

(1)风湿性心瓣膜病有下列情况之一者:①无其他原因短期内出现进行性心功能减退或顽固性心力衰竭,或对洋地黄治疗的耐受性差。②进行性心悸、气促加重,伴发热、关节痛或鼻出血。③新近出现心动过速、心律失常、第Ⅰ心音减弱,或肯定的杂音改变,或有新杂音出现,或进行性心脏增大;以上情况伴有有意义的免疫指标或急性期反应物出现。④新出现心悸、气促、容易出汗,伴有有意义的心电图、超声心动图或 X 线改变;或伴有有意义的免疫指标或急性期反应物出现。⑤新近出现心脏症状,抗风湿治疗后改善。

(2)上呼吸道链球菌感染后,有下列情况之一者:①多发性、游走性关节炎伴心悸、气促进行性加重。②多发性、游走性关节痛伴发热、心悸、气促,有急性期反应物,经青霉素治疗 2 周无效。③心脏症状进行性加重伴有急性期反应物出现和有意义的免疫指标,或伴有有意义的心电图、超声心动图或 X 线改变。

应该强调的是,在应用上述标准时,必须结合临床情况,尤其是患者的具体病情进行综合分析,并对有可疑的疾病做出鉴别诊断后才做出风湿的诊断。

(三)风湿热活动性的判断

风湿热活动性的判定,对指导治疗、判断预后有很重要的意义。但迄今为止,风湿热活动性的判断仍是一个困难的问题。特别是对一些特殊的临床病型如迁延型、亚临床型患者进行活动性判断时情况更是如此。采用传统的指标红细胞沉降率和 C 反应蛋白,远不能满足实际需要。因为红细胞沉降率常在心力衰竭时,或在激素治疗后迅速下降至正常,而 C 反应蛋白仅在疾病早期呈一过性的阳性,这说明它们对判断风湿活动性价值有限。有学者建议从下面几个方面来综合分析判断疾病的活动情况:①回顾近期有无上呼吸道链球菌感染。②详询病史及细致检查以发现轻症的关节炎或关节痛。③系统地监测体温以发现有无发热(尤其是低热)。④检查有无心脏炎症的存在,注意是否有心音、心率、心律和心脏杂音性质有无发生肯定的变化或出现新的病理性杂音。如收缩期杂音在Ⅱ级以上或新出现的舒张期杂音意义较大。⑤注意短期内心功能有无出现进行性减退或不明原因的心力衰竭。⑥实验室指标如红细胞沉降率、C 反应蛋白阴性时应进行其他化验室检查,如糖蛋白电泳(或黏蛋白),各种非特异性和特异性免疫试验,如条件许可,最好能测定抗心肌抗体、ASP 和 PCA 试验。抗心肌抗体在急性期或慢性期风湿活动性增高时可呈阳性。ASP-IgM 增高示病情活动,PCA 试验对风湿热活动期细胞免疫反应的存在有较高的特异性意义。⑦通过上述各步骤,如风湿活动存在很大的疑点时,可进行抗风湿治疗 2 周;如病情改善,提示有风湿活动的存在。

二、鉴别诊断

(一)类风湿关节炎

其特点为对称性,以指关节等小关节受累为主,早期有时亦会表现为游走性关节炎,但其关节炎往往是持续在某些部位数天至数周。以药物治疗后才会迁移到别的关节;而风湿性关节炎的游走性是非常特征性的,持续时间十分短暂,在 1～2 天内可以游走到 1～3 个不同关节部位。类风湿关节炎病程持续时间长,后期可有关节结构及其附近骨质破坏,以致发生关节畸形,非甾体抗炎药物治疗效果不大明显。风湿性关节炎无关节畸形,对水杨酸类药物治疗效果甚佳。

(二)强直性脊柱炎

本病早期可有外周关节炎及有时伴红细胞沉降率加速、C 反应蛋白阳性,但其外周关节炎症较持续,且常有腰骶部疼痛和肌腱附着点痛,X 线示双骶髂关节炎,*HLA-B27* 阳性。

(三)系统性红斑狼疮

本病可有发热、关节炎、心脏炎症、红细胞沉降率加速,但同时伴有面部蝶形红斑、光过敏、口腔溃疡、雷诺现象,血中有抗核抗体滴度增高,抗双链 DNA 抗体、抗 SM 抗体阳性,白细胞和血小板减少,补体 C3 下降等,有助于排除本病。

(四)结核感染过敏性关节炎(Poncet 病)

本病虽有反复关节炎,亦可伴低热、红细胞沉降率加快等表现,但一般情况良好。水杨酸治疗不能完全控制症状。抗结核治疗有效。

(五)其他反应性关节炎

反应性关节炎是继发于细菌、病毒或其他病原体感染的一种关节局部反应,病原体可以是沙门菌、志贺菌、耶尔替菌等,亦可由乙型肝炎病毒或真菌引起。除关节炎外,可有其他临床征象如腹泻、结膜炎、尿道炎、皮疹、较高的 HLA-B27 阳性率,典型的病毒性肝炎症状、体征和化验室改变。

(六)化脓性关节炎

化脓性关节炎以金黄色葡萄球菌败血症最常见,初起时有发热,多个关节痛,以后局限于个别关节,出现明显的关节红、肿、热、压痛和功能受限,有时有关节积液。临床上常有明显的感染证据,血液和骨髓培养多呈阳性。其他细菌、病毒、螺旋体(Lyme 病)、真菌等也可诱发感染性关节炎。

(七)亚急性感染性心内膜炎

亚急性感染性心内膜炎一般有进行性贫血、瘀斑、脾大、杵状指、栓塞等典型表现,血培养阳性可确诊。

(八)病毒性心肌炎

本病常在病毒性上呼吸道感染后出现,有时伴有关节痛,易与风湿性心肌炎混淆。鉴别两者可通过下列各点:病毒性咽炎以鼻塞、流涕、流泪等卡他症状表现为主,而链球菌感染上呼吸道感染,以咽痛、发热为主。病毒分离或病毒血清学检查(后者较可行)有辅助诊断价值,如病毒中和试验,抗体效价在 3～4 周升高 4 倍以上有病原学诊断意义。病毒性心肌炎的临床表现特点为有较明显胸痛及顽固的心律失常,心电图改变较风湿性心肌炎明显。

(九)链球菌感染后状态

本病是否为一个独立疾病尚有争论。临床上可在上呼吸道炎或扁桃体炎后出现 ESR 增高、低热、关节痛,有时还可有心悸,ECG 有 ST-T 改变。但青霉素和小剂量激素治疗后症状很快消失,也不再复发。

(十)血液系统疾病

白血病早期,先有发热、疲乏、心悸、关节痛症状,以后才出现血象变化,故可造成临床上的误诊。其他如淋巴瘤等,也有过类似的报道。

(李太明)

第六节 治 疗

风湿热的治疗目的应包括下列四方面:①清除链球菌感染病灶。②早期观察心脏炎症是否存在并加以处理。③控制充血性心力衰竭。④缓解关节及其他症状。由于临床病型的多样化,病情的严重程度有较大的差异,故在治疗上应实行个体化处理。

一、一般治疗

应注意保暖,避免受寒及潮湿。如有心脏受累应卧床休息,避免体力活动及精神刺激。待体温、红细胞沉降率正常,心动过速控制或其他明显的心电图变化改善后继续卧床休息 3～4 周,然后逐步恢复活动。急性关节炎患者,早期亦应卧床休息,至红细胞沉降率、体温正常然后开始活动。

二、抗生素的应用

应用抗生素的目的是消除链球菌感染,治疗咽部炎症及扁桃体炎。迄今为止,青霉素仍然是最有效的链球菌杀菌剂。常用剂量为 80 万～160 万 U/d,分 2 次肌内注射,疗程为 10～14 天,或 400 万～480 万 U 每 132 次静脉滴注 3～4 周。以后用苄星青霉素(长效青霉素)120 万 U/月,肌内注射。此次措施多数能控制咽喉部感染。但亦少数患者,上呼吸道链球菌感染反复发作,以致成为慢性或迁延型风湿热,对此可采取下列措施:缩短长效青霉素的注射间隔为 1～3 周一次,至上呼吸道感染较稳定地控制后,维持 3～4 周甚至半年到一年的预防性治疗。加用口服抗生素,如红霉素、林可霉素、罗红霉素或头孢类药物。

三、抗风湿治疗

关于选择水杨酸制剂或激素作为抗风湿首选药物的问题,在历史上曾有过长时间争论,经过 20 世纪 60 年代美国、英国和加拿大三国进行多中心的长达 15 年的研究,美国 8 家医院的联合研究,结果显示两者疗效相当,对以后心脏瓣膜病的形成无显著的统计学差异。近年的观点是,风湿性关节炎的首选药物为非甾体抗炎药。常用阿司匹林,开始剂量成人 3～4 g/d,小儿80～100 mg/(kg·d),分 3～4 次口服。对心脏炎症一般采用糖皮质激素治疗。常用强的松,开始剂量成人 30～40 mg/d,小儿 1.0～1.5 mg/(kg·d),分 3～4 次口服。病情控制后减量至10～15 mg/d维持治疗。为防止停用激素后出现反跳现象,可于激素停止使用前 2 周或更长一些时间加用阿司匹林,待激素停用 2～3 周后才停用阿司匹林。病情严重如合并心包炎或心肌炎并急性心力衰竭者可静脉滴注地塞米松5～10 mg/d或氢化可的松 200 mg/d,至病情改善后,改口服激素治疗。对一时未能确定有无心脏炎症的病例,可根据杂音、心率、心律情况做出抉择。一般来说,心尖区或主动脉瓣区有Ⅱ级收缩期杂音或新近出现舒张期杂音,或有持续性窦性心动过速,或心律失常无其他原因解释者,应按心脏炎症处理,采用激素治疗。单纯关节炎的疗程为6～8 周,心脏炎症的疗程最少 12 周。如病情迁延者,应根据临床表现及实验室检查结果,延长其疗程。

四、舞蹈病的治疗

舞蹈病患者应在上述治疗基础上加用镇静剂如安定、巴比妥类或氯丙嗪等,应尽量避免强光、噪声刺激。

五、亚临床型风湿热的处理

既往无风湿性心脏炎症病史者,只需定期观察追踪及坚持青霉素预防,无须特殊处理;如有过心脏炎症或现患风湿性心脏病者,可根据化验室检查(如 ESR、糖蛋白、CIC、抗心肌抗体、ASP

和 PCA 试验等）、超声心动图、心电图和体征等几方面的变化而制订具体治疗措施。如化验室检查基本正常，仅个别项目异常，心电图、超声心动图改变不明显者，应继续观察，无须抗风湿治疗。如化验室检查变化明显，心电图、超声心动图改变不明显者，可注射长效青霉素 120 万 U，进行 2 周抗风湿治疗（一般用阿司匹林）。如 2 周后化验室结果恢复正常，不能诊断风湿热，因为该病化验室改变不可能如此迅速恢复正常；如 2 周化验室改变极微，再继续治疗 2 周后复查有关项目；如仍不转阴，同时又有可疑症状或体征时，应高度怀疑风湿热，需进行治疗，必要时住院观察和处理。化验室检查变化明显，心电图、超声心动图又有明显变化而无其他原因可解释者，虽然症状不明显，仍应住院观察，做出正确诊断或进行短疗程治疗。

六、其他疗法

风湿热是与链球菌感染有关的免疫性疾病，如经上述治疗仍反复发作或经久不愈，可试用下列措施。①易地治疗：以去除链球菌感染和其他诱发风湿热发作的外界因素。②改变机体高度过敏状态：可试用免疫调节或提高机体免疫力的药物和食物如花粉、蜂王浆之类。

（李太明）

第十二章

抗磷脂综合征

第一节 概　述

　　抗磷脂综合征是一类与抗磷脂抗体(antiphospholipid antibody)有关,以反复动静脉血栓形成和病态妊娠为主要症状的临床征象,常可伴有血小板减少。其中抗磷脂抗体包括抗心磷脂抗体(anticardiolipid antibody,aCL),狼疮抗凝物(lupus anticoagulant,LA)以及抗 $\beta2$ 糖蛋白($\beta2$ glycoprotein I,$\beta2$ GPI)抗体。根据是否存在原发病,可分为原发性 APS(primary antiphospholipid syndrome,PAPS)与继发性 APS(secondary antiphospholipid syndrome,SAPS)。它于 1983 年被 Graham Huges 首次提出。近年来,随着研究的不断深入,除了上面提到的主要症状外,APS 已有越来越多的临床表现被人们发现,有关其发病机制、治疗手段以及预后等,也有许多的成果正在被不断揭示。

(李　璐)

第二节　病因与发病机制

　　有关 APS 的病因,迄今为止尚无明确的结论。目前认为,血管栓塞是 APS 主要的发病机制。血栓可通过以下机制形成:①通过活化的内皮细胞、单核细胞、血小板、血凝块和补体途径以抑制纤溶和抗凝通路。有研究表明,血小板因子 4 与 $\beta2GPI$ 二聚体结合所形成的复合物能够被抗 $\beta2GPI$ 抗体识别,从而通过磷酸化 p38-MAPK 通路激活血小板,aPL 也能够通过磷酸化 p38-MAPK 通路激活内皮细胞使内皮细胞表达更多的黏附分子(如 ICAM-1,VCAM-1 和 E-selectin)。②补体异常激活,产生大量的补体裂解物,从而促进炎症因子的分泌,参与血栓的形成,导致免疫异常;激活的补体本身也可直接介导免疫反应。

　　另外,也有一些观点认为,由内膜增生导致的血管病变才是引起 APS 发病的主要原因。体外试验发现,aCL 与抗 $\beta2GPI$ 抗体可活化磷脂酰肌醇-3 激酶(phosphatidylinositol 3-kinase,PI3K)-AKT 通路,进而激活哺乳动物雷帕霉素靶蛋白(mammalian target of rapamycin complex，mTORC），刺激内膜增生，进而引起 APS 的血管病变。因此，AKT-mTORC 通路也被认为是介导 APS 发病的重要途径，但具体的步骤目前尚有待研究。

（李　璐）

第三节　临床表现与体征

APS 的发患者群以中青年女性为主，流行病学调查显示，男女患者的比例约为 1：4.5。APS 是全身性疾病，可累及多个系统，任何器官均可受累。最常见的临床表现依次为深静脉血栓（deep vein thrombosis，DVT），血小板减少和网状青斑。

血栓形成是 APS 的重要临床表现，动脉、静脉及小血管均可受累，具体的症状取决于受影响血管的分布情况。最常出现的静脉血栓是下肢深静脉血栓（DVT），临床上 50% 的 DTV 患者可以发生肺栓塞。最常出现的动脉血栓是脑卒中发作。年轻人发生脑卒中或心肌梗死必须排除 PAPS 的可能。此外，还可出现肢端缺血坏死、下肢动脉血栓、心肌梗死、眼部血栓和肾血管栓塞等。少见的有肾上腺血栓和缺血性骨坏死（表 12-1）。一般而言，静脉血栓较动脉血栓更为常见。

异常妊娠是 APS 的另一个重要表现。除了习惯性流产之外，还可能出现胎儿宫内发育受限、死胎、胎盘早剥以及胎盘功能不全等。流行病学研究显示，APS 妊娠早期流产的发生率为 17.1%～35.4%，死胎发生率为 6.7%～16.9%。典型的 APS 引起的流产通常发生于孕 10 周以后。有研究发现，APS 的病态妊娠可能是通过细胞因子和补体的释放，以及免疫细胞的激活而介导的。APS 孕妇可发生严重的并发症，早期可发生先兆子痫，亦可伴有溶血、肝酶升高及血小板减少，即 HELLP 综合征。

血小板减少是 APS 血液系统受累主要表现，这也是 APS 的最主要临床表现之一，可能与炎症反应破坏血小板有关。患者在发生血栓的同时还可以出现皮肤、黏膜出血。溶血性贫血及白细胞减少在 APS 中也可能出现。

APS 的患者可以出现多系统损害，80% 的 APS 患者有网状青斑；此外，APS 患者还可出现下肢溃疡、指趾红斑、皮肤坏疽、皮疹、蓝趾综合征等皮肤黏膜表现。骨骼系统的表现包括关节痛或关节炎、缺血性骨坏死、骨髓坏死、非创伤性骨折以及骨质疏松等。

当 APS 影响至肾脏时，可出现肾脏各级血管的栓塞形成，导致 APS 相关的肾病的产生，包括肾动脉血栓、肾动脉狭窄、肾静脉血栓、血栓性微血管病变、肾性高血压，以及 APS 肾病（APSN）等，其中 APSN 指组织学上表现为肾内血管的血管闭塞性疾病。

心脏也是 APS 重要的受累器官。有文献报道，超过 40% 的 APS 患者有心脏受累，但只有 4%～6% 有明显的临床表现。APS 累及心脏时，主要表现为瓣膜病变，如瓣膜增厚、功能异常等，多为疾病晚期症状，严重时需行瓣膜置换术。此外，还可出现冠脉病变，心功能异常以及心脏内血栓形成等。

APS 的患者神经系统受累最常见的表现是短暂性脑缺血发作（transient ischaemic attacks，TIA）和脑卒中，分别占神经系统症状的 13.1%～19.8% 和 7.0%～11.1%。此外，还可以出现头痛、偏头痛、眩晕、视力模糊、癫痫、颅内静脉窦血栓形成、周围神经病变等多种多样的症状。神经系统症状在 APS 中并不少见,有研究发现,在 APS 患者中,50 岁之前发生脑血管意外的比例占 17.4%,发生脑卒中的风险是普通人的 5 倍。

表 12-1　APS 累及血管及其临床表现

累及血管				临床表现
静脉	肢体			深静脉血栓
	脑			中枢静脉窦血栓
	肝脏	小静脉		肝大;转氨酶升高
		大静脉		Budd-Chiari 综合征
	肾脏			肾静脉血栓
	肾上腺			中央静脉血栓;出血;梗死、艾迪生病
	肺			肺血管栓塞;毛细血管炎;肺出血;肺动脉高压
	大静脉			上/下腔静脉综合征
	皮肤			网状青斑;皮下结节
	眼			视网膜静脉血栓
动脉	肢体			缺血性坏死
	脑	大血管		脑卒中;TIA;Sneddom 综合征
		小血管		急性缺血性脑病;多发性脑梗死性痴呆
	心脏	大血管		心肌梗死;静脉搭桥后再狭窄
		小血管	急性	循环衰竭;心搏骤停
			慢性	心机肥厚;心律失常;心动过缓
	肾脏	大血管		肾动脉血栓;肾梗死
		小血管		肾血栓性微血管病
	肝脏			肝梗死
	主动脉	主动脉弓		主动脉弓综合征
		腹主动脉		附壁血栓
	皮肤			指端坏疽

APS 还可出现一系列的肝脏受累症状,包括布加综合征、肝小静脉栓塞、肝梗死、门脉高压、自身免疫性肝病以及胆管硬化等。

短时间内突发危及生命的广泛的中小动脉血栓,造成多系统严重损害时,称为恶性抗磷脂综合征。

SAPS 可继发于系统性红斑狼疮、类风湿关节炎、干燥综合征、强直性脊柱炎等其他自身免疫性疾病,也可继发于各种感染与肿瘤等。其中以系统性红斑狼疮多见,约 10% 的抗磷脂抗体阳性的系统性红斑狼疮患者会发生抗磷脂综合征。PAPS 和 SAPS 的临床表现无明显差异,但 SAPS 还有原发病的系统病变,增加了临床表现的复杂性和多样性。

(李　璐)

第四节 辅 助 检 查

一、实验室检查

抗磷脂抗体是检测 APS 重要的实验室检查,包括通过凝血试验检测狼疮抗凝物(lupus anti-coagulant,LA),通过 ELISA 方法检测抗心磷脂抗体(aCL,包括 IgG 和 IgM 型)以及抗 β_2 糖蛋白 1(β_2GPI)抗体的存在。

LA 是一种 IgG/IgM 型免疫球蛋白,作用于凝血酶原复合物(Ⅹa、Ⅴa、Ca^{2+} 及磷脂)以及 Tenase 复合体(因子Ⅸa、Ⅷa、Ca^{2+} 及磷脂)。检测 LA 是一种功能试验,有凝血酶原时间(PT)、激活的部分凝血活酶时间(APTT)、白陶土凝集时间(KCT)和蝰蛇毒磷时间(DRVVT),其中以 KCT 和 DRVVT 较敏感。在抗凝治疗后,尤其是肝素治疗后 LA 难以检测到。

aCL 是最早发现的抗磷脂自身抗体之一。目前主要是通过酶联免疫吸附法(ELISA)进行检测。持续中高滴度的 IgG/IgM 型 aCL 与血栓的关系密切,IgG 型 aCL 与中晚期流产相关。但 aCL 阳性并不一定都会发生血栓。感染或肿瘤疾病可出现 IgM 型 aCL,多不引起血栓。正常老年人也可以出现 aCL 阳性。

近年来越来越多研究表明抗 β_2GPI 抗体与 APS 的关系密切,抗 β_2GPI 抗体不仅是血栓形成和妊娠丢失的独立危险因素,并且对 APS 的诊断较 aCL 特异性更高。有研究表明,联合检测抗 β_2GPI 抗体和 IgG 型 aCL 以及 LA 是诊断 APS 的最佳方案。

其他免疫学方面的检查包括自身体抗的检测,对于继发性抗磷脂综合征(SAPS)的患者而言,可能存在提示原发病的抗体,如狼疮相关的自身抗体。补体以及免疫球蛋白的水平同样可以提示机体免疫反应的情况。

此外,APS 患者常可出现红细胞沉降率增快,CRP 升高,血小板下降,贫血等化验结果。

对于存在肾脏受累的患者,尿常规及肾功能检查也可提示病情的变化。肾活检可用于 APS 相关肾病的确诊,有助于明确肾脏病变情况,鉴别其他类型的肾脏疾病,以明确预后,并制定合适的治疗方案。APS 肾病的组织学检查常表现为肾小球和小动脉微血栓的形成。

二、影像学检查

血管造影是有助于确诊血栓形成的辅助检查,能够提示血栓的存在和形成位置。对于存在脑卒中的患者,应完善颅脑磁共振明确缺血范围及部位。

超声也可用于 APS 的辅助诊断。血管超声可以协助明确外周血管栓塞的情况。对于心脏受累的患者,超声心动图可以用于评估心脏结构以及瓣膜的病变。而对 APS 妊娠的患者而言,超声也是重要的监测胎儿及胎盘情况的检查手段。

（李　璐）

第五节 诊断与鉴别诊断

一、诊断

1999 年首次制定 APS 的国际诊断标准,即 Sapporo(札幌)标准。该标准包括临床和实验室两方面的内容。此后多次修订了诊断标准。目前最常用的是 2006 年悉尼国际会议修订的分类标准。确诊 APS 需至少同时存在一条临床标准和一条实验室标准。

APS 分类标准如下。

(一)临床标准

1.血管栓塞

任何器官或组织发生 1 次或 1 次以上动、静脉或小血管血栓形成(浅表静脉除外),必须有客观证据(如影像学或组织学证实),组织学还必须证实血管壁有附壁血栓,但没有显著炎症反应。

2.病态妊娠

(1)发生 1 次以上的在 10 周或 10 周以上无法解释的形态正常的死胎。必须经超声检查或对胎儿直接体检表明胎儿形态正常。

(2)在妊娠 34 周以前因严重的子痫或严重先兆子痫或严重的胎盘功能不全所致一次以上的形态正常的新生儿早产。

(3)在 10 周以前发生 3 次或以上不能解释的自发性流产,需除外母亲解剖结构异常或激素水平异常,并除外父母的染色体异常。

(二)实验室标准

以下检测均要求间隔 12 周以上,至少 2 次或 2 次以上阳性。

(1)血浆中 LA 阳性:需按照国际 LAS/磷脂依赖性抗体研究组制订的血栓和止血指南进行检测。

(2)采用标准化的 ELISA 法在血清或血浆中检测到中至高滴度阳性 IgG 和(或)IgM 型 aCL 抗体(>40 IgG 磷脂单位,或 IgM 磷脂单位,或 99 百分点)。

(3)采用标准 ELISA 方法检测血清或血浆中 IgG 和(或)IgM 型 β_2GPI 抗体阳性(滴度大于正常人滴度分布的第 99 百分位数)。

悉尼修订标准将原发性和继发性抗磷脂综合征分别改为"不伴风湿性疾病的抗磷脂综合征"和"伴风湿性疾病的抗磷脂综合征"。此外,这次修订讨论了不包括在 APS 修订分类标准内的一些临床和实验室特征,包括心脏瓣膜疾病、网状青斑、血小板减少、肾病、神经系统表现、IgA 型 aCL 和 IgA 型抗 β_2GPI 抗体、抗磷脂酰丝氨酸抗体、抗凝血酶原抗体及抗磷脂酰丝氨酸-抗凝血酶原抗体复合物等,认为这些特征可用于患者个体诊断的线索而非分类标准,否则将降低诊断标准的特异性。对于如何分类那些具有 aPL 和诊断标准外临床表现的患者和满足临床标准但仅具有诊断标准外 aPL 阳性的患者,大会建议将这些特征单独认识,可称作 aPL 相关心脏瓣膜疾病、aPL 相关网状青斑、aPL 相关肾病、aPL 相关血小板减少等。

二、鉴别诊断

抗磷脂综合征的静脉血栓应与其他原因引起的血栓相鉴别,如蛋白C、蛋白S和抗凝血酶Ⅲ缺乏症、肿瘤、肾病综合征、阵发性睡眠性血红蛋白尿、血小板增多症、口服避孕药等相关的血栓。动脉血栓则应与高脂血症、血栓闭塞性脉管炎等疾病相鉴别。血小板减少和反复发作的流产则应与血液系统疾病和妇产科疾病相鉴别。

还需要注意的是,一些其他的疾病也可能导致抗磷脂抗体的出现。如梅毒、艾滋、结核、肿瘤等都可引起 aPL 阳性。某些药物,如口服避孕药、氯丙嗪、苯妥英钠,奎宁等也可能出现抗磷脂抗体的阳性。

此外,抗磷脂综合征还应注意与其他自身免疫病,如血管炎、白塞病、系统性红斑狼疮等相鉴别。主要应结合临床症状以及免疫相关检查的结果。

(李　璐)

第六节　治疗及预后

一、治疗

通常情况下,对于原发性 APS 的治疗以对症处理为主,主要是防止血栓形成以及流产的出现。对于继发性 APS,则应在上述治疗的基础上加上对原发病的治疗,如加用激素及免疫抑制剂。常用的药物包括抗血小板药物,抗凝药物,羟氯喹,激素以及免疫抑制剂等。

(一)抗血小板药物

抗血小板药物如阿司匹林,氯比格雷等可抑制血小板的聚集和黏附,从而减少血栓的形成。多项队列研究的数据显示,低剂量(low dose aspirin,LDA)的阿司匹林(75~100 mg)可以显著减少 APS 患者的血栓事件,特别是动脉血栓发生的风险。对于无症状或有可疑血栓的 APS 患者,可给予低剂量的阿司匹林。有研究对 aPL 阳性的 APS 患者进行随机分组试验,分别给予 LDA 与 LDA 联合华法林的治疗,结果显示两个治疗组之间的血栓发生风险并没有明显的差异,但是接受联合用药的患者出血风险显著提高。所以,对于 APS 患者血栓事件的初级预防,单用抗血小板的治疗优于抗血小板加抗凝的联合治疗。双嘧达莫可以抑制 Ca^{2+} 活性,增高血小板内 c AMP 浓度,可与阿司匹林合用抗血小板聚集。

(二)抗凝药物

包括口服抗凝药、肝素及低分子肝素。抗凝治疗一般用于出现血栓的 APS 患者,或是有反复流产史的妊娠患者。对无症状的 APS 患者不适用抗凝治疗。

1.口服抗凝药

最常用的口服抗凝药为华法林,用于反复静脉血栓和动脉血栓的患者,孕妇禁用。对于初次静脉血栓的患者,应控制 INR(国际标准化比值)波动于 2.0~3.0。对于血栓风险低,不良预后因素少的患者,治疗可持续至初次血栓发生后的 3~6 个月,而对于反复静脉血栓的患者,治疗应无限期。出现动脉血栓的 APS 患者，INR 应维持在 3.0 以上。

华法林的不足之处在于容易与其他药物发生相互作用，且需要监测。目前已出现一些新型的口服抗凝药，这类药物相比华法林的优势为剂量相对较小，与其他药物的相互作用少，且无需监测，缺点是没有拮抗剂。但它们对于减少 APS 血栓事件风险的疗效尚有待临床试验的评估。此类药物包括达比加群酯、利伐沙班、阿哌沙班、依度沙班等。

2.肝素及低分子肝素

因华法林有致畸作用，故对于存在反复流产史或 10 周以后流产的妊娠期 APS 患者，应给予肝素或低分子肝素的抗凝治疗。肝素用量成人每天用量<15 000 U，低分子肝素（LMWH）可以皮下注射，剂量为 2 500~3 000 U，一般每天 1 次；必要时可 5 000 U，每 12 小时 1 次。国内指南的推荐是有反复流产或 10 周以后的流产史的妊娠患者，无血栓者在妊娠全程及产后的 6~12 周内应用小剂量肝素，有血栓者应在妊娠全过程给予肝素治疗，产后 2~3 周改用华法林。产后 3 个月内发生血栓的风险极大，应予高度重视。国外则有文献建议对有血栓史者应用小剂量阿司匹林联合低分子肝素进行治疗。

（三）羟氯喹

羟氯喹具有抗血小板聚集、抗炎症反应以及抗凝的作用，还可通过促进抗凝血蛋白，即膜联蛋白（annexin）A5，与胎盘中的磷脂结合，从而减少流产的发生。最新的研究发现，对患 APS 的妊娠患者，在传统治疗的基础上加用羟氯喹，可显著提高胎儿的出生率，降低与抗磷脂抗体相关的妊娠发病率，并显著减少妊娠期的各种并发症，此外，加用羟氯喹治疗的患者，妊娠时间也长于对照组。还有一系列的研究显示，羟氯喹可降低抗磷脂抗体的滴度，提高反复流产的 APS 患者胎儿的出生率，并减少血栓的风险。因此，对于妊娠的 APS 患者，可在传统治疗的同时给予羟氯喹治疗，但应用时应注意其不良反应。

（四）激素及免疫抑制剂

对于原发性 APS，通常不需要使用激素及免疫抑制剂。但 PAPS 若伴有严重血小板减少（<50×10^9/L）或溶血性贫血或灾难性 APS 等特殊情况时考虑使用激素及免疫抑制剂，有时甚至需要大剂量激素冲击及血浆置换来控制症状。这类药物的长期应用可引起许多不良反应，且并不能降低抗磷脂抗体的水平。

对于继发性的 APS，则应针对原发的自身免疫病给予激素和免疫药物的治疗，控制原发病，并加用抗血小板或抗凝治疗。

（五）其他药物

有研究发现他汀类药物除了降脂之外，还具有抗炎、抗栓及免疫调节的作用。对 APS 患者给予常规剂量的降脂治疗，可减少血栓相关炎症因子的释放，如血管内皮生长因子、IL-1β、肿瘤坏死因子 α 等，从而显著降低血栓事件的风险。一些新型药物，如重组 IL-3、补体 C5 抑制剂 eculizumab、aPL/β$_2$GPI 受体拮抗剂等，尚需要更多的临床试验验证其疗效和安全性。

（六）不同类型 APS 的治疗方案

根据中华医学会风湿病学会 2021 年的指南推荐，对于不同类型 APS 患者的治疗方案见表 12-2。以下方案仅供临床参考，在具体面对患者时，还应结合实际情况，进行个体化治疗。

表 12-2　APS 伴中高滴度 aPL 的治疗

临床情况	治疗
无症状	不治疗,或阿司匹林 75 mg/d
可疑血栓	阿司匹林 75 mg/d
反复静脉血栓	华法林,INR 2.0～3.0,无限期
动脉血栓	INR 3.0,无限期
初次妊娠	不治疗,或阿司匹林 75 mg/d
单次流产,＜10 周	不治疗,或阿司匹林 75 mg/d
反复流产,或 10 周以后流产,无血栓	妊娠全过程及产后 6～12 周小剂量肝素(5 000 U,每天 2 次)
反复流产,或 10 周以后流产,血栓形成	妊娠全过程肝素治疗,产后用华法林
网状青斑	不治疗,或阿司匹林 75 mg/d
血小板＞50×10^9/L	不治疗
血小板＜50×10^9/L	泼尼松 1～2 mg/kg

二、预后

通过随访发现,正规治疗下 APS 患者仍有 29％再发血栓。通常认为,存在重要脏器受累的 APS,如合并肺栓塞、肺动脉高压、神经系统病变、肾脏病变、严重血小板减少等预后较差。在最近的一项对 1 000 例 APS 患者进行的为期 10 年的调查中,10 年生存率为 90.7％,死亡率为 9.3％,最常见的死因为严重栓塞(36.5％)和感染(26.9％)。可见 APS 仍有较高的死亡率,对于合并重要脏器受损的患者,应积极治疗,密切随访,以提高生存率及患者的生存质量,改善疾病预后。

（李　璐）

第十三章

成人斯蒂尔病

第一节　概　　述

成人斯蒂尔病(adult onset Still disease，AOSD)是以长期持续或间歇性发热，反复出现一过性皮疹，伴有肝、脾、淋巴结肿大，贫血，白细胞增多，多发性大、中、小关节炎，肌肉病变等为主要临床表现的全身性自身免疫病。近年来发病率逐渐上升，随着中西医相关研究不断深入，其早期诊断及治疗有了明显的提升。

一、发展简史

英国著名儿科医师 George F.Still 将儿童期发病，以高热、皮疹、脾脏、淋巴结肿大为主要临床表现的疾病称为 Still 病，因其临床特征不同于一般的儿童关节炎，更不像感染性疾病，而给予其这一新的名称。Wissler 发现具有上述临床特点的疾病同样可以发生在成人患者，Fanconi 也报道了类似病例，Wissler 和 Fanconi 认为此病为"变应性亚败血症"(subsepsis hyperallergica)。比较"变应性亚败"与"斯蒂尔病"的临床特征可以发现，二者有着惊人的相似，而发病年龄是区别二者的唯一特征，因此，Eric Bywaters 又将"变应性亚败"称为"成人斯蒂尔病"。此后这一名称逐渐被接受，国内统一将"变应性亚败"改称为"成人斯蒂尔病"(adult onset Still disease，AOSD)，此名称一直沿用至今。它既包括成人发病的 Still 病，也包括儿童期发生的 Still 病迁延至成人期复发的连续性病例(儿童型成人斯蒂尔病)。过去曾认 AOSD 是类风湿关节炎的一种特殊类型，现在大多认为 AOSD 的发病情况、受累人群、HLA 分型、关节受累特征、抗核抗体(ANA)和类风湿因子(RF)阴性以及病情预后等都与类风湿关节炎(RA)明显不同，它们是两种不同的疾病。

二、全球及我国流行病学情况

据日本报道成人斯蒂尔病的发病率为平均每百万人口 10 例(7.3～14.7 例)，新发病例为平均每年每百万人口 2～3 例。日本男性和女性的患病率则分别为 0.73/10 万和 1.47/10 万。发病年龄从 14～83 岁不等，好发于青壮年，其中 16～36 岁占 75%。病程 2 个月到 14 年，无民族及地区聚集性,在世界各地都有发病。欧美报道男女患病率基本相等,法国每年每百万口人新发 2～3 例。我国尚无大规模的流行病学数据及相关报告。

(李　璐)

第二节　病因与发病机制

本病的病因和发病机制尚不清楚,一般认为与感染、遗传和免疫异常有关。

一、感染

由于发热是 AOSD 突出的临床症状,在探索病因的时候,自然将 AOSD 与感染相联系。发热是感染最典型的临床表现,感染也是发热最常见的原因。多数患者发病前有上呼吸道感染病史,70％患者发病时有咽炎、牙龈炎、化验血清抗链球菌溶血素“O”升高,90％以上的患者有白细胞显著增高,中性粒细胞比例增高,骨髓象可见粒系增生活跃,出现细胞内毒性颗粒等。20 世纪 70～80 年代先后从 AOSD 患者牙槽中发现了链球菌,从血清中检测到葡萄球菌 A 复合物、耶尔森菌抗体、链球菌溶血素 O 抗体以及副流感病毒、腮腺炎病毒、风疹病毒、巨细胞病毒、微小病毒 B19、丙型肝炎病毒等病毒抗体。提示 AOSD 可能与感染有关,但遗憾的是未能取得一致结果。尽管 AOSD 临床表现酷似细菌性败血症,但是几乎所有被诊断的患者细菌培养均为阴性。在临床治疗中,也曾经采用各种不同的抗生素、抗病毒药来进行治疗,但是难以取得疗效。因此,已经公认 AOSD 不是一种感染性疾病,血培养阴性反而成为诊断 AOSD 的必要条件。尽管如此,人们也观察到在接种乙脑、破伤风、白喉疫苗后可以诱发 AOSD 发生,提示尽管感染不是 AOSD 的本质,但是一些病原体可能参与或起动了 AOSD 的发病。

二、遗传

经研究发现,遗传背景很可能在 AOSD 的发病过程中发挥一定的作用。日本的研究小组发现,IL-18 在 AOSD 患者中成百倍地增高,而且与疾病活动正相关。这个研究小组对 IL-18 基因进行了研究,发现 AOSD、斯蒂尔病以及类风湿关节炎患者 IL-18 基因的启动子单体型与非此类疾病的患者及正常对照有显著的差异,证实了遗传背景在 AOSD 发病中的作用。也有相关报道表明成人斯蒂尔病与人类白细胞抗原中Ⅰ类抗原和Ⅱ类抗原有关,包括 HLA-$B8$、$Bw35$、$B44$、$DR5$ 和 $DR7$ 等。上述研究都提示本病与遗传有关,但上述 HLA 阳性位点与临床表现、诊断及治疗药物的作用均未发现明显的相关性。对支持临床诊断无特殊意义。

三、免疫异常

据相关研究报道,认为本病与免疫异常有关。AOSD 与免疫的关系在对 AOSD 的流行病学研究中发现,除预防接种外,花粉、尘埃或食物过敏都是 AOSD 的诱发因素。在 AOSD 患者中,发生药物过敏的比例明显增高。AOSD 患者存在细胞体液免疫异常:①患者血液中肿瘤坏死因子、白细胞介素 1、白细胞介素 2、白细胞介素 2 受体及白细胞介素 6 水平升高。②T 辅助细胞减少,T 抑制细胞增高及 T 淋巴细胞总数减少。疾病活动时,T 细胞受体 γ 表型阳性的 T 淋巴细胞升高,并与血清铁蛋白和C反应蛋白密切相关。T细胞受体γ表型阳性的T淋巴细胞是一种新发现的T细胞亚群,具有分泌多种细胞因子的功能和细胞毒活性。③疾病活动时部分患者存在一些自身抗体,如抗组蛋白抗体和抗心磷脂抗体等,还有部分患者存在抗红细胞抗体和抗血小板抗体等。④血清总补体、C3和C4可减低。⑤循环免疫复合物升高。在疾病活动时,血清中免疫球蛋白升高,并出现高球蛋白血症。⑥妊娠和使用雌激素可能具有诱导本病发生的作用。

因此,成人斯蒂尔病可能是由于易感个体对某些外来抗原如病毒或细菌感染的过度免疫反应,造成机体细胞和体液免疫调节异常,从而出现发热/皮疹、关节痛和外周血细胞升高等一系列炎症性临床表现。

(李　璐)

第三节　临床表现与体征

本病临床表现复杂多样,常有多系统受累,表现为发热、皮疹、关节痛,其次为咽痛、淋巴结肿大、脾大及浆膜炎等。

一、发热

发热为本病的主要表现之一,几乎见于所有的患者。通常是突然高热,体温多超过39 ℃,多有峰值,一般在午后或傍晚时达到高峰,一天1次,偶尔一天2次,不经处理,至早晨体温可降至正常。也有患者开始为中低热,在2～4周后出现高热,部分患者体温不规则,全天任何时候都可出现高热。热型以弛张热多见,其他有不规则热和稽留热等。约半数患者发热前出现畏寒,但寒战少见。热程可持续数天至数年,反复发作。发热时皮疹、咽痛、肌肉和关节疼痛症状加重,热退后皮疹可隐退,上述症状可减轻。多数患者虽然长期发热,但一般情况良好。

二、皮疹

皮疹是本病的另一主要表现,85%以上的患者在病程中出现一过性皮疹,其表现为弥漫性充血性红色斑丘疹,可伴有轻度瘙痒感,皮疹形态多变,有的患者还可呈荨麻疹、结节性红斑或出血点。一般分布于躯干和四肢伸面,也可出现于面部、手掌和足跖。皮疹出现时间无规律性,多随午后或傍晚发热时出现,并在清晨热退后消失,即昼隐夜现的特点。皮疹呈一过性,消退后一般不留痕迹,但少数可遗有大片色素沉着。部分患者在搔抓、摩擦等机械刺激后皮疹可加重或更明显,称为Koebner征。

三、关节和肌肉症状

关节痛和关节炎为本病的主要临床表现之一。一般起病较为隐匿,多为关节及关节周围软组织疼痛、肿胀和压痛。任何关节均可受累,最常侵犯的关节是膝关节,约占85%;其次是腕关节,约占74%。另外,有半数患者出现肘、踝、髋、肩、近端指间关节和跖趾关节受累,约1/3的患者有掌指关节受累,约1/5的患者影响远端指间关节。受累关节的外观和分布与类风湿关节炎相似,但本病的滑膜炎多轻微且短暂。关节液是炎性的,中性粒细胞升高,关节症状和体征往往随体温下降而缓解。部分患者在发热多天或数月后才出现关节表现。一般而言,关节周围骨质侵蚀和半脱位现象少见,大多数患者热退后不遗留关节畸形。少数多关节和近端指间关节受累者亦可发生慢性关节损害,腕掌和腕关节受累可在多年以后出现强直。少数颈椎、颞下颌关节和跖趾关节受累者也可发生关节强直。多数患者发热时出现不同程度的肌肉酸痛,少数患者出现肌无力及肌酶轻度升高。

四、咽痛

咽痛见于 50% 的患者,常在疾病的早期出现,有时存在于整个病程中。发热时咽痛出现或加重,热退后缓解。咽部检查可见咽部充血,咽后壁淋巴滤泡增生,扁桃体肿大。咽拭子培养阴性,抗生素治疗无效。

五、淋巴结肿大

本病早期往往有全身浅表淋巴结肿大,尤以腋下及腹股沟处显著,呈对称性分布,质软,有轻压痛,无粘连及大小不一。部分患者出现肺门及肠系膜淋巴结肿大,可造成腹部非固定性疼痛。肠系膜淋巴结坏死,可造成剧烈腹痛。体温正常后肿大的淋巴结缩小或消失。

六、肝脾大

约半数患者肝大,一般为轻、中度肿大,质软。约 3/4 的患者有肝功能异常,丙氨酸氨基转移酶升高。部分患者有黄疸,但碱性磷酸酶、γ-谷氨酰转肽酶、肌酸磷酸激酶一般正常。症状缓解后,肝脏可恢复正常。脾脏轻至中度肿大,质软,边缘光滑,疾病缓解后可恢复正常。

七、心脏损害

本病的心脏损害表现以心包病变多见,其次为心肌炎。临床表现为心悸、胸闷、心律失常和充血性心力衰竭等。心包炎一般起病隐匿,听诊可闻及心包摩擦音,超声心动图可见积液。部分患者可出现心包缩窄。心肌病变一般不影响心脏功能。

八、肺和胸膜病变

成人斯蒂尔病患者可出现咳嗽、咳痰、胸闷和呼吸困难等症状。肺部损害表现为浸润性炎症、肺不张、肺出血、间质性肺炎及淀粉样变,或出现成人呼吸窘迫综合征。胸膜病变为纤维素性胸膜炎、胸腔积液和胸膜肥厚等。痰培养及胸腔积液培养阴性。部分患者由于长期应用激素及免疫抑制剂,可出现肺部细菌感染或结核感染等。

九、腹痛

约 1/4 的患者出现腹痛或全腹不适、恶心、呕吐和腹泻等。腹痛往往由肠系膜淋巴结炎、机械性肠梗阻或腹膜炎所致,少数患者因剧烈腹痛被误认为外科急腹症而行剖腹探查术。

十、神经系统病变

本病神经系统病变少见,可累及中枢和周围神经系统,出现脑膜刺激征及脑病,包括头痛、呕吐、癫痫、脑膜脑炎、颅内高压等。脑脊液检查多数正常,偶有蛋白含量轻度升高,脑脊液培养阴性。

十一、其他表现

肾脏损害较少见,一般为轻度蛋白尿,以发热时明显。少数出现急性肾小球肾炎、肾病综合征、间质性肾炎及肾衰竭等。其他损害包括乏力、脱发、口腔溃疡、虹膜睫状体炎、视网膜炎、角膜炎,结膜炎、全眼炎、停经和弥散性血管内凝血等。少数患者病情反复发作多年后发生淀粉样变。

(李　璐)

第四节　辅　助　检　查

一、实验室检查

(1)血常规检查:本病突出表现是 90% 以上的患者外周血白细胞总数增高,一般在 $10\times10^9/L\sim20\times10^9/L$,也有报告高达 $50\times10^9/L$,呈类白血病反应。白细胞升高以中性粒细胞增高为主,分类一般在 0.9 以上,中性粒细胞核左移而嗜酸性粒细胞不消失。在无胃肠道失血的情况下出现持续性和进行性贫血,多为正细胞正色素性贫血,也可为小细胞低血红蛋白性贫血或大细胞正色素性贫血,个别患者表现为溶血性贫血。贫血常和疾病活动有关。半数以上的患者血小板计数高达 $300\times10^9/L$ 以上,疾病稳定后恢复正常。

(2)红细胞沉降率明显增快,多在 100 mm/h 以上。C 反应蛋白轻度或中度升高。

(3)少数患者出现低滴度抗核抗体,免疫球蛋白和 γ 球蛋白可以升高。

(4)生化:血清丙氨酸氨基转移酶、结合胆红素和非结合胆红素均可升高,清蛋白降低,球蛋白升高,甚至血氨升高。在合并肌炎时肌酸磷酸肌酶和乳酸脱氢酶等升高。

(5)除非伴发继发感染,血培养及其他细菌学检查均为阴性。结核菌素纯蛋白衍生物试验阴性。其他微生物学培养亦阴性。

(6)骨髓象常为感染性特点,粒细胞增生活跃,核左移,胞质内有中毒颗粒及空泡变性。骨髓细菌培养阴性。

(7)值得提出的是血清铁蛋白在疾病活动期明显升高,可超过正常水平 10 倍以上。并与疾病活动相平行,可作为本病诊断的支持点,并可作为观察疾病活动和监测治疗效果的指标之一,病情控制后血清铁蛋白同步下降。近年有研究显示,糖化铁蛋白(GF)比值下降是成人斯蒂尔病另一个有意义的实验室指标。二糖化铁蛋白在成人斯蒂尔病的活动期和非活动期均保持在较低的水平。

二、影像学检查

X 线表现:本病的 X 线表现是非特异性的。早期可见软组织肿胀和关节附近骨质疏松,反复或持续存在的关节炎则可见关节软骨破坏及骨糜烂,在受累的关节附近骨膜下常见线状新生骨。晚期亦可出现关节间隙狭窄、关节强直及关节半脱位。常累及腕关节、膝关节和踝关节。少数患者有颈椎受累的报告。比较特征性的放射学改变是腕掌和腕间关节非糜烂性狭窄,可导致骨性强直。与类风湿关节炎比较,其发生率分别高出 6 倍及 11 倍。各种实验室及影像学检查未发现感染或肿瘤性病变。

(李　璐)

第五节　诊断与鉴别诊断

一、诊断

目前,国内大多数研究主要采用 Yamaguchi 诊断标准(日本标准),参考 Reginat 诊断标准(ARA 标准)以及 Cush 诊断标准。

现将较常用的 3 种诊断标准汇总如下。

(一)日本标准

1.主要标准

(1)发热≥39 ℃,并持续 1 周以上。

(2)关节痛持续 2 周以上。

(3)典型皮疹。

(4)白细胞计数增高≥$10×10^9$/L,包括中性粒细胞≥80%。

2.次要标准

(1)咽痛。

(2)淋巴结和(或)脾大。

(3)肝功能异常。

(4)类风湿因子和抗核抗体阴性。

3.排除

(1)感染性疾病(尤其是败血症和传染性单核细胞增多症)。

(2)恶性肿瘤(尤其是恶性淋巴瘤、白血病)。

(3)风湿病(尤其是多发性动脉炎,有关节外征象的风湿性血管炎)。

具有以上主要标准和次要标准中的 5 项或 5 项以上,其中至少应有 2 项主要标准,并排除上述所列疾病,即可确诊。

(二)ARA 标准

1.主要标准

(1)持续性或间断性发热。

(2)易消失的橙红色皮疹或斑丘疹。

(3)关节炎。

(4)白细胞或中性粒细胞计数增加。

2.次要标准

咽痛、肝功能异常、淋巴结肿大、脾大,其他器官受累。

具有 4 项主要标准可确诊。具有发热、皮疹中一项主要标准,加上 1 项以上次要标准可怀疑本病。

(三)Cush 标准

1.必要条件

(1)发热≥39 ℃。

(2)关节疼痛或者关节炎。

(3)RF≤1:80。

(4)ANA<1:100。

2.另外需要具备以下 4 项中的 2 项

(1)皮疹。

(2)血白细胞计数>15×10⁹/L。

(3)胸膜炎或者心包炎。

(4)肝大,或脾大,或淋巴结肿大。

二、鉴别诊断

由于本病主要是临床诊断,无特异性诊断指标,在诊断时必须排除其他伴有发热、皮疹和关节炎的疾病。①肉芽肿性疾病:结节病;克罗恩病。②各种感染:病毒感染,如乙肝病毒、风疹病毒、微小病毒、EB 病毒、巨细胞病毒及 HIV 病毒;细菌性心内膜炎;败血症;结核;梅毒;莱姆病。③免疫性疾病:系统性红斑狼疮;混合性结缔组织病;多种血管炎,如多动脉炎、韦格纳肉芽肿、大动脉炎、血栓性血小板减少性紫癜;反应性关节炎;赖特综合征;风湿热;结节性红斑。④骨髓增生性疾病:白血病;淋巴瘤;血管免疫母细胞性淋巴结病。⑤药物过敏。

下面列举较常见的几类疾病的鉴别要点。

(一)败血症

本病多呈弛张热,体温高峰时多在 39 ℃以上,发热前有明显寒战等中毒症状,皮疹中常有出血点,体温消退后仍有倦乏、体重下降等消耗表现,经仔细检查可发现原发感染病灶,血培养或骨髓培养阳性,抗生素治疗有效。以上可作鉴别。

(二)淋巴瘤

本病可出现发热、贫血、无痛性淋巴结肿大、肝大、脾大及皮肤改变,易与成人斯蒂尔病相混淆。其特点是进行性淋巴结肿大,质韧,部分粘连,热程可呈持续性发热或周期性,热型不定;皮肤改变常为浸润性斑块、结节等;骨髓穿刺及多部位淋巴结或皮肤活检可证实诊断。

(三)系统性红斑狼疮

本病以多系统损害为主要表现,女性多见,常有发热、皮疹、关节炎、肌痛、肝脾大及淋巴结肿大、心包炎、蛋白尿等,血液中白细胞减少,存在多种自身抗体,如抗核抗体、抗双链 DNA 抗体、抗 Sm 抗体、抗核糖体抗体等。总补体、C3、C4 下降,循环免疫复合物、多种球蛋白升高等。淋巴结活检多为非特异性炎症,必要时多次重复自身抗体检查、注意内脏损害,以协助诊断。在排除其他疾病后,试用糖皮质激素治疗有效,也能帮助诊断。

(李 璐)

第六节　治疗及调护

一、治疗

由于本病的病程长短不一,病变累及部位不同,治疗药物剂量不同,疾病引起并发症不同,以及缺乏对照观察等,本病治疗效果的评价比较困难,本病的治疗主要包括非甾体抗炎药、糖皮质激素、细胞毒药物、慢作用药物及生物制剂治疗。

(一)非甾体抗炎药

非甾体抗炎药对部分患者能取得良好疗效,如控制发热,减轻全身症状和关节炎症。但不能完全控制多数患者的高热和皮疹,且应用剂量较大,常引起严重的不良反应,包括胃肠道出血、溃疡和肝脏损害等,还有弥散性血管内凝血的报道,故使用本类药物要严格掌握适应证、剂量及使用时间。可用洛索洛芬钠片 60 mg,3 次/天,双氯芬酸钠缓释片 75 mg,2 次/天等,作为临时退热药物。

(二)糖皮质激素

糖皮质激素是治疗本病的主要药物,当出现下列情况时,应及时应用糖皮质激素。如非甾体类药物疗效不佳或出现严重并发症、肝功能异常、大量心包积液、心肌炎、肺炎、血管内凝血或其他脏器损害等。对于多数患者来说,泼尼松一般开始剂量为 0.5～1.0 mg/(kg·d),有些患者剂量需要 1～2 mg/(kg·d)方能有效,足量的糖皮质激素可在第 2 天或 1 周内控制发热、皮疹和关节痛等症状,但使实验室指标恢复正常往往需要较长时间。应待症状消失及实验室指标正常后再开始缓慢减少泼尼松剂量,每 1～2 周减药 2.5～5 mg,后期减药更要谨慎,最后用有效的小剂量维持较长一段时间。一般认为早期应足量,必要时治疗初期可以应用甲泼尼龙或氢化可的松等静脉冲击治疗急重症患者,待病情平稳后再换成口服制剂,维持较长时间。减量过早过快易出现病情反复。对需要长期大剂量应用皮质激素才能控制全身症状及关节炎症者,可加用慢作用药物或免疫抑制剂。

(三)免疫抑制剂及慢作用药物

为了增强疗效,减少糖皮质激素用量和不良反应,在病情基本控制后可并用小剂量免疫抑制剂,如环磷酰胺、硫唑嘌呤、雷公藤总苷(片)等,如环磷酰胺 50 mg,1～3 次/天或硫唑嘌呤 50 mg,1～3 次/天,雷公藤总苷(片)10～20 mg,3 次/天等,应用 8～10 周,注意药物不良反应;推荐应用环磷酰胺或雷公藤总苷(片),疗效较好,而不良反应较小。最近开始应用每周小剂量甲氨蝶呤治疗成人斯蒂尔病的慢性关节炎和慢性全身性病变,取得良好疗效。尽管甲氨蝶呤可能存在潜在的肝毒性和血液系统毒性等,但只要在一定剂量范围内并注意观察和检查,本药应用是安全的。应用激素加免疫抑制剂治疗时,感染机会明显增加需引起重视,以慢性关节炎为特点的本病患者宜尽早应用甲氨蝶呤、氯喹、青霉胺或柳氮磺吡啶等改善病情药物。另外,氯喹可以治疗轻微的全身性病变,如乏力、发热、皮疹。

(四)其他药物

对于严重的成人斯蒂尔病患者可试用大剂量免疫球蛋白静脉注射或环孢素治疗。静脉注射用免疫球蛋白 200～400 mg/(kg·d),静脉注射连续 3～5 天,必要时 4 周重复。近十年来,风湿免疫领域最大的进展是生物制剂的应用,现阶段临床上常用于治疗风湿免疫疾病的生物制剂包括以下几种。①肿瘤坏死因子-α(TNF-α)抑制剂:依那西普、英夫利昔单抗等;②IL-6 抑制剂:托珠单抗;③B 细胞清除剂:利妥昔单抗;④IL-1 受体拮抗剂:阿那白滞素;⑤T 细胞抑制剂:阿巴西普。国外有报道对常规治疗无效的患者应用肿瘤坏死因子-α 抑制剂如沙利度胺和英夫利昔单抗等取得了良好疗效。各种药物功效相似,且单独应用疗效不比单独应用甲氨蝶呤(MTX)差,但是如果 MTX 和生物制剂联合使用,控制病情效率极为显著,还能够对关节炎起到延缓作用,成为了生物缓解病情的代表。对成人斯蒂尔病应用该药,对因为炎症而造成的周期性发热十分有效。在使用生物制剂进行风湿免疫治疗过程中,应特别强调安全性问题,注重用药前的风险评估和方案筛查。在使用生物制剂过程中,一些不良反应可能会随着治疗时间延长而出现,如变态反应、感染、恶性肿瘤以及自身免疫反应等,对于这些问题,广大医护人员必须及时停药并采取相应的治疗措施。

用药过程中,应密切观察所用药物的不良反应,如定期观察血象、红细胞沉降率、肝肾功能。还可定期观察铁蛋白(SF),如临床症状和体征消失,血常规正常、红细胞沉降率正常,SF 下降至正常水平,则提示病情缓解。病情缓解后首先要减停激素,但为继续控制病情防治复发,DMARDs 应继续应用较长时间,但剂量可酌减。

二、调护

(一)一般护理

(1)消除和减少或避免发病因素,改善生活环境空间,养成良好的生活习惯,防止感染,注意饮食卫生,合理膳食调配。

(2)注意锻炼身体,增加机体抗病能力,不要过度疲劳、过度消耗,戒烟戒酒。

(3)早发现早诊断早治疗,树立战胜疾病的信心,坚持治疗。

(二)特色护理

1.发热护理

根据发热的特点给予护理,高热时指导患者卧床休息,监测体温,根据实际情况给予处理,嘱患者适量饮水和进食水果等含维生素丰富食物,保证营养,保持床单元平整舒适,保持衣服柔软干燥,避免因受凉加重病情。

2.皮疹护理

皮疹常与发热伴随,应该指导患者避免搔抓皮肤,温水清洗,保持皮肤清洁,避免使用刺激性清洁用品及化妆品,衣着宜宽松柔软的棉质内衣,避免化纤类衣物。

3.关节疼痛护理

成人斯蒂尔病多侵犯大关节尤以膝关节最早出现疼痛症状,关节疼痛时患者活动受限,活动困难。给予患者生活护理,指导患者保持关节功能体位,避免受压,可予红外线、微波等理疗,给予镇痛药物缓解关节疼痛,疼痛缓解后可协助患者适度活动。

4.心理护理

患者因为长期反复发热,活动不便,心情焦虑、烦躁,易对治疗失去信心,应做好疾病健康教育,耐心向患者讲解疾病相关知识,对患者的病情,症状发生的原因,检查治疗的目的和意义给予充分讲解,取得患者的信任,同时鼓励患者树立良好的心态,积极配合医院的治疗方案,争取用最佳的心态取得最好的治疗效果。

5.用药护理

糖皮质激素为治疗成人斯蒂尔病的首选药物,不良反应较多,患者多有使用糖皮质激素的恐惧感,担心药物不良反应,担心一旦使用难以撤掉。应充分与患者沟通,讲解用药的目的,取得患者配合。同时在使用过程中,注意观察病情及药物的作用、不良反应,严格掌握给药时间和给药剂量,按时用药。定期检测尿常规、大便常规、血常规、肝肾功能、电解质等,发现异常及时处理。

(三)饮食调护

合理膳食。饮食宜清淡、易消化,进食高蛋白、高维生素、含钾和钙丰富、易消化、无刺激性饮食,忌用油腻辛辣之品;可以用西瓜汁、梨汁或用鲜芦根煎水代茶饮,亦可食用甘润多汁的瓜果;高热不退者可用温水、薄荷水擦浴。

三、预后

多数患者的预后良好,1/5 的患者在一年内可获缓解,1/3 的患者反复 1 次后病情完全缓解,其余的患者表现为慢性病程,主要是慢性关节炎。不同患者病情、病程呈多样性,反映本病的异质性。少部分患者一次发作缓解后不再发作,40%~50% 的患者有自限倾向。而多数患者缓解后易反复发作。还有慢性持续活动的类型,最终出现慢性关节炎,有软骨和骨质破坏,酷似类风湿关节炎。少数患者累及脏腑,预后较差。

(李　璐)

第十四章

痛 风

第一节 概　述

痛风是嘌呤代谢紊乱或尿酸排泄减少所引起的一组疾病,主要临床特点为高尿酸血症、反复发作的急性单关节炎。

痛风在世界各地的发病呈现逐步增加的趋势,种族和地区不同而有差异。饮食与饮酒、肥胖、其他疾病、药物、家族和遗传等因素均影响其发病。主要见于中老年男性和绝经期妇女,男女患病率约为 20∶1。

(王园园)

第二节　发病机制与病理

一、病因与发病机制

人体内尿酸主要有两个来源,一是内源性,主要由体内氨基酸、磷酸核糖合成和核酸分解代谢而来,占体内尿酸总量的 80％;二是外源性,从富含核苷酸的食物中分解而来,占体内尿酸总量的 20％。正常情况下尿酸的产生和清除呈动态平衡,血清尿酸水平维持正常范围。任何原因导致尿酸生成增多或排泄减少,或两种机制同时存在,造成血清尿酸水平增高,成为引发痛风的主要环节。近年来利用分子生物学技术在嘌呤代谢酶缺陷方面的研究得到深入开展,发现痛风与相关基因突变或基因丢失有关。与痛风相关的遗传基因有 SLC2A9、ABCG2、ADRB3 等。

二、病理生理

痛风的发病过程中至关重要的环节是局部的尿酸盐结晶(MSU)沉积于关节及软组织,诱导白细胞趋化聚集,并作为一种内源性抗原信号被模式识别受体(如 Toll 样及 NOD 样受体)识别,激活下游的免疫炎症信号通路,最终导致痛风急性炎症发作。研究已证明,参与炎症反应的细胞主要有肥大细胞、中性粒细胞、单核/巨噬细胞等；细胞因子有 IL-1、TNF-α、MCP-1、IL-1β、IL-8、IL-6 等。

（王园园）

第三节　临床表现与体征

一、无症状高尿酸血症

高尿酸血症（血尿酸＞7 mg/dL）是痛风最重要的生化基础，但不等同于痛风。仅 5.0%～12% 高尿酸血症患者最终发展成痛风，而大多数情况下并不引起临床症状，故称之为无症状高尿酸血症。有人将无症状高尿酸血症称为"痛风前期"，似有不妥。

无症状高尿酸血症的主要风险是发生痛风，其发生率随着高尿酸血症程度的加重而增加值得注意的是，尽管持续增高的血尿酸盐浓度在痛风的发病机制中十分关键，但单凭这一种因素本身并不足以引起痛风。大多数高尿酸血症患者终其一生都未出现诸如痛风性关节炎、痛风石或肾结石等临床症状。然而随着研究的深入，越来越多的超声影像研究表明，无症状高尿酸血症患者的关节中亦可有尿酸盐沉积。有研究显示，在无症状高尿酸血症患者中 17% 膝关节和 25% 第一跖趾关节内出现了"双轨征"，高达 36% 的患者出现痛风石征象。不过，无症状高尿酸血症患者关节内尿酸盐沉积能否预示痛风的发作，仍有待进一步研究。

二、原发性痛风常见的临床表现

典型的痛风按其自然病程进展可分为三个阶段：急性期、间歇期和慢性期。其临床特点为反复发作的急性单一关节炎、痛风石形成、痛风石性慢性关节炎，病程迁延者可发生尿酸盐肾病、尿酸性尿路结石，严重者可出现关节致残、肾功能不全。本病可分为原发性和继发性两大类。原发性痛风患者中仅有 1%～2% 者由嘌呤代谢酶的缺陷所致，而大多数原因不明，常伴有中心性肥胖、高脂血症、高血压、糖尿病、动脉硬化及冠心病等。继发性痛风可由肾脏病、血液病及药物等原因引起，痛风为其并发症。

（一）急性期

痛风急性发作的典型表现即急性痛风性关节炎，是痛风最常见的首发症状，多见于体型肥胖的中老年男性和绝经后妇女。无症状高尿酸血症期随着急性痛风性关节炎的首次发作而终止。

1.诱因

能够引起急性痛风性关节炎发作的常见诱因包括损伤、进食高嘌呤食物、饮酒、药物、内科疾病和外科手术，以及一些其他局部作用的因素。大约一半的患者可找到诱发急性发作的明确原因。

（1）损伤：损伤常被报道是引发痛风急性发作的一个诱因。无论伤势的轻重与大小，均可能使痛风发作，但痛风性关节炎急性发作不包括严重的外伤，这是与创伤性关节炎及骨折的重要区别之处。有时甚至长途步行、扭伤、鞋不合适均可导致痛风发作。损伤可小到仅为一次长途行走，途中可无疼痛，但可引发关节内肿胀，一旦关节开始休息，关节滑液中的游离水分很快流失，其结果是导致关节滑液内尿酸盐水平的突然升高，从而引起尿酸盐结晶沉积及痛风发作。这一机制可解释为何痛风发作常在夜间休息时。第一跖趾关节常有慢性损害的倾向,而且在步行中是全身各关节中单位面积受力最大的。因此,第一跖趾关节是首次发病及病程中受累率最高的关节。职业损伤亦可引起受累局部急性发作,如操纵机器者可累及特殊手指,卡车司机可侵犯右膝关节,踏板工人可致踝关节发作等。

(2)饮食:高嘌呤饮食历来被视为痛风急性发作的重要诱因。研究则表明,高嘌呤饮食,尤其是富含动物嘌呤者(如牛肉、猪肉、羊肉等),可以使痛风患者的急性发作次数增加 5 倍,相反,避免或减少高嘌呤食物,尤其动物内脏的摄入可减少痛风发作的风险。但研究表明,进食含有嘌呤的植物,如大豆、豌豆、小扁豆等并不增加痛风的发作。其次,富含果糖的食品,如含糖软饮料作为急性痛风的又一重要诱发因素越来越多地受到人们的重视。此外,饮食无度、暴饮暴食、饥饿等亦可诱发痛风发作。饥饿可导致如 β-羟丁酸、自由脂肪酸、乳酸等有机酸增多,对肾小管分泌尿酸起竞争性抑制作用而使尿酸排泄减少,导致血尿酸明显增加和痛风的急性发作。然而,素食民族患痛风者也不少见;给予痛风者低嘌呤食物虽能使血尿酸下降,但仅可降低大约 1 mg/dL。因此,原发性痛风与饮食的关系是肯定的,但并非是痛风发生的真正原因。

(3)饮酒:酗酒对痛风的影响可能比饮食要严重得多,尤其是啤酒和白酒。这是因为乙醇代谢能使血乳酸浓度增高,像其他有机酸一样,乳酸可抑制肾小管分泌尿酸,降低尿酸的排泄。如果血清中乳酸水平较长期持续高于 20 mg/dL 时,则肾脏对尿酸的排泄量明显减少。此外,还有研究表明乙醇还能促进腺嘌呤核苷转化,使尿酸合成增加。而且啤酒中富含易于吸收的鸟嘌呤核苷酸,增加尿酸生成。此外,饮用铅污染的走私酒可造成慢性肾小管损伤导致继发性高尿酸血症及铅痛风。

(4)药物:许多药物可导致痛风急性发作。利尿剂如呋塞米和氢氯噻嗪,以及含有利尿剂的降压药可导致痛风急性发作。近年来报告较多的是绝经期妇女,由于心血管疾病及肾脏病变等应用利尿药物,导致多关节炎痛风,症状较轻,但出现结节较快,常被误诊为骨关节炎。

(5)内科疾病与外科手术:高尿酸血症者,在合并严重内科疾病或进行外科手术时,有诱发急性痛风的危险。因此对确诊痛风的患者,在这种情况下应该进行预防治疗,从而防止急性发作。高尿酸血症易感者,痛风的发作通常在内科疾病加重期间。

(6)其他:过度疲劳、受凉亦可导致痛风发作。肢体末端组织灌注不良可导致皮温的下降,降低局部尿酸盐的溶解度,并可促进结晶的形成和沉积。静脉内高营养可致低尿酸血症,导致血尿酸波动,从而引起痛风的急性发作。

总之,导致痛风发作的原因不是孤立的,应综合分析,并努力避免可能的诱因。

2.全身表现

多数患者发作时无全身症状,部分患者可伴发热,甚至是高热、血白细胞增高、红细胞沉降率增快等全身症状,故需与感染相鉴别。

3.关节表现

(1)典型临床表现:典型的急性痛风性关节炎的发作特点是骤然起病,甚至是暴发性的。在突发的关节肿痛前常有应激期或者疲乏、周身不适及关节周围刺痛等发作先兆。关节疼痛多首发于夜间,部分患者发生于凌晨醒来下地时,少数则在清醒时突发关节红、肿、热、痛。急性痛风性关节炎通常单关节起病。早期发作时,85%～95%是单关节,仅 3%～14%为多关节。60%～70%患者首次发作位于第一跖趾关节,其次是跖趾、跗、踝、指及腕关节等。反复发作时还可在膝和肘关节等。肩关节通常不累及,但偶尔亦可受累。在痛风的整个病程中,几乎所有病例都累及足,即使初次发病时无足部累及,在随后的发作中亦可波及。足对痛风的易感性和显著性目前还没有合理的解释。随着时间的推移,复发的急性痛风性关节炎可以累及多个关节,包括膝关节和上肢关节。腕关节和肘关节的累及与病程相关。邻近关节或与发病关节相通的滑囊也是痛风急性炎症较易累及的地方,其中鹰嘴和髌骨前滑囊最常累及。急性痛风性关节炎的关节疼痛常常很剧烈,尤其是在最初几次发作时,一般于 24 小时内达到高峰,常影响睡眠、走路、工作及闲暇活动。受累程度从轻微的跛行到完全的不能动弹。受累关节处多有皮肤发红,发亮,并且有显著压痛,尤其是第一跖趾关节受累时;同时还可以出现蜂窝织炎,尤其是在踝关节和某个滑囊受累时,炎症一般为局限性的。这些症状和体征往往在发病后几小时之内就出现,严重的炎症往往伴随有发热、白细胞增高,而显著增高的急性时相反应物则高度提示感染性关节炎或者周围组织的感染性蜂窝织炎。发热通常见于多关节炎型痛风,但是发热的程度和白细胞升高的程度与受累关节的数目并无直接关系。急性痛风性关节炎的自然病程是几天内即可缓解,但同时多个关节受累者需几周方可缓解。当炎症消退时,原来红苹果样闪亮的皮肤变成紫葡萄色,其波及的皮肤开始脱屑。多数患者于一年内症状复发,其后逐渐增加,可每年发作数次。有少数患者仅仅经历一次发病后不再复发。

(2)不典型临床表现:在痛风急性发作期,与经典描述不同的临床表现应严密监测,以尽早识别不典型患者。临床上,少数患者首次发作症状较轻;亦可因病情严重或者治疗不当,关节炎迁延不愈或转移至其他关节;还可随病程的迁延,发作呈不典型。症状较轻者,即使是在初次发作,疼痛也不明显,1~2 天后就可以完全消退,以后可以很久不复发。个别痛风患者甚至一生中只发作一次。也有少数患者,关节炎发作频繁,甚至没有明显的间歇期,呈持续性发作,往往伴有严重痛风石,多见于年龄较轻的患者。在慢性肾脏疾病所导致的继发性痛风患者中,关节炎发生率很低,症状也比较轻微。随着病程的延续,急性痛风性关节炎可从下肢向上肢发展,发作的频率越发频繁,累及关节数亦与日俱增。因此,多关节受累的急性痛风性关节炎是疾病后期的特征,这与经典的单一关节炎的描述不同。累及胸骨柄关节、肩锁关节和颈椎的急性痛风性关节炎的识别,有赖于前期已被遗忘了的典型足部累及的痛风病史。膝关节的急性痛风发作常导致腘窝囊肿、滑液渗漏及下肢的蜂窝织炎或者肿胀并促发深静脉血栓形成。儿童痛风患者可先有肾结石,之后出现关节炎或二者并发。且病情较重,发作频繁,病情进展迅速累及多关节,出现慢性痛风性关节炎及痛风石。

(二)间歇期

急性痛风性关节炎发作缓解后一般无明显后遗症状,有时仅有患部皮肤色素沉着、脱屑、刺痒等,称间歇期。尽管不是所有患者均有这一过程,但罕见没有发作间歇期者。在急性关节炎发作复发之前有一个完全无症状间歇期的详细记录对于痛风的诊断有一定价值。在该阶段里,对先前有过急性发作的关节进行滑膜液的尿酸盐结晶检查能够明确痛风的诊断。

在发作间歇期阶段,诊断痛风有一定的困难。然而,如果在一个无症状关节的穿刺液中证实有尿酸盐结晶,则为痛风的诊断提供了有利的支持。在发作间歇期,12.5%~58%痛风患者的关节液中可显示出尿酸盐的结晶。这些无症状关节的结晶常常伴有轻微滑液白细胞增多,被认为是在发作间歇期造成关节损害的潜在因素。在无明确痛风性关节炎病史的病例中,4%~18%尸检时可以从第 1 跖趾关节得到的滑液中发现尿酸盐结晶。

间歇期的持续时间长短不一。未接受治疗的大多数痛风患者将会在 6 个月至 2 年内出现第二次发作,少数是在 5~10 年才复发一次(最长 27 年后再发),个别患者则从无第二次发作。

Gutman 的系列研究中,62%的患者于 1 年内复发,16%在第 1~2 年复发,11%在第 2~5 年复发,4%在第 5~10 年复发,7% 10 年以上无复发。随着病情的进展,发作次数逐渐增多,症状持续时间延长,无症状间歇期逐渐缩短,甚至症状不能完全缓解,且受累关节逐渐增多,从下肢向上肢、从末端小关节向大关节发展,出现指、腕、肘等关节受累,少数患者可影响到肩、髋、骶髂、胸锁或脊柱关节,也可累及关节周围滑囊、肌腱、腱鞘等部位,症状和体征渐趋不典型。

(三)慢性期

尽管有以痛风石为首发临床表现的病例报道,但通常认为慢性痛风常需经历 10 年甚至更长时间的急性间歇性痛风期。间歇期不再无症状是急性间歇性痛风进展为慢性痛风的标志。

1.痛风石形成

痛风石的形成是慢性期的标志。慢性痛风石性痛风的特征是在结缔组织中包括关节结构中鉴别出固体尿酸盐(痛风石)沉积,可伴随着最终破坏性关节病变的发展,也经常伴随着继发性的退化性改变。痛风石性痛风是尿酸盐排泄与其产生慢性失衡的结果。一旦尿酸盐池扩大,尿酸盐结晶沉积在软骨、滑膜、肌腱、软组织和其他地方而形成痛风石,痛风石很少出现在初期发作时。如果复发性急性痛风和高尿酸血症不予治疗,且未能去除诱因,如过量饮酒、肥胖或使用利尿剂等,疾病可能会从散发性单关节炎或者寡关节炎进展为复发性多关节炎,乃至持续性关节炎、关节变形及尿酸盐结晶而形成肉眼可见的痛风石。痛风石沉积常在急性痛风累及的关节中,尤其是第一跖趾关节。约 1/3 慢性痛风患者形成肉眼可见的痛风石。慢性痛风症状相对轻微,常伴以急性关节炎的发作。痛风石与关节内骨侵蚀有关,尤其是大脚趾,当然其他部位也可累及。痛风石经典的发生部位是耳郭、肘部和跟腱。也可以更广泛分布于其他关节及其周围,如手指关节及其周围、指尖、膝关节周围、鹰嘴和髌骨前滑囊。痛风石的特征性体征是肿胀和畸形,可以没有显著的急性痛风样炎症。虽然足部关节是急性痛风累及的常见部位,但任何滑膜关节都可以受到痛风的袭击,而慢性痛风更多累及手部关节,远端、近端指间关节及掌指关节的肿大往往是由于关节和关节周围的痛风石造成。此外,还可以出现类似于类风湿关节炎样的天鹅颈畸形、纽扣花畸形和屈曲畸形,受累关节周围皮下痛风石样白色物质沉积可提示痛风的诊断。足趾、踝关节、肘关节和腕关节同样可以累及;由于尿酸盐晶体的沉积,仔细检查可见皮下白色颗粒状外观;痛风石可以突发于未预想到的部位,并释放白色浆糊样或者脓样物质,特别是在降尿酸药物治疗的时候。

痛风石可以通过直接影响关节或关节肌腱产生显著的关节运动受限。任何关节都可受累。尽管主要影响下肢关节,脊柱关节亦不能逃脱尿酸盐的沉积,但急性痛风性脊柱炎并不常见。也很少观察到由痛风石引起的脊柱压迫症状。痛风石也可发生于心肌、心瓣膜、心脏传导系统、眼睛的不同部位和喉部。在抗高尿酸药物出现之前,50%~70%的痛风患者有可见的痛风石,并出现持续的关节改变或者症状的慢性化。

皮下痛风石是慢性期痛风最具特征性的损害。类似的结节也可以在其他的风湿性疾病如类风湿关节炎和多中心网状组织细胞增多症中见到,这就容易混淆诊断。类风湿结节的形成和痛风石的形成有一定的相似性,这两种结节都不是在病程各阶段中普遍存在的,而是发生于慢性和严重的病例中,但也会发生于临床上无关节症状的患者。尿酸盐结晶的皮下聚集是痛风的疾病特征,皮下痛风石可以见于全身各个部位,但常见于受压部位。痛风石可以在关节内或关节周围,也可以在其他部位的结缔组织内(如肌腱、肾锥体、心脏瓣膜和巩膜)。痛风石常和慢性破坏性关节炎并存,痛风石本身也可以导致关节功能的残疾并引起关节的疼痛。

　　耳郭是一个关节外典型的痛风石沉积部位,以白色小赘生物的形式出现,但并非最常见,其他易受累及的部位包括鹰嘴、膝前黏液囊、前臂尺骨表面、跟腱、指垫等处,尿酸盐结晶沉积可能是在皮内或皮下。晶体沉积可在手或足上出现形状不规则的肿胀,常常伴随着关节的破坏。在痛风石紧皱且有光泽的皮肤表面可能会出现溃烂,并且从溃烂处可挤出白色粉状物质,它是由针状的尿酸盐晶体组成,溃烂的痛风石很少继发感染,骨性强直亦不常见。

　　痛风石的形成过程隐袭,患者通常会注意到被累及关节的进展性僵硬和疼痛,痛风石或是继发的退化过程通过对关节及其周围结构的机械性破坏可以限制关节的活动,同样,轴动骨骼也避免不了尿酸盐晶体的沉积,类似于肿瘤或凸出物。

　　痛风石痛风经常与发病年龄早、未经治疗而持续时间较长的活动期疾病、频繁发作、血清尿酸盐水平升高以及上肢和多关节发作有关。痛风石沉积的形成率与高尿酸血症程度和时间相关,原则上取决于血尿酸盐的水平。痛风石形成率也与肾病严重性相关。有效治疗高尿酸血症能导致痛风石发生频率显著减少。促尿酸排泄药物及别嘌醇的使用,使得可见的痛风石和慢性痛风性关节炎发生率明显减少,在应用这些药物治疗之前,70%痛风患者有痛风石的沉积;而应用这些药物治疗后的调查报告显示其<5%。但是有报道在一些人群中,痛风石性痛风发生率仍然接近50%,一些因素诸如依从性不好、医患关系的不和谐、误诊、使用利尿剂治疗高血压(特别是对于老年人)、器官移植接受者使用环孢素等都会使痛风石痛风的发生率进一步升高。

　　2.慢性痛风石性关节炎

　　如果反复发作的急性痛风和高尿酸血症不予治疗,而且又未能去除诱发因素,如过量饮酒、肥胖或利尿剂使用等,疾病可能会从散发性单关节炎或者寡关节炎进展为复发性多关节炎,乃至持续性的关节炎、关节变形,并形成肉眼可见的痛风石。

　　那些未接受治疗的患者随着疾病的进展,急性发作会更加频繁,并且逐渐累及多关节,疼痛更加剧烈且持续时间更长,甚至偶尔还伴有发热症状,尽管受累关节会不断地完全恢复,但是骨损害会继续发展。据报道,晚期多关节发作患者中有1/3其初始发作也是多关节的,关节可能会按顺序以迁移的方式发病,几个相邻关节会同时受累及,关节周围组织如关节囊和肌腱也会频繁地受到影响。

　　最后,患者可能会出现无完全间歇期的慢性多关节痛风,这个阶段的痛风可能会和类风湿关节炎相混淆,特别是如果痛风石被误认为类风湿结节。少数患者可从初始的足痛风发展为类似于类风湿关节炎的不可恢复的慢性变形性关节炎,并伴有滑膜增厚和结节的形成。而结石(痛风石)的早期发展,与类风湿关节炎的多关节炎症经常同时出现的表现不同,痛风关节炎经常是非同步的,即一个关节的发作经常伴随着另一个关节炎症的消退。

　　在未经治疗的患者中,痛风发作的频率通常随时间的增加而增加。以后痛风发作很少像起病时那样暴发,而且是多关节的,症状变得更加严重,持续时间更长,缓解更缓慢。尽管如此,仍能完全恢复。发作间歇期阶段尽管体检无痛风石的体征,X线仍然可以发现有改变,这些变化更易出现在那些有较严重高尿酸血症和急性发作较频繁患者的影像学改变上。

　　如果患者是在病程较晚期首次看病,初次发作时清晰详细的描述、发作间期完全无症状的病史都对正确诊断都极有帮助。然而,并非全部病例都遵循这一过程。疾病可呈爆发性患病过程,一小部分患者可以从首次发作直接进展而进入亚急性阶段、进而形成慢性病变而不伴有缓解期,这些患者形成痛风石很快。只有很少的患者痛风石形成过程中没有急性关节炎的发作。

(四)痛风性肾损害

高尿酸血症的肾脏损害在临床上主要有以下三种表现形式:①急性尿酸性肾病。②慢性尿酸盐肾病。③尿酸性肾结石形成。"痛风性肾病"通常是指前两者。

1.急性尿酸性肾病

由短时间内大量尿酸结晶堆积于肾脏集合管、肾盂和输尿管所致。由于尿液中尿酸浓度骤然增高形成过饱和状态,显微镜下可见管腔内尿酸结晶沉积,形成晶体或呈雪泥样沉积物。可阻塞肾小管,近端肾小管扩张,但肾小球结构是正常的。这些沉积物导致梗阻及急性肾衰竭。间质纤维化及痛风石通常不会出现。这种肾病通常是可逆的,如果得到恰当治疗,肾功能可恢复正常。主要见于淋巴和骨髓增生性疾病、恶性肿瘤的治疗或化疗后;应用噻嗪类利尿剂后、痛风患者及有明显高尿酸血症的患者同时患有高血压、心肌梗死、外伤及大手术等病况,这些疾病均可以使血尿酸水平在短期内骤然升高,致使肾远曲小管、集合管、肾盂和输尿管被大量尿酸填充和堵塞,导致急性肾衰竭。此外,还可见于剧烈运动的后期,或癫痫大发作时产生的明显高尿酸血症和高尿酸尿症;强酸性尿及酸中毒等也可使尿酸盐结晶沉积在集合管、肾盂和输尿管上,造成急性高尿酸性肾病。

急性尿酸性肾病起病急骤,发生急性肾衰竭前,血尿酸水平明显升高,尿液中可见泥沙状尿石排出,尿沉渣检查有大量尿酸结晶,尿液 pH 明显降低,若治疗不及时或者治疗不当将导致死亡。初期,24 小时尿尿酸的排出量增加,尿中可见多形性结晶,并有血尿、白细胞尿,随着病情的恶化逐渐出现少尿、无尿等症状,而 24 小时尿尿酸的排泄反而降低或基本正常。另外,急性高尿酸性肾病的少尿、氮质血症等应该和其他原因引起的急性肾衰竭相鉴别,以便能及时治疗预防并发症的出现,尽可能使肾功能损害得到逆转。

2.慢性尿酸盐肾病

长期但不严重的高尿酸血症患者易出现肾脏小管间质的慢性病变。有时也叫痛风性肾病。其严重程度与血尿酸升高的持续时间和幅度有关。慢性高尿酸血症可导致尿酸晶体主要在远端集合管和肾间质沉积,尤其在肾髓质和乳头区。镜下可见尿酸和单钠尿酸盐在肾髓质内沉积。间质尿酸结晶来源于集合管。这些结晶体形成核心,周围有白细胞、巨噬细胞浸润及纤维物质包裹。这种标志性组织学改变称为痛风石。经典的痛风性肾病,痛风石在皮髓交界处及髓质深部沉积。在有长期痛风病史的患者中,肾脏不仅表现为痛风石形成,且还伴有纤维形成、肾小球硬化、动脉硬化及动脉壁增厚。

慢性尿酸盐肾病多见于中老年,男性多见,4%~5%有遗传家族史,多于不知不觉中发病。仅10%~20%出现临床症状,而且进展缓慢,常历经 10~20 年才发生肾衰竭。

主要的临床表现:①腰痛。早期患者可有轻度腰痛,可为单侧或双侧。②水肿。40%~45%患者可以出现轻度水肿。③高血压。40%~45%患者有中度高血压,血压可波动,用一般降压药物可以控制。④轻度蛋白尿。约有 85%的痛风患者在出现明显肾损害之前,往往有持续数年的间断或持续的轻度蛋白尿,一般不超过(++),很少有大量蛋白尿。⑤尿 pH 呈酸性。痛风患者尿 pH 多呈持续酸性,而这又促使了肾损害及尿酸性肾结石的形成。⑥血尿。约 54%的患者可出现肉眼血尿。⑦肾盂肾炎症状。痛风患者常继发感染,因此可以出现尿频、尿急、尿痛、菌尿及发热等急性肾盂肾炎的症状。⑧尿渗透压升高及肾小球滤过率下降。由于痛风的肾损害早期以髓质为主,随着病情发展才延至肾小球。因此,初期患者肾功能障碍 100%的表现为尿浓缩稀释功能的下降,此为尿酸盐肾病最早期的指征,约50.2%的患者尿最高渗透压在700 mmol/L以上。

当病情进一步发展到肾小球出现肾功能障碍时,才开始出现肌酐清除率的降低,14.2％的患者内生肌酐清除率在 80 mL/min 以下。二者均随着病情的加重而降低。⑨氮质血症及尿毒症。尿酸性肾病,特别是年轻者,在 5～10 年后肾病加重,晚期肾小球功能亦受损,出现肌酐清除下降,尿素氮上升,呈尿毒症的临床表现,约 10％的患者死于尿毒症。如早期诊断并进行恰当的治疗,肾脏病变可以减轻或停止发展,这点区别于其他一些不可逆的肾脏疾病导致的肾功能不全。但是原发慢性高尿酸血症中 HGPRT 缺乏者,往往伴有大量尿酸生成,使肾脏病变广泛且严重,疾病的预后不佳。⑩年龄与合并症。尿酸盐肾病的合并症与发病年龄及病程有密切的关系,随着病程的增长其合并症增加。低龄的痛风患者,其肾脏损害的发生率较高,这组人群多为家族性高尿酸血症或痛风,即使治疗,亦不能阻止肾脏损害的发展。研究表明肾小管的严重损害,除了尿酸生成过多外,可能还与其他因素参与肾小管细胞的代谢有关。⑪肾外表现:首先关节病变是肾脏外主要临床表现,在前已经有所描述,此处不再赘述。80％病例都有关节病变,并且 62.5％出现在肾脏病变之前,少数病例也可无关节炎表现。需要指出的是在肾脏病变早期关节炎发作同典型的痛风关节炎症状,但到肾脏病的晚期出现氮质血症及尿毒症时,关节炎发作反而会较轻。一般临床上关节病变明显时,多数已有肾脏受累的表现。其次为痛风石,见于耳郭、皮下或关节附近特别是下肢远端关节周围尿酸盐沉积而形成结节肿,其可破溃形成瘘管,有白色尿酸盐结晶溢出,一般不易愈合。结节的大小与肾病的程度不成比例,当有大的痛风石时肾损害反而较轻,没有结石者肾病变亦可能较重。⑫其他表现:可伴有冠状动脉硬化性心脏病、脑血管及高血压等,约 25％的患者死于心脏和血管意外。此外还可能有伴发的糖尿病等。

青少年期因血尿酸基本正常,因此常无任何临床表现;青春期后虽然血尿酸可逐渐升高,临床仍可无症状;30 岁后开始有临床表现,病程进展缓慢,10～20 年后未经治疗的病例可发展成为氮质血症。据报告,85％痛风患者的肾病变在 30 岁以后才被发现。

3.尿酸性肾结石形成

镜下可见尿酸结晶在肾乳头和集合管内沉积。尿酸性肾结石,是由于尿酸结晶沉积在肾及尿路,形成泥沙样、沙砾状以致大的结石。男性多见,平均发病年龄在 44 岁,多在首次关节病变两年后形成,也可以没有关节炎的表现。纯尿酸结石射线是可以透过的。除尿酸成分外,还可含有草酸钙和磷酸钙,罕见含铝铵的混合结石(儿童可有)。这种混合结石射线透过性减低。在我国肾结石中 6％～10％是尿酸结石,而 80％～84％是草酸钙结石,其次是磷酸盐结石。

尿酸性肾结石的症状依结石的大小、形状、部位及有无感染等并发症而异。小的结石可自动从尿中排出;小结石或大的固定的光滑结石,均可以无临床症状。因此,尿路结石的症状主要是由于结石对尿路的局部刺激、尿路阻塞和继发的尿路感染所致。

尿酸性肾结石的临床表现:①疼痛。有 40％～50％的患者有腰部及上腹部间歇发作性疼痛的历史。疼痛常位于患侧腰部肾区,可以向同侧腹股沟、睾丸或大阴唇放射。疼痛以病侧为主,少数为双侧,在健侧的疼痛为反射性疼痛(肾-肾反射)。亦可呈隐痛、胀痛及钝痛。绞痛时常突然发作,严重者如刀割样;亦可有持续性疼痛,多位于脊肋角、腰和腹部。绞痛是一种阵发性的剧痛和放射痛,出现肾绞痛时表示结石在上尿路,这是由于结石进入肾盂输尿管连接处或输尿管时,机体本能地促使结石排出体外而引起输尿管的蠕动,故产生剧烈刀绞样疼痛,有时还可伴有血尿。发作时患者常呈急性病容,蜷曲卧床,双手压迫腹或腰部,更有甚者在床上辗转反侧,呻吟不已,面色苍白,全身出冷汗,脉细而快,血压可降低,呈虚脱状态,与此同时可以出现恶心、呕吐、腹胀、便秘等,易误诊为急腹症。绞痛发作时尿量可减少,缓解后,尿量有增多现象。发作常持续几小时,亦可几分钟即缓解;有的必须经解痉治疗后方可缓解,少数患者可自行停止发作。缓解后常有数天虚弱无力,腰酸胀和(或)腹部隐痛。如结石转至接近膀胱处,可伴有尿频、尿急及尿痛等膀胱刺激症状。②血尿。肾结石疼痛时,常伴有肉眼血尿或镜下血尿,一般在运动、骑车、劳动等体力活动后或者绞痛后可出现。常为镜下血尿,与疼痛有关,偶可见无痛性血尿者。但多在尿道有刺痛或堵塞感染而就诊时化验而发现血尿。③感染。不少病例因并发尿路感染来就诊。可伴有发热、膀胱刺激征等症状。④梗阻。可排出鱼子样红褐色结石,亦可有沙砾样大小不等、色泽不一的结石。尿道疼痛、排尿困难、尿流中断,甚至突然尿闭;腹肌呈不同程度的紧张、压痛,肾区叩击痛;肾盂积水时上腹部及腰部可触及肿物。

三、特殊类型痛风

(一)早发痛风

早发痛风是指发病年龄<25岁的痛风,约占全部痛风的3%～6%,常具有遗传因素、疾病进展更快和需要更加积极的降尿酸治疗的特点。尽管痛风最常见于中老年人群,但亦可以发生于任何年龄,从3岁到95岁均有报道。值得注意的是,近年来流行病学研究显示,痛风的发病年龄呈现年轻化。

在早发痛风患者中,有痛风和(或)肾结石家族史者可高达80%,而在典型痛风中仅为25%～30%。因此对这群年轻患者,应该进行覆盖几代人的详尽问诊,从而为了解该病的遗传形式提供足够的信息(X连锁或常染色体占优势或隐性遗传)。早发痛风患者发作时症状重、累及关节数目多、发作次数也较频繁、肾结石发生率高。因此,对于早发痛风,临床需更积极的控制血清尿酸,以防止更多继发性损害的发生。

儿童由于肾脏尿酸清除多,正常范围在3～4 mg/dL,一般不会患有痛风。如果儿童出现高尿酸血症或者痛风发作要考虑到先天性疾病或遗传性疾病,常见的有家族性幼年高尿酸性肾病、糖原贮积病及嘌呤代谢酶异常(分别归于原发性、继发性痛风)。

1.家族性幼年高尿酸性肾病

儿童期发病,表现为由于痛风造成的大脚趾痛。并不是所有的患儿都有痛风或者肾脏病的病史,受累患者常有早期肾脏损害,用肾小球滤过率和肾小管功能测定可以找到肾脏受到损害的证据。在有些家庭,女性患者更易感。相对于其肾脏功能受损的程度来说,患者尿酸排泄减少程度显著高于预期。疾病的特征表现是痛风、进行性肾功能损伤、高血压、肾脏萎缩,肾脏组织病理学表现为间质性肾炎、缺血性的肾脏损害、纤维化和肾小管萎缩。遗传方式为常染色体显性遗传,基因定位于16号染色体 p11.2。有证据表明本病有一定的异质性和较少的外显率。另外一种造成早发性痛风和高尿酸血症的间质性肾病是常染色体显性的髓质囊性肾病(ADMCKD),这种疾病典型表现是出现尿酸浓缩功能缺失,其临床和病理特点类似于另外一种常染色体隐性遗传的遗传性幼年肾结石病。然而,两者的遗传位点不同。已推论出两个位点与 ADMCKD 相关,其中一个基因定位于染色体 16p12。

2.次黄嘌呤-鸟嘌呤磷酸核糖基转移酶(HGPRT)部分缺乏

嘌呤酶变异之一是次黄嘌呤-鸟嘌呤磷酸核糖基转移酶缺失,它是嘌呤补救合成途径的重要的酶。此基因位于 X 染色体上。在所报道的次黄嘌呤-鸟嘌呤磷酸核糖基转移酶基因变异的300病例中,仅仅有5例是女性。女性患者的次黄嘌呤-鸟嘌呤磷酸核糖基转移酶基因缺失是母亲或者父亲等位基因变异并以非随机方式灭活其他等位基因的结果。根据次黄嘌呤-鸟嘌呤磷酸核糖基转移酶缺失严重程度,产生了一系列疾病。

Kelley-Seegmiller 综合征(HGPRT 不完全缺乏)为更轻一些的次黄嘌呤-鸟嘌呤磷酸核糖基转移酶缺失者,其寿命期望值更长一些,可以造成痛风、肾功能障碍和不同程度的锥体和锥体外系疾病,但是没有自残倾向。最轻的表型仅仅表现为痛风和肾脏结石而已。有残余酶活性的病例有时被称为 Kelley-Seegmiller 综合征。次黄嘌呤-鸟嘌呤磷酸核糖基转移酶基因有 9 个外显子,已发现的次黄嘌呤-鸟嘌呤磷酸核糖基转移酶的变异遍布整个基因,除非是在非常特定的情况下,没有哪个特定位点、特定碱基替换或者缺失能预测其表型。

3.磷酸核糖焦磷酸(PRPP)合成酶活性过高

第二个嘌呤酶异常是磷酸核糖焦磷酸合成酶活性过高。磷酸核糖焦磷酸合成酶是核酸合成的底物,由于酶的基因突变引起的该酶活性增加,而反馈抑制受阻,使 5-磷酸核糖的累积量增多,产生原发的嘌呤生成过多。和次黄嘌呤-鸟嘌呤磷酸核糖基转移酶基因一样,该病也是一种X 连锁隐性遗传病。痛风主要见于男性儿童和青年,主要有两种表型。累及男性人群时,其相对有更严重的临床表现,为神经功能障碍、严重的感觉神经性耳聋,儿童期死亡率高;在女性中,表现则较轻微,也可以有耳聋、尿酸生成过多和痛风。另外的一型表现为耳聋,青少年及成年时痛风和尿路结石。磷酸核糖焦磷酸合成酶基因(PRPPS1 和 PRPPS2)定位于 X 染色体上不同区域。两者均有7 个外显子。疾病的遗传基础似乎是磷酸核糖焦磷酸合成酶基因的点突变。

(二)女性痛风

流行病学显示男性的血尿酸水平比女性高。虽然女性的血尿酸水平绝经后升高到接近男性的水平,两者对痛风的易感性差异仍然存在。这个现象的原因不是绝经本身,因为绝经前和绝经后同一年龄段的女性血尿酸水平类似。根据调查人群和诊断标准的不同,妇女中高尿酸血症的患病率在 1‰～15‰之间。因此,在痛风人群中,女性仅仅占不到 1/10。与预期的一样,女性发生痛风多在绝经后,而且多是在使用降尿酸治疗时发生。在女性中,痛风与肥胖和酗酒的相关性没有那么显著。在女性痛风患者中,痛风与高血压和肾功能障碍相关性更强。现在,越来越多的接受环孢素治疗的肾移植患者为女性痛风患者。一种少见的幼年性家族性高尿酸血症性肾病患者均为女性,主要表现为儿童期或者青年期的痛风和肾衰竭。女性急性痛风和慢性痛风的表现与男性类似。痛风常是最初的表现,女性中多发性关节炎多于男性。女性服用降尿酸药物者,在痛风发作时容易侵袭其 Heberden 结节和 Bouchard 结节,也易在这些部位形成痛风石。其原因是否是女性患者痛风发病年龄更高,而这个年龄段的女性更容易患手部的结节性骨关节炎目前还不是很清楚。虽然未获得广泛认可,但是这确实是一个把女性痛风和男性痛风区分开来的一个临床特点。既往关节软骨损伤可能使尿酸盐结晶易于沉积在患骨关节炎的手指。同样的机制可以用来解释第一跖趾关节易患痛风的原因。

(三)老年人痛风

长期以来一直认为老年人较少发生急性痛风,多是单关节炎型、变形性关节炎。产生这种印象的原因是由于慢性痛风随着时间和年龄的增长其对关节的累积效应所致。老年女性服用降尿酸药物后在其手指或者其他关节出现痛风石沉积的印象深入人心,而其中多数人并无急性痛风发作的病史。这种情况并不仅限于女性,在老年痛风患者中,男女性别比例大致相仿。关节内的痛风石可以造成相当严重的关节畸形,在既往没有急性单关节炎发作,而在非典型的关节部位出现大的痛风石沉积及慢性多关节炎确实是很令人费解,这与老年人反应不太敏感或许有一定的关系。

老年痛风患者同时患其他疾病的情况相当普遍,这个年龄段心脏病患病率很高,其他的同患疾病包括高血压、肾衰竭、糖尿病。有相当高比例的老年痛风是由于治疗其他疾病的药物应用及降尿酸药物所诱发的。

(四)难治性痛风

难治性痛风是指急性痛风反复发作数年后,出现慢性、多发性、破坏性关节炎伴痛风石形成和(或)尿酸性肾结石,且常规量降尿酸药不能使血尿酸降至<6.0 mg/dL 的痛风,约占痛风总人数的 1%。难治性痛风患者的血尿酸水平难以达标,关节炎反复发作且对常规镇痛药疗效不佳,多伴痛风石形成、关节畸形、肾功能不全、高血压、糖尿病及冠心病等,给患者带来巨大痛苦,并影响患者的生活质量和寿命。难治性痛风的治疗较为困难,尿酸持续达标是其治疗的关键,控制尿酸越早达标,越持续达标,则预后越好。

(五)转移性痛风

多发生在降尿酸治疗过程中,血尿酸水平明显好转时。主要表现为痛风突然发作,如果未及时治疗,痛风将反复发作,可累及单个或多个关节,疼痛较以往轻,红肿一般不明显。偶尔出现高热、关节剧烈疼痛等症状。发病机制可能与血管中尿酸浓度骤然下降,致使关节腔及其周围尿酸盐晶体溶解,关节腔及其周围尿酸浓度升高,尿酸反渗入血,血管中尿酸浓度急剧升高,尿酸再由血管反渗透入关节腔,从而引发痛风发作。小剂量秋水仙碱治疗有效。

(六)特殊表现的痛风

1.血尿酸正常的痛风

少数急性痛风性关节炎患者在关节炎发作时,血尿酸水平可以正常或只有轻度升高。对于血尿酸水平正常者发作痛风的常见解释是:①痛风的诊断不正确。②患者实际上存在慢性高尿酸血症,只是在检测时血尿酸水平是正常的。

一些关节疾病跟痛风极为相似,包括双水焦磷酸钙(假性痛风)、碱性磷酸钙及液态脂类引起的晶体性关节病。其他可导致急性单关节病变的原因也应纳入考虑范围,如感染、结节病和外伤。临床上疑似痛风者需进行关节滑液的晶体检查以确诊。如果无关节滑液分析结果,则诊断仍有疑问。

对于高尿酸血症定义的错误理解可导致误诊为血尿酸正常的痛风。血清尿酸持续>7.0 mg/dL即为尿酸盐晶体形成提供条件,但急性和慢性痛风可出现低于该高尿酸血症生化定义的尿酸水平。事实上,约 1/3 急性痛风患者在剧痛时的血清尿酸水平<7.0 mg/dL。原因不是很清楚,可能与急性发作时体内糖皮质激素释放,促进了尿酸的排泄,或与发作时多饮水、碱化尿液、控制饮食有关。一般建议多查几次血尿酸,如果血尿酸水平不高,但关节炎表现典型也可以诊断。

2.月经期和妊娠期痛风

在绝经期以前的女性,很少发生痛风,尤其是在月经期和妊娠期,几乎不发生痛风。这是因为:①女性在这些阶段体内的雌激素水平很高。雌激素可增强膜磷脂对尿酸盐结晶沉淀的抵抗,并可以增强肾脏排泄尿酸的作用。此外,雌激素本身就有抑制关节炎发作的作用。②在妊娠期,尤其是妊娠早期,体内糖皮质激素水平较高,而糖皮质激素的强烈抗炎作用,使女性在妊娠期很少发生关节炎,包括痛风性关节炎。此外,糖皮质激素还可以促进尿酸排泄。如果女性在月经期或妊娠期出现高尿酸血症和痛风,大都是继发性,因此应尽快找出原发病或查明是否为药物引起。由于继发性痛风的高尿酸血症往往较高,病情较重,痛风肾、尿酸性肾结石发生率很高,应注意早期诊断和积极治疗,尤其是注意保护肾功能,积极防止因肾功能不全而危及母子生命安全。

3.肾脏损害为首发表现的痛风

有10%～15%的痛风患者在关节炎发生之前已经出现痛风肾、尿酸性肾结石或者二者同时出现,多见于儿童、青少年患者。这些患者多为继发性痛风,病情一般较重。关节炎一旦出现后,容易频繁发作,病情进展迅速并累及多关节,并可出现痛风,应引起注意。也有一些患者是由于原发病的表现特别显著,掩盖了已经存在的关节炎的症状。此外,还有少数患者以肾脏病变为主,关节炎的症状比较轻。

4.特殊部位的痛风石

痛风石最常出现在耳郭、耳轮、鹰嘴、髌骨和第1跖趾关节,其次是指、掌、跖、腕关节、骶髂关节以及角膜、巩膜、睑板软骨、鼻软骨等处。在少数患者,痛风石可以在非常罕见部位出现,如脊柱、阴茎、包皮、动脉、心肌、心脏瓣膜、舌、声带、会厌、气管软骨甚至唾液腺,有时可引起严重后果。如出现在脊柱,可引起截瘫;出现在心肌,可引起痛风性心脏病,导致心力衰竭和心律失常等,应引起注意。

5.特殊的痛风性肾损害

痛风性肾损害主要是尿酸盐肾病和尿酸盐肾结石,一般是慢性起病。但在各种恶性疾病、肿瘤放疗、化疗时,可导致血尿酸和尿尿酸显著增加,再加上尿液浓缩、肾小管 pH 降低(<5.5),容易使尿酸钠转变成溶解度较低的游离尿酸并沉积在肾小管、集合管、肾间质等处,引起比较少见的急性尿酸性肾病(沉积的是尿酸结晶而不是尿酸钠结晶)。患者可以出现急性肾内外梗阻,导致急性肾功能不全,尤其是近年来急性尿酸性肾病的发生呈明显的上升趋势,应特别注意。此外,痛风患者还可以出现比较特殊的肾小球硬化症(不同于糖尿病肾病的 W-K 肾小球硬化症)和罕见的肾髓质淀粉样变性。

四、继发性痛风

(一)遗传性嘌呤代谢酶异常

1.糖原贮积病

高尿酸血症也是某些糖原贮积病的一个特征。这类疾病多是常染色体隐性遗传性糖原代谢异常,分为肝脏型和肌肉型两类。1A 型(Gierke 病)患儿体型短小,肝脏增大。这型肝脏型疾病还表现为多发性黄色素瘤、空腹低血糖、高甘油三酯血症和高尿酸血症,后者造成青少年时期的急性痛风及慢性痛风。肝活检显示葡萄糖-6-磷酸酶缺乏。本病有三磷酸腺苷代谢加速,造成腺嘌呤加速代谢为肌酐、次黄嘌呤、黄嘌呤和尿酸。而其他的肝脏型疾病与高尿酸血症无关。肌肉型糖原贮积病包括 V 型(McArdLe 病)和Ⅶ型,都肯定与痛风相关。在 V 型糖原贮积病中,肌肉活检标本中证实缺乏磷酸化酶,但是其在肌肉降解和疲劳发病中的作用尚未明了。患者可以没有任何症状,直到青少年期,运动后出现疲劳和肌肉挛缩,有时出现肌球蛋白尿和横纹肌溶解、肾衰竭,患者在运动后不像正常人那样血乳酸水平升高,而是血中次黄嘌呤、黄嘌呤和尿酸的水平升高,并且体内异常的这些指标与痛风的发作有关。Ⅶ型糖原贮积病临床表现与 V 型类似,但是后者还多合并有溶血,这种疾病与肌肉缺乏磷酸果糖激酶有关。这些都说明,高尿酸血症是嘌呤核苷酸代谢加速造成。利用基因变异检测技术可以证实并确定诊断。

2.Lesch-Nyhan 综合征(HGPRT 完全缺乏)

又称自毁容貌综合征,一种发生于儿童的破坏性疾病,表现为次黄嘌呤-鸟嘌呤磷酸核糖基

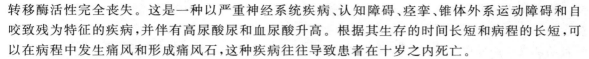

转移酶活性完全丧失。这是一种以严重神经系统疾病、认知障碍、痉挛、锥体外系运动障碍和自咬致残为特征的疾病，并伴有高尿酸尿和血尿酸升高。根据其生存的时间长短和病程的长短，可以在病程中发生痛风和形成痛风石，这种疾病往往导致患者在十岁之内死亡。

（二）药物

许多药物可以降低肾脏对尿酸的排泄水平，应用利尿剂治疗是引起继发性高尿酸血症的最常见原因之一，由利尿剂引起的尿酸盐潴留与肾小管离子交换功能异常是和其有效体液容积降低有关的。相反，有些特殊的血管紧张素Ⅱ受体拮抗剂（ATR）具有一定促尿酸排泄的作用。钙通道阻滞剂也有报道在移植后患者可促进肾脏对尿酸的排泄，但还清楚是由于特殊的肾小管作用还是促进了肾脏的血流量。但它们的绝对效果都不大。

其他许多药物也可诱导高尿酸血症。如小剂量水杨酸盐（<2 g/d）摄入，已知小剂量阿司匹林可以降低肾脏对尿酸的排泄，这在老年并伴有低白蛋白血症患者最明显。阿司匹林的剂量若超过 3 g/d 就会抑制肾脏的重吸收和分泌，最终导致排泄尿酸。抗结核药吡嗪酰胺和乙胺丁醇也可以降低肾脏对尿酸及烟酸的清除，而且这些药物最后又可以促进嘌呤的从头合成。高尿酸血症和痛风患者也常见于接受免疫抑制剂环孢素治疗的移植患者，高尿酸血症的程度和痛风的严重程度与该药的关系不大，早期可出现多关节损害和痛风石样沉积，肾脏对尿酸盐的排泄功能受损是环孢素诱导高尿酸血症的基础，但其作用机制是复杂的。急性的环孢素肾毒性是一个肾前性过程，通过增加的肾小管重吸收改变了滤过及促进尿酸盐的保留；慢性环孢素诱导的肾功能不全的主要特征是间质纤维化和小动脉损害，导致尿酸盐滤过减少和肾小管尿酸盐处理机制的适应性下降，并且环孢素对肾小管尿酸盐转运的直接作用尚不清楚，而高尿酸血症的效应可能因同时应用利尿剂而被加强了。

（三）毒物

1.乙醇的摄入

前面就曾讨论过乙醇能导致高尿酸血症，其机制可能是核苷酸分解代谢增强致尿酸产生过多或脱水和高乳酸血症导致肾脏对尿酸的排泄减少。流行病学研究显示血清尿酸盐水平与乙醇摄入量有明显的相关性，痛风患者摄入酒精量较非痛风人群增多，在大部分痛风患者，男性的体重明显增加者中酗酒的比例为 30%～50%。

2.铅的摄入

尽管铅引起（铅中毒）的痛风现在罕见，然而，仔细的求证也偶尔显示出相对家庭习惯或职业性的铅接触对痛风的影响。

铅肾病是由铅中毒引起的慢性肾小管间质炎症，在慢性铅肾病患者中发现痛风的发生率增加（铅中毒性痛风），肾脏的尿酸排泄减少是高尿酸血症的主要机制。在澳大利亚，含铅的涂料是铅暴露的主要来源，而在美国的东南部，毒物的暴露来源于在含杂质的乙醇或非法酿造的威士忌酒的蒸馏或储备过程中铅的污染。

痛风和肾功能不全患者尽管无明显的铅暴露，但在其体内也可发现游离铅的增加，静脉内与EDTA 发生的螯合作用后的铅的排泄和患者的肌酐清除率之间是相反的关系，该发现为铅可能在部分痛风患者出现肾功能下降的问题上提供了基础，但是一项对照研究未能证实这种关系，并对铅中毒是痛风患者肌酐清除率下降的主要因素这一观点提出质疑。后面的研究发现，非痛风患者饮用非法酿造的威士忌酒相对于痛风患者饮用非法酿造的威士忌酒有铅的储备，并且后者较无铅暴露的痛风患者没有更严重的肾脏损害。并且螯合作用的治疗导致 6 例伴肾功能不全的痛风患者体内游离铅的标准化,对肌酐清除率及血清和尿中次黄嘌呤、黄嘌呤以及尿酸浓度均无改变。其他因素而不是铅肾病,如肥胖、嗜酒、高血压也是导致痛风患者肾功能下降的主要因素,伴肾功能受损的痛风患者体内游离铅的增加可能是相关但不常见的病理因素。

(四)异常生理状态和其他疾病的影响

1.饥饿状态

限制总热量的摄入可导致高尿酸血症,主要因肾对尿酸盐的清除减少,尿酸盐的存留和酮症,特别是 β-羟基丁酸和乙酰乙酸的浓度有关,再次摄取糖、蛋白或嘌呤可引起尿尿酸排泄的迅速增加,血清尿酸盐水平也恢复到对照值,但是如果高脂饮食超过快餐,酮症将持续。如果持续饥饿,通过核苷酸降解将使尿酸产生增多,从而产生相关的高尿酸血症,在饥饿阶段可出现痛风的发作,经常出现于既往患高尿酸血症或痛风的患者。

2.甲状旁腺功能亢进

高尿酸血症在甲状旁腺功能亢进患者中常见,但是在大多数研究中,高血压、肥胖和肾脏疾病已经使升高的血清尿酸盐水平的重要性变得不明显,Shelp 等给 14 例志愿者注入甲状旁腺素并无肾脏尿酸排泄的改变。据报道在大量原发性甲状旁腺功能亢进患者中痛风性关节炎的发生率是 3%～9%,但在这些早期研究中并无为探测和区别滑液尿酸盐和磷酸钙晶体(假性痛风)的偏振光显像。

3.银屑病

银屑病与高尿酸血症之间的关系被认为是上皮细胞更换增加所致,但并不是所有的研究都证实了这种关系。这种流行率的差异(0～50%)反映了在双向尿酸盐转运中疾病严重程度或个体差异的区别。标记的甘氨酸结合到银屑病患者尿尿酸的模式与银屑病患者皮疹处细胞内的核酸转换增快是一致的,一些学者认为肉瘤、银屑病和痛风的关系是一综合征,但存在概率,一项研究表明在尿酸盐晶体沉积所致的痛风中甲状腺功能减退的发生率增加。

4.尿毒症

在尿毒症患者中,高尿酸血症较常见,但痛风性关节炎不常见,仅出现于不到 1% 的尿毒症患者。慢性肾功能不全患者中血清尿酸盐水平异常升高较少见,部分由于尿酸排泄的增加。这源于即使肾小球滤过率降低,肾小管存在持续的分泌能力,在肾小球滤过率＜10 mL/min 时,肾小管尿酸的重吸收能力降低。并且当肾功能恶化时,尿酸的肾外处理在维持尿酸的动态平衡上起主要作用,能达到尿酸处理总量的 50%。尿毒症相关的痛风极少见,其可能与寿命缩短和对炎性刺激反应能力减低有关。

接受长期血液透析的慢性肾衰竭患者常出现关节或关节周围的急性炎症的反复发作,尽管高尿酸血症的这些临床特征常提示痛风性关节炎,但组织和滑液检查可显示碱性磷酸钙(磷灰石)或草酸钙晶体,而不是尿酸盐晶体。

5.移植受者发生的痛风

痛风常发生在同种移植受者且特别难以控制。主要原因是应用神经钙蛋白拮抗剂环孢素和他克莫司治疗。多达 80% 环孢素治疗的患者可以出现高尿酸血症,大约 1/10 罹患痛风,还有的报道为 28%。同种移植伴随的痛风多见于关节外且呈沙砾性,因为免疫抑制剂的甾体成分延缓了明显的炎症表现直到大量的尿酸盐得以聚集。大多数神经钙蛋白拮抗剂的研究集中于它们对肾小管处理尿酸盐的效率。噻嗪类利尿剂对肾小管功能的影响存在争议,其他研究发现在低环孢素水平时肾小球滤过下降并影响其血流动力学,并未见在西罗莫司的相似的报道。

移植受者还面对许多其他的难题。肾移植和心脏移植的患者常应用利尿剂。降尿酸治疗的指征在移植受者常相应的较低,可以在痛风发病之前具有明显的高尿酸血症时开始治疗,但出现不良反应的概率增高。别嘌醇抑制通常用于预防排斥的嘌呤药物硫唑嘌呤的降解,即使小心地降低硫唑嘌呤的剂量也曾有致死性骨髓抑制的报道。吗替麦考酚酯抑制新嘌呤的合成所以它的代谢不受别嘌醇影响,但价格因素阻止了其作为硫唑嘌呤代替物的广泛应用。

6.恶性肿瘤

恶性造血细胞具有增高的细胞转化率和代谢活性。核酸分解代谢增加使得嘌呤显著增加,导致高尿酸血症和痛风。在肿瘤溶解综合征时,强力的细胞毒性化疗药物引起大量的肿瘤细胞死亡,如此突然大量的嘌呤释放能引起迅速的严重高尿酸血症,尿酸结晶可在肾小管及远端收集系统形成,导致急性梗阻性肾病。急性的钾、磷和乳酸盐增加也有作用。

进行白血病或淋巴瘤放化疗的患者可以发生严重的尿酸尿。尿酸/尿酸盐结晶在集合系统和肾小管中可以沉积并可导致急性肾衰竭。大多数患者被证实血尿酸盐浓度显著增高,尿中尿酸盐浓度在建立诊断时更为重要。急性肾衰竭的患者尿酸比肌酐的比值>1.0对这种情况有一定的特异性。这种急性尿酸性肾病是一种可以预防的肿瘤溶解综合征的并发症。尽管两种情况已得到广泛认同,但是后者的发病机制和意义仍存在争议。

7.其他疾病

有报道在 Down 综合征、胱氨酸尿、原发性草酸尿、骨 Paget 病以及 Bartter 综合征患者中也可出现高尿酸血症,并且在后两者中可出现痛风性关节炎,在胱氨酸尿中可出现尿酸性肾结石,有人提出在 Down 综合征、Bartter 综合征以及高草酸尿中有肾脏尿酸清除减少。

五、伴发疾病

原发性痛风患者常常伴有一系列其他的健康问题,包括肥胖、酗酒、高血压、糖尿病、肾功能障碍和高尿酸血症,目前我们也常常把它们称为代谢综合征,其原因和相互关系很复杂。在各种人群里,血尿酸水平与体重和饮酒量之间均有显著的正相关。在痛风患者中,这些特征更显著。饮酒后,痛风患者血尿酸盐水平升高程度大于血尿酸水平正常者。几乎一半痛风患者一天饮用酒精量不少于 60 g。这么大量的饮酒不可避免造成酒精依赖、肝损害、抑郁、周围及中枢神经酒精性损伤。从实践角度看,已养成的"生活习惯"特别重要,因为这些合并症有预防或逆转的可能性。

(王园园)

第四节 辅 助 检 查

一、实验室检查

(一)一般项目

1.血常规和红细胞沉降率检查

急性发作期,外周血白细胞计数升高,通常为(10～20)×10⁹/L,中性粒白细胞相应升高。

红细胞沉降率增快。

2.尿常规检查

病程早期一般无改变,累及肾脏者,可有蛋白尿、血尿、脓尿,偶见管型尿;并发肾结石者,可见明显血尿,亦可见酸性尿石排出。

(二)血尿酸测定

急性发作期绝大多数患者血清尿酸含量升高。一般采用尿酸酶法测定,男性$>416~\mu mol/L$（7 mg/dL），女性$>357~\mu mol/L$（6 mg/dL），具有诊断价值。缓解期间可以正常。有2%～3%患者呈典型痛风发作而血清尿酸含量小于上述水平。

二、影像学检查

(一)X 线检查

早期无明显的 X 线片改变。反复发作时可在软组织内出现不规则团块状致密影,称为痛风结节。在痛风结节内可有钙化影,称为痛风石。由于痛风石在软骨的沉积,可造成软骨和关节面破坏。病程较长的患者,在关节边缘可见偏心性半圆形骨质破坏,较小者似虫蚀状,随着病情进展逐渐向中心扩展,形成穿凿样缺损,这也是慢性痛风性关节炎较为特征性的改变之一。

(二)超声检查

超声可以发现沉积在关节软骨表面的尿酸盐结晶、痛风石及继发的滑膜炎和骨侵蚀。软骨表面沉积的尿酸盐结晶超声表现为一条高回声不规则的条带,与软骨下方的骨表面高回声相平行,两条高回声线之间为无回声透明软骨,形如两条平行的铁轨,故得名"双轨征",是痛风的特异性超声表现。

(三)双能量 CT

双能量 CT 可以发现病灶关节出现绿色标记的尿酸盐结晶沉积,对发现尿酸盐结晶具有重要的价值。

(四)MRI

MRI 可以评估尿酸盐结晶浸润引起的滑膜增生及炎性渗出,骨破坏以及骨髓水肿,观察肌腱、韧带、关节软骨及关节囊、滑囊等炎性病变。

三、关节腔穿刺检查

急性痛风性关节炎发作时,肿胀关节腔内可有积液,以注射针抽取滑液,应用偏振光显微镜检查,可见细针状或杆状的单钠尿酸盐结晶体,尿酸盐结晶方向与镜轴平行时呈黄色,垂直时呈蓝色。约95%以上急性痛风性关节炎滑液中可发现尿酸盐结晶。

（王园园）

第五节　诊断与鉴别诊断

一、诊断标准

急性痛风性关节炎采用美国风湿病协会(ARA)制定的分类标准。

符合下列 3 条中的 1 条即可诊断。

(1)尿酸盐结晶滑囊液中查见特异性尿酸盐结晶。

(2)经化学方法或偏振光显微镜检查证实痛风石中含有尿酸钠结晶。

(3)具备以下 12 项中的 6 项：①1 次以上的急性关节炎发作；②炎症表现在 1 天内达到高峰；③单关节炎发作；④患病关节皮肤呈暗红色；⑤第 1 跖趾关节疼痛或肿胀；⑥单侧发作累及第 1 跖趾关节；⑦单侧发作累及跗骨关节；⑧有可疑的痛风石；⑨高尿酸血症；⑩X 线显示关节非对称性肿胀；⑪X 线摄片示骨皮质下囊肿不伴骨质侵蚀；⑫关节炎症发作期间关节液微生物培养阴性。

二、鉴别诊断

(一)化脓性关节炎

主要为金黄色葡萄球菌所致,鉴别要点：①可发现原发感染灶或化脓病灶；②多发生于负重大关节如髋关节、膝关节,并伴有高热、寒战等症状；③关节腔穿刺液为脓性渗出液,涂片镜检可见革兰阳性葡萄球菌和培养出金黄色葡萄球菌；④滑液中无尿酸盐结晶；⑤抗痛风药物治疗无效。

(二)关节周围蜂窝织炎

关节周围软组织明显红肿,畏寒和发热等全身症状突出,但关节疼痛往往不如痛风显著,关节无肿胀和压痛。周围血白细胞计数明显增高,血尿酸正常,抗生素治疗有效。

(三)类风湿关节炎

本病约 10% 病例在关节附近有皮下结节,易与不典型痛风混淆。但类风湿表现为指/趾小关节呈对称性梭形肿胀,与单侧不对称的痛风关节炎截然不同；X 线摄片显示关节面粗糙、关节间隙变窄,有时部分关节面融合,骨质普遍疏松；类风湿因子阳性,关节液无尿酸盐结晶。

(王园园)

第六节 治 疗

一、现代治疗原则

(一)痛风患者应注意事项

(1)控制嘌呤类食物的摄入,务必多饮水。

(2)痛风知识教育：痛风是一种终身性疾病,须长期注意饮食、戒烟忌酒、防止肥胖、适当参加体育锻炼、勿过劳、避免服用影响尿酸排泄的药物。

(3)降尿酸药物治疗：经合理的饮食控制,血尿酸值仍高,则应适当选用抑制尿酸合成的药物和(或)促进尿酸排泄的药物。

(4)定期进行健康体检：尤其血压、血糖、血脂、体重、血尿酸、心电图、脑血流图等。

(二)痛风的治疗原则

(1)迅速终止急性痛风的病情,预防痛风发作及关节损害。

(2)降低血尿酸水平。

(3)防止肾尿酸结石及保护肾功能。

(4)预防和治疗并存的代谢紊乱,如肥胖、糖尿病、高血压、高血脂、动脉粥样硬化及心脑血管疾病。

(三)正确看待痛风的治疗

痛风是嘌呤代谢紊乱性疾病,就目前的医学水平尚不能彻底根治,它和糖尿病、高血压一样,是一种终身性疾病,但痛风多能很好控制,只要大家提高认识和警惕性,坚持控制饮食、戒酒及合理的药物治疗,使血尿酸降低到理想水平,就能达到明显减少痛风发作的频率,延长痛风发作间歇期,做到祛病延年及从事正常的生活和工作的目的。

(四)痛风综合治疗的措施

(1)一般治疗:控制饮食,如适当低嘌呤饮食、避免过量进食、防止肥胖、严格戒烟、忌酒、多饮水促进尿酸排泄、尽量不用抑制尿酸排泄的药物、多参加体育活动、定期体检。

(2)急性痛风性关节炎的治疗:迅速止痛,首选较有效的药物——秋水仙碱,患病关节忌活动及受力。

(3)间歇期的治疗:主要是控制血尿酸水平,可选用抑制尿酸合成的药物或促进尿酸排泄的药物,使血尿酸保持在安全水平,避免一些诱发痛风发作的因素,减少和终止痛风的发作,保护和治疗受损器官。

(4)积极治疗相关性疾病。

(五)单纯血尿酸升高的处理

血尿酸升高是造成痛风的根源。尽管大部分高尿酸血症可能不会发展成痛风,但其与痛风是直接相关联的,只有控制血尿酸值在安全水平,才能确保不会发生痛风。因此,血尿酸高的患者,首先要控制饮食,改变不良的生活习惯,避免剧烈运动及脱水,如经上述调整后血尿酸值仍明显升高或有痛风家族史者,应在医师指导下使用降尿酸药物,务必使血尿酸降至安全水平。

(六)、急性痛风性关节炎的治疗

1.体位

急性痛风性关节炎发作期,应严格卧床休息,此可改善患肢血液循环,减轻疼痛,并抬高患肢,避免疼痛关节着力而加重疼痛,至疼痛缓解后方可恢复活动。

2.饮食

急性发作期,禁食动物内脏、海鲜、肉汁、菠菜、菇类;蛋白质可选择多饮牛奶及进食鸡蛋每天1~2个来补充;主食以细粮为主,尤以面食为佳;同时,忌食浓茶、咖啡、辛辣食品,严格禁酒。

3.药物治疗迅速止痛

应在发作24小时内尽早用药,可选用秋水仙碱或非甾体抗炎药,如吲哚美辛(消炎痛)、布洛芬(芬必得)、萘普生(消痛灵)、双氯芬酸(扶他林)、美罗昔康(莫比可)、塞米昔布(西乐葆)等。

(七)痛风间歇期服用降尿酸药物指征

痛风间歇期一般要控制饮食,如避免高嘌呤、高热量饮食,酗酒。如经饮食控制后仍有痛风发作,尤其每年发作2次以上,或血尿酸值大于530 $\mu mol/L$(9 mg/dL),以及有痛风石和肾功能不全者,应服用抑制尿酸合成药物或促尿酸排泄药物治疗。

二、药物治疗

(一)秋水仙碱

我国虽无秋水仙植物,但已从云南丽江的山慈菇中提取出秋水仙碱。该药仍是治疗急性痛风性关节炎镇痛的有效药物,但由于其不良反应严重,已逐渐被非甾体抗炎药所替代。

1.秋水仙碱治疗急性痛风性关节炎的机制

秋水仙碱不是镇痛药物,也不影响体内尿酸的合成和排泄,其对痛风的作用机制,目前尚未完全明了,可能是通过抑制关节炎性反应部位的炎性反应细胞趋化、聚集、增殖,抑制白细胞吞噬尿酸盐的作用,抑制细胞有丝分裂及炎性反应介质的释放,从而减轻局部的炎性反应,同时还可提高关节腔内的 pH,使之偏碱性,提高尿酸盐的溶解度,减少尿酸盐结晶的形成。

2.适应证

(1)控制急性痛风性关节炎性反应症状:早期服药症状可在 2～8 小时减轻,1～2 天内症状得以控制。

(2)预防痛风发作:有学者认为秋水仙碱 0.5 mg,每天 2 次,2 个月左右即可停用。

(3)诊断性治疗:痛风急性发作时,会引起关节红、肿、热、痛,而秋水仙碱能迅速缓解痛风的疼痛,却对其他关节炎效果不明显。因此,对可疑痛风病例采用秋水仙碱治疗,若在 1～2 天关节炎性反应症状缓解,则支持痛风的诊断,如果效果不明显,则为其他性质的关节炎。

(4)其他疾病的治疗:如假性痛风、白塞病、结节性红斑、肝硬化、白血病、恶性肿瘤,以及硬皮病、淀粉样变、特发性血小板减少性紫癜和皮肤坏死性血管炎的治疗等。

3.使用方法

秋水仙碱对急性痛风性关节炎有效,但不良反应较大,因治疗剂量与中毒剂量较接近,所以应做到及早使用,及早停药。若在痛风发作后几小时内及时用药 90% 有效,如超过 12 小时,则在24～48 小时生效,若发作已超过 2～3 天,则一般不再使用。口服首剂 1 mg,其后每小时 0.5 mg,直到症状缓解或出现胃肠道症状或总量达到 4.0～6.0 mg。症状缓解后用 0.5 mg,每天 2 次,持续 10～14 天。有肾功能不全患者每天剂量不超过 2 mg。有消化道出血、溃疡病者或口服不能耐受患者,改用静脉滴注秋水仙碱 1～2 mg,加入 250 mL 生理盐水中,并在滴注液中酌情加琥珀酸氢化可的松或氟米松,可使毒性反应减轻。

老年人慎用秋水仙碱或剂量减半,当出现下列情况时应减量或停药:①关节炎疼痛和炎性反应明显改善后,改为维持量(1.0～1.5 mg/d)。②出现严重胃肠道反应应立即停药。③白细胞减低应停药。

使用秋水仙碱勿与红霉素、西咪替丁合用,因其能减弱秋水仙碱的代谢,使血浆和组织药物浓度增加,而加重其毒性反应;也不能与乙醇、儿茶酚胺、化疗制剂、利尿剂、左旋多巴、乙胺丁醇、吡嗪酰胺等药物同时应用,因可升高血尿酸。

4.秋水仙碱的不良反应

(1)胃肠道反应:最常见,约半数以上可出现消化道症状如恶心、呕吐、上腹闷痛、胃灼热、无食欲、消化性溃疡、胃出血、腹泻、黑便等。

(2)肝肾功能损害:有肝、肾功能损害者,不宜使用秋水仙碱。极个别用药后出现急性肾衰竭,表现为发热、皮肤发红、尿少、尿失禁、尿浑浊、排尿困难和水肿。

(3)长期使用会引起骨髓抑制:如白细胞降低,故已有白细胞降低者勿用,还可出现血小板减少,表现为皮肤出现红色斑点、易出血,多见于服药后数周至数月,若以前已被致敏,则可能数天后就会出现。

(4)渗出性多形性红斑(斯-约综合征):表现发热、眼球充血、食欲下降、皮疹和皮肤糜烂。

(5)过敏性休克:极个别用药后短期内出现脸红、发热、荨麻疹、手脚发麻、心悸、呼吸困难、血压下降等极危急情况。

(6)周围神经功能障碍:手脚麻木、疼痛、发凉、腿发酸、无力、走路不稳、感觉迟钝。

(7)女性可有痛经、闭经,孕妇可致胎儿畸形,男性则精子减少或消失。

(8)诱发急性肌病、横纹肌溶解、慢性肌病等。

5.秋水仙碱使用时应注意事项

(1)定期检查肝、肾功能,肝、肾功能不好者不用或慎用。

(2)老年人应慎用或剂量减半。

(3)痛风发作时应及早用药,症状缓解后,及时改为维持量。

(4)定期复查血常规,有白细胞下降、血小板减少者勿用。

(5)孕妇、哺乳期妇女禁用。

(6)出现严重胃肠道反应或其他明显不良反应应立即停药。

(二)非甾体抗炎药

非甾体抗炎药是当前临床上应用较广泛的抗风湿药,其解热镇痛机制主要是通过抑制环氧化酶活性、干扰花生四烯酸、阻止其合成前列腺素(PG)。前列腺素是主要炎性反应介质,使疼痛感受器的痛感敏感性增加,所以非甾体抗炎药有镇痛作用。

研究发现,环氧化酶存在两种不同的异构体:一个称为环氧化酶-1(COX-1),另一个称为环氧化酶-2(COX-2)。目前认为环氧化酶-1及环氧化酶-2在调节生理功能及促进炎性反应形成方面各自发挥作用。非甾体抗炎药能在短期内缓解疼痛,其疗效与秋水仙碱相近,但毒性较小,且非甾体抗炎药品种多,新的品种、新的剂型不断问世,选择的余地大,故已渐渐成为治疗痛风性关节炎止痛的常用药物。

1.常用的非甾体抗炎药

(1)吲哚酰酸类。①吲哚美辛(消炎痛):止痛效果强。用法,片剂或胶囊。首剂100 mg,此后50 mg,每天3~4次,饭时或饭后服;栓剂成人每次50 mg,每天2次,不良反应少;控释片(久保新)75 mg,每天2次,不良反应较吲哚美辛小;控释片(意思丁)75 mg,每天2次。不良反应,胃肠道反应明显,如恶心、呕吐、腹痛、腹泻、诱发溃疡病及上消化道出血、肝功能损害及潜在肾毒性、白细胞减少、变态反应、皮疹、哮喘。注意事项,忌用于溃疡病、震颤性麻痹、精神病、癫痫、支气管哮喘、肾功能不全、孕妇、儿童慎用,口服时注意保护胃黏膜。②依托度酸(罗丁-缓释片):为环氧化酶-2抑制剂。用法,200 mg/次,每天2次,最大剂量600 mg/d。不良反应,有胃肠道反应、头痛、头晕、失眠、焦虑、忧郁、耳鸣、皮疹。

(2)苯丙酸类。①布洛芬(异丁苯丙酸、芬必得-布洛芬缓释剂、大亚芬克-布洛芬缓释剂):布洛芬对环氧化酶-1抑制作用略强于对环氧化酶-2的作用。用法,布洛芬400 mg/次,每天服4次或每4小时1次,饭后服。布洛芬缓释剂300 mg/次,早、晚各1次。不良反应,主要有胃肠道反应。注意事项,对非甾体抗炎药过敏者,孕妇、乳母忌用,心、肝、肾功能严重不全、高血压、哮喘、凝血机能障碍、消化性溃疡、老年人慎用;定期检查血象和肝、肾功能。②萘丁美酮(萘普酮、普来定、麦力通、瑞力芬):新型长效非甾体抗炎药,对环氧化酶-2作用强于环氧化酶-1。用法,

1.0 g/次,睡前服,必要时可在次晨增服 0.5～1.0 g。不良反应,轻微,少数有胃肠道反应。注意事项,肾功能不全要减量,老年患者日总量不应大于 1.0 g。③苯恶丙酸(奥丙嗪、二苯唑丙酸、诺松):镇痛作用强于阿司匹林,布洛芬和保泰松,同时抑制环氧化酶-1和环氧化酶-2,有人认为其可促进尿酸排泄,治疗痛风有效率达 90% 以上。用法,每天 400 mg,分1～2 次服,每天最大剂量 600 mg。不良反应,消化道反应、变态反应、肝功损害、头痛等。注意事项,严重肝肾功能不全、支气管哮喘、消化性溃疡、过敏史者禁用。孕妇、儿童、老年人慎用。慎与口服抗凝剂合用。

(3)邻氨基苯甲酸类。抑制环氧化酶-1和环氧化酶-2相近。①双氯芬酸(双氯灭痛、英太青):其镇痛抗炎作用较强。用法,口服 50 mg/次,每天 2～3 次,饭后服;注射剂 50 mg/次,深部肌内注射;栓剂 50 mg/次,塞肛,每天一次。不良反应,胃部不适、皮疹、头晕、头痛、注射部位硬结,个别出现急性肾衰竭或急性重型肝炎。注意事项,对阿司匹林及其他非甾体抗炎药过敏者、孕妇、乳母忌用,心、肝、肾功能不全、高血压、凝血机制障碍、消化性溃疡、老年人慎用,定期检查血常规、肝肾功能。维拉帕米及硝苯地平可升高本品的血药浓度。②扶他捷:为双氯芬酸钾,口服吸收迅速。用法,50 mg/次,每天 2～3 次。不良反应及注意事项同上。③戴芬:口服 1 小时后血药浓度达高峰然后平稳下降。用法,75 mg/次,一般每天 1 次,必要时可每天 2 次。不良反应及注意事项同上。④双氯芬酸:每次 75 mg,每天 1 次,每天最大剂量 150 mg,不良反应同上。

(4)昔康类。①吡罗昔康(炎痛喜康):对环氧化酶-1 和环氧化酶-2 作用接近的药。用法,用于急性痛风,40 mg/次,每天 1 次,连用 5～7 天,其他疾病一般剂量为 20 mg/次,每天 1 次。不良反应,20% 有胃肠反应,如恶心、呕吐、上腹部闷痛,可引起消化性溃疡,甚至上消化道出血和穿孔,延长出血时间,偶见再生障碍性贫血、有肾毒性、变态反应、皮疹、哮喘等。注意事项,忌用于溃疡病、心、肾功能不全、支气管哮喘、孕妇。儿童慎用。②替诺昔康:本品抗炎镇痛作用比炎痛喜康强,而胃肠反应比吡罗昔康弱。用法,20 mg/次,开始2 天每天 2 次,以后每天 1 次。不良反应,胃肠反应约占 7.6%,主要有恶心、呕吐、胃痛、少数引起消化性溃疡,变态反应、皮疹。注意事项同上。③美洛昔康(莫比可):为倾向性环氧化酶-2 抑制药。用法,口服 12.5 mg/次,每天1 次,可增加至每天 25 mg,最大剂量每天 25 mg(但使用不能超过 5 天)。不良反应,偶有胃肠道反应。注意事项,对其他非甾体抗炎药过敏,肝、肾功能严重不全,孕妇、乳母、儿童忌用。勿与抗凝药同服,该药能增加甲氨蝶呤毒性。

(5)昔布类。塞米昔布(西乐葆):为特异性环氧化酶-2 抑制剂。①用法:口服 0.1 g/次,每天 2 次。日剂量不得超过 0.4 g。②不良反应:伴有头痛和消化道症状。③注意事项:对本品及磺胺类或其他非甾体抗炎药过敏者、乳母忌用。严重肝功能不全、孕妇慎用。

(6)非酸性类。尼莫舒利(瑞芝利、美舒宁、怡美力):为倾向性环氧化酶-2 抑制剂。①用法:口服 0.1～0.2 g/次,每天 2 次;栓剂塞肛 0.2 g/次,每天 2 次。②不良反应:偶见短暂上消化道症状,罕有过敏和头痛。③注意事项:孕妇,消化道溃疡活动期,严重肝、肾功能不全,及对本品过敏者忌用。乳母及对其他非甾体抗炎药过敏者慎用。

2.非甾体抗炎药的不良反应

(1)胃肠道不良反应:较普遍,如消化不良、恶心、呕吐、胃炎、消化性溃疡、胃黏膜糜烂、上消化道出血。尤其吲哚美辛、阿司匹林、吡罗昔康为著。这是由于部分非甾体抗炎药属酸性物质,直接刺激胃黏膜,使其损伤,或由于抑制前列腺素合成,使胃肠血流量减少,胃黏膜屏障受到破坏所致,西乐葆对胃肠道损伤较小。

(2)肾毒性:因为高浓度的解热镇痛药对能产生三磷酸腺苷(ATP)的细胞氧化磷酸酶有抑

制作用,致使三磷酸腺苷供应不足,细胞可能因缺乏能量而死亡。镇痛药在肾小管和肾间质中浓度越来越高,高浓度的药物容易析出形成结晶,使血管阻塞、尿液生成受阻。另外非甾体抗炎药抑制前列腺素合成,也可使肾脏血管收缩、肾血量减少和肾小球滤过率降低,引起缺血性肾损伤及水钠潴留,长期使用可引起慢性间质性肾炎、肾乳头坏死,俗称"镇痛药肾病"。如果肾脏原来有缺血或血流量不足的情况,则更容易发生。非甾体抗炎药短期应用对肾脏一般是较安全的,但若长期应用 1 年以上则容易发生"镇痛药肾病"。此种情况特别是吲哚美辛,尤其合并有高血压、糖尿病者更容易发生。早期临床表现无特异性,可有头痛、乏力、体重减轻、关节疼痛、消化道出血、无菌性脓尿等,继之才有肾区不适、压痛、尿量增多、以夜间更突出,还可伴有尿频、尿痛、尿急、血尿等,尿液检验可有蛋白、红细胞、白细胞、细胞管型,肾脏浓缩功能下降明显,血尿素氮、肌酐升高,继发性贫血,肾 B 超或肾脏 X 线造影显示肾乳头坏死,肾脏轮廓已变形。

(3)肝脏毒性:由于很多非甾体抗炎药大部分经肝脏代谢,所以有时会出现转氨酶升高。

(4)血液系统:如白细胞减少、血小板减少、出血倾向,个别可出现再生障碍性贫血。

(5)过敏现象:过敏性皮炎、皮疹、瘙痒、过敏性哮喘。

(6)心血管:血压升高、心悸等。

(7)神经系统:头痛、头晕、耳鸣、耳聋、球神经炎和球后神经炎。

(8)近来报道:非甾体抗炎类环氧化酶抑制剂,有增加心脏病和中风等病的发生率,国人剂量较国外小,是否如此尚有待观察。

3.非甾体抗炎药不良反应的防治

(1)胃肠道损害的防治。选用对胃黏膜损伤较少的环氧化酶-2 抑制剂,还可加用质子泵抑制剂,如奥克、奥美拉唑 20~40 mg/d或 H_2 受体拮抗剂,如雷尼替丁 0.15 mg/次,每天 2 次,也可用法莫替丁20 mg/次,每天 2 次。麦滋林 1 包,每天 3 次,饭前用口水含化吞服。如已出现溃疡或胃黏膜糜烂等,则上述药物应使用 4~8 周。

(2)肾功能损害的防治。应选择环氧化酶-2 抑制剂,可减少肾功能损害。且服药量不宜太大,不能两种非甾体药合用,病情好转后应及时停药,不宜长期用药。服药期间应多饮水,减少药物在肾脏积蓄,已有肾功能损害或潜在损伤肾功能危险因素,则慎用此类药物。需要用时可加用保肾的中成药,如六味地黄丸、金匮肾气丸、肾炎康复片等,或冬虫夏草类的草药。服药期间应查尿常规和肾功能,一旦发现镇痛药肾病应立即停用非甾体抗炎药,并及时找专科医师治疗(如使用激素和维生素 C)。

4.使用非甾体抗炎药应注意事项

(1)避免 2 种非甾体抗炎药同时使用,各种非甾体抗炎药作用机制相似,联合用药非但不能达到提高疗效的目的,反而加重不良反应,因而不能像降压药一样可联合用药。

(2)非甾体抗炎药治标不治本,针对痛风性关节炎的治疗,只要达到止痛即可以,不必盲目加大剂量,疼痛缓解后即应及时减量或停药。

(3)为防止胃肠道反应使用非甾体抗炎药应注意下列危险因素:①原有消化性溃疡或上消化道出血史。②饮酒、抽烟、喝浓咖啡、酸性饮料。③与类固醇激素或抗凝药合用。④儿童、孕妇、60 岁以上老人。⑤长期大量用药。⑥对此药不能耐受者。⑦近期有上腹部疼痛。⑧心血管疾病。⑨高血压、肾脏病、肝脏病等慢性病。

对于具备上述任意两项者,应视为危险因素,尽量不用非甾体抗炎药,若需要,应选用环氧化酶-2 抑制药,同时加用胃黏膜保护剂,也可加用外源性前列腺素。

(4)防止肾脏不良反应。使用非甾体抗炎药容易出现肾脏损害,尤其是有下列危险因素:①年龄大于 60 岁。②动脉粥样硬化或同时服用利尿药。③肾功能下降,血尿素氮、肌酐升高或长期有蛋白尿。④肾脏低灌注,如低血压、低钠、脱水、肝硬化、肾病综合征、心力衰竭。

对于上述情况使用非甾体抗炎药应特别小心,必须在专科医师指导下用药,并多饮水,病情控制后应及时停药。长期服药者应定期监测尿常规、肾功能,特别注意夜尿量的改变,以便及时发现镇痛药肾病。服用非甾体抗炎药时也可加用保肾的中成药,补充外源性前列腺素。

(三)糖皮质激素

糖皮质激素是一种很强的非特异性消炎药,在急性痛风性关节炎初期使用。可减轻关节腔内渗出、水肿、充血、白细胞吞噬反应等,可迅速减轻关节的红、肿、热、痛等症状,还可减少局部粘连和结缔组织形成。但因其不良反应大,故在痛风性急性关节炎发作时,首先使用秋水仙碱或非甾体抗炎药,当前两种药因不良反应或疗效欠佳时,可短期使用糖皮质激素。切勿长期盲目使用糖皮质激素治疗痛风,以免得不偿失。

1.用法

(1)琥珀酸氢化可的松 200～300 mg,加入生理盐水中静脉滴注。

(2)地塞米松 10～20 mg,静脉点滴或静脉推注。

(3)泼尼松 10～20 mg,每天 3 次。

(4)醋酸泼尼松混悬液 5～20 mg,关节腔内注射,剂量视关节腔大小而定。

口服及静脉通路使用的激素以 3～5 天为宜,最多不要超过 7 天。为防止停药后反跳,可加秋水仙碱0.5 mg,每天 2～3 次。

2.不良反应

(1)消化道反应:诱发和加重消化性溃疡,甚至导致上消化道出血和穿孔,个别可出现胰腺炎和脂肪肝。

(2)引起水钠潴留对高血压不利,同时排钾易引起低钾血症。长期应用可加重高血压和动脉粥样硬化。

(3)停药后痛风症状易反跳,故在使用激素时,应酌情加秋水仙碱或非甾体抗炎药。

(4)诱发和加重糖尿病,对原有糖尿病者应采取保护性措施并加强血糖监测。

(5)增加感染机会和加重感染。

(6)精神失常,有精神病史或癫痫病史者禁用或慎用。

(7)此外,长期应用还可出现类肾上腺皮质功能亢进综合征(库欣综合征)、骨质疏松、肌肉萎缩等。

3.使用糖皮质激素应注意事项

有下列情况应禁用或慎用:①有活动性溃疡和上消化道出血史。②严重高血压和心功能不全。③血糖未控制的糖尿病,或难以控制的糖尿病。④精神病或癫痫病史者。⑤严重感染如细菌、真菌、病毒感染、结核病。⑥孕妇、儿童、创伤、骨折未愈合。

(四)别嘌呤醇

1.作用机制

别嘌呤醇为抑制尿酸合成的药物,有较强的抑制黄嘌呤氧化酶的作用,使该酶失活,从而阻断次黄嘌呤向黄嘌呤及尿酸转化的过程,使血中其他氧化嘌呤增高,逐渐氧化成易溶于水的异黄嘌呤从尿中排出。别嘌呤醇在 5-磷酸核糖-1-焦磷酸合成酶(PRPP)存在时转变成相应的核苷酸,消耗了 5-磷酸核糖-1-焦磷酸合成酶,使次黄嘌呤核苷酸合成减少,因而可迅速降低血尿酸水平,抑制痛风石和肾尿酸石的形成,并促进尿酸石的溶解,服药后 1~2 天血尿酸即开始下降。

2.别嘌呤醇的适用范围

(1)尿酸合成增多的高尿酸血症。

(2)肾功能明显损害时。

(3)每天尿尿酸排泄大于 600 mg 的高尿酸血症患者。

(4)排尿酸药过敏或无效者。

(5)肾尿酸结石反复发作或较大部位的痛风结节。

(6)继发性高尿酸血症,如血液系统疾病,肿瘤放化疗前或放化疗时。

3.用法

(1)常规用法:别嘌呤醇开始每次 50 mg,每天 2~3 次,口服每周增加 100 mg,可渐增至每次 100~200 mg,每天 2~3 次口服。但每天最大剂量不得超过 600 mg,血尿酸降至正常后逐渐减量至每天100 mg,长期维持。别嘌呤醇可与排尿酸药合用。用药过程中应定期查周围血常规和肝功能,用药初切记从小剂量开始,以免血尿酸急剧下降,诱发急性痛风发作。

(2)老年人剂量减半。

(3)肾功能不全者别嘌呤醇用量:肾功能不全的患者使用别嘌呤醇,其不良反应增加,因别嘌呤醇的活性代谢产物氧嘌呤醇在血中的浓度明显上升,因此,需根据肾功能程度调整别嘌呤醇的剂量。

根据内生肌酐清除率(Ccr,正常值 80~100 mL/min,平均 90 mL/min)及透析时,用量如下:①内生肌酐清除率>50 mL/min,别嘌呤醇每天 100~300 mg。②内生肌酐清除率>30 mL/min,而≤50 mL/min别嘌呤醇每天 100 mg。③内生肌酐清除率≤30 mL/min,别嘌呤醇每天 50 mg。④进行血透者,透析结束时别嘌呤醇 100 mg。⑤进行腹膜透析者,别嘌呤醇每天 50 mg。

4.别嘌呤醇的不良反应

以往认为此药安全性好,较少出现不良反应,仅偶见皮疹、胃肠道反应、转氨酶升高,但近年来陆续报道,极个别会出现下列严重反应,一旦发现应立即停药。①肝功能损害:发热,皮疹,食欲缺乏,全身倦怠,皮肤、巩膜黄染,尿黄和皮肤瘙痒,血转氨酶升高。②再生障碍性贫血:咽痛,发热,四肢皮肤出现红斑点,皮肤黏膜易出血,血常规显示全血细胞减少,骨髓涂片显示造血细胞减少。③粒细胞减少症:出现咽痛,同时伴有恶寒、发热等感染征象。血常规示中性粒细胞下降。④渗出性多形红斑(斯-约综合征):表现为发热,眼充血,食欲减退,皮疹,皮肤和口腔黏膜糜烂。⑤中性表皮坏死:出现发热、皮疹、皮肤烧灼感、疼痛和水肿,多于服药后 15~21 天,严重时可致死。⑥过敏性脉管炎:脚、臀、脊背部位皮肤发紫,部分肌肉紧缩,踝部水肿。⑦急性肾衰竭:尿少,尿浑,水肿,肾功能损害。⑧间质性肺炎:干咳、气憋、呼吸困难、发热,胸部 X 线检查及肺功能检测有助于诊断。⑨横纹肌溶解症:肌肉疼痛、下肢抽搐、四肢麻木、无力等。⑩剥脱性皮炎全身皮肤红肿、渗出,继之广泛大片脱皮、毛发脱落,严重时可致死。

5.别嘌呤醇与一些药物合用应注意不良反应

(1)别嘌呤醇可抑制硫唑嘌呤和 6-巯基嘌呤在体内的代谢。若要同时使用,应将后者剂量减少25%~33%,以免药物蓄积中毒。

(2)与卡托普利或氢氯噻嗪合用易引起变态反应。

(3)与氨茶碱、苯妥英钠、环孢素、华法林,合用可使这些药效增强引起不良反应。

(4)与氯磺丙脲同时使用,应注意预防低血糖。

(5)别嘌呤醇主要有肝功能损害和白细胞减少,故对肝功能有损害和致白细胞减少的药物不能合用。

6.使用别嘌呤醇药应注意事项

(1)尿酸排泄不良的痛风患者不作为常规用药。

(2)痛风急性发作时不宜应用。

(3)妊娠和哺乳期妇女应避免使用。

(4)开始使用别嘌呤醇时应注意从小剂量开始,同时为预防诱发痛风发作应加用小剂量秋水仙碱0.5 mg/次,每天2~3次,或者用非甾体抗炎药。

(5)出现皮疹或其他明显的不良反应应立即停药。

(6)肝、肾功能损害,别嘌呤醇应减量,60岁以上老人剂量宜减半。

(7)服药期间应多饮水,保持每天尿量2 000 mL以上,并使尿pH保持在6.2~6.8,利于尿酸、黄嘌呤和次黄嘌呤排出。

(五)促尿酸排泄药

1.苯溴马隆(痛风利仙、苯溴香豆酮、苯溴酮)

苯溴马隆主要通过抑制尿酸在肾小管的重吸收,促进尿酸排泄,可能也有增加肠道排泄尿酸的作用。属于不良反应较小,有较强排泄尿酸的药物,但不清除尿素和肌酐。

(1)适应证:适用于尿酸排泄障碍的大部分痛风患者和慢性期高尿酸血症患者,同时无严重肾功能不全,也用于一些药物治疗,如噻嗪类、甲基多巴、左旋多巴和细胞抑制治疗及放射治疗所致的继发性高尿酸血症。痛风患者应在发作间歇期用药。

(2)用法:目前国内多主张开始剂量宜小,即每天25 mg与早餐同服,必要时可2周内渐增至每天100 mg,血尿酸降到正常后减量维持。据统计我国患者每天用苯溴马隆25 mg有30%~40%的患者能维持血尿酸正常。

(3)不良反应:不良反应较小,但可有胃肠反应,个别有皮疹、发热,偶有肾绞痛和转移性急性痛风发作,极少数可出现肝功能障碍,如食欲差、全身乏力、黄疸、皮肤瘙痒、肝功能异常多于服药后6个月内出现。

(4)注意事项:①孕妇忌服,中度以上肾功能不全者禁用。②急性痛风发作时不宜使用。③初服时宜与小剂量秋水仙碱或其他非甾体抗炎药合用,防止痛风急性发作。④服药期间大量饮水,保持每天尿量在2 000 mL以上,并补充碱性药物使尿pH保持在6.2~6.8,利于尿酸排出。⑤已有尿酸结石形成或尿排尿酸每天在600 mg以上者不用。

2.丙磺舒(羧苯磺胺)

丙磺舒主要抑制尿酸在肾小管的重吸收,增加尿酸的排泄,从而降低血尿酸浓度,也有利于已形成的尿酸盐结晶消散,同时还竞争性地抑制一些弱有机酸(如青霉素、头孢菌素)的排泄,增加后者的血药浓度和延长抗菌时效。

(1)适应证:主要用于痛风发作间歇期和慢性发作、肾功能尚好、尿酸排泄不良的患者,也用于噻嗪类利尿剂所致的高尿酸血症,但不用于癌症治疗所致的高尿酸血症,也可用于提高青霉素、头孢菌素的抗菌效果。

(2)用法:口服,每次250 mg,每天2次,一周后增至每次500 mg,每天2次,若仍未达到效果,可每4周每次增加500 mg,最大剂量每天2.0 g,达到理想效果后应减少至最低量维持治疗。

（3）不良反应：较少，发生率约5％，少数患者有胃肠道反应、皮疹、变态反应、骨髓抑制，部分患者在用药早期可诱发痛风发作和肾绞痛，近有报道极少数病例可引起溶血性贫血、过敏性休克、肾病综合征等。

（4）注意事项：①急性痛风发作时不宜应用。②用药初期可加用维持量秋水仙碱防止诱发痛风发作。③有肾功能不全、肾尿酸结石，每天排尿酸量＞600 mg，白细胞减少及磺胺药过敏者禁用。④消化性溃疡者慎用。⑤老年人剂量要减半。⑥服药期间，应多饮水，维持每天尿量达2 000 mL以上，并可加用碱性药，使尿 pH 达 6.2～6.8，以利尿酸排泄。

3.磺吡酮（硫氧唑酮、苯磺保太松、苯磺唑酮）

磺吡酮是保太松的衍生物，主要通过抑制肾小管重吸收尿酸盐，促进尿酸盐排泄，从而达到降低血尿酸浓度，同时有利于已沉积的尿酸盐结晶消散。排尿酸作用较丙磺舒强。

（1）适用证：用于痛风发作间歇期和痛风慢性发作，肾功能尚好，日排尿酸量少的高尿酸血症者。此外该药尚有抗血小板聚集和黏附作用，用于防治动脉血栓性疾病。

（2）用法：开始剂量每次 50 mg，每天 2 次，2 周内递增至每次 100 mg，每天 3 次，每天最大剂量不超过600 mg。维持量每次 100～200 mg，每天 2 次。

（3）不良反应：较丙磺舒小，少数有胃黏膜刺激，个别有皮疹和药物热，偶见肾毒性，重者可致急性肾衰竭。有轻度水钠潴留作用，慢性心功能不全者慎用。

（4）注意事项：同丙磺舒。

4.爱西特

爱西特是促进肠道排泄尿酸盐的药物，它是一种极微粒化的活性炭。口服在肠道吸附尿酸、肌酐等，增加肠道有毒物质排出。单独用药降尿酸作用弱，与别嘌呤醇合用效果较佳，几乎无明显不良反应，但与口服抗生素合用有降低抗生素的作用。

5.具有双重作用的排尿酸药

具有调血脂作用的排尿酸药：降脂酰胺（卤酚酯、核罗奋）其降尿酸作用主要是抑制肾小管对尿酸的重吸收，从而降低血尿酸，疗效类似于丙磺舒。降血脂作用机制不明，可能与本品增加甲状腺素，促进脂肪酸的利用，抑制肝脏合成脂质有关，其降甘油三酯较明显而降胆固醇不明显。另外该药尚有轻度的抗血小板聚集和降血糖作用。①用法：口服每次 250 mg，每天 3 次。②不良反应：常见的有恶心、腹痛、血清转氨酶升高、乏力。③注意事项：严重肝、肾疾病，孕妇、哺乳期妇女禁用；胆石症、溃疡病、甲状腺功能亢进、严重心脏病慎用；有加强苯妥英钠、甲苯磺丁脲、香豆素类药物作用及毒性。同时应用时，上述药物应减量。

具有降血糖作用的排尿酸药：醋磺环己脲（醋磺已脲对乙酰苯磺酰脲、乙酰磺环己脲）为第一代磺脲类降糖药，通过刺激胰岛 β 细胞来达到降糖作用，其降尿酸作用主要是抑制肾小管对尿酸的重吸收达到排尿酸作用而降低血尿酸值。①适应证：作为降糖药已很少应用，但适合于有痛风病的糖尿病患者。②用法：250 mg/d，早餐前服，降糖效果不佳时可每 5～7 天增加250～500 mg，直至达到降糖效果，维持量最多可达1.5 g/d。③不良反应：同其他磺脲类药有引起低血糖的可能，此外有变态反应、白细胞减少和溶血性贫血。④注意事项：肝、肾功能不全，对磺胺类过敏，白细胞减少不能使用；严重糖尿病、酮症、高渗昏迷、孕妇不用；注意低血糖；肾功能不好不能降低血尿酸值。

6.使用促尿酸排泄药应注意配伍禁忌

（1）苯溴马隆不宜与水杨酸、吲哚美辛、噻嗪类利尿剂、呋塞米、依他尼酸、乙酰吡嗪等抑制尿酸排泄药合用。

（2）丙磺舒不宜与水杨酸、吲哚美辛、噻嗪类利尿剂、呋塞米、依他尼酸、乙酰吡嗪等抑制尿酸排泄药物合用，也不应与口服降糖药、抗凝药、磺胺、安定、法莫替丁、冠心平等药物合用。

（3）磺吡酮不宜与水杨酸、吲哚美辛、噻嗪类利尿剂、呋塞米、依他尼酸、乙酰吡嗪合用，也不宜与口服降糖药、抗凝药、青霉素、磺胺药合用。

（六）合理使用降尿酸药

1. 痛风急性发作时不宜用降尿酸药

急性痛风性关节炎时，主要是关节红、肿、热、痛，其特效的药是秋水仙碱、非甾体抗炎药和糖皮质激素，而降尿酸药不管是抑制尿酸合成药或促尿酸排泄药，均无消炎、止痛的功效，故对痛风关节炎急性发作无效。况且此时用降尿酸药会造成血和关节腔尿酸盐浓度差，不利于关节内痛风石的尿酸盐析出，甚至加重关节周围尿酸盐沉着，对病情反而不利，加服降尿酸药也会增加药物的不良反应，故此时应停用降尿酸药，待急性发作控制后再使用降尿酸药。

2. 使用降尿酸药往往会诱发痛风急性发作、肾绞痛等

血尿酸水平较高的患者，由于治病心情急切，希望尽早降低血尿酸值，用量往往偏大，这时虽然能较快降低血尿酸值，而关节内尿酸还来不及向血液转移，关节液和血液中尿酸浓度相差较大，机体为了维持二者尿酸值平衡，关节内的尿酸快速形成尿酸盐结晶，附着在关节周围，形成局部刺激，产生炎性反应，诱发急性关节炎。服用促尿酸排泄药后，短期内大量尿酸经肾排泄，尿中尿酸盐浓度迅速增加，pH 明显降低，尿酸盐溶解度下降，形成尿酸盐结晶，沉积在泌尿系统，导致尿路梗阻，发生尿路结石、肾绞痛、肾功能损害。为避免出现上述情况，在服用降尿酸药时，应注意以下几点：①先从小剂量开始并经常监测血尿酸水平（15～30 天 1 次）来调整用药量，血尿酸高不要急着马上降到低水平。②刚开始治疗不要联合应用降尿酸药。③注意使尿 pH 保持在 6.2～6.8，以提高尿液中尿酸盐溶解度。④保持每天尿量在 2 000 mL 左右，利于尿酸盐排出。⑤服药初始可加用秋水仙碱 0.5 mg/次，每天 2～3 次，或非甾体抗炎药，防止痛风发作。⑥注意肾功能，在肾功能损害明显时，降尿酸药要减量，并使用保护肾功能的药物，同时监测肾功能。

（七）碱性药物

使用碱性药物的目的不仅为了要碱化尿液而且要使血液、关节液及其他组织液等的 pH 升高，因为当 pH 为 6.75 时，90% 以上的尿酸呈溶解状态，而当 pH 为 4.75 时，90% 以上的尿酸结合成尿酸盐，容易沉积在关节周围、血管壁、肾脏等处，造成痛风性关节炎、血管硬化、泌尿道阻塞、肾功能损害。一般可服用碳酸氢钠 1～2 g，每天 3 次，也可用碱性合剂（枸橼酸 140 g，枸橼酸钠 98 g 加水至 1 000 mL）每次 30 mL，每天 3 次，均于饭后服用，避免腹胀，并根据尿 pH 调整上述剂量，使尿 pH 保持在 6.2～6.8 为宜。因尿 pH 过高会产生钙盐沉着，形成钙盐性肾结石，而尿 pH 过低则尿酸盐不容易溶解。痛风患者平时也可多食用含金属元素（钾、钠、钙、镁）的食品，其在体内氧化后生成碱性氧化物，如蔬菜、水果、土豆、牛奶、西瓜和冬瓜，有明显利尿作用且属碱性食物，痛风患者可多食。

当出现下列情况时应使用碱性药物：①急性痛风性关节炎发作时及其后 10 天。②血尿酸明显增高时。③尿尿酸每天排泄量达 800 mg 以上者。④尿 pH 低于 6.0 时。⑤使用排尿酸药时。⑥肾及其他部位痛风石形成时。

(八)伴肾功能障碍如何选择痛风药物

1.轻度肾功能不全

仅尿蛋白阳性,而肾功能检查(肌酐、尿素氮)均正常时。痛风急性发作仍可选用非甾体抗炎药、糖皮质激素,尽量不用秋水仙碱,但见好就收,疗程不宜太长。缓解期可选用别嘌呤醇、苯溴马隆,不宜用丙磺舒。

2.中度肾功能不全

尿素氮、肌酐升高时,排尿酸药不能使用,因此类药物只有在肾功能正常时,才能发挥治疗作用,这也是使用该药的基本条件,而可选择别嘌呤醇,因别嘌呤醇不增加尿酸的排泄,不会加重肾脏的负担,对肾损害较小,但别嘌呤醇用量要酌减(见前别嘌呤醇用法)。至于秋水仙碱或非甾体抗炎药物应谨慎使用,此时应控制蛋白及嘌呤类食物的摄入,并适当使用碱性药物。

3.重度肾功能不全

出现尿毒症时,只有选择血液透析,或腹膜透析,甚至肾移植,此时仍可少量使用别嘌呤醇,用量见前。

六、手术治疗

(一)痛风石的处理

痛风石生长在非关键部位如耳郭,不影响正常生活和工作,无需治疗,但对于关节周围的痛风石,如果影响其功能,造成工作和生活的不便,则应手术切除,纠正并恢复关节的活动功能。痛风石破溃,经久不愈,容易感染也应外科及时处理。

(二)尿酸性泌尿道结石的治疗

1.目的

(1)减少或阻止新生的泌尿道(肾、输尿管、膀胱、尿道)的尿酸结石。

(2)清除现有的尿酸结石。直径＜10 mm 的泌尿道内结石尽量通过内科保守治疗,促使其从尿液中排出。对于体积较大的结石,可采用手术摘除,或碎石方法治疗。但肾脏结石较多者不宜用碎石方法,因其对肾脏损伤较大。

2.措施

(1)内科治疗:控制饮食,限制嘌呤类食物的摄入;使用别嘌呤醇,可防止尿酸结石形成,碱化尿液,使尿 pH 保持在 6.2～6.8,促进尿酸结石的溶解;大量饮水,无特殊情况每天饮水 3 000 mL以上,保持每天尿量在 2 000 mL 以上;中医中药排石。

(2)外科治疗:体积较大的结石或有尿路阻塞者,可采用体外碎石,或肾镜、输尿管镜、膀胱镜、尿道管镜摘除或冲击波碎石,或外科手术取石。

(三)痛风患者手术的指征

(1)较大的痛风结石,严重影响外观或影响关节活动,以及痛风石将破溃者。

(2)痛风石破溃形成窦道,需要进行窦道清理,或虽未形成窦道(瘘管)但破溃后造成反复感染,易诱发败血症,在感染控制后应手术治疗。

(3)慢性痛风性关节炎,骨质破坏以及有关节功能障碍,需要矫正关节畸形,手术固定疼痛关节,特别是负重关节。

(4)较大的痛风肾结石或结石导致泌尿道梗阻,内科治疗无效也可采用外科手术取石,保持尿路通畅,保护肾功能。

（5）手术切除无法挽救的坏死指（趾）或矫正畸形指（趾）。

（四）痛风患者手术前后应注意事项

（1）手术前患者血尿酸应降至正常。

（2）手术前 3 天至手术后 7 天可给予秋水仙碱 0.5 mg，每天 2 次，或非甾体抗炎药。

（3）手术后继续服用降尿酸药。

（五）关节腔镜微创手术

有些痛风患者，关节炎反复发作，又不能耐受药物的不良反应或对药物已形成耐药，此时可借助关节腔镜进入病变的关节腔，直视下清除尿酸盐结晶，清除附在滑膜上晶体及肥厚绒毛，修整损害的软骨，并冲洗（对口冲洗）细小的尿酸盐，使红肿的关节迅速消退，解除疼痛。

七、饮食疗法

从痛风的基础知识中我们已经了解到有关痛风的发生、发展以及在整个疾病演变过程中的表现和特点。了解疾病的目的是为了更好地预防、控制及治疗疾病。痛风的发生除了与先天遗传因素有关系外，与后天性的一些因素诸如饮食习惯、营养状况、嗜好、生活工作条件等也有密切关系，尤其是饮食因素对痛风的发生有着重要的影响。因此，饮食疗法是基本而又必要的。

（一）食物的选择

痛风致病的原因是血尿酸浓度升高。因此，痛风治疗的目标是减少尿酸的生成和促进尿酸的排泄。减少尿酸的生成，一方面通过药物别嘌醇来抑制内源性尿酸的合成；另一方面则通过限制含嘌呤食物的摄入以减少外源性尿酸的生成。因此，饮食疗法应以限制食物中嘌呤含量为主，这是痛风饮食调养的关键。促进尿酸的排泄，可通过饮水利尿、碱化尿液来实现。此外，药物丙磺舒、苯溴马隆等也有促进肾脏对尿酸的排泄作用。

过去对痛风患者的饮食只主张无嘌呤饮食或者严格限制含嘌呤食物的摄入，但由于嘌呤多存在于富含蛋白质的食物中，长期过分限制嘌呤的饮食也必然限制了蛋白质的摄入，而蛋白质是人体最重要的营养素，蛋白质的不足势必造成营养不良。目前的观点认为痛风患者可根据病情决定膳食中的嘌呤含量，适当调整饮食结构，并可通过巧妙的烹调技术降低食物中的嘌呤含量，甚至已有人提出什么都可以吃，关键在于食量的控制加上巧妙的烹饪技巧。

痛风与饮食有关的就是食物中嘌呤含量，因此对痛风患者而言，必须了解各种食物中嘌呤的含量，才能更好地选择丰富的食物。根据食物中嘌呤含量的多少，将食物分为以下四类：①无嘌呤食物。②低嘌呤食物：每 100 g 食物嘌呤含量小于 75 mg。③中嘌呤食物：每 100 g 食物嘌呤含量 75～150 mg。④高嘌呤食物：每 100 g 食物嘌呤含量 150～1 000 mg。

（二）饮食原则

所有痛风患者均应采用饮食控制，其原则为三低一高：①低嘌呤或无嘌呤饮食，可使血尿酸生成减少。试验表明采用无嘌呤饮食 7 天后血尿酸可下降 60～72 μmol/L（1.0～1.2 mg/dL），尿液中尿酸排除量减少 1/4。②低热量摄入以消除超重或肥胖，轻体力消耗者热量摄入以 6 699～7 536 kJ（1 600～1 800 kcal）为宜，包括主食 250～300 g，鸡蛋 1 个，牛奶 250～500 mL，瘦肉 100 g，水果 200 g，蔬菜 500 g，植物油 2 勺。③低脂、低盐饮食，可防治动脉粥样硬化、高脂血症及冠心病。脂肪摄入过多可使尿酸排泄减少，钠摄入过多后尿钠增加，在肾内与尿酸结合为尿酸钠，后者甚易于沉积在肾脏。④大量饮水，每天尿量应达到 2 000 mL 以上，有利于尿酸排泄，防止尿酸在肾脏沉积。

从富含核蛋白的食物核苷酸中分解而来的外源性尿酸,约占体内尿酸的 20%;从体内氨基酸、磷酸核糖及其他小分子化合物合成和核酸分解代谢而来的内源性尿酸,约占体内尿酸的 80%。John Loke 曾建议把减少肉类而增加乳制品摄入作为一种阻止痛风发作的措施,George Cheyne、Alexander Haig 也曾建议近似的饮食方案。饮食控制可使正常人尿酸降低 36 μmol/L(0.6 mg/dL),痛风患者下降更多。

对于蛋白质与痛风的关系有不同报道。几项研究显示血尿酸水平与乳制品的摄入量可能成负相关。为了验证这种可能,Hyon 等在一居住区 47 150 名无痛风病史的男性中针对饮食与痛风新发病例的关系进行了前瞻性研究。在此过程中通过饮食调查表每四年评估一次饮食情况。结果发现肉类和海产品的摄入量与痛风发病危险性呈正相关,乳制品尤其是低脂类乳制品的摄入与痛风发病危险性呈负相关,富含嘌呤的蔬菜或蛋白质的适量摄入与痛风发病无明显相关性。

单用饮食治疗可能只对那些血尿酸轻度升高(小于 480 μmol/L 或 8 mg/dL)、无临床症状的高尿酸血症的患者有效,而多数痛风患者仍需要辅以药物治疗。因为血尿酸的升高主要是来源于内源性生成过多,由外源性食物产生的尿酸只占少部分。正常人在普通饮食的情况下每天的嘌呤摄入总量为 150~200 mg,而每天体内代谢生成的嘌呤总量为 600~700 mg,远远大于食物来源。即使患者在饮食上依从性较好,血尿酸水平下降也不会超过 15%。对于极其肥胖者,急剧缩减食物可引发酮症使尿酸水平升高甚至引发痛风的急性发作。

因此,低嘌呤或无嘌呤饮食不一定能完全纠正高尿酸血症及防止痛风性关节炎的发作,故在临床实践中不必强求患者完全无嘌呤饮食。为防止营养不足,可允许患者每天摄入适量肉类(不超过 100 g)及牛奶和鸡蛋。

另外,饮食中对血尿酸影响较大的两个可控因素是腹型肥胖和乙醇摄入量。

肥胖与高尿酸血症有明显的相关性。一项前瞻性研究在 13 个非糖尿病痛风患者中通过限制热量和碳水化合物摄入、增加蛋白质和非饱和脂肪酸的摄入比例,能量限制在 6 699 kJ(1 600 kcal)/d,其中碳水化合物 40%,蛋白质 30%,脂肪 30%)十六周后急性痛风发作的比例下降了 71%。在针对肥胖儿童的研究中,高尿酸血症并不是由于尿酸生成增加,而是胰岛素抵抗以及升高的瘦素使肾脏尿酸排泄减少所致,而且瘦素对于尿酸的影响是独立于肥胖症之外的。乙醇是通过降低肾脏尿酸的排泄以及增加体内尿酸的生成升高血尿酸水平的,因此限制饮酒尤为重要。

(三)不同阶段的饮食疗法

为了便于指导饮食调养,现将痛风的病情演变过程分为四个时期:无症状期—急性期—间歇期—慢性期。下面就不同时期痛风饮食治疗方面有关的常识及具体原则做一介绍,可使患者能结合自身的身体状况,从中灵活把握,制定出一套适合自己的合理饮食方法,以达到防治疾病的目的。

1.无症状高尿酸血症期的饮食原则

虽然并不是所有的高尿酸血症都会发展成痛风,但是痛风能否发生与身体内血尿酸升高的水平、高尿酸血症持续的时间及发病年龄有密切的关系。如果血尿酸值大于 420 μmol/L(7.0 mg/dL),持续时间越长,发病年龄越轻,则发生痛风的可能性就越大。因此,及早发现高尿酸血症的存在,及早采取饮食治疗措施,将尿酸降至正常范围,把痛风的发生控制在萌芽状态下,许多患者可不发展成痛风。若饮食控制 6 个月后,血尿酸值仍偏高,尤其大于 420 μmol/L(7.0 mg/dL)时,需辅以药物治疗将尿酸值降至正常范围内,以防止痛风性关节炎及痛风性肾病的发生。无症状高尿酸血症期饮食原则为以下几点。

(1)限制热量:多数痛风患者喜欢高热量、高脂肪及高蛋白饮食,这就容易导致营养过剩、热量摄取过多。因此,必须控制每天所需的热量,均衡各种营养成分的摄取。

(2)维持理想体重:防止超重、肥胖。痛风患者常常营养过剩,体重增加,与高尿酸有明显的相关性。定期测体重,可作为衡量营养状态的指标。

(3)限制嘌呤的摄入:高尿酸血症期要限制嘌呤的摄入,限用高嘌呤含量的食物,自由选择低嘌呤含量的食物,适当选用中等嘌呤含量的食物。

(4)均衡营养素的摄入:碳水化合物摄取量占所需总热量的 $55\%\sim60\%$。在选择上不宜选粗粮,应选用细粮,因为粗粮嘌呤含量较细粮高。不吃果糖,因为果糖中热量高,1 g 果糖所提供的热量为 16.7 kJ(4 kcal)。每天摄取脂肪量应小于 50 g,占总热量的 $25\%\sim30\%$。蛋白质摄入量应稍低于正常人,每天为 0.8~1.0 g/kg。嘌呤多存在于富含蛋白质的食物中。因此,在选择蛋白质食物时,要选用不含或少含嘌呤的食物,如奶类、鸡蛋及植物蛋白,但需注意植物蛋白中黄豆、扁豆也含不少嘌呤。

(5)养成多饮水的习惯:晚上睡前、晨起、运动后、出汗后、洗澡后均要喝一杯水。每天摄入水分2 000~3 000 mL,可稀释血中尿酸浓度,并促进肾脏排泄尿酸。

(6)尽可能少喝酒,努力戒酒:痛风患者大多数都喜欢饮酒,不仅酒量大,而且通常一口气喝完,这是十分有害的。因为人体为了分解进入体内的大量乙醇,必须消耗能量,结果产生大量尿酸;另外,酒中的乙醇代谢使血中乳酸水平增高,阻碍了肾脏对尿酸的排泄,使血尿酸升高,易引起关节炎急性发作。一般人认为,啤酒度数低,饮用很安全,却不知啤酒内含有大量的嘌呤体,而且热量很高,更容易使血尿酸值升高,诱发痛风。因此,痛风急性期要禁酒,慢性期、间歇期要努力戒酒,如果非喝不可,应控制酒量,不可一口气喝光。

2.痛风急性期的饮食原则

痛风急性发作期的患者,靠单纯的饮食控制已为时过晚,难以缓解疼痛,非得用药物治疗不可。但是,限制嘌呤的摄入,对减轻病情仍很重要。此期的饮食原则为以下几点。

(1)限制嘌呤的摄入:选择低嘌呤食物,禁食高嘌呤食物,以减少外源性尿酸的生成。维持基本热量,均衡摄取碳水化合物、蛋白质、脂肪。

(2)食物的选择。①碳水化合物:主要为谷类,以精粮为主,如精白米、富强粉、精粉面包、馒头、面条、通心粉、苏打饼干等。②蛋白质:摄取量较正常人少,每天 40~65 g,最好选择不含嘌呤的蛋、牛奶为蛋白质来源,如果要选择鱼肉类的话,最好选用低嘌呤的鱼肉,如鳝鱼、鳊鱼、鲢鱼等并弃汤后食用。③油类:以植物油为主,少量动物油。在烹调食物时禁用油炸、油煎,宜采用蒸、煮、炖、卤等,可减少油脂的摄入。

(3)摄取充足的水分。

(4)多食蔬菜、水果:以供给丰富 B 族维生素、C 及矿物质。尤其是碱性水果、蔬菜可提高尿酸盐溶解度,有利于尿酸的排出。如萝卜、胡萝卜、黄瓜、马铃薯、葛芭、藕、紫菜、海带、西红柿、大白菜、芹菜、山芋、蘑菇、木耳等。

(5)禁饮酒及食用刺激性食品。

(6)限盐:每天食盐量不超过 10 g,以每天 5~6 g 为好。

3.痛风非急性发作期(间歇期和慢性期)的饮食方案

(1)饮食要点:此期饮食治疗的目标是将血尿酸值长期控制在正常范围内。嘌呤的限制可适当放宽,因为过分限制会造成蛋白质摄入不足而导致营养不良。可通过烹饪技巧来减少鱼肉中嘌呤的含量,如采用蒸、烤,少用油炸,少吃鱼汤、肉汤、菜汤。养成多喝水的习惯,尽可能戒酒。

(2)控制体重:有助于减轻关节负荷,保护关节功能。

(3)低盐、优质蛋白饮食:保护肾功能。

(4)食物的选择。①蔬菜类(多选用碱性蔬菜、海藻类):自由选用萝卜、胡萝卜、黄瓜、马铃薯、藕、海带、西红柿、大白菜、芹菜、山芋、蘑菇、木耳、花菜、四季豆、豆角及大蒜;适当选用菠菜、韭菜、大豆、荷兰豆、扁豆、青椒及芦笋。②奶类:牛奶、酸奶、炼乳、麦乳精、豆奶、麦片。③谷薯类:应选用精细粮食,如精白米、富强粉、精粉面包、馒头、面条、通心粉、苏打饼干等。④鱼肉蛋类:对食物中嘌呤含量的限制可较急性发作期适当放宽些,但血尿酸浓度高时,最好仍选择不含嘌呤的蛋、牛奶为蛋白质来源;血尿酸浓度正常时,每周可选择 2~3 次低嘌呤的鱼肉类,如青鱼、鳝鱼、龙虾、鸡肉、羊肉、牛肚等。⑤油类:以植物油为主,少量动物油。⑥水果点心:除急性期选用的碱性水果可作为点心外,其他水果也都可作为点心,但应避免热量摄取过多。

4.其他药物对痛风的影响

使用利尿剂,特别是双氢克尿噻和速尿治疗,是导致继发性高尿酸血症的重要原因之一。研究表明,20%男性高尿酸血症患者是由于使用利尿剂后收入医院治疗的。Hal 等进行的研究发现,50%初发痛风患者服用噻嗪类利尿剂或依他尼酸后病情加重。Brand 等在近 26 年间对相关人群进行监测,结果显示:20%男性和 25%女性患者服用其他抗高血压药物后血清尿酸值升高 48 $\mu mol/L$(0.8 mg/dL);而其他长期服用噻嗪类利尿剂的患者尿酸值则分别增加了 62 $\mu mol/L$(1.03 mg/dL)和 108 $\mu mol/L$(1.8 mg/dL)。由于利尿剂的应用,细胞外液丢失,引起肾小管对尿酸盐的重吸收增加,是引起尿酸盐潴留的首要原因。另一方面,速尿和双氢克尿噻尚可导致血乳酸过度产生,从而抑制尿酸盐在肾小管的分泌。螺旋内酯类利尿药也可降低肾脏对尿酸的清除,但不会持续影响血尿酸值。

此外,其他许多药物亦可引起高尿酸血症。小剂量阿司匹林(剂量小于 2 g/d 之可抑制尿酸盐在肾小管的分泌;大剂量阿司匹林(剂量大于 4 g/d)反可抑制尿酸盐的重吸收,有排尿酸作用。抗结核药中的吡嗪酰胺和乙胺丁醇可降低肾脏对尿酸的清除。烟酸一方面降低肾脏对尿酸的清除,另一方面可促进尿酸盐的生物合成。华法林也是通过上述后一种机制导致患者产生高尿酸血症的。近年来,环孢素广泛应用于器官移植和一些自身免疫性疾病的治疗,亦导致了继发性痛风发病率升高。

(王园园)

第十五章

银屑病关节炎

第一节 概　　述

银屑病关节炎(psoriatic arthritis,PsA)是一种与银屑病相关的炎性关节病,具有银屑病皮疹并导致关节和周围软组织疼痛、肿胀、压痛、僵硬和运动障碍,部分患者可有骶髂关节炎和(或)脊柱炎,病程迁延、易复发、晚期可有关节强直,导致残疾。

一、银屑病关节炎的发展简史

1818 年法国医师阿利贝尔(Marc Alibert)首次描述了"银屑病并发关节炎"。1860 年,法国医师皮埃尔·巴赞(Pierre Bazin)提出银屑病关节炎这一病名。在其后近百年的时间里,人们一直将银屑病关节炎和类风湿关节炎联系在一起,互相混淆。1959 年,Wright 描述了该病典型的临床表现。直到 1964 年,美国风湿病学会首次将银屑病关节炎从类风湿关节炎中区分出来,作为一个独立的临床疾病。

二、银屑病关节炎在全球和全国的总体流行及分布情况

银屑病关节炎在世界各地的患病率不同。我国 24 个省市 600 万人口中的银屑病流行病的调查结果显示,我国银屑病的患病率为 1.23‰,其中寻常型银屑病占 97.98%。有银屑病关节炎者仅占全部银屑病患者的 0.69%。欧美国家的银屑病患病率为 1%～3%,其中伴有银屑病关节炎者达 5%～7%,明显高于我国。银屑病关节炎可发生于任何年龄,高峰年龄为 20～50 岁,无性别差异,但脊柱受累以男性较多。

(郑春玲)

第二节 发病机制与病理

一、发病机制

银屑病关节炎的发病机制不明确,皮肤和关节病变可能由相同的机制发生作用,可能的发病机制如下。

(一)遗传因素

银屑病和银屑病关节炎具有家族聚集性。目前认为,银屑病关节炎是受多基因控制。HLA是一个重要的遗传标志,多数认为寻常型银屑病与 HLA-13、HLA-17、HLA-A1、HLA-Cw6 相关,银屑病关节炎则与 HLA-B27 相关,尤其是银屑病脊柱炎,其 HLA-B27 阳性率可达 46%～78%。

(二)感染因素

早在 1916 年 Winfield 即发现扁桃体切除后银屑病能随之好转。Vasay 指出,银屑病关节炎患者抗 DNA 酶 B 抗体高于银屑病和类风湿关节炎。有报道,约 6% 的银屑病关节炎患者发病前有咽部感染症状,尤以妇女、儿童为多。因此认为细菌抗原可能与银屑病关节炎的发病相关。另外,有人曾对本病伴有病毒感染的患者进行抗病毒治疗,结果银屑病关节炎的病情也可因之缓解。因此,病毒感染似乎有一定致病作用。

(三)免疫因素

大多数患者血清 IgG 和 IgA 升高,IgA 免疫复合物见于所有类型的银屑病关节炎,以严重外周关节炎型的水平更高。今年发现本病患者的滑膜组织含有 IgG 和 IgA 的浆细胞,浸润的淋巴细胞主要为 T 细胞。这些都支持免疫机制参与发病。

(四)其他

精神因素、外伤、内分泌改变、血流动力学的改变等,均可诱发或使本病加重。一般认为关节外伤可诱发银屑病关节炎。多数学者还认为微循环的改变在银屑病及银屑病关节炎发病中起着重要的作用。

二、病理

银屑病关节炎关键的病理改变发生于皮肤、滑膜、附着点、软骨和骨。其中,银屑病皮肤的特征改变包括表皮的过度增生、真皮乳头层单个核白细胞浸润、角质层中性粒细胞浸润,以及各种亚群的树突状细胞增加。滑膜炎为本病主要的病理改变,基本与类风湿关节炎相似。早期可见滑膜水肿和充血,以后滑膜增生、肥厚,绒毛形成。炎症浸润以血管周围为主,主要是淋巴细胞和浆细胞浸润,浸润的淋巴细胞主要是 T 淋巴细胞。病程较长者成纤维细胞增生,纤维化较突出,过度的纤维组织反应可引起关节融合。有学者指出,血管的改变是本病滑膜突出的病变,认为微血管的改变在银屑病关节炎的发病中起着重要作用。许多研究表明,银屑病关节炎患者病变皮肤、滑膜和关节液中 TNF-α 水平升高,不少证据表明 TNF-α 是银屑病关节炎关节中一种重要的细胞因子。附着点炎,为银屑病关节炎的特征性改变,本病最初的炎症起源于附着点并扩散到关节,但只有少数的研究关注了附着点炎。关于软骨和骨,较多研究显示在软骨-血管翳连接处存在破骨细胞,而在银屑病关节炎患者的血液循环中存在大量的破骨细胞前体。银屑病关节炎关节 X 线片也可揭示显著的骨重构改变,表现为骨吸收(簇状吸收或骨溶解、大的离心性侵蚀和铅笔帽样改变)和新骨形成(骨膜炎、骨刺或骨赘形成、骨性强直)。其新骨形成的机制尚不明确。

(郑春玲)

第三节　临床表现与体征

一、临床表现

本病起病隐袭,约 1/3 呈急性发作。起病前通常无明显诱因,然而少数可先有关节外伤史,然后局部出现银屑病关节炎。约 75％银屑病关节炎患者皮疹出现在关节炎之前,同时出现者约 15％,皮疹出现在关节炎后的患者约 10％。关节症状多种多样,除四肢外周关节病变外,部分可累及脊柱。与类风湿关节炎相比,关节炎的缓解更常见、更快且更安全,但有时也可转成慢性关节炎及严重的残疾。依据临床特点,关节炎分为五种类型,60％类型间可相互转化,合并存在。

(一)关节表现

1.单关节炎或少关节炎型

单关节炎或少关节炎型占 70％,以手、足远端或近端指(趾)间关节为主,膝、踝、髋、腕关节亦可受累,分布不对称,因伴发远端和近端指(趾)间关节滑膜炎和腱鞘炎,受损指(趾)可呈现典型的腊肠指(趾)炎,常伴有指(趾)甲病变。1/3～1/2 此型患者可演变为多关节炎类型。

2.远端指间关节型

远端指间关节型占 5％～10％,病变累及远端指间关节,为典型的银屑病关节炎,通常与银屑病指甲病变相关。

3.残毁性关节型

残毁性关节型约占 5％,是银屑病关节炎的严重类型,好发于 20～30 岁,受累指、掌、跖骨可有骨溶解,指节为望远镜式的套叠状,关节可强直、畸形,常伴发热和骶髂关节炎,皮肤病变严重。

4.对称性多关节炎型

对称性多关节炎型占 15％,病变以近端指(趾)间关节为主,可累及远端指(趾)间关节及大关节如腕、肘、膝和踝关节等。

5.脊柱病型

脊柱病型约 5％,年龄大的男性多见,以脊柱和骶髂关节病变为主(常为单侧),下背痛或胸壁痛等症状可缺如或很轻,脊柱炎表现为韧带骨赘形成,严重时可引起脊柱融合,骶髂关节模糊,关节间隙狭窄甚至融合,可影响颈椎导致寰椎和轴下不全脱位。

(二)皮肤表现

皮肤银屑病变好发于头皮及四肢伸面,尤其肘、膝部位,呈散在或泛发分布,要特别注意隐藏部位的皮损如头发、会阴、臀、脐等;表现为丘疹或斑块,圆形或不规则形,表面有丰富的银白色鳞屑、去除鳞屑后为发亮的薄膜、除去薄膜可见点状出血,该特征对银屑病具有诊断意义。存在银屑病是与其他炎性关节病的重要区别,35%的患者皮肤病变的严重性和关节炎症程度有相关性。

(三)指(趾)甲表现

约80%银屑病关节炎患者有指(趾)甲病变,而无关节炎的银屑病患者指甲病变仅占20%。有炎症的远端指间关节出现顶针样凹陷是银屑病关节炎的特征性变化。其他表现有指甲脱离,甲下角化过度、增厚、横嵴及变色。

(四)其他表现

1.全身症状

少数有发热,体重减轻和贫血等。

2.系统性损害

7%~33%患者有眼部病变如结膜炎、葡萄膜炎、虹膜炎和干燥性角膜炎等,<4%患者出现主动脉瓣关闭不全,常见于疾病晚期,另有心脏肥大和传导阻滞等;肺部可见肺纤维化;胃肠道可有炎性肠病,罕见淀粉样变。

3.起止点炎

足跟痛是起止点炎的表现。特别是在跟腱和跖腱膜附着部位的起止点病。

二、体征

(一)皮肤表现

皮肤银屑病是银屑病关节炎的重要诊断依据,皮损出现在关节炎后者诊断困难,细致的病史,银屑病家族史,儿童时代的滴状银屑病,检查隐蔽部位的银屑病(如头皮,脐或肛周)和特征性放射学表现("笔帽状")可提供重要线索,但应除外其他疾病和定期随访。

(二)指(趾)甲表现

顶针样凹陷(>20个),指甲脱离、变色、增厚、粗糙、横嵴和甲下过度角化等。指(趾)甲病变是唯一的银屑病可能发展为银屑病关节炎的临床表现。

(三)关节表现

累及一个或多个关节,以指关节,跖趾关节等手足小关节为主,远端指间关节最易受累,常呈不对称,关节僵硬、肿胀、压痛的功能障碍。

(四)脊柱表现

脊柱病变可有腰背痛和脊柱强直等症状。

(郑春玲)

第四节　辅　助　检　查

一、实验室检查

本病无特异性实验室检查,病情活动时红细胞沉降率加快,C反应蛋白增加,IgA、IgE增高,补体水平增高等;滑液呈非特异性反应,白细胞轻度增加,以中性粒细胞为主;类风湿因子阴性,5%～16%患者出现低滴度的类风湿因子;2%～16%患者抗核抗体低滴度阳性;约半数患者 HLA-$B27$ 阳性,且与骶髂关节和脊柱受累显著相关。

二、影像学检查

(一)检查方法

骨关节系统影像检查方法包括透视、摄片、特殊造影、计算机体层摄影(CT)和磁共振成像(MRI)。

(二)银屑病关节炎影像学表现

1.周围关节炎

骨质有破坏和增生表现。手和足的小关节呈骨性强直,指间关节破坏伴关节间隙增宽,末节指骨茎突的骨性增生及末节指骨吸收,近端指骨变尖和远端指骨骨性增生的兼有改变,造成"带帽铅笔"样畸形。受累指间关节间隙变窄,融合,强直和畸形。

2.中轴关节炎

中轴关节炎多表现为单侧骶髂关节炎,关节间隙模糊,变窄,融合。椎间隙变窄,强直,不对称性韧带骨赘形成,椎旁骨化,特点是相邻椎体的中部之间的韧带骨化形成骨桥,呈不对称分布。

(郑春玲)

第五节 诊断与鉴别诊断

一、诊断

银屑病患者有炎性关节炎表现即可诊断银屑病关节炎。因部分银屑病关节炎患者银屑病变出现在关节炎后,此类患者的诊断较困难,应注意临床和放射学线索,如有银屑病家族史,寻找隐蔽部位的银屑病变,注意受累关节部位,有无脊柱关节病等但在作出诊断前应并排除其他疾病。

关于银屑病关节炎的诊断标准,目前尚未统一,较简单而实用的标准为 Moll 和 Wright 的银屑病关节炎分类标准:①至少有 1 个关节炎并持续 3 个月以上;②至少有银屑病皮损和(或)1 个指(趾)甲上有 20 个以上顶针样凹陷的小坑或甲剥离;③血清 IgM 型 RF 阴性(滴度<1:80)。

二、鉴别诊断

(一)类风湿关节炎

银屑病关节炎的基本病变为滑膜炎,与类风湿关节炎颇为相似,不容易区分,受累关节滑膜同样可见绒毛增生及淋巴细胞浸润,故临床表现类似。二者均有小关节炎,但银屑病关节炎有银屑病皮损和特殊指甲病变,指(趾)炎,起止点炎,侵犯远端指间关节,类风湿因子常为阴性,特殊的 X 表现如笔帽样改变,部分患者有脊柱和骶髂关节病变,而类风湿关节炎多为对称性小关节炎,以近端指间关节和掌指关节,腕关节受累常见,可有皮下结节,类风湿因子阳性,X 线以关节侵蚀性改变为主。

(二)强直性脊柱炎

侵犯脊柱的银屑病关节炎,脊柱和骶髂关节病变不对称,可为"跳跃"式病变,发病常在年龄大的男性,症状较轻,有银屑病皮损和指甲改变,而强直性脊柱炎发病年龄较轻,无皮肤,指甲病变,脊柱,骶髂关节病变常为对称性。

(三)骨性关节炎

对于仅有远端指间关节受累的银屑病关节炎需与骨性关节炎相鉴别。骨性关节炎无银屑病皮损和指甲病变,可有赫伯登(Heberden)结节、布夏尔(Bouchard)结节,无银屑病关节炎的典型 X 线改变,发病年龄多为 50 岁以上老年人。

(郑春玲)

第六节　治疗及调护

一、治疗

银屑病关节炎目前尚无特效药物根治以及预防本病。银屑病关节炎治疗目的在于缓解疼痛和延缓关节破坏,控制皮肤损害,因人而异制订治疗方案。西医治疗本病的措施包括一般性治疗、药物治疗、外科手术治疗等,其中以药物治疗最为重要。治疗药物总体可分为 4 类:非甾体抗炎药、病情改善药物、糖皮质激素和生物制剂。

(一)一般治疗

适当休息,避免过度疲劳和关节损伤,注意关节功能锻炼,忌烟、酒和刺激性食物应避免。

(二)药物治疗

药物选择除抗疟药尚有争议外,其他与类风湿关节炎治疗相似。

1.非甾体抗炎药

非甾体抗炎药适用于轻、中度活动性关节炎者。具有抗炎、止痛、退热和消肿作用,但对皮损和关节破坏无效。治疗剂量应个体化,老年人宜选用半衰期短的 NSAIDs 药物,对有溃疡病史的患者,宜服用选择性环氧化酶(COX)-2 抑制剂以减少胃肠道的不良反应。其主要不良反应包括胃肠道症状、肝和肾功能损害以及可能增加的心血管不良事件。

2.改善病情的抗风湿药

该类药物较 NSAIDs 起效慢,防止病情恶化及延缓关节组织的破坏。甲氨蝶呤(MTX)对皮损和关节炎均有效,可作为首选药。如单用 1 种 DMARDs 无效时也可联合用药,以甲氨蝶呤(MTX)作为联合治疗的基本药物。

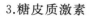

3.糖皮质激素

糖皮质激素用于病情严重，一般药物治疗不能控制时。因不良反应大，突然停用可诱发严重的银屑病，且停用后易复发，因此一般不选用，也不长期使用。但也有学者认为小剂量糖皮质激素可缓解患者症状，并在 DMARDs 起效前起"桥梁"作用。

4.生物制剂

目前在国内应用的生物制剂主要有下列两种，一类为依那西普、注射用重组人Ⅱ型肿瘤坏死因子受体—抗体融合蛋白，另一类为抗肿瘤坏死因（TNF)-α 的单克隆抗体，包括注射用英夫利昔单抗和注射用阿达木单抗。

5.局部用药

关节腔注射长效皮质激素类药物适用于急性单关节或少关节炎型患者，但不应反复使用，1 年内不宜超过 4 次，同时应避开皮损处注射，过多的关节腔穿刺除了易并发感染外，还可发生类固醇晶体性关节炎。局部治疗银屑病的外用药以还原剂、角质剥脱剂以及细胞抑制剂为主。根据皮损类型、病情等进行选择。

（三）物理疗法

1.紫外线治疗

紫外线治疗主要为 B 波紫外线治疗，可以单独应用，也可以在服用光敏感药物或外涂焦油类制剂后照射 B 波紫外线，再加水疗。

2.长波紫外线照射(PUVA)治疗

PUVA 治疗即光化学疗法，包括口服光敏感药物［通常为 8-甲氧补骨脂（8-MOP)］，再进行PUVA。服用 8-MOP 期间注意避免日光照射引起光感性皮炎。

3.水浴治疗

水浴治疗包括温泉浴、糠浴、中药浴、死海盐泥浸浴治疗等，有助于湿润皮肤、去除鳞屑和缓解干燥与瘙痒症状。

二、调护

中医认为潮湿环境、烟酒、刺激性食物及精神刺激均可诱发本病，因此日常的保健、调护非常重要。

（一）一般护理

1.晨僵、关节肿痛

注意防寒保暖；床上行膝关节屈伸练习。疼痛剧烈者，以卧床休息为主。

2.关节畸形

做好安全评估，如日常生活能力、跌倒/坠床等，防止跌倒或其他意外事件发生。

（二）特色护理

1.药物治疗

风寒湿痹者中药宜温服及温敷；热痹者中药宜偏凉服及凉敷。

2.生活起居

生活要规律。避免小关节长时间负重，避免不良姿势，减少弯腰、爬高、蹲起等动作。

3.情志调理

给予心理安慰,解除思想顾虑,消除精神因素,保持积极乐观的心态。

4.关节锻炼

选择太极拳、太极剑、气功等增强体质,运动宜循序渐进,对因关节间隙变窄或因肌腱挛缩而造成关节运动障碍者,必须每天协助其进行被动性断裂,以促进其功能改善或恢复。

(三)饮食调护

银屑病关节炎患者应忌烟酒,忌鱼虾海鲜、羊肉、辣椒等辛腥发散的温热之品,多食用猪肉、鸡蛋、牛奶、蔬菜及水果等低脂肪、高蛋白、丰富维生素及易消化的食物,保证饮食中的营养及能量能满足机体的需要。

(郑春玲)

第十六章

幼年特发性关节炎

一、概述

幼年特发性关节炎(juvenile idiopathic arthritis,JIA)是儿童时期常见的结缔组织病,以慢性关节炎为其主要特征,并伴有全身多系统受累,也是造成小儿致残和失明的重要原因。

在一个多世纪以前,Still 已经详尽地阐述了儿童关节炎和成人类风湿关节炎的区别。尽管在遗传学、病理学及分子学方面取得了许多进展,但幼年关节炎的病因仍不清楚。在最近几年里,JIA 作为这一组异质性疾病的统称被广泛接受。国际风湿病联盟提出并修订了 JIA 的分类,取代了以前的命名,包括欧洲命名的幼年慢性关节炎和美国命名的幼年类风湿关节炎。

JIA 的定义:16 岁以前起病,持续 6 周或 6 周以上的单关节炎或多关节炎,并除外其他已知原因。JIA 每一类都需除外其他可能的疾病。这一分类方法以主要的临床和实验室特征为基础,定义了特发性的儿童时期关节炎的不同类型。

二、病因

该病的病因至今尚未明确。JIA 可能不是一个单独的疾病,而是不同病因所引起的综合征。一般认为本病的病因可能与以下两个因素有关,即免疫遗传的易感性和外源性因素,推测外源性因素可能为感染、外伤或环境因素。

(一)免疫遗传因素

许多证据表明遗传因素在 JIA 发病中发挥作用。研究表明单卵双胎的儿童其疾病发生情况高度一致。对 164 对患 JIA 的双胞胎进行队列对照研究发现,70% 性别一致,73% 起病形式一致,66% 病程相同,这远远高于未患病的对照双胎人群。JIA 患儿的一级亲属患自身免疫性疾病的概率远高于正常对照组。JIA 的遗传易感性及表型是由多基因决定的,最近一项关于同胞受累的 JIA 患者家系的全基因组扫描表明多基因位点与 JIA 的易感性相关。

与 JIA 有强关联的等位基因位于主要组织相容性复合体(MHC)系统。在 MHC-Ⅰ类位点中,*HLA-B27* 与脊柱关节病强相关,现被命名为附着点炎症相关的关节炎(enthesitis-related arthritis,ERA),然而 *HLA-A * 0201* 等位基因频率在少关节型 JIA 中显著增加。

(二)外源性因素

关节外伤和创伤,环境影响如潮湿与气候变化,心理刺激等均可成为本病的诱因。

微生物的促发作用尚不清楚。疏螺旋体属是莱姆氏病的感染源,支原体肺炎和许多病毒如风疹病毒、细小病毒可以产生类似 JIA 的临床表现,由此推断患者对感染产生了免疫应答。从患者的关节液或血清中可分离出细菌或病毒的 DNA,但是尚未发现 JIA 发病的单独致病因子,而且大多患者并无持续的感染存在。

通过分子模拟已证实了微生物病原在 JIA 发病中的选择性作用。热休克蛋白是应激情况下表达于微生物或人细胞表面的蛋白。细菌的热休克蛋白具有很强的免疫源性,可能对人类的热休克蛋白产生交叉免疫应答。在少关节型 JIA 患者中,对自身热休克蛋白的反应能力与疾病的缓解有关。

三、病理

关节病变以慢性非化脓性滑膜炎为特征,受累滑膜的滑膜绒毛肥大,滑膜衬里细胞层的细胞增生。滑膜下组织充血水肿,通常有大量血管内皮细胞增生以及淋巴细胞和浆细胞浸润。这些可导致血管翳的形成及关节软骨的进行性侵蚀和破坏。皮疹是 JIA 的重要特征之一,其病理学改变为皮下组织的毛细血管和小静脉周围的淋巴细胞浸润。在主要腔隙结构的浆膜衬里层表面(胸膜、心内膜、腹膜)可能发生非特异性纤维素性浆膜炎,其临床表现为疼痛、浆膜腔渗出和积液。非特异性滤泡增生可引起淋巴结和脾脏增大。

四、各亚型的特点

JIA 是一组异质性疾病,JIA 的特点,包括临床表型、实验室检查、诊断及治疗均不完全相同,下面就从这些方面对常见亚型分别进行叙述。

(一)全身型 JIA

全身型幼年特发性关节炎定义为关节炎伴随全身临床症状,典型的弛张热,每天高峰超过 39 ℃或更高,持续时间超过 2 周,至少合并以下症状之一:易消散的皮疹,淋巴结肿大,多浆膜炎或肝、脾大。SOJIA(全身型幼年特发性关节炎)可发生于任何年龄,但以 5 岁以前略多见,无明显性别差异。

1.诊断

(1)发热:弛张型高热是此型的特点,体温每天波动于 36～41 ℃,骤升骤降,一天内可出现 1～2 次高峰,高热时可伴寒战和全身中毒症状,如乏力、食欲减退、肌肉和关节疼痛等,热退后患儿活动如常,无明显痛苦。发热可持续数周至数月,自然缓解后常复发。

(2)皮疹:为此型典型症状,具有诊断意义,其特征为于发热时出现,随着体温升降而出现或消退。皮疹呈淡红色斑丘疹,可融合成片。可见于身体任何部位,但以胸部和四肢近端多见。

(3)关节症状:关节痛或关节炎是主要症状之一。发生率在 80%以上。可为多关节炎或少关节炎。常在发热时加剧,热退后减轻或缓解。以膝关节最常受累,手指关节、腕、肘、肩、踝关节也常受侵犯。反复发作数年后,部分患儿可形成关节强直。关节症状既可首发,又可在急性发病数月或数年后才出现。半数以上患儿有不同程度肌肉酸痛,多在发热时明显。

(4)肝、脾及淋巴结肿大:约半数病例有肝、脾大,可伴有轻度肝功能异常,少数患儿可出现黄疸。体温正常后肝脾可缩小。多数患儿可有全身淋巴结肿大,肠系膜淋巴结肿大时可出现腹痛。

(5)胸膜炎及心包炎:约 1/3 的患儿出现胸膜炎或心包炎。但无明显症状,心肌也可受累,但罕见心内膜炎。少数患儿可有间质性肺炎。

(6)神经系统症状:部分患儿出现脑膜刺激症状及脑病的表现如头痛、呕吐、抽搐、脑脊液压

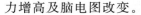

力增高及脑电图改变。

（7）辅助检查特点：目前 SOJIA 没有特异性的实验室检查，但仍可表现以下异常，如白细胞和中性细胞分类明显升高，白细胞可高达（30～50）×10⁹/L，并有核左移；中等度低色素、正常红细胞性贫血；血小板增高，特别是病情加剧者。CRP、ESR 明显增高。重症患儿可有肝酶、血清铁蛋白、凝血功能的异常，并伴有多克隆高球蛋白血症。尽管没有特异性自身抗体，但类风湿因子和补体水平作为急性期反应物可正常或升高。而通过骨髓穿刺等其他实验室检查，排除其他疾病（见鉴别诊断）。

2.鉴别诊断

许多疾病的表现与 SOJIA 相似（表 16-1），需注意鉴别。

表 16-1　全身型幼年特发性关节炎的鉴别诊断

疾病	与全身型 JIA 鉴别特点
感染	血培养、PCR 或特异抗原检测阳性；持续性或不规则发热，间断发热；各种皮疹（非全身型 JIA 典型皮疹）
白血病	间断发热；骨痛；全身症状明显
神经母细胞瘤	间断发热；持续性多器官受累
CINCA 或 NOMID	固定皮疹；波状热；神经系统并发症
川崎病	固定皮疹；皮肤黏膜症状；冠脉扩张
其他原发性血管炎	波状热；固定、疼痛的皮疹或紫癜；持续性多器官受累；肾脏受累
SLE	持续或间断发热；ANA、dsDNA 阳性；血细胞减少；其他系统受累

注：ANA，抗核抗体；CINCA，慢性婴儿神经皮肤关节综合征；dsDNA，双链 DNA；NOMID，新生儿发病多系统炎性疾病；PCR，聚合酶链反应；SLE，系统性红斑狼疮。

3.治疗

SOJIA 轻者只需要口服非甾体抗炎药（NSAIDs），如表 16-2 所示，若发热和关节炎未能为足量非甾抗炎药物所控制时，可加服泼尼松每天 0.5～1 mg/kg，一次顿服或分次服用。一旦得到控制时即逐渐减量而停药。合并心包炎则需大剂量泼尼松治疗，剂量为每天 2 mg/kg，分 3～4 次口服，待控制后逐渐减量至停药，或基泼尼松龙冲击，剂量为 10～30 mg/kg，最大量不超过 1 000 mg，每天 1 剂，连续 3 天，或隔天 1 剂，共 3 剂，随后给予小剂量的口服泼尼松。

表 16-2　儿童常用 NSAIDs 一览表

药物	开始年龄	剂量	用法	最大量
萘普生	2 岁	10～15 mg/(kg·d)	每天 2 次	1 000 mg/d
布洛芬	6 个月	30～40 mg/(kg·d)	每天 3～4 次	2 400 mg/d
美洛昔康	2 岁	0.25 mg/(kg·d)	每天 1 次	15 mg/d
吲哚美辛	新生儿	1.5～3 mg/(kg·d)	每天 3 次	200 mg/d
痛灭定钠	2 岁	20～30 mg/(kg·d)	每天 3 次	600 mg/d
西乐葆	2 岁	6～12 mg/(kg·d)	每天 2 次	400 mg/d

对于 NSAIDs 的选择因人而异，每个个体对 NSAIDs 的疗效反应并不一致，如果用药 4 周无效时，换用另一种 NSAIDs 可能会有效，但要避免两种 NSAIDs 同时应用，以免增加其毒副作

用。布洛芬为最常用的 NSAIDs,胃肠道不良反应轻微,较易耐受。萘普生也较常用,对减轻疼痛、缓解关节肿胀有较好的作用。吲哚美辛有较强的抗炎作用,可以选用于全身型 JIA,但由于其胃肠道不良反应较大而限制了其应用,选择栓剂可以减少胃肠道不良反应。

和成人相比,儿童应用 NSAIDs 时的胃肠道不良反应相对较轻,所以通常选用传统的 NSAIDs 用于 JIA 的治疗,大部分患儿均可耐受。如果患儿胃肠道对 NSAIDs 难以耐受时,可以选用 COX-2 抑制剂(西乐葆)。由于儿童本身心血管的高危因素较成人少,所以除特殊情况外,NSAIDs 对于儿童的心血管不良反应并不需要特别关注。值得注意的是,个别儿童可能对 NSAIDs 过敏,严重者表现为渗出性多形红斑,可有多脏器功能损害,眼结膜严重受累可能致盲,所以用时需询问过敏史。

通常需要加用改善病情抗风湿药,如甲氨蝶呤、环孢素 A。甲氨蝶呤(methotrexate,MTX)剂量为每周 $10\sim15$ mg/m^2 口服,如口服效果不好或出现恶心、呕吐及转氨酶增高,可改为皮下注射。环孢素 A 剂量为每天 $2\sim3$ mg/kg,分 2 次服用,定期查血常规和肝功能。其他免疫抑制剂可选用环磷酰胺和硫唑嘌呤,均需定期查血常规和肝肾功能。有些改善病情抗风湿药有诱发全身型 JIA 并发 MAS 的可能(如柳氮磺胺嘧啶、甲氨蝶呤),值得注意。TNF-α 抑制剂依那西普在全身型 JIA 的疗效不如多关节型。

4.预后

全身型 JIA 在严重度、病程、预后方面存在异质性。它可表现为单次发病,$2\sim4$ 年内病情缓解;反复复发,以全身症状伴轻度关节炎为特点;或是持续存在破坏性关节炎,通常在全身症状控制后更为突出。重症患儿可以在任何时间以关节外症状出现疾病的复发,或尽管正规治疗仍表现为活动性关节炎直至成人期。总之,全身型 JIA 预后较差,多数患儿会有长期的功能残疾。目前认为全身型 JIA 的病死率仍高于其他亚型的 JIA。

(二)少关节型 JIA

少关节型是 JIA 最常见亚型,多发生于女童(女性与男性比为 4∶1),发病高峰在 6 岁之前。白种人儿童发病率为 60/10 万,但不同的种族发病率有所差异。少关节型在发病最初 6 个月内有 $1\sim4$ 个关节受累。如果病程＞6 个月关节受累数＞4 个,定义为扩展型少关节型;病程中受累关节少于或等于 4 个,定义为持续型少关节型。

1.诊断

(1)临床表现:膝、踝、肘或腕等大关节为好发部位,常为非对称性。其次为手的小关节,而这类关节受累预示银屑病关节炎的发生。颞颌关节受累常见,但由于其症状不典型,通常在疾病的晚期才被发现。病初很少累及腕关节,若累及则预示疾病进展为扩展型或多关节型关节炎。肩关节受累罕见。颈椎棘突受累可表现为斜颈。多数患儿以关节疼痛和晨僵为主诉。25%的病例可无关节疼痛而仅有关节肿胀。虽然关节炎反复发作,但很少致残。

最常见的关节外表现为虹膜睫状体炎,又名慢性葡萄膜炎。有 20%～30%的患儿发生慢性虹膜睫状体炎而造成视力障碍甚至失明。但有部分患者并无眼睛发红及畏光等不适表现,仅在常规裂隙灯检查中发现。葡萄膜炎常见于抗核抗体阳性患儿。

(2)辅助检查特点:有 50%～70%的少关节型患儿抗核抗体(ANA)检测可呈阳性,滴度波动在 1∶40～1∶320。在幼年发病的女孩中 ANA 阳性出现的频率更高。CRP 或 ESR 轻到中度的升高,ESR 的明显升高预示疾病可进展为扩展型 JIA。少数病例可有轻度的贫血。

2.鉴别诊断

少关节炎型 JIA 的鉴别诊断应除外其他类型的 JIA,如与附着点炎症相关的 JIA(ERA)和银屑病性 JIA、脓毒性关节炎、反应性关节炎、异物性滑膜炎、色素沉着绒毛结节性滑膜炎、动静脉畸形、出血障碍(如血友病)、严重的创伤(包括非意外性损伤、莱姆病等)。

3.治疗

非甾体抗炎药可控制症状,但不能改善病程。不同的非甾体抗炎药无疗效差异。一般不主张用激素全身治疗,大关节如膝关节大量积液的患儿,除用其他药物治疗外,可在关节腔内抽液后,注入复方倍他米松注射液或地塞米松,能解除疼痛,防止再渗液,并有利于恢复关节功能。若少关节型 JIA 对关节腔注射耐药,应考虑加用缓解病情抗风湿药如甲氨蝶呤或 TNF-α 拮抗剂,尤其是扩展型少关节型 JIA 处于进展期。所有的 JIA 患儿均应行裂隙灯检测来筛查葡萄膜炎。轻者可用扩瞳剂及激素类眼药水滴眼。对严重影响视力患者,除局部注射激素外,需加用泼尼松每天口服,继以隔天顿服。虹膜睫状体炎一般对泼尼松很敏感,无需服用大剂量,一些患儿服用 $2\sim4$ mg/d 即能见效。

4.预后

大多数少关节型 JIA 患儿预后良好,但部分患儿病情易反复。应用甲氨蝶呤以来扩展型少关节炎型 JIA 有 $60\%\sim70\%$ 的患儿得到了部分或完全缓解。最坏的预后是视力的丧失,尤其是在早期就有明显的眼睛受累者。其他后遗症包括双下肢不等长,其他关节受累,如颞下颌关节。一项长期随访研究证实,若没有应用生物制剂,50% 的儿童期患有少关节型 JIA 的患者在成人期会出现持续性疾病活动,或出现关节功能受累。

(三)多关节型 JIA(RF 阴性)

类风湿因子阴性型占新发关节炎病例 $20\%\sim30\%$。本病的发病年龄有两个高峰,一个高峰为 3.5 岁左右,另一高峰是 $10\sim11$ 岁。

1.诊断

(1)临床表现:关节炎起病隐匿,受累关节呈对称性或非对称性分布,可同时累及大小关节。典型病例的小关节滑膜炎与成人类风湿关节炎的区别在于幼年起病时近端指间关节而并非掌指关节最易受累。颈椎及下颌关节常易累及。抗核抗体阳性的患儿中,年龄<6 岁的女童常以非对称性关节炎起病,葡萄膜炎高发;抗核抗体阴性,年龄在 $7\sim9$ 岁的大龄儿童常出现大小关节对称性受累。

(2)辅助检查特点:急性期反应物显著升高,同时伴轻度贫血。40% 的患者 ANA 检测阳性,RF 阴性。

2.鉴别诊断

需要与此病相鉴别的疾病包括幼年特发性关节炎的其他亚型,如扩展型少关节炎、ERA 和银屑病性关节炎。其他主要鉴别诊断包括自身免疫性结缔组织病,如系统性红斑狼疮,特别是 ANA 阳性的年长女性患儿应注意除外本病;淋巴瘤、非白血性白血病;脓毒败血症性多关节炎很罕见,但淋球菌感染、莱姆氏病导致的关节炎可有上述表现;对于年长(>8 岁,HLA-B27 阳性)的男性儿童,应注意除外脊柱关节病的可能。

3.治疗

多关节型的患儿一经确诊,即需要抗风湿药物的治疗。甲氨蝶呤是首选药物,大多数患者在应用甲氨蝶呤 6 个月内症状可得到缓解,疗效不显著的患者,此时应考虑应用 TNF-α 拮抗剂。

较新的研究结果表明甲氨蝶呤联合依那西普用于治疗成人类风湿性关节炎,在减缓骨损害方面是唯一的联合用药方案。

尽管研究显示来氟米特效果稍弱于甲氨蝶呤,而对于轻症患者,可在开始应用 TNF-α 拮抗剂之前,选择加用柳氮磺胺吡啶和来氟米特联合治疗。

物理治疗是必需和重要的治疗方法,所有 JIA 患儿的肌肉强直、肌肉重塑及关节保护,均需要物理治疗。

4.预后

约 30% 的患儿可达到长期缓解;病程 5 年内得到缓解的概率最高。对称性关节及早期手部关节受累的患儿容易远期致残及预后较差。此类患儿最终身高受限,但较全身型患儿稍好。

(四)多关节型 JIA(RF 阳性)

类风湿因子阳性型占 JIA 的 5%～10%。更多见于女性患儿,研究表明男女比例为 5.7∶12.8。

1.诊断

(1)临床表现:典型的关节症状表现为渐进性、对称性的多关节受累,多累及手部的小关节,如近端指间关节、掌指关节、腕关节;大关节受累情况与类风湿关节炎相似。儿童通常表现为 30 个以上的关节受累。病初可能伴有低热,此类发热与全身型 JIA 明显不同。类风湿因子阳性型患儿可发生 Felty 综合征(脾大伴白细胞减少)。约 10% 的患儿可出现类风湿结节,常见于肘关节周围。葡萄膜炎少见。本型关节症状较重,最终半数以上发生关节强直变形而影响关节功能。

(2)辅助检查特点:多有急性期反应物增加及贫血(正细胞正色素性贫血),较少患儿有 ANA 阳性;间隔 3 个月的 2 次 RF 检测阳性,与成人类风湿性关节炎相似,RF 的检测包括 IgG 和 IgM 抗体;CCP 抗体,和成人一样,此类患儿的抗 CCP 抗体更具特异性,它与关节破坏相关。

2.鉴别诊断

对于 RF 阳性的 JIA(多关节型)患儿,在没有 2 次确定的 RF 阳性结果时,应注意与其他亚型的 JIA 相鉴别。此时的关节炎,即便是未接受任何处理及治疗的患儿,在 JIA 分类中也很难归类。

3.治疗

RF 阳性的多关节型患儿,具有长期关节骨破坏的危险。一经确诊,即需要加用疾病修饰药物的治疗。研究表明甲氨蝶呤有效,剂量为 $10～15 \ mg/(m^2 \cdot w)$。还应考虑联合应用 TNF-α 拮抗剂和甲氨蝶呤的治疗方案。因为研究表明,联合用药的疗效优于单独应用甲氨蝶呤改善骨破坏情况。所有患儿均需要接受物理治疗。

4.预后

与其他类型的 JIA 患儿相比,多关节型(RF 阳性)患儿的病程较迁延。预后明显差于其他亚型。长期的随访性研究表明,RF 阴性的多关节受累患儿与全身型患儿有类似的功能性预后,两者预后均优于 RF 阳性的多关节型患儿。

(五)银屑病性关节炎

银屑病性关节炎是指兼有关节炎和银屑病,或关节炎兼具以下至少 2 条者:指(趾)炎、指甲异常(2 个以上指甲凹陷或指甲松动)、一级亲属有银屑病史。银屑病性关节炎患儿占 JIA 的 2%～15%。虽然银屑病可晚于关节炎起病多年发生,但大多在关节炎起病 2 年内伴发。具体病因尚不清楚,但本型有强烈的遗传倾向。

1.诊断

(1)临床表现:关节炎多为非对称性分布,大小关节均可受累(大关节通常为膝关节和踝关节),典型症状为指(趾)炎,足趾较手指及远端指间关节更为显著。受累关节总数局限,多发生于少关节型患儿。15%的银屑病性 JIA 患儿可发生葡萄膜炎。

(2)辅助检查特点:银屑病性关节炎患儿的红细胞沉降率、CRP、血小板可能轻度升高,同时伴慢性疾病引起的轻度贫血。约50%的患儿 ANA 阳性。RF 检测为阴性。

2.鉴别诊断

如果没追问患儿及其一级亲属的银屑病病史,银屑病性关节炎患儿常被误诊为少关节型 JIA,需注意鉴别。

3.治疗

该病的治疗与少关节型的治疗相似,局限性关节受累的患儿对关节腔内注射类固醇激素反应较好。NSAIDs 有助于改善症状,如晨僵等,但不能改善疾病的长期转归。甲氨蝶呤对银屑病皮肤及关节损害有效。对于难治性患儿,建议应用 TNF-α 拮抗剂,可显著减少骨破坏。通常不选用口服皮质激素。规律的前色素膜炎筛查是非常必要的,治疗方法同少关节型 JIA。

4.预后

ILAR 标准中关于儿童银屑病性关节炎远期预后的数据较少。一项历时7年,关于63名幼年银屑病性关节炎患者的回顾性研究显示,40%病情持续活动,8%患儿有严重的功能受限。银屑病性关节炎患者的葡萄膜炎与少关节型相似,病情隐匿、非疼痛性,未经治疗可致盲,因此必须严密监测。

(六)与附着点炎症相关的关节炎

此型已取代了先前针对儿童所定义的幼年强直性脊柱炎或血清学阴性的附着点关节炎综合征,本病男性多发,男女之比为(6～9):1,以8～15岁儿童起病多见。本病的病因至今未明。目前认为由于患者存在遗传易感因素,在某些环境因素触发下致病。本病有家族易感性,一般认为本病的发病与 HLA-B27 有显著的相关性,国外报道其阳性率为90%。

1.诊断

(1)临床表现:典型病例表现为8岁以上男童起病(通常为青春期前及青春期),以骶髂关节、脊柱和四肢大关节的慢性炎症为主。

此型的一个显著特点是附着点炎(肌腱或韧带与骨骼的连接点)。髌骨下韧带、跟骨肌腱、插入跟骨的跖腱膜是最常受累部位。关节炎以髋关节、膝关节、踝关节为著,可对称分布亦可呈非对称分布。表现为关节肿痛和活动受限,部分患者有夜间痛,查体受累关节肿胀、触痛、活动受限,肌腱附着点肿胀、压痛。

病初脊柱不易受累,但是,部分患儿可能逐渐进展为具有成人强直性脊柱炎典型特点的骶髂关节炎和脊柱炎。骶髂关节病变可于起病时发生,但多数于起病数月至数年后才出现,典型症状为下腰部疼痛,初为间歇性,数月或数年后转为持续性,疼痛可放射至臀部,甚至大腿,查体骶髂关节压痛,"4"字征阳性。

随病情进展,腰椎受累时可致腰部活动受限,向前弯腰时腰部平直。严重者病变可波及胸椎和颈椎,使整个脊柱呈强直状态,当胸椎受累时胸廓扩展受限。测定腰部前屈活动的方法为 Schober 试验。其方法为在髂后上棘连线中点与垂直向上10 cm 处及向下5 cm 处各做一标志,测定腰部前屈时两点间的距离,正常人前屈时此两点间距可长达至20 cm 以上(即增加5 cm

以上）。

与附着点炎症相关的关节炎可伴随急性前葡萄膜炎，表现为急性红眼、眼痛，若不治疗该病可能致盲。此外还可有全身症状如低热、乏力、食欲缺乏、消瘦和发育障碍等。

（2）辅助检查特点：尽管在 80%～90% 的 ERA 患儿可检测到 *HLA-B*27，并有助于明确诊断，但 ERA 目前尚无特异性实验室检查手段。红细胞沉降率可轻度或显著增快，可伴轻度贫血。RF 阴性，ANA 可阳性。超声可鉴别附着点炎。早期骶髂关节炎 X 线表现有时很难确定。CT、MRI 分辨率高，层面无干扰，有利于发现骶髂关节轻微的变化，适于骶髂关节炎的早期诊断。

2.鉴别诊断

明确感染源之前，病程迁延的反应性关节炎患儿或炎性肠病相关性关节炎患儿可表现为附着点炎，常被归类为 ERA。某些情况下可混淆 ERA 的诊断，如儿童期反应性关节炎及疼痛综合征；泛发性骨骼肌痛病患者可伴有程度很轻的附着点炎，可能被误诊为附着点炎症。

3.治疗

本病至今尚缺乏满意的治疗。治疗的目的在于控制炎症，缓解疼痛，保持良好的姿势和关节功能。患儿宜睡木板床或硬床垫，避免睡高枕。加强功能锻炼及体育活动、以改善姿势和增强腰肌力量。

药物治疗方面尽管尚未比较儿童应用柳氮磺胺吡啶与甲氨蝶呤的差异，但患儿对上述两种药的反应都很好。如果病情较重，静脉甲基泼尼松龙冲击疗法非常奏效。附着点炎的患儿需加用非甾体抗炎药缓解症状。有时跟骨筋膜腔内注射类固醇有效，或短期加用口服激素药。

已有研究表明，TNF-α 拮抗剂英夫利昔和依那西普对中轴关节受累的患儿有效。中轴关节受累时，在脊柱发生关节侵蚀和融合等不可逆性损害之前，应早期应用 TNF-α 拮抗剂。TNF-α 拮抗剂也可以改善外周关节炎和关节附着点炎。

4.预后

ERA 持续或反复发作的髋、膝、踝和趾间关节炎较成人多见。病情活动可持续多年而转入静止状态，但最终发展至整个脊柱受累而强直。女童强直性脊柱炎发病较男童晚，外周关节如小关节、上肢关节及颈椎受累较男童更常见，但病情较轻，较少累及整个脊柱。本病临床表现特异性较差，容易误诊。若诊断及时，治疗得当，可明显缓解疾病进展，减少关节功能受限程度及致残率。

（李　璐）

第十七章

老年骨关节炎

骨性关节炎（osteoarthritis，OA）也称作肥大性关节炎、增生性关节炎、老年性关节炎、退行性关节炎、骨关节病等，是一种慢性、渐进性关节病变，是临床上最常见的关节疾病。据统计，OA是导致50岁以上男性人口无法参加工作的第二位原因，仅次于缺血性心脏病。今后随着老龄人口的增多，OA会变得更为普遍。我国老龄人口已经超过10％，60岁以上的人口超过1.2亿。据推算，估计有6 000万～7 000万人患有OA。随着人口老龄化，OA将逐渐成为威胁老年社会的主要疾病之一。由此所引起的医疗和社会负担，已逐渐成为我国最为突出的公共卫生问题之一。西方国家的发病率较中国高，据统计，占门诊病例的2.3％。

骨性关节炎的发生与年龄有密切关系，年龄低于45岁的，发病率为2％～3％；45～64岁的为24.5％～30％，超过65岁的可高达58％～68％。最常见的部位顺序为膝关节、髋关节、远端指间关节和腕掌关节。严格地说，骨性关节炎也发生于脊柱，由于骨赘压迫脊髓、马尾神经、神经根或血管等产生相应的症状、体征。根据发生的部位不同，其临床表现、诊断和治疗均较复杂，许多学者将其归入颈椎病及颈、胸、腰段的椎管狭窄症和椎间盘突出症等疾病中，故不在此讨论。

一、难治原因分析

（一）病因及发病机制尚不十分明确

骨性关节炎可分成原发性和继发性两种。原发性的尚未明确病因，继发性的是在原有疾病基础上发展而成。有许多疾病，包括先天性关节发育异常、儿童时期关节病变、外伤、各种代谢性疾病和多种促使软骨崩溃的关节内炎症，它们共同的结果是骨性关节炎。病因不清楚是本病难治的根本原因。

发病原因虽然不明确，但显然是某种创伤所致，可能是急性创伤所致，更可能是慢性损伤所致。另一种相当重要的因素是衰老。衰老本身不会引起骨性关节炎，但可以发生软骨细胞的功能改变，使骨性关节炎发病。此外，在Heberden结节及全身性骨关节炎患者，软骨细胞功能的某种遗传变异可能发生此病。同样，内分泌因素、免疫机制亦可能起作用。

1.软骨代谢异常

大多数学者认为骨关节炎最初的病理变化为软骨的基质内缺乏糖蛋白原和胶原，接着浅层的软骨细胞数量减少，使关节软骨松松地挂在关节腔内，受不起应力，容易发生折断。软骨表层细胞受到损伤后，其基底部细胞代谢活力增加。核素研究表明，氚-胸腺嘧啶核苷摄取率增高，提示 DNA 合成、复制增加。这种复制机制的调节受到体内内分泌系统的影响。调节机制的紊乱可造成骨性关节炎的发生。如胰岛素可促进 SO_2 进入软骨细胞,有利于蛋白多糖的合成。在糖尿病患者,由于胰岛素的不足,可能是造成骨性关节炎的病因之一。生长激素对软骨有刺激作用。生长激素的不足可导致软骨的退行性改变。试验表明:雄激素对骨性关节炎有促进作用,而雌激素对骨性关节炎有抑制作用。应该指出,骨性关节炎是一个复杂的发展过程,其他内分泌系统也影响着软骨的代谢过程。但是没有哪一个单一的内分泌系统异常可以完美地解释骨性关节炎的发生。

2.酶对软骨基质的降解作用

老年人的软骨水分减少,硫酸软骨素 6 与硫酸软骨素 4 的比例增高,各种促进软骨裂解的酶也相应出现。这些酶是来自软骨本身,还是滑膜和关节液中的细胞成分,目前还不清楚。骨性关节炎常常有滑膜炎症。试验证明:滑膜炎症可以使关节内压力升高,当关节内压上升 $0.7\sim1.3$ kPa($5\sim10$ mmHg)时,即可阻碍滑膜静脉的血液循环,并造成氧分压下降。后者可以使滑膜内层细胞所产生的酸性磷酸酶及颗粒分解酶增加。这两种酶虽然是非特异性酶,但对关节软骨退行性变是至关重要的。可以推测,当关节软骨表层有"裂痕"致使滑液进入软骨基质,消化了蛋白多糖中的软骨素硫酸酯链,使软骨机械性能受到损害,导致骨性关节炎的发生。

3.骨内高压和软骨的营养改变

Harrison 首先研究骨内血流动力学变化,发现髋关节骨性关节炎者股骨头内动脉和静脉的通路阻断。Phillips 经静脉造影发现静脉回流不足,骨内窦状隙扩张,并有动脉性充血,这种骨内高压是引起疼痛的原因。Trueta 认为,由于骨内压力分布的不均匀,使某些区域承受过多的应力,而另一些区域却又应力不足,容易发生软骨变性。另一方面,由于软骨没有血管,因此在探讨退行性变的机制时必须考虑到营养因素。软骨要获取营养以供给细胞代谢活力,并能排除废物。滑膜液是供应营养的来源之一和处理废物之所在,骨骺血管是另一营养来源,在幼年缺乏连续的软骨下骨板,从骨骺来的血管为软骨提供营养。一般在成年后软骨下骨板闭合,软骨营养就完全依靠滑膜液。当营养不足时,软骨的细胞增殖受到影响,因而不能修复软骨的缺损,使软骨变软弱,造成关节软骨的退行性变。

4.力学上的变化

以髋关节为例,为了维持力学上的平衡,髋关节必须承受 $3\sim4$ 倍体重的力,这个力是体重与髋部外展肌群的垂直合力。任何因素使关节表面面积减少的结果,都可以使单位面积负重量增加。如果股骨头的直径不变,其断面表面积为 $4.71\sim11.5$ cm^2。据 Pauwels 认为,髋臼软骨下骨质的 X 线表现是髋部的应力分布图。在正常情况下,压力均匀分布,软骨下骨质应该表现为相同的厚度。如果髋关节有髋臼发育不良,负荷的力线将出现离心性偏斜,这时在髋臼的外侧部分将因骨质增生而显得骨质密度增高。Pauwels 认为髋部的合力方向为股骨头的中心至髋臼的中心。但 Bombelli 却认为合力不通过髋臼的中心而在其内侧 1/3 处通过。

5.创伤因素

创伤是造成骨性关节炎的重要条件之一。关节软骨具有较强的耐磨性能,但抗冲击负荷能力差。髋关节的持重面负荷较大,持重面所受的力,一方面是体重通过髂骨传递到股骨头,另一方面是为保持关节稳定和肢体活动所需的肌肉力量作用在髋关节上,因此髋关节持重面所受的力约为体重的 3 倍。较大的暴力可以造成关节软骨损伤,但更重要的是日常生活经常遇到钝性的、重复性损伤。试验发现:对于浅表的软骨损伤,损伤处软骨细胞死亡之后 24 小时,周围软骨细胞的分裂、基质合成、分解代谢酶活力均增强,这种变化仅持续几天。损伤处不一定完全愈合,但也不一定发展为骨性关节炎。如果关节软骨深面受损伤,则将影响软骨下骨及其血运。其反应是血肿、肉芽组织及新生骨形成和纤维化。软骨下骨由新生骨形成,常使骨质变硬,减低了关节软骨在超出负荷时产生应变的能力,会进一步加重关节软骨的损伤。关节软骨受到损伤后能否发生骨性关节炎也与关节的活动、制动等因素有关。损伤后过度活动可造成关节软骨退行性变,但对关节持续制动,特别是在相对软骨面密合且相互保持一定压力的关节,会很快发生退行性变。组织学研究认为,关节软骨面在间接地接受一定压力的地方软骨保存得最好,因为这种间断性的压力能促进滑液中的某些营养物质进入软骨。

6.遗传因素

近年来的研究发现,遗传也是影响 OA 发病的因素之一。例如,遗传因素对手的远端指间关节的发病有一定的作用。Heberden 结节系单一常染色体基因传递,女性居多且多为显性,男性为隐性,女性多于男性约 10 倍。全身性 OA 与第 12 对染色体上的 II 型前胶原基因(COL2A1)有关。

总之,骨性关节炎的发生是一种长期的、逐渐发生的病变过程,其机制涉及全身及局部许多因素。因此,其发病可能是一种综合的机制。

(二)没有根本性的治疗方法

迄今为止,对骨性关节炎的一切治疗都是改善疼痛症状,尚无根本性治疗方法。既不能中止也不能逆转本病的发生或发展。没有任何药物可以抑制骨性关节炎的发展。一般都使用非类固醇类抗炎药物来解除症状。虽然关节内注射皮质激素常能取得显著效果,但要谨慎使用,更不能连续使用,以免加重关节软骨的损害。理疗、按摩、外用膏药或乳胶剂、医疗体操等都能不同程度地缓解症状,但同样都不能根治。学者们正在加强本病病因的研究,在明确病因的基础上研制出相关的药物,如基因治疗就是奋斗目标。

(三)目前对原发性骨性关节炎的研究热点

1.对关节软骨局部基质金属蛋白酶的研究

通常认为,OA 的发生是由软骨细胞外基质降解与合成明显失衡引起的,其主要病理改变是关节软骨基质胶原(包括 I、II、III 型)的破坏。研究表明,软骨局部基质金属蛋白酶(matrix metalloproteinases,MMPs)的异常增高可能是导致软骨细胞外基质合成与降解失衡的重要原因。MMPs 是一类广泛存在于各种结缔组织中,在细胞外基质的生理和病理降解过程中起重要作用的蛋白酶超家族,主要分为胶原酶(MMP-1、MMP-8、MMP-13)、基质溶解素、明胶酶等亚家族。其中 MMP-1 和 MMP-13 可以直接降解软骨基质中最具特征、含量也最多的 II 型胶原,而且其他许多 MMPs 亚型对 II 型胶原的降解需要通过它们起作用。因此认为,两者可能在 OA 的发生过程中起关键作用。目前研究已证实,在 OA 发生的初始阶段,关节软骨细胞和滑膜细胞等可分泌白细胞介素 1(interleukin-1,IL-1)和肿瘤坏死因子 α(tumor necrosis factor-α,TNF-α)等细胞因子,继而引起 MMP-1 和 MMP-13 表达增高,但其具体的细胞内信号转导机制却尚未完全明了。

目前研究认为,细胞因子 IL-1 和 TNF-α 可能是通过两大途径来促进 MMPs 的基因表达的。一条途径是丝裂素原激活蛋白激酶(mitogen-activated protein kinase,MAPK)途径。MAPK 是一类蛋白激酶家族,包括 JNK、ERK 和 P38 激酶三大类。相关研究发现,JNK、ERK、P38 激酶在 OA 软骨细胞中的基因表达和蛋白含量有不同程度增高。另一条途径则为 NF-κB(nuclear factor-κB)途径,该途径的激活亦可引起 MMP-1、MMP-13 表达增高,从而成为治疗 OA 的另一靶点。但上述各信号转导通路在 MMP-1、MMP-13 异常高表达过程中发挥的作用尚有待评价。此外,最近国内外的有关试验研究表明,MMP-1 和 MMP-13 的表达存在时程差异。MMP-1 表现为持续高表达,而 MMP-13 在 OA 发生的初期一段时间内表达明显增高,随后却呈下降趋势。MMP-13 的表达不随软骨退变加重而持续增高的原因目前还不清楚,目前认为可能是其表达调控通路与 MMP-1 存在差异。

综上所述,目前研究认为,MAPK 通路和 NF-κB 通路是由 IL-1 和 TNF-α 激活的,且这两条通路是 OA 病理发生的主要信号转导通路,但一些更深层次的问题尚有待于探索。如在 OA 病理发展的不同时期,IL-1 和 TNF-α 的下行信号转导通路有何异同尚不明确;在信号转导通路中,MAPK 的三条通路:JNK、ERK、P38 激酶通路和 NF-κB 通路各自发挥的作用尚有待评价;此外,MMP-1 和 MMP-13 的表达调控通路存在哪些差异都是需要进一步解决的问题。

2.对骨性关节炎相关性细胞因子的研究

从细胞层次讲,关节软骨的退行性变可能是由于软骨细胞表型不稳定而形成的各种细胞反应模式的结果,这些反应模式包括细胞去分化、释放基质降解酶、细胞肥大和细胞凋亡。关节软骨主要由软骨细胞和细胞外基质(ECM)组成。在生理状态下,软骨细胞在合成代谢和分解代谢之间保持着平衡,并调节着 ECM 结构和功能上的完整。OA 时软骨细胞合成代谢和分解代谢活动的调节失衡,导致了 ECM 成分的进行性丢失和软骨细胞结构和功能的破坏。软骨细胞的这些反应主要是软骨细胞释放的一些细胞因子造成的。

调节 OA 软骨细胞功能的细胞因子,大致可以分为:①促软骨细胞分解代谢的因子,如 IL-1、IL-17、IL-18、TNF-α、趋化因子、抑瘤素 M(OSM)等。②促合成代谢的因子,如胰岛素样生长因子(IGF)、转化生长因子(TGF)-β、BMP-2、BMP-4、BMP-6、BMP-7、BMP-9、BMP-13 等。③抑制或阻止软骨细胞分解代谢的因子,如 IL-4、IL-10、IL-13、IL-1 受体阻滞剂(IL-1ra)等。④调节其他细胞因子作用的调节因子,如 IL-6、白血病抑制因子(LIF)、IL-11 等。

软骨细胞能够产生 IL-1 和 TNF-α 以及其他炎症因子。在损伤和炎症的部位,机械应力或软骨基质的降解产物能够直接诱导局部的软骨细胞释放细胞因子,通过自分泌或旁分泌形式作用于软骨细胞,引起进一步的反应。这样形成一个独特的系统来调节局部环境对软骨细胞及 ECM 的作用。另外,某些机械应力或软骨基质的降解产物和 IL-1、TNF-α 诱导相同的信号通路,而且这些应力引导的通路可能也会促使编码细胞因子的基因表达。从这一机制看,致炎性细胞因子在 OA 软骨的破坏中充当着次级的调节者。

OA 是力学和生物学因素作用下软骨合成和降解耦联失衡的结果。这说明细胞因子学说目前并不能解释 OA 软骨破坏的全部原因。但我们必须认识到,不论软骨的哪个部分以哪种方式发生退行性变,都不能完全脱离几种类型细胞因子的作用,而且外界应力引起软骨退变可能只起起始和触发的作用,也脱离不了细胞因子的参与和调节。

细胞因子在 OA 软骨退变中的具体机制还不很清楚。随着分子生物学和细胞因子研究的不断深入,OA 的药物治疗和生物学治疗已经有了一定的进步。

二、临床表现与辅助检查

(一)临床表现

无论是原发性还是继发性髋关节骨性关节炎,临床表现大致相同。多见于 50 岁以上的患者,但继发者也可见于年轻人。症状开始时可能由于微小的损伤引起,也可以找不到明确的诱发因素。

1.髋关节

(1)疼痛:疼痛是早期症状,最初并不严重,当活动多时或负重时常伴有跛行和疼痛,休息后好转,严重者休息时亦痛。可受寒冷、潮湿的影响而加重。一般局限于腹股沟区、髋外侧部或大腿内侧部,并可沿神经放射至大腿内侧或膝关节内侧,患者主诉为膝关节疼痛或坐骨神经痛。有时由于上述部位疼痛严重,以致忽视了髋关节的病变。

(2)僵硬感:僵硬感是髋关节骨性关节炎的另一个主诉。其特点是髋关节僵硬感常出现在清晨起床后或是白天在一段时间关节不活动之后,而活动后关节疼痛减轻、活动度增加,故称之谓"晨僵"。髋关节骨性关节炎所造成的晨僵的一个显著不同点是持续时间短,一般持续不超过15分钟。

(3)体征和关节功能:在病变早期可没有特殊体征。严重患者检查时可发现髋关节活动受限或丧失,起初以内旋和伸展受限为明显,时而有屈髋畸形。髋关节畸形较严重时,Thomas征阳性。髋关节前方及内收肌处可有压痛。仔细检查髋关节的活动,可发现内旋角度越大,疼痛越重。这是由于内旋位时可使髋关节囊容积减少。由于髋关节很深,所以肿胀不明显。患者常感到行走、上下楼梯、由坐位站起困难。如有游离体存在,可出现关节交锁现象。

2.膝关节

膝关节的骨性关节炎多见于女性,肥胖所致超重负荷是主要原因之一。

(1)疼痛:关节疼痛是最显著的症状。通常症状限于局部,如髌骨下疼痛,可有压痛。主动伸屈膝关节时引起髌骨下摩擦感及疼痛为早期症状。最初感到关节轻度不灵便,运动过量出现疼痛,休息后可缓解,从一个姿势变为另一个姿势时,开始活动感到不便和疼痛,如从坐位到站起来走路时。但走一段时间后疼痛反而减轻,关节感到舒适,但过度活动、行走较长距离,则又会感到关节疼痛和活动受限。上台阶、上下楼梯或上公共汽车时均感到吃力和疼痛,因而需用手抓住扶手协助。然而休息后疼痛又有缓解。但在晚期粘连,滑膜充血,关节囊变厚,因关节囊纤维化而短缩,关节活动时刺激了囊内神经而引起疼痛。

(2)关节肿胀:肿胀是常见症状和表现。可有关节积液,多数发生在不严重的外伤或轻度扭伤后引起。休息2个月后,关节肿胀可自行消退。可以很长时间没有肿胀,但因轻微外伤而反复肿胀。

(3)体征和关节功能:膝关节周围有压痛。病情进展时膝关节活动受限,可引起失用性股四头肌萎缩。若股四头肌萎缩严重,则膝关节骨性突起明显,显得膝关节粗大。有时被动活动关节还可感觉到摩擦音。可有膝内翻畸形,膝外翻畸形少见。

3.手部

手部骨性关节炎多发生在老年。发病率随年龄增大而明显增加。男女发病相当,年龄低于45岁的患者男多于女,年龄大于45岁的女多于男。以指间关节和腕掌关节最为常见。多为多关节发病,少数为单一关节。发病缓慢,早期表现为关节疼痛和发僵,晨起开始活动时较明显,活动后减轻,活动多时又加重,休息后缓解。随着病变发展,症状逐渐加重,活动关节时有摩擦音。晚期疼痛可呈持续性,关节活动受限,并可出现关节积液、半脱位、畸形和关节内游离体等。手指畸形大多是外侧偏斜畸形,拇指可出现腕掌关节内收、掌指关节过伸畸形。

4.全身性骨性关节炎

全身性骨性关节炎是指至少有3个关节发病,通常发生在指间关节。有两种类型:一种为结节型,主要表现在手指的远端指间关节有 Heberden 结节形成,多见于老年妇女,且有明显的家族遗传倾向;另一种为非结节型,主要发生在近端指间关节,多见于男性,有时红细胞沉降率轻度增快,往往有过暂时多关节炎病史。有可能两种类型是不同的疾病。

(二)辅助检查

1.实验室检查

本病患者实验室检查无特殊异常。血常规、尿常规、抗 O、黏蛋白、类风湿因子等均在正常范围。除全身性原发性骨性关节炎及伴有创伤性滑膜炎者外,红细胞沉降率在大多数病例中正常。滑膜液检查色泽、透明度及黏蛋白凝块试验正常,白细胞计数在$(0.2\sim2)\times10^9/L$,镜检无细菌或结晶,但可见软骨碎片和纤维,从碎片的数目可粗略估计软骨退化程度。

2.病理检查

病理检查的特征是关节软骨发生进行性退化性改变,关节边缘和关节软骨下骨质有反应性变化,关节边缘有新骨增生和关节面的硬化,这是机体对关节面承受能力减退的一种代偿性反应。

早期关节软骨有细微改变。关节软骨由正常的蓝色半透明变为黄色不透明,其表面软骨细胞减少,脂肪性变,胶原纤维改变,出现裂痕和凹陷,使关节软骨表面粗糙不平,而后发生局限性侵蚀,软骨破坏面剥脱,开始为表层和中层,以至关节软骨全层被侵蚀,软骨下骨质暴露,且变厚变硬,以此来代偿机体对软骨面承受能力的减退。

骨赘的形成是一种增生性病变,多发生在关节边缘。骨赘形成的主要原因不是由于关节软骨退化,而是软骨退化后机体的修补功能,使退化的软骨积极地进行修补,关节周围的骨与软骨增生,生成骨的赘生物。暴露的软骨下骨组织形成新的关节软骨,为纤维软骨,而且关节软骨下骨质常有囊性变。主要是由于软骨损坏后,关节骨皮质亦发生稀疏坏死,且关节囊内压力增高,滑液传导到关节皮质的压力增大,对囊性变的形成起一定作用。因此,骨的关节端除软骨磨损、变薄外,还可见到数个密度减低的囊变区。囊性变可能是缺血性软骨下骨细微骨折的组织破坏而引起。在负重区软骨面下常发生囊性改变。

关节面软骨的退行性变促进了骨赘形成、骨质碎裂,在滑膜下时有骨性结节出现,这些结节和软骨碎屑进入关节腔内,形成关节内游离体。滑膜的变化在晚期表现为退化和增生。退化的滑膜组织被纤维组织代替,表现为滑膜的纤维变性,而增生表现为滑膜肥厚及炎症性改变。在膝关节镜下可见到软骨上的裂痕以及关节软骨全层磨损后暴露的软骨下骨质、充血增长的绒毛、脱落在关节腔内的软骨碎屑和游离体。

3.X 线检查

(1)髋关节:在髋关节正位片上见到不同程度关节间隙狭窄,可为均匀性狭窄,也可为不规则狭窄(表现为关节间隙大小不一)。关节面不光滑,股骨头的轮廓发生改变,常常是变扁,有的因骨质增生而变得很大,有的成蘑菇状。股骨颈变得短而粗。髋臼外上缘和髋臼底部的内下方骨质增生,可将股骨头大部遮盖,使髋臼显得变深。股骨头可向外上方半脱位,在髋臼和股骨头的负重区可出现囊性变区,并伴有负重区骨硬化现象。

(2)膝关节:在早期 X 线检查可以正常。随着关节软骨的逐渐磨损和破坏,常表现为关节间隙狭窄,可以间接判断关节软骨的变薄;伴有较多滑膜积液时,偶有关节间隙变宽。当关节积液、韧带松弛及关节面不对称时,采用负重位摄片、摄内(外)翻张力片、一定投照角度的屈曲片,才能使膝关节间隙较准确地反映关节软骨的厚度。常有骨质增生,又称骨赘或骨刺。可见数个密度减低的囊性变透亮区。

（3）手部：早期病变局限在软骨表面时，X线片为阴性，此后出现关节间隙变窄，骨赘形成呈唇样变，骨端致密硬化呈象牙骨状骨，骨面下可因囊性变而出现"囊肿"，关节腔内有游离体。还可出现骨端变形、骨面不平、两关节面不对称、偏向畸形、半脱位等，但无骨性强直。

4.CT 检查

CT 检查是能显示骨质异常，是描述软骨异常的金标准。

5.MRI 检查

对透明软骨的改变，MRI 可直接从厚度、轮廓、信号 3 方面观察关节软骨。标本测量关节软骨厚度，与 MRI 所见厚度高度相关。MRI 尚能显示骨性关节炎动物模型关节软骨水肿厚度及消退过程，临床就诊患者多不能观察到此过程，而以关节软骨变薄更常见。但仅依据厚度判断关节软骨病变是不合适的，因为个体差异变化相当大，因而更应注意软骨局部变薄、形态不规则、局限缺损及异常的信号（T_1 及质子加权像缺损以低信号常见，T_2 加权像以高信号多见）。但 MRI 对较轻的关节软骨病变的显示有较大的限度。不同研究结果的差异可能与 MRI 技术条件的不同及软骨病变分度判断标准的差异有关。但总体来讲，尽管 MRI 显示关节软骨的敏感性不很高，但对形状改变较著者观察良好，而且特异性高。此外，部分标本试验及病例研究表明，当关节滑液含有顺磁造影剂时（通过增强延迟扫描或关节腔直接注射Gd-DTPA），能更好地显示关节软骨表面。有的学者通过测量软骨的 T_1、T_2 值来判断其变性软化程度。

对于骨质的改变，MRI 除可显示骨赘增生、关节面硬化的切面外形，还可显示部分骨赘呈"高信号增生"，反映了骨性关节炎的新骨形成，可能与核素扫描异常闪烁的边缘型相对应。关节软骨下小囊肿形成、骨性关节面缺损等改变在 MRI 上显而易见，多发生于髌骨和胫骨平台，少数情况下亦可见于腓骨小头。对囊状改变，MRI 利用不同的加权像，可区别其成分以含水为主抑或含脂类物质为主。

对于关节囊和关节旁软组织，MRI 利用 T_2 加权像，结合 T_1 加权像，敏感显示关节渗出积液、关节旁囊肿或腱鞘囊肿样改变。

在膝关节的骨性关节炎，半月板常有异常改变。MRI 的优点在于不仅能敏感地显示半月板撕裂（即Ⅲ度变性，其敏感性、特异性、准确性分别为 95％、91％和 93％）。表现为延伸到半月板关节面的垂直状或斜形线状高信号，而且还能显示未撕裂的半月板的Ⅰ度、Ⅱ度变性，呈半月板内部点、条状信号增高。然而，仍须注意 MRI 显示半月板撕裂有少数假阴性（约 5％）和假阳性（4％～10％）。后者多发生于半月板后角。对于关节位置异常、侧副韧带松弛所造成的半月板移位，MRI 均易显示。

6.核素骨扫描

核素骨扫描延迟像可敏感显示骨性关节炎患者的骨局部异常活动灶的增强信号，其异常活动的发生、进展及消退早于X线平片所出现的改变，并与临床有良好的相关。例如在膝关节骨性关节炎患者，骨内的异常闪烁分布可分为边缘型、蔓延型、普遍型和"热髌"。

7.超声波检查

近年来据文献报道，有的学者对早期骨性关节炎患者做超声波检查，而且其敏感性超过X线片。由于超声波检查无创伤，对身体无害，可以经常随访，故值得引起重视。

三、诊断及鉴别诊断

(一)诊断

ACR:膝、髋关节 OA 诊断标准。

有必要提一下骨性关节炎不同严重程度的分期。各种检查都有其评价标准。由于 X 线平片检查简单易行,故以 X 线平片为例叙述如下。

1.髋关节

0 期基本正常。1 期为早期关节软骨仅有轻度变化,关节间隙似稍窄,其余无明显变化。2、3 期为进展期,区别于骨质增生程度,髋臼、股骨头有无囊变,软骨下骨质有无接触。4 期为晚期,负重部软骨广泛消失,关节间隙骨质接触,髋臼及股骨头有巨大囊性变区,广泛骨质硬化。

2.膝关节

Ahlback(1968)按膝关节 X 线表现将膝关节骨性关节炎分为 5 级:①关节间隙狭窄(50%关节软骨磨损)。②关节线消失。③轻度骨磨损。④中度骨磨损(磨损 0.5~1 cm)。⑤严重骨磨损及关节半脱位。

3.手部

未查到有学者对手部骨性关节炎严重程度的 X 线表现分级的资料。一般说来,早期 X 线片阴性;中期有关节间隙狭窄、骨质增生、骨端致密硬化、骨面下可有囊性变;晚期可出现骨端变形、骨面不平、两关节面不对称、偏向畸形和半脱位等。

(二)鉴别诊断

1.类风湿性关节炎

类风湿性关节炎是常见的慢性关节疾病,多见于青壮年,绝大多数起病缓慢。在关节症状出现外,患者可伴有微热、乏力、全身不适、体重减轻等全身症状。

关节病变以好发于骶髂关节和手足小关节为特征。其典型临床表现为从手足小关节,尤其是掌指关节开始发生疼痛、肿胀,并形成对称性梭形,还累及腕、肘、肩及踝、膝等关节。全身关节均可累及,少数患者因下颌关节或颞颌关节疼痛,致张口困难。关节症状初发时呈游走性,与风湿性关节炎相似,渐变为慢性固定性。关节炎症反复发作,终至发生畸形和强直。此时患病关节疼痛大大减轻或缓解,关节多固定于屈曲位,由于掌指关节半脱位,引起手指向尺骨侧偏移,周围肌肉明显萎缩。晚期患者贫血和消瘦较明显。如患者早期表现为膝关节滑膜炎症状。而缺乏梭形指的特点,易与风湿性关节炎和结核性关节炎混淆。

据报道约有 10%病例出现皮下结节,位于腕、肘和指部的伸侧,花生米大小,质硬,持续数周或年余,结节内有特殊的局灶性肉芽组织改变。

X 线检查对类风湿性关节炎的诊断意义甚大,主要具有下列特征:①早期周围软组织肿胀,关节附近可有轻度骨质疏松。②稍晚期由于关节面软骨破坏,关节面呈不规则和关节间隙变狭窄,关节边缘有穿凿状骨质破坏,关节附近骨骼骨质疏松。③晚期关节半脱位或骨性强直。

有的学者提出,由于类风湿性关节炎是一种严重疾病,不应轻易做出诊断,在典型的 X 线征象未出现以前,至少要具有下述几点:①两个以上关节肿胀疼痛。②同一关节有两次以上发作。③有贫血、体重下降等全身症状及实验室检查结果阳性。

类风湿性关节炎患者的红细胞数正常,白细胞数大多正常或稍增高。红细胞沉降率显著增高,可作为疾病活动的指标;类风湿因子阳性者占 70%~80%;有 80%的病例致敏绵羊红细胞凝集试验阳性。关节腔穿刺可得草黄色渗出液,可有白细胞增高。

2.急性风湿热

骨性关节炎与急性风湿热鉴别诊断可掌握如下要点:①发病急,全身症状重,持续时间短。②关节表面皮肤颜色发红,皮温增高。③受累关节疼痛、压痛,典型的为游走性,无关节功能障碍。④多伴风湿性心脏病变。⑤X线检查无异常。

3.强直性脊柱炎

注意如下鉴别要点:①多发于15～30岁男性青壮年。②发病缓慢,间歇性疼痛,多关节受累。③脊柱活动受限,关节畸形,有晨僵。④X线检查示骶髂关节间隙狭窄模糊,脊柱韧带钙化,呈竹节状改变。⑤实验室检查红细胞沉降率快或正常,HLA-B27 90％为阳性。类风湿因子多属阴性。

四、治疗

(一)髋关节骨性关节炎的治疗

1.非手术治疗

(1)一般治疗:适当的休息是很重要的治疗。除非疼痛十分严重,采用卧床牵引外,一般不需要卧床休息。只是限制关节活动,而允许其自理日常生活,这样可以减轻症状及延缓疾病的进程。髋关节是一个负重关节,减轻关节的负重是另一条重要措施。通常可嘱患者扶拐或靠助行器行走。如用单拐,应该用患髋对侧的手扶拐。对肥胖者,如能减轻患者体重,则可大大减轻髋关节的负担,但较难做到。严重的髋关节骨性关节炎应避免持续站立的工作。理疗和体疗应配合进行,以便减轻关节的疼痛和肌肉痉挛,增加肌肉力量。理疗的种类很多,如红外线、超短波、激光、电刺激、水疗、热疗、离子透入等,具体采用何种方法因人而异,由理疗医师决定为宜。体疗的目的是加强髋部肌肉的锻炼,以髋部不负重的锻炼方法为佳,应得到相关医师的指导。

(2)药物治疗。①非阿片类镇痛药:普通的镇痛类药物如对乙酰氨基酚,对胃肠道刺激小,对肝脏和肾脏都较安全,故不少临床医师把它作为治疗骨性关节炎的首选药物。②NSAIDs:目前对非甾体抗炎药用得最广泛,对减轻骨性关节炎症状有效。此类药品种很多,如双氯芬酸钠(扶他林)、洛索洛芬钠(乐松)、布洛芬等。③阿片类:疼痛严重者可应用阿片类镇痛药,如曲马朵,但要严格掌握用药指征,因为应用此类药物可能出现依赖性。④皮质类固醇药类:用皮质激素类药物治疗骨性关节炎应禁止。鉴于皮质激素抑制关节软骨内蛋白多糖合成,故关节内局部注射应持慎重态度。尤其是反复关节内注射容易在关节内产生结晶状沉淀物,对关节软骨有损害作用。目前较常用的局部注射药物是醋酸确炎舒松A或倍他米松(得宝松)加1％～2％利多卡因的混合液。⑤营养药物:关节内注射硫酸软骨素、氨基葡萄糖胶囊,常用于膝关节,而在髋关节应用较少。

2.手术治疗

原发性髋关节骨性关节炎可以保持相当一段时间不进行治疗或疼痛时采取非手术治疗,病变至晚期,活动明显受限,则需采用手术治疗。继发性髋关节骨性关节炎,当疼痛开始时采用非手术治疗,但往往难以控制病情的发展,因此需在适当的时候及时采用手术治疗。

(1)全髋关节置换术:世界各国有大量患者接受这种手术,已成为髋关节再建手术中最常用的手术方法之一。

适应证:①60岁以上的患者。②疼痛,活动明显受限。③体重不超过80 kg。④全髋关节置换术后再置换。只要手术指征掌握得当,术后若无早期或晚期感染、脱位、松动、假体断裂、神经损伤、静脉炎和肺栓塞等并发症,手术疗效佳,可提高患者的生活质量。

禁忌证:①高龄者,一般认为超过 80 岁。②有严重的肝、肾、脑、心血管病变和严重糖尿病。③估计手术后也不能行走者。④有急性感染病灶者。⑤任何骨组织破坏迅速,如神经性关节病,肌力(尤其是髋外展肌力)缺损或肌力不足,患有进行性神经性疾病者。

(2)松解术:手术主要松解阔筋膜张肌、臀中肌、股直肌、髂腰肌等诸肌。术后要达到疼痛缓解或明显减轻、关节稳定、保持原有活动度或活动范围有所改善的目的。对做松解术的适应证,学者们的观点不尽一致。一般说来,手术为了减轻老年人髋关节疼痛,对某些年轻患者,尤其是患双侧髋关节骨性关节炎者也做此手术。有些外国学者认为适于某些髋关节骨性关节炎不严重,但不能接受全髋关节置换或截骨的患者。还有人认为适用于关节囊有钙化,股骨头和髋臼没有严重畸形,髋关节至少有 50°屈曲活动的患者。有些学者建议在股骨颈骨折后发生股骨头无菌性坏死时也可用此种手术。

(3)融合术:髋关节融合术又称髋关节固定术。应该告诉患者,若手术成功,能使髋关节不痛、关节稳定,但无任何关节活动。尤其是后者,因为髋关节无活动会给患者的生活和工作带来诸多不便。术后患者能够从事重体力劳动是本手术的最大优点;其次是手术费用较全髋关节置换大大降低。因此,需根据患者的职业、对术后的要求和家庭经济条件等各种因素来选择。

(4)截骨术:应用股骨近端截骨术治疗髋关节骨性关节炎的疗效良好,得到广泛应用。它可以通过改变负重力线来减轻疼痛,改善血液循环,加强髋关节稳定性,增加关节活动度。还可以通过矫正畸形,增加髋臼覆盖率,延缓病情进展。有学者认为骨性关节炎是一个生物力学问题。当体重均匀分布在正常的关节面上,髋臼负重区出现正常的骨致密区。当致密区负重面缩小1/4,压力将增加 6 倍。故术前需常规摄髋关节内收位和外展位的 X 线片,以判断髋臼在何种位置时的软骨面是最佳状况。若外展位最佳,则行内收截骨;若内收位最佳,则行外展截骨术。对髋臼发育不良者,可行髋臼旋转截骨术或骨盆截骨术,以加大髋臼覆盖率。在患者年纪较轻时,先做截骨术,必要时将来再做全髋关节置换术较为合适。

(二)膝关节骨性关节炎的治疗

1.非手术治疗

(1)一般治疗:患者应适当休息,在维持正常工作和生活的情况下,尽量减少膝关节的负重,一般不需要完全休息。在日常活动中注意减少或避免一些有害动作,上下楼梯应扶持楼梯扶手。坐位起立时用手支撑扶手,以减少关节软骨所承受的压力。病情严重时应持手杖行走。有人主张应用下肢支具,但患者往往不愿接受。膝关节积液严重时则应卧床休息,并进行理疗。

(2)肌肉功能障碍的康复治疗:有研究表明,膝 OA 患者的患侧膝关节屈、伸肌力或单侧膝OA 患者的两侧肌力均有不同程度的下降。膝 OA 的肌力下降包括关节源性肌肉抑制(arthrogenous muscle inhibition,AMI)和肌肉萎缩两方面因素。膝 OA 的发病过程与膝关节稳定性下降有密切关系。膝 OA 的股四头肌肌力下降、疼痛和关节结构的改变等因素导致了膝关节周围肌群的力量失衡,从而产生关节不稳。膝关节屈伸肌力的下降可直接影响膝关节的稳定性,加上周围肌腱、韧带等组织的强度下降,可进一步降低膝关节的稳定性。膝关节失稳会导致胫股关节、髌股关节面应力分布异常,致使膝 OA 的发生和发展。因此,无论是从阻断肌力下降、关节失稳和疼痛这三者之间的恶性循环,减缓关节损害的发展方面考虑,还是以改善膝关节功能为目的,肌肉训练都不可缺少。

因此,为了保持膝关节的稳定性及减少股四头肌萎缩,患者应坚持每天进行肌肉锻炼,如每天进行股四头肌静力性收缩练习或直腿抬高锻炼等,以增强肌力。

若设备和经济状况允许,则进行等速肌力训练。等速肌力训练是一项新的肌肉训练技术,是一种动力性肌力训练方法,且兼有等长和等张肌力训练的优点。等速肌力训练时,等速仪器能提供一种顺行性阻力,允许肌肉在整个活动范围内始终承受最大阻力,从而提高训练效率;当肌力较弱时,等速仪器提供的阻力相应减少,安全性较好;可同时训练主动肌和拮抗肌;提供不同的速度训练,适应日常功能的需要;可进行等速向心及等速离心收缩练习;可做全幅度及短弧度练习。Maurer 等观察研究膝 OA 患者应用等速股四头肌训练,认为这是一种有效且易于耐受的方法。Huang 等采用等长、等张和等速三种肌力训练方法研究其对膝 OA 的疗效,发现等张肌力训练对于缓解疼痛有最好的效果,而等速肌力训练对于减轻功能障碍的效果最好,并且能够改善关节的稳定性和行走耐力。

(3)药物治疗。①关节内注射:膝关节内注射较常用。玻璃酸钠是广泛存在于人体内的生理活性物质,是由葡萄糖醛酸和乙酰氨基己糖组成双糖单位聚合而成的一种黏多糖,为关节滑液的主要成分,是软骨基质的成分之一。在关节腔内起润滑作用,减少组织之间的摩擦,同时发挥弹性作用,缓冲应力对关节软骨的作用,发挥应有的生理功能。关节腔内注入高相对分子质量、高浓度、高黏弹性的玻璃酸钠,能明显改善滑液组织的炎症反应,提高滑液中玻璃酸钠含量,增强关节液的黏稠性和润滑功能,保护关节软骨,促进关节软骨的愈合与再生,缓解疼痛,增加关节活动度。具体用法为每周 1 次、每次 1 支(每支2 mL),5 周为1疗程。有关节积液时,应先将积液抽出,再注射药物。主要不良反应为个别患者注射部位可出现疼痛、皮疹、瘙痒等症状,一般 2～3 天内可自行消失,若症状持续不退,应停止用药,进行必要的处理。②其他药物治疗:同髋关节骨性关节炎。

2.手术治疗

(1)关节清理术:一般在膝关节镜下进行。具有手术创伤小,术后恢复快的优点。在关节镜下可削除或磨削游离的软骨面,切除侵入软骨面的滑膜、妨碍关节活动的骨刺及游离体,切除撕裂的半月板,并用大量生理盐水(2 000 mL 以上)进行膝关节冲洗。据报道优良率可达 70%～80%。对膝关节破坏已经较明显,有内、外翻畸形者效果不佳。

(2)胫骨高位截骨术:用于膝关节 OA 伴有膝内、外翻畸形的患者。截骨线靠近膝关节畸形的位置。根据骨性关节炎发生在膝关节内侧间隙或外侧间隙,又将胫骨截骨术分为以下两种。

膝内侧间隙骨性关节炎胫骨截骨术:Maquet用生物力学的观点来评价此手术,认为其作用为将膝关节的负荷由已损坏的内侧关节间隙转移到比较正常的外侧关节间隙。然而截骨术后,外侧关节的负荷将大大超过生理压力,则会加速膝关节外侧间隙关节软骨的退行性变。所以在手术前应充分了解膝关节外侧关节间隙的软骨情况。可行关节造影术,在膝外翻位摄 X 线片观察软骨厚度,必要时可行关节镜检查。由临床效果来看,截骨后从畸形纠正、疼痛减轻和关节活动范围的增加等方面来评价,可以取得良好效果。所以至今还是很有价值的手术。

膝关节外侧间隙骨性关节炎截骨术:膝外侧间隙骨性关节炎较内侧发病率低,而且多发生在女性患者。其原因尚未完全明了。Conventry、Bauer 及 Insall 等人均认为,对膝外翻的骨性关节炎患者行胫骨高位截骨术,其结果很不满意。术后膝关节仍呈倾斜状,膝关节不稳并有疼痛。所以多数主张对膝外侧间隙骨性关节炎患者采用股骨髁上截骨,或股骨髁上及胫骨高位联合截骨。对老年患者则采用人工膝关节置换术。

(3)单髁型膝关节置换术:此手术切除骨质少,手术时间短,并发症少,手术失败后较易再次手术。

适应证:①年龄大于 60 岁,体重小于 80 kg。②负重下 X 线片显示为单室关节病变,髌股关节正常或受损很小,另一侧负重区关节软骨无明显病变。③屈伸活动达 90°。④屈曲畸形小于10°。⑤内、外翻畸形小于 15°。⑥无膝反屈。⑦膝关节内外脱位小于 3 mm。⑧韧带完好。

禁忌证:①年轻、肥胖者。②活动量大者。③畸形大于 20°。④明显双室、三室均有病变者。⑤近期感染。⑥韧带不正常。

(4)人工全膝关节置换:迄今为止,尚没有一种理想的人工关节在功能上可以达到正常膝关节的生理要求,手术目的是解除疼痛,矫正畸形,提供一个稳定而活动良好的关节。因此,应该严格掌握适应证。

适应证:①年龄大于 60 岁。②膝屈伸功能明显受限。③膝内翻畸形大于 15°。④内外侧关节间隙消失者。⑤在关节面上做外侧胫骨平台的水平线,且垂直于胫骨纵轴,当内侧胫骨平台低于此线以下 1 cm 者。⑥关节稳定性差者。

禁忌证:①患者的全身情况差。②严重的骨质疏松者。③近期或反复发生感染。④神经性关节病变。

(三)手部骨性关节炎的治疗

1.非手术治疗

(1)局部治疗:受累关节要适当休息,避免剧烈屈伸活动。疼痛较剧烈时,局部适当制动。理疗有解除肌肉痉挛、改善血液循环、消肿、消炎、镇痛等作用。可选用热疗、离子透入等方法。

(2)药物治疗:同髋关节。关节腔内注射少量醋酸确炎舒松 A 或得宝松加 1‰~2‰利多卡因只是偶尔使用。

2.手术治疗

(1)游离体、骨赘去除术:关节内有游离体或骨赘形成机械障碍者,应手术去除游离体及形成机械障碍的骨赘。

(2)关节成形术:适用于有明显畸形、症状严重但有一部分关节面完好的患者。多用于掌指关节。

(3)关节融合术:偶尔用于关节面破坏严重、疼痛明显的患者。用于指间关节。

(4)人工关节置换术:适用于关节面破坏严重、侧偏畸形或关节不稳定者。多用于掌指关节,也可用于指间关节。

(四)全身性骨性关节炎的治疗

以非手术治疗为主。指间关节有囊肿形成突出于皮下者,可手术切除。

(刘福华)

第十八章

血 管 炎

第一节　大 动 脉 炎

大动脉炎又称高安病,是指主动脉及其分支的慢性进行性炎症引起血管不同部位的狭窄或闭塞,少数患者可出现动脉扩张或动脉瘤。大动脉炎主要累及主动脉、主动脉弓及其分支、升主动脉、腹主动脉、锁骨下动脉、肾动脉、肺动脉等,其中以头臂动脉、肾动脉、胸腹主动脉以及肠系膜上动脉为好发部位。腹主动脉伴肾动脉受累者占绝大多数。本病好发于青年女性,以 10～30 岁起病较多,平均年龄 22 岁。

一、病因和发病机理

本病病因未明,一般认为与自身免疫有关,虽在某些患者可查到抗大动脉基质抗体,但迄今仍未能获得此类抗体可直接导致大动脉炎的证据。另外本病可能与内分泌异常以及遗传因素等因素亦有相关性。

二、病理和免疫病理

病变血管早期表现为血管外膜和外层的肉芽肿性炎症,逐渐发展至血管全层。可见淋巴细胞、浆细胞、巨噬细胞、组织细胞等浸润,使内外弹力层等正常血管结构破坏,最终使内膜增厚、纤维组织增生,管腔有不同程度狭窄,并常常导致血栓形成。由于中层弹力纤维及平滑肌断裂、坏死,内膜增厚纤维化,中外膜缩窄,引致动脉管腔狭窄和闭塞,在局部血流动力学的影响下病变处可形成动脉扩张,以致形成动脉瘤。

三、临床表现

本病可急性发作,表现为发热、肌痛、关节肿痛、食欲减退、厌食、体重减轻等,部分患者呈隐匿性起病,直至血管狭窄、闭塞才出现症状。临床上根据血管累及的不同部位,分为 4 种类型。

(一)头臂动脉型(主动脉弓综合征)

颈动脉和椎动脉狭窄和闭塞引起头部缺血,出现头痛、眩晕、记忆力减退,咀嚼无力或疼痛,严重者可有反复晕厥,抽搐、失语、偏瘫或昏迷。锁骨下动脉受累导致上肢缺血,可出现单侧或双侧上肢无力、酸痛、麻木、发凉,甚至肌肉萎缩。少数患者可出现锁骨下动脉窃血综合征,可于上肢活动时出现一过性头晕或者晕厥。查体时可以发现颈动脉、肱动脉、桡动脉搏动减弱或消失,约半数患者于颈部或锁骨上窝可听到Ⅱ级以上收缩期血管杂音,少数伴有震颤。

(二)主动脉型或肾动脉型

病变主要在腹主动脉和肾动脉,出现肾性高血压,有头痛、头晕、心悸,下肢出现乏力、发凉、酸痛和间歇性跛行等症状,少数患者可以发生心绞痛或者心肌梗死。高血压为本病最重要的临床表现,尤以舒张压升高,舒张压升高与肾动脉狭窄程度呈正相关。约80%的患者于脐上部可闻及高调的收缩期血管杂音,单侧或双侧肾动脉狭窄可在脐一侧或两侧闻及杂音,但腹部血管杂音并非肾动脉狭窄的特异性体征,未闻及血管杂音,不能除外肾动脉狭窄的可能。上下肢收缩压差:用血压计测压时,正常的下肢动脉收缩压水平较上肢高 $2.7 \sim 5.3$ kPa($20 \sim 40$ mmHg),如果上下肢收缩压差小于 2.7 kPa(20 mmHg),则主动脉系统可能有狭窄存在。

(三)广泛型

具有上述两种类型的特征,病变广泛,部位多发,本型病情一般较重。

(四)肺动脉型

上述 4 种类型均可合并肺动脉受累,尚未发现单纯肺动脉受累者,患者常有肺动脉高压的表现,如心悸、气短、肺动脉瓣区可闻及收缩期杂音和肺动脉瓣第二音亢进。

四、实验室及辅助检查

(一)化验室检查

急性期约有 1/3 患者出现轻度贫血、白细胞增高。CRP 增快,ESR 增快。血清抗主动脉抗体阳性,其阳性率可高达 90%,丙种球蛋白升高。ESR 和 CRP 是反映病情活动的重要指标。

(二)胸部 X 线检查

心脏改变:约 1/3 的患者有不同程度的心脏扩大,多为轻度左心室扩大,原因是高血压引起的后负荷增加以及主动脉瓣关闭不全或冠状动脉病变引起的心肌损害所致。

胸主动脉改变:常为升主动脉或主动脉弓降部的膨隆、扩张、甚至瘤样扩张,降主动脉尤以中下段变细及搏动减弱,是胸降主动脉广泛狭窄的重要指征。

(三)心电图检查

约半数患者为左心室肥厚,高电压。少数患者有 ST 段改变,重者有心肌梗死改变。极少数患者出现右心室肥厚。

(四)眼底检查

可发现本病眼底特征性改变。这种特征性改变分为 3 期。

(1)血管扩张期,视神经乳头发红,动静脉扩张,血管增生,但虹膜玻璃体正常。

(2)吻合期,瞳孔散大,反应消失,虹膜萎缩,视网膜动静脉吻合形成,周边血管消失。

(3)并发症期,表现为白内障、视网膜出血、剥离等。

(五)血管造影

血管造影为明确诊断的最重要检查。可见主动脉及其分支受累部位的血管管腔狭窄或狭窄后扩张,动脉瘤形成,甚至闭塞。

(六)其他

本病还可以出现肺功能异常,动脉超声示主动脉及其分支狭窄、闭塞等,结合临床,均可提示本病存在之可能。

五、诊断要点

(一)诊断线索

对于 10～40 岁的女性若是出现以下症状,应怀疑本病。

(1)单侧或双侧肢体出现缺血症状,伴有动脉搏动减弱或者消失,血压降低或者测不到。双上肢血压差大于 1.3 kPa(10 mmHg)时应注意本病之可能。

(2)脑动脉缺血症状,单侧或者双侧颈动脉搏动减弱或者消失以及颈部血管杂音者。

(3)近期发生的原因不明的高血压或顽固性高血压。伴有上腹部 2 级以上的无其他病因的高调血管性杂音。

(4)不明原因发热,以低热为主,伴有血管杂音,四肢脉搏有异常改变者。

(5)无脉和眼底血管改变者。

对于出现以上症状患者,应行动脉造影检查,结合临床,以明确诊断。

(二)诊断标准

采用美国风湿病学会的分类标准。

(1)发病年龄不超过 40 岁,出现症状或体征时的年龄不足 40 岁。

(2)肢体间歇性跛行,活动时一个或更多肢体出现乏力、不适或症状加重,尤以上肢明显。

(3)肱动脉搏动减弱,一侧或双侧肱动脉搏动减弱。

(4)血压差大于 1.3 kPa(10 mmHg),双侧上臂收缩压差大于 1.3 kPa(10 mmHg)。

(5)锁骨下动脉或主动脉杂音,一侧或双侧锁骨下动脉或腹主动脉闻及杂音。

(6)动脉造影异常,主动脉一级分支或大动脉狭窄或闭塞,病变常为局灶或节段性,且不是由动脉硬化,纤维肌发育不良等原因引起。

符合上述 6 项中的 3 项者可诊断本病。

(三)鉴别诊断

本病主要与先天性主动脉狭窄、动脉粥样硬化、血栓闭塞性脉管炎、白塞病、结节性多动脉炎等疾病鉴别。

1.肾动脉纤维肌性结构不良

本病好发子女性,病变多累及肾动脉远端及其分支,可呈串珠样改变,以右肾动脉受累多见,但主动脉受累少见。上腹部很少听到血管杂音。没有大动脉炎的典型临床表现。

2.动脉粥样硬化

本病见于年龄较大的患者,以男性好发,无大动脉炎的临床表现,但是血管造影可出现髂、股动脉以及腹主动脉的粥样硬化的病变,可有管腔狭窄,但本病很少累及腹主动脉的分支。

3.先天性主动脉瓣狭窄

本病与大动脉炎累及胸降主动脉狭窄所致的高血压易混淆,前者多见于男性,血管杂音位置较高,限于心前区及背部,腹部听不到杂音,全身无炎症活动表现,造影可以显示病变部位狭窄。

4.血栓性闭塞性脉管炎

血栓性闭塞性脉管炎为周围血管慢性闭塞性病变,主要累及四肢中小动脉以及静脉,下肢常见,年轻男性多见,多伴有吸烟史,临床表现为肢体缺血,剧烈疼痛以及间歇性跛行,足背动脉搏动减弱或者消失,游走性表浅动脉炎,重症患者可出现下肢溃疡和坏死。本病可形成血栓造成腹主动脉以及肾动脉受累而导致高血压,故需要与大动脉炎所出现的高血压鉴别,必要时可行血管造影,两者可鉴别。

5.结节性多动脉炎

病变以累及内脏中小动静脉为主,如累及肾动脉可致高血压,两者需鉴别。结节性多动脉炎为系统性、坏死性血管炎,很少累及大血管,结节性多动脉炎常与乙肝病毒感染有关,肾功能损伤明显,血管造影常发现肾脏、肝脏、肠系膜及其他脏器的中小动脉有微小动脉瘤样扩张和节段性狭窄。而大动脉炎与乙肝病毒感染无明确关系,血管造影可见主动脉及其分支受累部位的血管管腔狭窄或狭窄后扩张,动脉瘤形成,甚至管腔闭塞。

六、治疗

(一)一般治疗

注意休息,对于出现血压增高的患者应注意饮食,限盐。

(二)药物治疗

1.糖皮质激素

急性活动期可用泼尼松 0.5～1 mg/(kg·d),1 次或分次口服,病情缓解后,维持 3～4 周后逐渐减量。病情较重者静脉滴注甲泼尼松龙 1 g/d,应用 3～5 天,当症状减轻,ESR 及 CRP 下降,再改为泼尼松0.5～1 mg/(kg·d),症状控制后,逐渐减量至最低有效维持量。

2.免疫抑制剂

可选用甲氨蝶呤(MTX)每周 10～20 mg,或环磷酰胺(CTX)每周 200～400 mg 治疗,适合于糖皮质激素疗效差,病情反复活动,激素减量的患者,或伴有明显脏器损伤的患者。也可与糖皮质激素合用,提高疗效,减少激素的剂量及不良反应。但长期应用注意白细胞减少、肝肾功能异常等不良反应。雷公藤多甙,具有明确的抗炎以及免疫抑制作用,其抗炎及免疫抑制作用与糖皮质激素作用相似,但是不良反应比糖皮质激素少,对于应用糖皮质激素效果差的患者可选用,如与糖皮质激素合用,则会提高疗效,而且有助于减少激素的不良反应以及用量。一般 30～60 mg/d,每天3 次,长期应用注意其不良反应如白细胞减少,肝肾功能的异常,由于该药可以影响生殖系统,育龄期尤其是尚未生育的青年患者应谨慎,避免长期应用,一般不超过 3 个月。另外,硫唑嘌呤、环孢素A(CsA)等亦可选用。

3.降压药物治疗

出现高血压的患者,对于单侧肾动脉狭窄,无手术或者扩张术指征的患者可选用 ACEI 类降压药物治疗。但要注意尿蛋白以及肾功能变化。

4.扩张血管以及改善微循环

应用 706 代血浆,每天 1 次,2～3 周为 1 个疗程,可使血液黏稠度下降,减低红细胞聚集,延长凝血时间。另外,也可选用川芎嗪等药物治疗。

5.抗凝治疗

本病可出现血栓形成,故可应用阿司匹林或潘生丁等药物以防止血栓形成。

(三)外科治疗

外科治疗的目的是缓解高血压,防止肾脏萎缩以及肾衰竭,减少并发症。对单侧或双侧肾动脉狭窄所致的肾性高血压,可行血管重建术。肾动脉成形术:可用于治疗累及肾动脉导致肾动脉狭窄而致肾性高血压的患者。其适应证有以下几种情况。

（1）上肢舒张压大于 12.7 kPa(95 mmHg)。若上肢无脉，则以下肢为主。

（2）单侧或双侧肾动脉主干以及主要分支管径狭窄，而不伴有明显肾萎缩者。

（3）肾动脉狭窄远近端收缩压差大于 4.0 kPa（30 mmHg）或平均压大于 2.7 kPa（20 mmHg)者。

（4）肾静脉肾素比值(RVRR)大于 1.5，健侧肾静脉/下腔静脉肾素活性比值(RcCRR)小于 1.3 及健侧肾静脉-下腔静脉/下腔静脉肾素活性比值(Rc-C/C)小于 0.24 者。

（5）肾动脉无钙化者。患侧肾脏已明显萎缩，肾功能严重受损或肾动脉分支病变广泛者，行肾切除术。

七、预后

主要取决于并发症及高血压的程度，本病属于慢性、进行性血管病变，由于受累动脉的侧支循环非常丰富，大多数患者预后较好，可参加一般工作。据文献报道，无并发症的患者 95％生存 15 年以上。死亡原因主要是脑出血、肾衰竭、心衰竭、急性心肌梗死、主动脉夹层和假性动脉瘤破裂。

（刘福华）

第二节 过敏性紫癜

过敏性紫癜(AP)是常见的毛细血管变态反应疾病，主要病理基础为广泛的毛细血管炎，以皮肤紫癜、消化道黏膜出血、关节肿胀疼痛和肾炎等症状为主要临床表现，少数患者还伴有血管神经性水肿。部分患者再次接触变应原可反复发作。肾脏受累的程度及转归是决定预后的重要因素。过敏性紫癜可发生于任何年龄，以儿童及青少年为多见，尤以学龄前及学龄期儿童发病者多，1 岁以内婴儿少见，男性多于女性，为(2～4)：1。

本病四季均可发病，以春秋季发病居多。过敏性紫癜是常见的出血性疾病，近年来，过敏性紫癜的患病率有增高的趋势，可自愈，但可复发，并有约 5％患者死于肾衰竭、中枢神经系统并发症等，严重威胁人们的健康。AP 有单纯皮肤型、腹型、肾型、关节型。

一、病因

过敏可由于多种因素引起，但对每一具体病例寻找其确切病因往往有一定的难度。

（一）感染

包括细菌、病毒，特别是寄生虫等最为多见。

（二）食物

如鱼、虾、蛋、乳等蛋白质。

（三）药物

抗生素、磺胺类、解热镇痛剂、镇静止惊药等。

（四）其他

花粉、虫咬、预防接种等都有可能是本病的诱发因素。

二、发病机制

过敏性紫癜属于自身免疫性疾病,由于机体对某些过敏物质发生超敏反应而引起毛细血管的通透性和脆性增高,导致皮下组织、黏膜及内脏器官出血及水肿。本病的病变范围相当广泛,可累及皮肤、关节、胃肠道、肾脏、心脏、胸膜、呼吸器官、中枢神经系统、胰腺、睾丸等。本病存在遗传好发倾向,有关遗传学研究提示:携带 HLA-A2、A11、B35 基因及 HLA-A1、B49、B50 基因的缺失可能是过敏性紫癜发病的易感因素。

IgA 尤其是 IgA1 亚类在过敏性紫癜的发病中起着重要作用。近期研究发现,IgA 免疫复合物沉积的因素并非单纯由于其分泌水平增高,很大程度是因 IgA1 的结构存在异常,由于 IgA1 在铰链区终末端缺乏半乳糖残基,致使异常的 IgA1 无法被肝细胞去唾液酸糖蛋白受体清除,导致血清中 IgA1 水平增高并形成 IgA1 免疫复合物沉积于组织、器官的小血管壁,从而通过激活补体和激发炎症细胞活性导致相应组织、器官的炎性损伤。

另外,调节性 T 细胞的减少、IL-1 受体拮抗剂等细胞因子的分泌紊乱均与过敏性紫癜急性期免疫失衡密切相关。

三、免疫学特征

本病的主要病理变化为血管炎,除毛细血管外,也可累及微动脉和微静脉。皮肤病理变化主要为真皮层微血管和毛细血管周围可见中性粒细胞和嗜酸性粒细胞浸润、浆液及红细胞外渗以致间质水肿。肾脏改变多为局灶性肾小球病变。荧光显微镜检查,肾小球毛细血管有膜性和广泛性增殖性改变。本病皮肤及肾脏病理检查均发现有 IgA 免疫复合物的沉积,且血清 IgA 升高。外周血 CD4$^+$T 细胞、CD8$^+$T 细胞数量,CD4/CD8 比值在急性期均有降低。

四、临床表现

多数患者在发病前 1~3 周有上呼吸道感染史,发病急骤。以皮肤紫癜为首发症状,也可早期表现为不规则发热、乏力、食欲减退、头痛、腹痛及关节疼痛等非特异性表现。紫癜较轻微或缺如,此时往往早期诊断困难。

(一)皮肤症状

皮疹是本病的主要表现。主要分布在负重部位,多见于下肢远端,踝关节周围密集;其次见于臀部;其他部位如上肢、面部也可出现,躯干部罕见。特征性皮疹为高出皮肤,初为小型荨麻疹或粉红色斑丘疹,压之不褪色,即为紫癜。一般 1~2 周内消退,不留痕迹。

(二)消化道症状

较为常见,约 2/3 患者出现消化道症状。一般出现在皮疹发生 1 周以内。最常见症状为腹痛,可有压痛,但很少有反跳痛。同时伴有呕吐。约有半数患者大便潜血阳性。如果腹痛在皮肤症状之前出现,易误诊为外科急腹症,甚至误行手术治疗。少数患者可并发肠套叠、肠梗阻、肠穿孔及出血性小肠炎,需外科手术治疗。

(三)肾脏表现

约 1/3 患者出现肾脏损害。可为肉眼血尿或显微镜下血尿及蛋白尿,或管型尿。一般于紫癜后 2~4 周出现,也可出现于皮疹消退后或疾病静止期。病情轻重不等,重症可出现肾衰竭和高血压。

（四）关节症状

大多数患者仅有少数关节疼痛或关节炎。大关节如膝关节、踝关节为最常受累部位，其他关节如腕关节、肘关节及手指也可受累。关节病变常为一过性，多在数天内消失而不留关节畸形。

五、实验室检查

本病无特异性实验室检查。血小板计数正常或升高，这点可以与血小板减少性紫癜相鉴别。出、凝血时间及血块收缩等均正常。部分患者白细胞总数增高达 $20.0 \times 10^9/L$，伴核左移。红细胞沉降率可增快，C 反应蛋白及抗链球菌溶血素可呈阳性。抗核抗体及类风湿因子常阴性。约半数患者在急性期时其血清 IgA、IgM 升高。肾脏受累时可出现镜下血尿及肉眼血尿。肾组织活检可确定肾炎病变性质，对治疗和预后的判断有指导意义。活检时可见肾小球系膜组织有 IgA 沉积。系膜上还有备解素、纤维素、补体 C3 沉积，这些改变与 IgA 肾病的改变相似。皮肤活检有助于疑难病例的诊断。

六、诊断和鉴别诊断

（一）诊断标准（美国风湿病学会制订的过敏性紫癜诊断标准）

（1）可触性紫癜。

（2）发病年龄不足 20 岁。

（3）急性腹痛。

（4）组织切片显示小静脉和小动脉周围有中性粒细胞浸润。

上述 4 条标准中，符合 2 条或以上者即可诊断为过敏性紫癜。

（二）鉴别诊断

1.特发性血小板减少性紫癜

根据皮疹形态、分布及血小板数量一般不难鉴别。过敏性紫癜时常伴有血管神经性水肿，而血小板减少性紫癜时则无。

2.外科急腹症

在皮疹出现以前如出现急性腹痛者，应与急腹症鉴别。过敏性紫癜的腹痛虽较剧烈，但位置不固定，压痛轻，无腹肌紧张和反跳痛，除非出现肠穿孔才有上述情况。出现血便时，需与肠套叠、美克耳憩室作鉴别。过敏性紫癜以腹痛为早期主要症状大多数为年长儿。因此，对儿童时期出现急性腹痛者应考虑过敏性紫癜的可能，需对皮肤、关节及尿液等做全面检查。

3.细菌感染

如脑膜炎双球菌菌血症、败血症及亚急性细菌性心内膜炎均可出现紫癜样皮疹。这些疾病的紫癜，其中心部位可有坏死。患者一般情况危重，且血培养阳性。

4.其他

肾脏症状突出时，应与链球菌感染后肾小球肾炎、IgA 肾病等相鉴别。

七、治疗原则

目前尚无特效疗法。

（一）一般治疗

主要采取支持和对症治疗，急性期卧床休息。如有明显感染，应给予有效抗生素。注意寻找和避免接触变应原。

（二）皮质激素

一般病例无须用皮质激素治疗，因其对皮肤紫癜及肾脏损害者无效，也不影响过敏性紫癜的总病程、复发率、肾脏疾病的预后。本药可缓解症状，对急性期的出血控制有良好的作用。特别适用于一般对症治疗不能控制的消化道症状或关节症状，常用泼尼松每天 1～2 mg/kg 口服，连用 3～4 周。

（三）免疫抑制剂

对肾上腺皮质激素应用 4 周仍有紫癜表现，或有肾脏损害、病情迁延者，可考虑改用免疫抑制剂治疗。常用环磷酰胺，每天 1～2 mg/kg，分 2 次口服。

（四）血小板抑制剂

潘生丁对控制皮肤紫癜，特别是预防紫癜性肾炎有显著效果，也可缓解关节肿痛及腹痛。疗程一般 1 个月左右。

（五）重型病例及腹型过敏性紫癜

除联合应用激素与免疫抑制剂外，还可用 0.5％普鲁卡因 20～40 mL 加入 5％葡萄糖注射液 250～500 mL 中静脉滴注，每天 1 次，连用 7 天为 1 个疗程。亦可应用血浆置换，移去血中 IgA 免疫复合物。

八、预后

多数患者预后良好。部分患者可复发，复发间隔时间数周至数月不等。消化道出血重者，如处理恰当，一般可控制。肾脏受损程度是决定预后的关键因素。约有 2％患者发生终末期肾炎。大多数有轻度肾脏损害者都能逐渐恢复，而有新月体形成的肾小球肾炎患者，80％以上于 1 年内发展为终末期肾炎。

（刘福华）

第三节 川 崎 病

川崎病（kawasaki disease，KD）又称皮肤黏膜淋巴结综合征（mucocutaneous lymphnode syndrome，MCLS），是较常见的急性热性出疹性病，以全身性血管炎为主要病理改变，冠状动脉病变是最严重的危及生命的并发症，本病病因至今不明。

一、流行病学

川崎病在世界各地，如瑞典、荷兰、美国、加拿大、英国、韩国、希腊、澳大利亚、新加坡等都有发病，可见于各个民族，但以亚裔最多，比如川崎病在美国 5 岁以下平均发病数非亚裔约 10/10 万人，在日本则为 95/10 万人。有时呈地方性流行。虽然从 20 天的新生儿到年长儿及成人均可患病，但多见于年幼儿童，80％在 4 岁以下，男女之比为（1.3～1.5）：1。

二、病因

川崎病的病因不明,可能与微生物、非感染因素、遗传、环境污染、化学品、药物及宠物等多种因素有关。

鉴于该病为急性自限性疾病,有时呈季节性发病,区域内流行;幼儿易患川崎病,罕见于年长儿及成年人,很小的婴儿也少患此病,可能因幼儿对某种病原免疫力低,年长儿及成年人已获得自然免疫力,而很小的婴儿由母体获得被动免疫抗体之故。以上现象提示本病与感染或有关系。然而川崎病很少发生在同一个学校、日托班或家族中,似乎不像人与人之间传播。总之,至今尚未能明确何种感染因子,以何种传播方式引起川崎病。有报道川崎病周围血中活化的 T 细胞、B 细胞、单核-巨噬细胞增多;血清中 TNF-α、IL-6、可溶性 IL-2 受体,γ-干扰素及 IL-1 水平增高。这些表现符合超抗原所致疾病的特点。研究发现,与正常对照相比,急性期川崎病患者带有 TCRBV2$^+$(T cell receptor variable regions V beta2)的 T 细胞选择性扩增,带有 TCRBV8$^+$ 的 T 细胞轻度增多,恢复期两者的比例转为正常。这种选择性的扩增 TCRBV2$^+$ T 细胞与葡萄球菌毒素休克综合征患者的 T 细胞变化相似,两者的临床表现也有相似之处。但其他研究者不能证实 T 细胞库有确定的异常。近期对急性期死亡的 1 例川崎病患者的血管壁渗出物及心肌研究发现,血管壁内有 T 辅助细胞、单核细胞与吞噬细胞。另有 15 例的血管壁内有很多产生 IgA 的细胞,故认为病原体由呼吸道或消化道进入体内并引发免疫反应,可能与本病发病有关。日本人及日裔美国人川崎病发病率较高,这提示遗传因素可能起一定作用。有研究报道 HLA Ⅱ 类抗原如 HLA-DR 抗原的表达与川崎病的发生有关,但也有研究认为川崎病无明显的遗传相关性。某些非感染因素如去污剂、汞和螨也可能与本病有关。

三、病理

川崎病的主要病理改变为全身性血管炎,尤其是冠状动脉病变,包括冠状动脉瘤。急性期可有中等动脉(如冠状动脉、肾叶间动脉等)的血管炎。血管炎以急性炎症为特征,可持续 7 周左右,不一定伴有纤维素样坏死。血管炎的病程可分为 4 期:第一期为起病最初 2 周内,微血管(小动脉、毛细血管、小静脉)、动脉及静脉有血管周围炎,继而累及大中等动脉的内膜、外膜和血管周围,呈现水肿,白细胞与淋巴细胞浸润。第二期大约在病后第 2 周开始,约持续 2 周,它以微血管的炎症减轻为特征。在中等动脉尤其是冠状动脉发生动脉瘤和狭窄。有水肿,单核细胞浸润,毛细血管增多,肉芽肿形成。第三期为起病后第 4~7 周,微血管的炎症与中等动脉内肉芽肿形成都进一步减轻。7~8 周后就进入第四期,在这一期中等动脉瘢痕形成、内膜增厚,有动脉瘤和狭窄。心脏和髂动脉等大中动脉的血管炎更为常见,有时在其他动脉,如肠系膜及肾动脉可见动脉瘤。血管炎也可见于心脏、皮肤、肾脏和舌部的动静脉。心肌炎、心内膜炎、胆管炎、胰腺炎、涎腺炎、脑膜炎和淋巴腺炎也可见到。

四、临床表现

(一)主要临床表现

川崎病是一个急性发热性疾病,临床上可分为急性期、亚急性期和恢复期,常为自限性。①急性发热期:常持续 1~2 周,其特点为发热,结膜感染,口腔黏膜红斑,手足红肿,发疹,颈淋巴结肿大,无菌性脑膜炎,腹泻,肝功异常。此期可有心肌炎心包积液、冠状动脉炎。②亚急性期:

发热起始1~2周后,皮疹及淋巴结肿渐消退,可有烦躁不安、厌食或黏膜感染。本期的特征为脱皮、血小板增多。冠状动脉瘤破裂猝死常在此期发生。③恢复期:在起病后的6~8周,所有临床症状消失,直至红细胞沉降率恢复正常。

川崎病以突然发热起病,有时有感冒样前驱症状,有时无任何前驱症状。通常为弛张热或稽留热,可高达39℃以上。若不治疗常可持续1~2周,甚至3~4周,若用阿司匹林及静脉丙种球蛋白治疗,1~2天常可退热。应用抗生素对发热无明显影响。一般在发热后2~4天内出现双侧结膜,特别是球结膜充血,一般无渗出。裂隙灯检查可发现有葡萄膜炎。轻者可持续1~2周,经过治疗大部分1周内很快消退。口腔黏膜及唇的改变出现在病后2~5天。表现为唇干、唇红、唇裂,有的有出血和结痂。口腔和咽部黏膜弥散性变红,但没有水疱、溃疡和假膜形成。可有草莓舌。口腔黏膜病变约在2周内消退,但唇红常持续数周。在其他主要症状出现的同时,手掌和足底变红肿胀,婴儿及儿童常因手足部疼痛而拒绝抓物或不愿称体重。热退后该症状亦随之消退。起病后10~15天,可见指、趾甲周围脱皮,有时可延伸至腕部。起病1个月后可见指、趾甲上有横沟(Beau线)。皮肤红斑多见于躯干和四肢近端,也可以是全身性的,常在发热1~5天内出现,热退后消退。红斑可呈麻疹样、荨麻疹样、猩红热样或多形性红斑样,没有丘疹或水疱。肢体的伸侧偶然可见小脓疱,在用尿布和会上厕所的患儿中腹股沟的红斑与脱皮都比较常见。这种红斑与脱皮比甲周脱皮出现的早。颈淋巴结肿大见于50%~75%的患者,常在发病前1天或与发病同时出现。淋巴结质硬,直径常超过1.5 cm,疼痛明显,但无波动亦无化脓,对抗生素治疗无反应。

(二)心血管系统的表现

心脏受累为本病的主要特点。在急性期80%以上患者有心肌炎症状。心肌炎可在第1周出现,表现为心脏杂音、奔马律、心音遥远,心电图检查显示P-R延长,ST-T改变,R波电压低,胸X线片显示心脏增大,可能由心肌炎和(或)心包炎所致。急性期末心肌心包炎可引起心包渗出,心包渗液一般较少,可自行消散,很少引起心脏压塞。在急性期由于心肌病变可出现充血性心力衰竭,在亚急性期心力衰竭多由心肌缺血和心肌梗死所致。心瓣膜炎少见,受累瓣膜主要是二尖瓣。20%~25%未经治疗的患者可出现冠状动脉异常病变,发热伊始用二维超声诊断即可测得冠状动脉弥漫性扩张,患病第1周末可测得冠状动脉瘤形成,后者通常在3~4周时达高峰。动脉瘤内径小于5 mm被称为小动脉瘤,内径为5~8 mm者被称为中动脉瘤,大于8 mm者被称为大动脉瘤。急性期动脉炎缓解后一般动脉壁无慢性炎症。小动脉瘤可能消退,大中动脉瘤可持续不变甚至发生狭窄,致心肌缺血。在儿童心肌梗死比成人多见,可发生于睡眠或休息时,主要症状有休克、呕吐、不安,年长儿常有腹痛、胸痛。川崎病的心肌梗死有典型的心电图改变与心肌酶谱异常。发生冠心病的预测因素有以下几点,应引起临床医师注意:1岁以下,男性,发热超过16天,热退48小时后又复发热,有一度房室传导阻滞,心律失常,心脏大,血小板低,血细胞比容及血浆清蛋白偏低等。

川崎病血管炎也可累及冠状动脉以外的中等动脉,未经治疗的病例中约2%可能发生全身性血管炎,较常受累的动脉有肾、卵巢、附睾、肠系膜、胰腺、髂部、肝、脾及腋动脉。这些病例一般都有冠状动脉瘤。

(三)其他临床表现

急性期胃肠并发症包括腹痛、呕吐和腹泻、胆囊水肿、轻度黄疸。有时可有麻痹性肠梗阻和轻度转氨酶增加。

在急性期婴儿常有比其他热性病更为突出的烦躁不安,约 1/4 有无菌性脑膜炎,脑脊液白细胞每毫升 25～100 个,以淋巴细胞为主,糖正常,蛋白稍高。此外尚有耳鼓膜充血、眼色素膜炎。在亚急性期虽然发热、皮疹、淋巴结病已消退,但结膜充血、烦躁不安和厌食仍持续存在。神经并发症有面神经轻瘫、癫痫发作、共济失调、偏瘫等。

关节炎和关节痛约占 1/3,急性期多为小关节受累,负重的大关节受累多在病后第 2～3 周。一般持续 2 周,也可长达 3 个月。早发的关节炎滑膜液中的白细胞以中性粒细胞为主,晚发者滑膜液中白细胞较少。其他肌肉骨骼系统表现尚有骶髂关节炎、肌炎和无菌性股骨头坏死。

泌尿系统异常有尿道炎伴无菌性脓尿、阴茎异常搏起、睾丸-附睾炎、膀胱炎、前列腺炎、急性肾衰竭、间质性肾炎和肾病综合征。肺炎的临床症状多不明显,但 X 线检查可见肺炎改变。

(四)少见的临床表现

末梢坏疽是少见又严重的并发症。由于末梢缺血所致,多在川崎病起病之初发生,多见于 7 个月以内年幼的非亚裔患儿,常伴巨型冠状动脉瘤或有末梢动脉瘤(特别是腋动脉),虽然可用水杨酸类、静脉输入丙种球蛋白、前列腺素 E 或交感神经阻滞药及溶栓抗凝治疗,仍有相当一部分病例需截指(趾),甚或截肢。

五、实验室及辅助检查

由于川崎病的病因不明,尚缺乏特异的检查方法。现将可供诊断参考的检查项目分述如下:典型病例急性期白细胞增高,核左移,偶有白细胞减少;可见轻度正细胞贫血,如发热期延长及发展为冠心病者贫血较重;起病 1 周内一般血小板正常,第 2～3 周时血小板增高,可超过 1 000/L,严重的冠心病和心肌梗死也可有血小板减少。C 反应蛋白增高,红细胞沉降率增快可持续 4～6 周。病初有 2/3 可出现间歇性无菌性脓尿。抗核抗体及类风湿因子皆为阴性。急性期约一半患者有心电图异常,表现为 P-R 间期延长,左心室肥厚,异常 Q 波,室性心律失常,非特异性 ST-T 改变。二维超声可用来检查心室和瓣膜的功能,冠状动脉血管情况以及是否有心包积液。

六、诊断

川崎病的诊断标准:①发热至少 5 天(如有其他典型症状出现,有经验的医师也可在发热 5 天前诊断),抗生素治疗无效。②符合以下临床标准 5 项中之 4 项:双侧结膜充血,但不伴有渗出;口腔黏膜改变如红斑、干燥、唇裂、咽部充血、草莓舌;手与足在急性期表现为红肿,亚急性期表现为指甲周围脱皮;主要在躯干出现的皮疹、丘疹、多形性红斑、猩红热样疹;颈淋巴结肿大,单个结节直径常大于 1.5 cm。③不能以其他疾病过程来解释。如果患者原因不明的发热 5 天以上,且满足 5 条临床标准中的 4 条,则可诊为川崎病。若患者有超声波或动脉造影证实的冠状动脉血管异常,并有发热,满足临床标准 5 条中的 3 条亦可诊为川崎病。

七、鉴别诊断

常须与川崎病鉴别的疾病有以下几种。

(一)麻疹

一般在发热第 4 天发疹,常始于面部耳后,可有融合。出疹同时发热、卡他症状及咳嗽加重,皮疹消退后留有浅褐色色素沉着,口腔黏膜有 Koplik 斑。川崎病之皮疹在躯干四肢为著,典型者会阴皮疹明显,疹退无色素沉着,两病皆可有手足肿,白细胞、红细胞沉降率在川崎病时增高,麻疹无并发症时白细胞低。

(二)中毒性休克综合征

本病伴有低血压,而川崎病引起心源性休克血压降低是罕见的。某些感染,如葡萄球菌感染伴有中毒性休克时血清肌酐磷酸激酶升高,而川崎病则无。

(三)猩红热

本病有发热、皮疹,为 A 族链球菌感染,咽喉炎很重,对青霉素敏感,用药后 24～48 小时常可见体温下降,而川崎病用抗生素无效。

(四)婴儿型结节性动脉炎

与川崎病有诸多相似之处,但川崎病病程短,预后相对较好,有手足受累,两病相互关系待研究。

八、治疗

(一)急性期与亚急性期的治疗

川崎病尚无特效疗法,主要为对症治疗。阿司匹林和大剂量丙种球蛋白静脉注射在起病 7～10 天内尽早开始治疗可获得较为满意的疗效。

阿司匹林的主要作用是抑制环氧化酶,使前列腺素生成受抑制,阻断血小板产生血栓素 A_2,防止血小板聚集,血栓形成,有抗炎及抗凝作用。阿司匹林在急性期总量 80～100 mg/(kg·d) [日本的用量较少,为 30～50 mg/(kg·d)],分为每 6 小时 1 次口服。病后第 14 天左右,热退可减量至 3～5 mg/(kg·d),每天 1 次口服。川崎病急性期,阿司匹林的吸收减少,清除增高,故一般无须测定血药浓度。阿司匹林能使发热及其他症状缓解。其不良反应有转氨酶升高,胃炎,暂时失声,罕见的瑞氏(Reye)综合征。低清蛋白血症时上述不良反应更易出现。

Furusho 等首先报道静脉注射免疫球蛋白可减低冠状动脉瘤的发生。美国国立卫生研究院做了 7 个中心系列研究,肯定了静脉注射免疫球蛋白的疗效。提出川崎病病初的 10 天内应一次性予静脉注射丙种球蛋白 2 g/kg,在 10～12 小时内静脉滴注,并合用阿司匹林 80～100 mg/(kg·d)。阿司匹林用法如上述。该疗法与单用阿司匹林相比,缩短了发热病程,急性期反应物迅速恢复正常。疾病确诊较晚而仍有发热,有炎症进展表现或者已有冠状动脉扩张都是应用静脉注射免疫球蛋白的适应证。约 10% 的患者用静脉注射免疫球蛋白后 48 小时可仍有发热,鉴于发热时期长是严重冠状血管病的高危因素,故有主张可重复静脉用丙种球蛋白(IVIg)。对第二次用静脉注射免疫球蛋白后仍有发热的少数患者,个别报道可用激素冲击治疗,然而日本早有激素可使川崎病之冠状血管病加重的报道。以往用丙种球蛋白 400 mg/(kg·d)在 2～4 小时内静脉滴注,共用 4 天,近来认为丙种球蛋白 2 g/kg,在 10～12 小时内静脉滴注,仅用 1 次,疗效优于前者。静脉注射丙种球蛋白治疗的机制为阻断免疫反应之血管损伤,提供了特异抗体和抗毒素。静脉注射丙种球蛋白可使急性期的血管炎的威胁减轻,也有一定远期效果。可改善心肌功能,改善川崎病可能并发的高脂血症。1984 年以前 20% 的川崎病患儿预期会发生冠状动脉瘤,2% 死于此病。静脉注射丙种球蛋白可使冠状动脉病变由 20%～25% 减少到 2%～4%。静脉注射免疫球蛋白的价格昂贵,但不良反应一般较轻微,偶有发热、头疼与皮疹,也有报道发生无菌性脑膜炎、溶血及弥散性血管内凝血,可能因为免疫球蛋白内有抗体存在。

在未用静脉注射丙种球蛋白的时代曾用血浆置换治疗,该治疗不会使病情加重,但技术复杂,对严重的且其他药物治疗无效的病例可考虑作为抢救治疗的一种方法。

近年还有报道用己酮可可碱与皮质激素作为川崎病的辅助治疗或抢救治疗,但临床疗效有待于进一步研究。

有报道 TNF-α 阻滞药在本病的治疗中有效,但仍须随机对照临床试验进一步验证。

(二)急性期以后的治疗

如果病程达到 6~8 周时,红细胞沉降率与心电图均正常且无并发症者,可停阿司匹林。有冠状动脉扩张和动脉瘤形成应继续用阿司匹林,或加双嘧达莫 1 mg/(kg·d)。有小的和中等大小的冠状动脉瘤需长期用阿司匹林,直至冠状动脉病变消退。一般不用限制活动,但不要做比赛等剧烈活动。若是未经免疫过的川崎病患儿长期用阿司匹林又接触水痘应及时停用阿司匹林。IVIg 后6~11个月应避免用胃肠道外的活病毒疫苗(麻疹、风疹、腮腺炎、水痘疫苗),因为特异的病毒抗体可以干扰疫苗的免疫反应。对血栓高危患者可将阿司匹林暂时改为其他抗血小板药如双嘧达莫 2~6 mg/(kg·d),分 3 次服。对大的冠状动脉瘤可酌情用诸如华法林等抗凝剂。如有冠状动脉阻塞应做血管造影等,必要时做旁路移植手术。在日本有报道 168 例川崎病用动脉移植片或静脉移植片做了旁路移植手术,85 个月后开放率分别为 77% 及 46%。已有少数川崎病患者做过心脏移植。

九、预后

由于及时诊断,合理治疗,川崎病预后良好,即使有冠状动脉受累,经随诊治疗,大部分病情经过良好。日本 20 世纪 70 年代报道川崎病死亡率为 1%~2%。此后由于治疗得当死亡率已降至 0.08%。各国各地对川崎病死亡率的报道不完全一致,如奥克兰为 6%、瑞典为 2%、不列颠群岛为 3.7%。突然死亡往往发生于临床症状改善后起病第 3~4 周内,也有报道为 2~12 周。死亡主要是冠状动脉瘤部位的冠状血管栓塞,引起大面积心肌梗死所致。在一组随诊 10~21 年的病例中,1.9% 有冠状动脉瘤致狭窄,有 1.2% 的患者需要做冠状动脉旁路移植手术。由于川崎病后遗症致缺血性冠心病的青年人病例也有报道。由于自认识本病至今仅有十余年,故川崎病急性期血脂异常是否长期持续存在尚不完全清楚,儿童期患川崎病是否增加成年人动脉硬化的危险也有待研究。因此即使无冠状动脉受累,对川崎病也应定期随访,建议一般在病后1~2年内,每3~6个月复查 1 次,2 年后每年复查 1 次。

(李太明)

第四节　结节性多动脉炎

结节性多动脉炎(PAN)是一种主要影响中小动脉的坏死性、炎症性疾病,因受累动脉出现炎性渗出及增殖形成节段性结节,故称为结节性多动脉炎。轻者可呈局限性或者自愈,重者进行性加重,甚至死亡。本病全身各组织器官均可受累,以肾脏、皮肤、心脏、神经最为常见。PAN 可以是原发,也可以继发于某些疾病,如类风湿关节炎(RA)、干燥综合征(SS)等。

一、病因和发病机理

本病病因不明确,可能与微生物感染,药物等因素有关。而其中,许多资料表明病毒可能是本病的重要致病因素,如甲肝、乙肝、丙肝、HIV病毒等与本病的关系均有报道。当病毒等微生物或其他致病因子引起免疫反应,从而形成免疫复合物,沉积于血管壁,导致血管损伤。

二、病理和免疫病理

本病主要累积中小动脉,少数亦可累及细小动脉和静脉。病变主要发生于血管分叉和动脉分支处,且有局灶性节段性分布的倾向。病变早期主要是内膜水肿,内皮细胞脱落,动脉中层肌纤维肿胀,内膜和中层发生纤维素样坏死。多种炎症细胞浸润,包括嗜中性粒细胞、淋巴细胞以及嗜酸性粒细胞。病变侵及动脉全层,内膜增厚,内弹力层断裂。肌层变性,外膜受累。血管壁正常结构被破坏,造成动脉瘤样扩张,破裂,血栓形成,内膜增厚,血管腔狭窄,闭塞,使组织缺血甚至梗死。病变晚期,出现炎症消退,炎症部位纤维化。

三、临床表现

本病为系统性疾病,病变广泛且临床表现多样性。主要有以下表现。

(一)全身症状

发热,可呈持续性或间歇性,体温可高达39.0 ℃以上,也可为低热。常伴有全身不适、乏力、头痛、食欲缺乏和体重减轻等。

(二)皮肤

20%～30%患者常有皮肤损害,如网状青斑、紫癜、溃疡、远端指(趾)缺血性改变,部分患者伴有雷诺现象,也可出现皮下结节,大小不等,多沿血管分布。皮肤型多动脉炎血管病变多局限于皮肤及皮下组织。极少累及内脏。

(三)关节和肌肉

关节炎和关节痛有时为本病的早期症状,约50%患者出现关节症状,表现常呈非对称性、多发性,无关节畸形,不遗留关节损害,症状可类似RA,但滑膜检查正常。骨骼肌中小动脉受累,常表现为多发性肌痛和间歇性跛行。

(四)肾脏

大多数患者都伴有不同程度的肾脏损伤。临床上可以出现蛋白尿、血尿及各种管型,也可出现高血压及急性肾衰竭,高血压又加重了肾脏、心脏及脑血管的损害,尿毒症常为本病的死亡原因之一。

(五)神经系统

有时为PAN的首发表现,常出现周围神经炎的症状,如感觉异常,麻木、疼痛、四肢末端呈手套或袜套样改变,也可出现运动障碍,四肢均可受累,以多发性单神经炎最为常见。周围神经损伤受累主要表现单神经炎,多发性单神经炎以及多发性神经炎。其中以多发性单神经炎最为常见。约50%患者可出现中枢神经的临床表现,如头痛、精神障碍、偏瘫,癫痫发作、脑出血等,但脊髓受累少见。

(六)消化系统

腹痛最为常见,弥漫性腹痛多见于肠系膜动脉炎引致肠系膜动脉栓塞,出现黑便、血便、不完全肠梗阻等表现,胆囊动脉炎可致急性坏死性胆囊炎,胰腺动脉炎可致坏死性胰腺炎,肝脏受累表现为黄疸、转氨酶升高。

(七)心血管系统

以冠状动脉炎多见,引起心绞痛,甚至心肌梗死,各种心律失常均可出现,主要为室上性心动过速及传导阻滞。

(八)其他

系统受累约80%男性患者附睾以及睾丸受累,但临床症状一般不明显。肺可受累,但少见。眼部可出现中心视网膜阻塞、视盘水肿、虹膜炎、巩膜炎等。

四、实验室及辅助检查

(一)化验室检查

无特异性指标,血常规可出现白细胞总数及中性粒细胞增高,尿常规以蛋白尿,镜下血尿及肉眼血尿常见,亦可出现颗粒管型,细胞管型,蜡样管型。肾功能检查可出现血肌酐升高,肌酐清除率下降。ESR增快、CRP升高,RF阴性或低滴度阳性、冷球蛋白阳性、丙种球蛋白增高,总补体及补体C3下降等,但抗核抗体(ANA)一般阴性。若阳性,一般为低滴度。30%患者出现乙型肝炎病毒抗原或抗体。

(二)病理活检

有重要的诊断意义,皮损部位、睾丸、周围神经、肌组织活检阳性率较高,因本病病变呈节段性分布,应尽可能多部位活检。

(三)血管造影

对诊断帮助很大,常发现肾脏、肝脏,肠系膜及其他脏器的中小动脉有微小动脉瘤样扩张和节段性狭窄。

(四)其他检查

心电图可发现各种心律失常。腹部超声有助于发现肝、胰以及肾脏病变。头颅CT有助于对出现神经系统症状患者作出判断。

五、诊断要点

(一)诊断标准

目前尚无统一标准,多采用美国风湿病学会关于结节性多动脉炎的分类标准。

1.体重下降

不低于4 kg,无节食或其他原因所致。

2.网状青斑

肢体或躯干皮肤点状或网状青斑。

3.睾丸疼痛或压痛

并非由感染、创伤或其他因素所致。

4.肌痛、无力或下肢压痛

弥漫性肌痛(肩带或骨盆带肌除外)或肌无力或下肢肌肉压痛。

5.单发或多发神经炎

单神经病变或多发单神经病变或多发性神经炎。

6.舒张压不低予 12.0 kPa(90 mmHg)

舒张压不低于 12.0 kPa(90 mmHg)的高血压。

7.尿素氮或肌酐升高

并非因脱水或梗阻而致的血尿素氮(BUN)大于 14.3 mmol/L(40 mg/dL)或肌酐(Cr)大于 132.7 μmol/L(1.5 mg/dL)。

8.乙型肝炎病毒

血清中存在乙型肝炎病毒抗原或抗体。

9.动脉造影异常

动脉造影显示内脏动脉瘤或闭塞,并非由动脉硬化、肌纤维发育不良或其他非炎症因素所致。

10.中小动脉活检

病理示动脉壁有中性粒细胞和单核细胞浸润。

上述 10 条中至少有 3 条,才能诊断 PAN,其敏感性为 82.2%,特异性为 86.6%。

(二)鉴别诊断

1.继发性结节性多动脉炎

许多疾病(如系统性红斑狼疮、类风湿关节炎、干燥综合征及少数毛细胞白血病等)均可合并结节性多动脉炎。其血管炎的临床表现及血管炎的特点与结节性多动脉炎表现相似,但上述疾病各自有各自的疾病特征,故鉴别不难。

2.Churg-Strauss 综合征(CSS)

本病主要受累器官为肺、心、肾、皮肤和外周神经。多数患者外周血嗜酸性粒细胞增多,伴有哮喘或变应性鼻炎。病理表现为组织及血管壁大量的嗜酸性粒细胞浸润,小血管周围多发的肉芽肿形成,节段性纤维素样坏死性血管炎。

3.韦格纳肉芽肿(WG)

韦格纳肉芽肿可发生于任何年龄,无性别差异,临床常表现为鼻和鼻窦炎、肺病变和进行性肾衰竭。病理呈以非干酪样坏死性炎性肉芽肿为基础病理,伴有多种炎性细胞浸润以及节段性坏死性血管炎或者肺毛细血管炎。

4.大动脉炎

绝大多数发生在育龄妇女,主要受累为弹力及肌性大动脉。血管造影可见主动脉及其常见的风湿病分支受累部位的血管管腔狭窄或狭窄后扩张,动脉瘤形成,甚至管腔闭塞。

5.过敏性紫癜

本病实际属于过敏性血管炎的一种类型,多见于儿童以及青年,多累及皮肤,消化道,肾脏和关节。故临床上可分为皮肤型、腹型、肾型、关节型以及混合型 5 种类型,主要侵犯小动脉,病理可见淋巴细胞浸润,偶尔有肉芽肿形成,可见到 IgA 免疫复合物在受累部位的沉积。

6.过敏性血管炎

患者常有药物、化学物质过敏史、疫苗接种史以及潜在肿瘤。主要累及皮肤,极少见于内脏损伤以及关节炎。可以出现间质性肾炎,心肌炎,肝炎,主要为细小血管受损,病理可见白细胞裂解以及淋巴细胞浸润,偶尔有肉芽肿形成。临床上要注意与皮肤型的结节性多动脉炎鉴别。

7.巨细胞动脉炎

本病多见于老年人,头痛为其主要症状,主要累及颞动脉,极少见于其他血管受累,据此可与结节性多动脉炎做鉴别。病理可见动脉受损呈局限性、节段性分布,形成跳跃征象。动脉全层呈坏死性炎症反应,有肉芽肿形成,不含或含数量不等的巨细胞。

8.其他疾病的鉴别

如恶性肿瘤、败血症,有高血压时应注意与原发性高血压和其他继发的高血压鉴别,肾脏损伤时要注意与肾小球肾炎、肾病综合征等鉴别。

六、治疗

(一)一般治疗

注意休息,去除感染灶,避免应用过敏药物,有原发病则积极治疗原发病。

(二)糖皮质激素

糖皮质激素是治疗 PAN 的首选药物,及早使用可以改善预后,常用泼尼松 1 mg/(kg,d),或琥珀酸氢化可的松 $200\sim300$ mg/d,如临床症状改善,实验室指标好转,治疗 1 个月后减量,减量时应减 $5\sim10$ mg/1~2 周,当总剂量减至 15 mg 时,应注意减慢速度。较重的患者可用甲泼尼松龙冲击,1 g/d,连用3~5 天,停后按 1 mg/(kg·d)应用,可取得较好的疗效。但治疗期间应注意糖皮质激素的不良反应,如水钠潴留、血压增高、骨质疏松、继发感染、类固醇性糖尿病、低钾血症等。

(三)免疫抑制剂

免疫抑制剂同激素合用可提高疗效,多采用环磷酰胺(CTX),常静脉给药,$200\sim400$ mg/w,或每月 1 000 mg,也可 2 mg/(kg·d)口服。持续应用 1 年至病情缓解逐渐减量,或应用间隔时间延长,但要注意环磷酰胺不良反应,主要为骨髓抑制,出血性膀胱炎,肝功能异常,生殖系统异常,肺间质纤维化,远期致肿瘤等,治疗期间应注意观察不良反应,如每次应用环磷酰胺时白细胞数不低于 3.0×10^9 g/L。而且应注意药物的不良反应与病情复发之间的鉴别。另外也可选用其他免疫抑制剂如甲氨蝶呤(MTX)、硫唑嘌呤、环孢素 A(CsA)等,使用期间也要注意其不良反应。

(四)其他控制病情药物

对于上述药物治疗效果差的患者,可选用以下药物或方法亦可获得一定疗效、如静脉注射丙种球蛋白,如病情较重,内脏受累多,可试用血浆置换。

(五)其他相关药物

因病程中常有血栓形成,导致血管栓塞,常加用阿司匹林、潘生丁等抗凝药物。如出现血管狭窄,可应用扩张血管药物。

七、预后

结节性多动脉炎是一种进行性、多系统损害的严重疾病,未经治疗的患者预后差,死亡原因常为肾衰竭、心力衰竭及脑血管意外,高血压可加重心、脑、肾的损害。用激素和免疫抑制剂治疗后,5 年生存率已达 90%,故尽早诊断、及时治疗可明显改善患者的预后。

(范正华)

第五节　变异肉芽肿性血管炎

一、概要

变应性肉芽肿性血管炎(CSS)是一种以中小动静脉受累为主的系统性肉芽肿性血管炎,病因和发病机制尚不清楚。相对少见,成人中的年发病率大致为 2.5/10 万,各年龄段均可发病,男性略多于女性。

1951 年 Churg 和 Strauss 最早报道了 13 例患者,他们均有哮喘、嗜酸性粒细胞增多、肉芽肿性炎症、坏死性系统性血管炎和坏死性肾小球肾炎表现,因此称之为 Churg Strauss 血管炎。1990 年美国风湿病学会提出了 CSS 的诊断标准:①有哮喘病史或在呼气相有高音调啰音。②外周血中嗜酸性粒细胞分类大于 10%。③多发性单神经炎或多神经病。④非固定性或一过性肺内浸润性病变。⑤鼻旁窦炎症,包括急性或慢性鼻旁窦疼痛或压痛史,或鼻旁窦 X 线片发现异常。⑥血管外嗜酸性粒细胞浸润的组织病理学证据。具备上述 6 项中的 4 项或以上者可诊断为 CSS。其敏感性为 85%,特异性为 99.7%。

临床上 CSS 可以分为 3 期,即过敏性鼻炎和哮喘期、嗜酸性粒细胞浸润期(如嗜酸性粒细胞性肺炎或胃肠炎)和全身性中小血管肉芽肿性炎症期,后者常常发生在哮喘起病 3 年以内,也可能两者发病间隔几十年。典型 CSS 表现为三个方面:①呼吸道过敏(包括过敏性鼻炎或支气管哮喘)。②血嗜酸性粒细胞增多。③组织内嗜酸性粒细胞浸润。

二、临床表现

嗜酸性粒细胞增多及其在脏器中的浸润是 CSS 组织损伤的重要原因之一,病变多分布在肺、皮肤、神经系统、胃肠道、心脏及肾脏。常见乏力、体重下降、发热、关节肌肉疼痛等非特异性症状。

(一)呼吸道受累

过敏性鼻炎、副鼻窦炎和哮喘均十分常见,通常对糖皮质激素治疗反应较好。肺部受累可以出现咳嗽和咯血症状。

(二)心脏

心脏是 CSS 的主要靶器官之一,表现为心肌炎、心包炎,可以出现急性缩窄性心包炎、心肌梗死和心力衰竭。由于冠状动脉炎症导致的心肌炎和心肌梗死是 CSS 患者的最主要死亡原因。

(三)神经系统

约 3/4 患者表现为多发性单神经炎,脑出血或梗死等中枢神经系统受累少见。

(四)胃肠道

多表现为腹痛、腹泻和消化道出血,可能与胃肠道血管炎、嗜酸性粒细胞性胃肠炎或结肠炎有关。

(五)肾脏

一般较轻微,多表现为短暂的镜下血尿和(或)蛋白尿,极少进展至肾衰竭。

（六）皮肤

约半数患者有皮肤受累，表现为紫癜、红斑、丘疹、网状青斑、皮下结节、坏死等。

在急性期，97%的 CSS 患者血嗜酸性粒细胞增高，一般占外周血白细胞总数的 10%～50%，计数在1.5×10⁹/L 以上；红细胞沉降率和 C 反应蛋白升高伴高球蛋白血症；约 70%的患者血清中可以检测到ANCA，主要为核周型，MPO 抗原阳性。而在稳定期部分患者的 ANCA 可转阴，外周血嗜酸性粒细胞计数、红细胞沉降率和C反应蛋白也可以恢复正常。

在局部器官受累症状存在的情况下，组织活检经常有助于 CSS 的诊断。活检部位包括皮肤、肺、肾脏、神经或肌肉。小动脉和小静脉的坏死性血管炎伴肉芽肿形成是 CSS 的典型病理学改变。

三、鉴别诊断

本病应该与嗜酸性粒细胞增多症、肺嗜酸性粒细胞浸润症及变应性支气管肺真菌病等相鉴别。另外，韦格纳肉芽肿、显微镜下多动脉炎与 CSS 所累及的血管均为中小动脉，而且均与ANCA有关，因此在临床上三者之间需要区分。

四、治疗

CSS 的治疗仍以糖皮质激素为首选，初始剂量为 0.5～1.0 mg/(kg·d)或 40～80 mg/d，4～8 周症状改善后逐渐减量，小剂量糖皮质激素维持治疗通常需要很长时间。外周血嗜酸性粒细胞计数、红细胞沉降率和C反应蛋白等指标有助于帮助判断激素的减量。

CSS 的治疗与其他系统性血管炎有不同之处，糖皮质激素单一用药对绝大多数患者就可以达到满意的疗效，不足 20% 的患者需要联合免疫抑制剂治疗。临床工作中应该根据患者重要脏器受累的情况制定个体化的治疗方案。由于 CSS 是一种系统性血管炎，多系统受累很常见，因此往往需要风湿科医师与心内科、呼吸内科、神经科等多科室医师的密切合作。

五、预后

本病一般预后良好，但需强调早期有效的治疗。心脏受累、肾功能不全、脑出血、消化道出血或穿孔、哮喘持续状态和呼吸衰竭是 CSS 患者预后不良和死亡的主要原因。

（赖爱云）

第六节　韦格纳肉芽肿

韦格纳肉芽肿（wegener's granulomatosis，WG）是一种坏死性肉芽肿性血管炎，属自身免疫病。病变累及小动脉、静脉及毛细血管，偶尔累及大动脉，其病理以血管壁的炎症为特征，主要侵犯上、下呼吸道和肾脏，韦格纳肉芽肿通常以鼻黏膜和肺组织的局灶性肉芽肿性炎症为开始，继而进展为血管的弥漫性坏死性肉芽肿性炎症。临床常表现为鼻和鼻窦炎、肺病变和进行性肾衰竭。还可累及关节、眼、耳和皮肤，亦可侵及心脏及神经系统等。

一、流行病学

该病男性略多于女性,可见于从儿童到老年人的任何年龄段,但通常以中年人多发,85%的患者超过 15 岁,40~50 岁是本病的发病高峰,患者的平均年龄是 41 岁。最近报道的年龄在 5~91 岁。各种人种均可发生韦格纳肉芽肿,根据美国 GaryS、Hoffman 的研究,WG 的发病率为每 30 000~50 000 人中有 1 人发病,其中 97%的患者是白种人,2%为黑人,1%为其他种族。韦格纳肉芽肿在我国的发病情况目前尚无统计资料。

二、病因

韦格纳肉芽肿的病因至今未明,尽管该病类似炎性过程,但无独立的致病因素。目前认为,WG 的病因包括遗传易感性和环境因素。有文献报道,WG 可能和 $HLA-B50$、$B55$、$HLA-DR1$ 以及 $HLA-DQw7$ 有关,具体关系仍有待进一步研究。有研究认为 WG 可能和病毒感染以及细菌感染有关,如 EB 病毒、巨细胞病毒(CMV)以及金黄色葡萄球菌,但多数病例的支气管肺泡灌洗液、开胸肺活检标本并未发现细菌、真菌、支原体以及呼吸道病毒。

(一)遗传因素

1.家族聚集

WG 的发生具有一定的家族聚集倾向,但对家族聚集个体的 HLA 分析,并无比较统一的发现。因此尚不能明确家族聚集是由遗传因素引起,抑或是共同的生活环境因素所致。

2.MHC 基因

有研究发现一些 MHC 基因与 WG 存在一定关系,目前主要的研究结果有如下发现:$HLA-B50$ 和 $B55$,以及 $DR1$、$DR2$、$DR4$、$DR8$、$DR9$ 和 $DQw7$ 在 WG 中表达增加;相反,部分 MHC 基因的表达可以减少,包括 $HLA-DR3$、$DR6$、$DR13$ 以及 $DRB1*13$ 等。

3.非 MHC 基因

除 MHC 基因外,研究还发现部分非 MHC 基因的表达与 WG 的发病有一定联系,主要包括抗胰蛋白酶(α_1-AT)基因的表达、$Fc\gamma R$ 基因的多型性、TAP 基因表达异常、相关细胞因子基因的多型性。最近 Moins-Teisserenc 等报道了一组抗中性粒细胞胞质抗体(ANCA)阴性、免疫抑制药疗效差的 WG 病例,发现这些患者的 TAP 基因表达减少或缺失,导致 HLA Ⅰ 分子表达明显减少,并将这一类特殊的血管炎命名为 TAP 缺乏综合征。

以上研究显示,众多遗传因素和 WG 的发病有关,但大样本的统计分析却未能发现 WG 与任何遗传因素有肯定关系。多基因(MHC、非 MHC)的相互作用,可能是 WG 发病的基础,具体病因仍有待于进一步研究证实。

(二)环境因素

环境因素包括感染因素和吸入或接触有害的化学物质。感染主要包括病毒、细菌。

1.病毒

常见的病毒感染为慢性 EBV、细小病毒 B19(parvoviral,B19)、疱疹病毒,如 CMV 感染。血管炎患者的血清中能检测出针对 B19 的 IgG 和 IgM 型抗体;同时还发现病变处的血管内皮细胞用 RT-PCR 法能检测出 B19 的 RNA;更有意义的是 B19 感染的内皮细胞能检测出 $TNF-\alpha$ 的 mRNA,而 $TNF-\alpha$ 参与血管炎的发病,给予抗 $TNF-\alpha$ 治疗(etanercept,商品名 Enbrel)能明显地改善病情。

2.细菌感染

细菌感染主要为金黄色葡萄球菌感染,研究发现 60％～70％的 WG 患者鼻腔慢性携带金黄色葡萄球菌;金黄色葡萄球菌阳性的 WG 患者的复发率是阴性患者的 8 倍,抗金黄色葡萄球菌治疗可明显减少 WG 的复发,这些都提示金黄色葡萄球菌在 WG 的发病机制中起作用。金黄色葡萄球菌可能的致病机制包括分子模拟、金黄色葡萄球菌或其降解产物参与免疫复合物(immune complex,IC)的形成,IC 介导血管损伤、细菌 DNA 中的 CpG 序列的免疫刺激作用以及超抗原(SAg)作用。

3.化学物质

Nuyts 等报道 WG 的发生与吸入含硅物质有关(RR＝5),Gregorini 等报道 p-ANCA 相关的急进性肾小球肾炎的发生与接触硅物质有关(RR＝14)。Hogan 等发现 ANCA 相关的血管炎患者接触含硅物质的比例明显高于正常对照者(占 46％,比对照组增加约 4 倍)。大部分患者的硅物质接触史发生在疾病出现之前,83％的患者有超过 2 年的接触史。长期接触硅的人群包括:硅采矿和采石工作(金属和非金属性矿物)、建筑业(隧道、公路和楼房)、其他相关的制造业,如研磨剂、黏合剂、混凝土、制陶业、化妆品、肥皂和洗涤剂、牙科模具、电子电器、玻璃、绝缘材料、珠宝、橡皮以及纺织品(棉、绒毛)。WG 的不同表现类型(例如是否出现肺部病变)与是否接触硅物质无明显相关性,ANCA 的类型(c-ANCA 与 p-ANCA)与是否吸入含硅物质无相关性。吸入的剂量,以及不同硅物质的种类差异与疾病发生的关系尚不清楚。硅接触导致 WG 发生的可能机制为硅颗粒是 T、B 淋巴细胞的激活剂,引发自身免疫反应和自身抗体的产生如 ANA、ANCA 以及 RF。硅颗粒可激活单核细胞和巨噬细胞,释放 IL-1、IL-12、TNF-α、氧自由基以及溶酶体酶,如 PR3、MPO 等,从而引起血管内皮细胞的损伤。

三、发病机制

WG 发病机制包括 ANCA 的作用、T 细胞的作用、内皮细胞(endothelial cell,EC)及抗内皮细胞抗体(AECA)的作用,提示体液免疫和细胞免疫都参与 WG 的发病。

(一)抗中性粒细胞胞质抗体(ANCA)

目前认为抗中性粒细胞胞质抗体(ANCA),尤其是抗蛋白酶 3(Proteinase-3,PR3)抗体可能参与了韦格纳肉芽肿的发生,提示 WG 的发生与体液免疫有关。ANCA 按其荧光类型可分为 c-ANCA 和 p-ANCA。p-ANCA 为核周型,其主要靶抗原为髓过氧化物酶(myeloperoxidase,MPO)。c-ANCA 为胞质型,靶抗原为 PR3,对活动性韦格纳肉芽肿的诊断有较高敏感性及特异性,其滴度与疾病的活动性相关。c-ANCA(PR3-ANCA)对 WG 具有很高的特异性。

有关 ANCA 的致病机制目前较为普遍认可的是"ANCA-FcγR 理论",即在前炎性细胞因子如肿瘤坏死因子(TNF-α)、IL-8 和 IL-1 的作用下,血管内皮细胞表达大量的黏附分子 ICAM-1 和 ELAM-1,多形核白细胞(PMN)表达相应的配体,如淋巴细胞功能相关抗原-1(lymphocyte function associated antigen-1,LFA-1)等,使 PMN 黏附于血管内皮。同时 PMN 内的 PR-3 从胞质内的嗜苯胺蓝颗粒转移到细胞表面并与 ANCA 结合,ANCA 的 Fc 段与 PMN 表面的 FcγRⅡa 结合而发生交联,通过受体介导的信号传导系统进一步激活 PMN,引起血管内皮的损伤。

中性粒细胞与 TNF-α 接触后,蛋白酶 3 与髓过氧化物表现于细胞表面,与 ANCA 作用后中性粒细胞脱粒破裂。中性粒细胞吸附于内皮细胞时,导致内皮细胞受损诱发血管炎。另一方面,TNF-α 等细胞因子能激活内皮细胞(EC),活化的 EC 也可表达 PR-3,ANCA 可以通过 PR-3 直接结合到 EC 上,经抗体依赖的细胞毒作用(antibody dependent cellular cytotoxicity,ADCC)途径溶解内皮细胞。但目前这一理论尚不能完全解释为何 WG 的损伤有器官的特异性,如呼吸道和肾脏最易受累;另外,并非所有 WG 患者 ANCA 均阳性。

(二)抗内皮细胞抗体(AECA)

抗内皮细胞抗体(anti-endothelial cell antibody,AECA)在 WG 的发病机制中也起一定的作用,AECA滴度的消长与疾病的活动性相关,并可借此将疾病本身的活动(AECA 滴度升高)与并发的感染、肾功能不全或药物的不良反应(AECA 滴度不升高)等情况相区别。AECA 的病理机制可能主要是通过免疫介导机制导致血管炎症,而不是直接针对内皮细胞的毒性作用;AECA还可以上调黏附分子 E-选择素、细胞间细胞黏附分子-1(ICAM-1)、血管细胞黏附分子-1(VCAM-1)的表达,诱导细胞因子和趋化因子的表达,使白细胞聚集和黏附于血管内皮,引发局部的血管炎症。

(三)T 细胞和细胞因子

除体液免疫外,T 细胞也参与 WG 的发病,分析发现 WG 患者的 T 细胞处于活化状态,呈多克隆特性,表达 CD28 的 T 细胞数量增加。

1.T 细胞表型及生物学功能的特异性 CD4$^+$

与正常对照组比较,WG 外周 T 细胞的增生明显,主要为带有独特 TCRVα 和 β 基因的淋巴 T 细胞扩增,这可能与细菌、病毒等微生物蛋白作为超抗原的刺激有关。在病变部位有 CD4$^+$ T 细胞的浸润,与正常的 CD4 细胞不同,表达 CD25、CD28、CIN5RO 和 *HLA-DR* 分子明显增加,提示这是一类被活化的记忆 T 细胞。但它们的共同刺激分子 CD28 表达明显减少而 CD86 分子的表达增加。体外研究发现 WG 的 CD4$^+$/CD28$^-$ 细胞,还具有抗原递呈细胞(APC)样作用,有递呈抗原的功能,同时他们对 PR3 等自身抗原的刺激呈明显的增生反应。

2.Th1/Th2 型细胞因子的转换

从 WG 组织及呼吸道肺泡灌洗液中克隆的 T 细胞主要表达和分泌 Th1 型细胞因子(IFN-γ,IL-2)。但比较分析发现,对于局限性 WG,无论从病变部位克隆的 T 细胞还是从外周血克隆的 T 细胞 IFN-γ 的表达,均明显多于有多系统受累的广泛型 WG,而广泛型 WG 表达 IL-4 相对更多。据此,有人提出 WG 的病理过程可能是一个 Th1/Th2 的二相转换过程:开始为 Th1 型反应为主的肉芽肿的形成阶段,随后 Th1 型细胞因子诱导和刺激中性粒细胞和单核细胞的活化及表达抗中性粒细胞胞质抗体(ANCA)抗原,使得 ANCA 发挥作用,T 细胞的极化过程转变为以 Th2 型为主的体液免疫反应,造成广泛的血管炎症病变。

3.Th3 和 Tr1(Type-1 Tregulatory)细胞的免疫调节异常

最近的研究表明除 Th1 和 Th2 以外,Th3 和 Tr1 细胞在免疫调节及自身免疫病理过程中也起十分重要的作用。Th3 为 CD4$^+$ 的 Th 细胞,主要表达和分泌 TGF-β,可下调抗原递呈细胞(APC)和 Th1 细胞的活性,发挥免疫保护和修复功能。Tr1 也是 CD4$^+$ T 细胞调节细胞,能分泌高浓度的 IL-10,以及 TGF-p 和 IFN-γ,极低浓度或无 IL-2 和 IL-4,因此 Tr1 具有很强的免疫抑制和抗炎作用,主要通过分泌 IL-10 抑制 T 细胞的增生。目前有关 Th3 和 TGF-β 在 WG 中的作用尚不清楚。但已有研究表明 Tr1 细胞的减少可能是 WG 发生的重要因素。

4.细胞因子

此外,一些细胞因子在韦格纳肉芽肿中也有异常。血清中 IL-2、sIL-2R、IL-6、TNF-α、IFN-α、sICAM-1、sE-selectin 等细胞因子水平升高,肾组织可表达 TNFL-α、IL-1、IL-2R。

四、病理

典型的韦格纳肉芽肿病理改变包括坏死、肉芽肿形成以及血管炎。镜下可见小动脉、小静脉血管炎、动脉壁或动脉周围或血管(动脉或微动脉)外区有中性粒细胞浸润,在炎性血管的周围伴有细胞浸润形成的肉芽肿,最常侵犯的部位是鼻旁窦、鼻咽腔、气管黏膜、肺间质和肾小球。WG肺部病变的特点是坏死性肉芽肿性肺部炎症,偶尔可以是肺泡毛细血管炎。前者导致高密度的结节影,后者则引起弥漫性肺出血。肾脏病变的特点是局灶性坏死和不伴免疫球蛋白以及补体沉积的新月体形成,亦称为微量免疫复合物的肾小球肾炎,有时与显微镜下多血管炎的肾脏病变不易鉴别。有助于诊断的肾血管炎并不常见。

五、临床表现

(一)一般症状

韦格纳肉芽肿可以起病缓慢,持续一段时间,也可表现为快速进展性发病。起初的症状包括发热、疲劳、抑郁、食欲缺乏、体重下降、关节痛、盗汗、尿色改变和虚弱。发热常见,有时是由鼻旁窦的细菌感染引起。大约90%韦格纳肉芽肿的患者以感冒、鼻窦炎或过敏样症状开始,且对通常的治疗措施无效。此外开始表现还可为关节症状、皮疹或眼、耳、喉部感染。此外也有部分患者起病时可以没有症状。

(二)上呼吸道症状

大部分患者首先出现上呼吸道的症状。该病的通常表现是持续地流鼻涕或其他感冒样的症状但对基本的治疗无效,而且不断加重。流鼻涕可来源于鼻旁窦的分泌,并导致上呼吸道的阻塞和疼痛。主诉包括流鼻涕、鼻窦炎、鼻黏膜溃疡和结痂,因耳朵感染影响听力,咳嗽、鼻出血、咯血(咳痰时出血或涎液中带血丝)和胸膜炎(肺表面上皮组织的感染)。韦格纳肉芽肿患者的鼻窦炎可以是缓和的,部分患者可诉面神经痛,严重者鼻中隔穿孔,鼻骨破坏,出现鞍鼻。咽鼓管的阻塞能引发中耳炎,导致听力丧失。而后者常是患者的第一主诉。部分患者可因声门下狭窄出现声音嘶哑以及呼吸喘鸣。

(三)下呼吸道症状

肺部受累是WG基本特征之一,约50%的患者在起病时即有肺部表现,总计80%以上的患者将在整个病程中出现肺部病变。咳嗽、咯血以及胸膜炎是最常见的症状,其他还有胸闷、气短以及肺内阴影。大量肺泡性出血较少见,但一旦出现,则可发生呼吸困难和呼吸衰竭。有约7%的患者可出现慢性支气管狭窄,常为病情缓解后的慢性病变。有约1/3的患者肺部影像学检查有病变,而缺乏临床症状。查体时可有叩诊时浊音,听诊呼吸音减低以及湿啰音等体征;其他还有肺实变以及胸膜炎的体征。因为支气管内膜受累以及瘢痕形成,55%以上的患者在肺功能检测时可出现阻塞性通气功能障碍,另有30%~40%的患者可出现限制性通气功能障碍以及弥散功能障碍。出现肺部表现的患者应及时除外肺部感染性疾病,以免采用免疫抑制治疗后出现肺部感染扩散以致患者死亡。除常规的病原学检测外,必要时可行支气管镜活检。WG患者中有40%的严重感染源自肺部感染,并成为WG的主要的死亡原因。

(四)肾脏损害

WG患者根据是否出现肾脏病变进行分类,无肾脏受累者称为局限型。警惕部分患者在起病时可无肾脏病变,但可逐渐发展至肾小球肾炎。20%的患者在起病时具有肾脏的病变,在整个病程中则有约 80% 的患者肾脏受累。肾脏病变一旦出现,常进展迅速,患者可出现蛋白尿,红、白细胞及管型尿,病情严重时伴有高血压和肾病综合征,最终可导致终末期肾衰竭。肾衰竭是韦格纳肉芽肿的主要死亡原因之一,未经治疗的肾脏病变患者的平均生存时间为 5 个月。即使经过适当的治疗,仍有近一半的患者病情反复并发展至慢性肾功能不全,此时需透析治疗或肾移植。

(五)眼受累

眼受累的比例最高可至 50% 以上,其中约 15% 的患者为首发症状之一。WG 可累及眼的任何区域,可表现为眼球突出、视神经及眼肌损伤、结膜炎、角膜溃疡、巩膜表层炎、虹膜炎、视网膜血管炎、视力障碍等。眼部病变多缺乏特异性,但因眶内肿物引起的眼球突出有助于诊断。眼球突出常提示视力受损预后不佳,其中约半数患者可因视神经缺血而致失明,但在治疗时应注意除外激素治疗引起的眼病。

(六)皮肤黏膜

多数患者有皮肤黏膜损伤,表现为下肢高出皮面的紫癜、多形红斑、斑疹、瘀点(斑)、丘疹、皮下结节、坏死性溃疡形成以及浅表皮肤糜烂等。其中皮肤紫癜最为常见,病理类型为白细胞破碎性血管炎,常与肾脏受累同时出现。

(七)神经系统

很少有 WG 患者以神经系统病变为首发症状,但仍有约 1/3 的患者在病程中出现神经系统病变。患者以外周神经病变最常见,多发性单神经炎是主要的病变类型,临床表现为对称性的末梢神经病变。肌电图以及神经传导检查有助于诊断。此外,部分患者还可出现第 Ⅱ、Ⅵ、Ⅶ 对脑神经受累。约 10% 的患者因脑血管炎出现中枢神经系统受累,诊断时较为困难。极少数甚至可导致垂体受累,出现垂体功能减退。

(八)关节病变

关节病变在 WG 中较为常见,发病时约 30% 的患者有关节病变,总计可有约 70% 的患者关节受累。多数患者表现为关节疼痛以及肌痛,另有 30% 的患者可出现关节炎,可为单关节或多关节的肿胀和疼痛;可为对称性、非对称性以及游走性。表现有关节炎的 WG 患者中约有半数类风湿因子检测阳性,其中表现为对称性多发性小关节炎者须与类风湿性关节炎相鉴别,前者无关节破坏以及关节畸形。

(九)其他

韦格纳肉芽肿也可累及心脏而出现心包炎、心肌炎;胃肠道受累时可出现腹痛、腹泻以及出血。文献报道尸检时可发现脾脏受损,包括坏死、血管炎以及肉芽肿形成。泌尿生殖系统(此处不包括肾脏)受累较少见,如膀胱炎、睾丸炎、附睾炎等,诊断泌尿性病变时须除外来自肾脏病变的干扰。

(十)并发症

韦格纳肉芽肿常见的并发症包括大量咯血、急性呼吸衰竭、急性和(或)慢性肾衰竭者、耳聋、失明以及神经系统病变。

六、实验室检查及辅助检查

(一)常规检查

常规实验室检查对韦格纳肉芽肿的诊断并不特异,只是提示患者有炎性疾病。ESR 和 CRP

水平增高,中性粒细胞计数以及血小板计数增多、正细胞正色素贫血、RF 阳性、血清免疫球蛋白增高,但以上检查均无特异性。尿液分析常用于监测是否有肾脏受累,评价患者的肾功能。韦格纳肉芽肿尿沉渣可出现镜下血尿(红细胞超过 5/HP)或出现红细胞管型,后者对肾小球肾炎有诊断意义。

(二)抗体检查

1.抗中性粒细胞胞质抗体(ANCA)

90%以上病情活动的韦格纳肉芽肿患者血清中出现胞质型抗中性粒细胞胞质抗体(c-ANCA),其针对的抗原是蛋白酶 3(PR3),病情静止时约 40%的患者阳性,因此 c-ANCA 对韦格纳肉芽肿有诊断意义。现在认为 c-ANCA(PR3-ANCA)是对韦格纳肉芽肿较有特异性的抗体,且与 WG 的活动性有关。

2.抗内皮细胞抗体(AECA)

AECA 在 WG 的阳性率为 55%～80%,AECA 滴度的消长与疾病的活动性相关,并可借此将疾病本身的活动与并发的感染、肾功能不全或药物的不良反应等情况相区别。WG 在疾病活动或是并发感染等情况时,临床症状皆可加重,有疾病活动造成者 AECA 滴度升高,而其他因素导致病情加重者则 AECA 滴度并不升高。

(三)影像学检查

1.X 线检查

胸部 X 线对韦格纳肉芽肿的诊断非常重要,但应注意约 20%的 WG 患者胸片可以无病变。胸片显示双肺多发性病变,以双下肺多见,病灶以结节影最为常见,可见于 40%～70%的病例。结节影可以是孤立的、也可以是多发的,其中约 50%可以伴有空洞形成,薄壁空洞和厚壁空洞都可见到,其大小为1.5～10.0 cm,常呈戏剧性改变、迁移性,也可自行消失,这是本病的特点,与肿瘤或其他感染性疾病不同。出现弥漫的毛玻璃样透亮度下降,提示肺泡出血可能。其他类型的病变包括粟粒样、局灶性浸润,肺不张,肺间质病变,还可见气管狭窄。纵隔病变以及胸膜病变少见,如出现应注意除外其他疾病。上呼吸道X 线可显示鼻旁窦黏膜增厚,甚至鼻或鼻旁窦骨质破坏。

2.CT 检查

CT 检查是 X 线检查的有益补充,可以进一步明确 X 线所见病变的性质以及 X 线未能发现的病变。CT 所见病变同 X 线,主要为伴或不伴空洞的结节影和气道的实变影,后者常见于双侧的或弥漫性肺出血。CT 还可见肺间质病变,包括小间隔增粗、支气管壁增厚。此外,CT 对于发现气管狭窄明显优于X 线检查。

3.其他

磁共振(MRI)、核素检查以及血管造影对 WG 的诊断无特殊意义。

(四)病理活检

上呼吸道、支气管内膜及肾脏活检是诊断韦格纳肉芽肿的重要依据,病理显示肺及皮肤小血管的类纤维蛋白变性;血管壁有中性粒细胞浸润,局灶性坏死性血管炎;上、下呼吸道有坏死性肉芽肿形成;肾病理表现为局灶性、节段性、新月体性坏死性肾小球肾炎;免疫荧光检测无或很少免疫球蛋白以及补体沉积。诊断有一定困难时,可行胸腔镜或开胸活检以提供诊断依据。在临床表现典型、c-ANCA 阳性时,可做出临床诊断而不必等待活检结果,以免延误治疗。

七、诊断

韦格纳肉芽肿的诊断平均需要 5～15 个月。其中 40％的诊断是在不到 3 个月的时间里得出的,10％可长达 5～15 年才被诊断。为了达到最有效的治疗,韦格纳肉芽肿早期诊断至关重要。无症状患者可通过血清学检查 ANCA 以及鼻旁窦和肺脏的 CT 扫描得到诊断。

1990 年美国风湿病学会(ACR)对韦格纳肉芽肿的诊断分类标准:①鼻或口腔炎症。痛性或无痛性口腔溃疡,脓性或血性鼻腔分泌物。②胸部 X 线片异常。胸部 X 线片示结节、固定浸润病灶或空洞。③尿沉渣中有红细胞管型。④病理为肉芽肿性炎。在动脉壁内或在血管周围,或在血管(动脉或小动脉)外有肉芽肿炎性改变。符合 2 条或 2 条以上时即可诊断 WG,诊断的敏感性和特异性分别为 88.2％和 92.0％。

WG 在临床上常被误诊,为了能早期诊断,对有以下情况者应反复进行活组织检查:①不明原因的发热伴有呼吸道症状。②慢性鼻炎及鼻窦炎,经检查有黏膜糜烂或肉芽组织增生。③眼、口腔黏膜有溃疡、坏死或肉芽肿。④肺内有可变性结节状阴影或空洞。⑤皮肤有紫癜、结节、坏死和溃疡等。

八、鉴别诊断

韦格纳肉芽肿有时诊断不易,须除外其他疾病,尤其是显微镜下多血管炎(MPA)、Churg-Strauss 综合征(CSS),这三种主要影响小血管的血管炎具有一定的相似性,而且都与 ANCA 相关,被称为 ANCA 相关血管炎。

(一)显微镜下多血管炎

以前将显微镜下多血管炎作为韦格纳肉芽肿的一个亚型,目前认为显微镜下多血管炎为一独立的系统性血管炎。MPA 常见坏死性肾小球肾炎以及肺的毛细血管炎,很少累及上呼吸道。检验多为 p-ANCA 阳性,一般无肉芽肿形成。

(二)Churg-Strauss 综合征

CSS 常有过敏史和有重度哮喘;肺和肺外脏器有中小动脉、静脉炎及坏死性肉芽肿;周围血嗜酸性粒细胞增高。WG 与 CSS 均可累及上呼吸道,但前者常有上呼吸道溃疡,胸部 X 线片示肺内有破坏性病变如结节、空洞形成,而在 CSS 则不多见。WG 的肾脏病变较重,对环磷酰胺的治疗反应好于糖皮质激素。病灶中很少有嗜酸性粒细胞浸润,周围血嗜酸性粒细胞增高不明显,也无哮喘发作。

(三)淋巴瘤样肉芽肿病

淋巴瘤样肉芽肿病是多形细胞浸润性血管炎和血管中心性坏死性肉芽肿病,浸润细胞为小淋巴细胞、浆细胞、组织细胞及非典型淋巴细胞,病变主要累及肺、皮肤、神经系统及肾间质,但不侵犯上呼吸道。

(四)肺出血-肾炎综合征

肺出血-肾炎综合征是以肺出血和急进性肾小球肾炎为特征的综合征,肾及肺活检可发现抗肾小球基膜抗体,由此引致的弥漫性肺泡出血及肾小球肾炎综合征,以发热、咳嗽、咯血及肾炎为突出表现,但一般无其他血管炎征象。本病多缺乏上呼吸道病变,肾病理可见基膜有免疫复合物沉积。

(五)复发性多软骨炎

以上呼吸道为主要表现的 WG 鉴别诊断须考虑复发性多软骨炎(relapsing polychondritis, RP),后者病变部位在软骨,可累及鼻软骨、气管软骨引起鞍鼻、气管狭窄等表现。鞍鼻在临床上主要见于 WG、复发性多软骨炎、梅毒、麻风等。因耳郭为全身最大的软骨,一般讲不伴有耳郭塌陷,RP 可除外。RP 无鼻旁窦受累,实验室检查 ANCA 阴性及活检对诊断很有必要。

九、西医治疗

韦格纳肉芽肿的治疗原则为早期诊断、早期治疗。其治疗又可分为 3 期,即诱导缓解、维持缓解以及控制复发。循证医学(EBM)显示糖皮质激素加环磷酰胺联合治疗有显著疗效,特别是肾脏受累以及具有严重呼吸系统疾病的患者,应作为首选治疗方案。目前认为未经治疗的韦格纳肉芽肿患者的预后很差,90% 以上的患者在 2 年内死亡,死因通常是呼吸衰竭和(或)肾衰竭。然而,大多数的患者通过使用细胞毒药物可获得长期缓解,尤其是环磷酰胺联合糖皮质激素。85%～90% 的患者对环磷酰胺治疗有反应,75% 的患者获得完全缓解。获得缓解的中位时间是 12 个月,偶尔有患者需 2 年以上治疗才能解除所有症状。但在治疗有效的患者中 30%～50% 至少复发 1 次,需要再次治疗。目前认为单独使用泼尼松的作用是很小的。与环磷酰胺联合泼尼松治疗相比,单独使用泼尼松的缓解率更低,复发率和病死率更高。在使用免疫抑制药和激素治疗时,应注意预防卡氏肺囊虫感染所致的肺炎,国外报道约 6% 的 WG 患者在免疫抑制治疗的过程出现卡氏肺囊虫肺炎,并可成为 WG 的死亡原因。这也是建议使用复方磺胺甲噁唑(复方新诺明)治疗 WG 的原因之一。

(一)糖皮质激素

活动期用泼尼松 1.0～1.5 mg/(kg·d)。对严重病例如中枢神经系统血管炎、呼吸道病变伴低氧血症如肺泡出血、进行性肾衰竭,可采用冲击疗法,甲泼尼龙 1.0 g/d 连续用 3 天,一般糖皮质激素用4～6 周,病情缓解后减量并以小剂量维持。

(二)免疫抑制药

1.环磷酰胺

通常给予每天口服环磷酰胺 1.5～2 mg/kg,也可用环磷酰胺 200 mg,隔天 1 次。对病情平稳的患者可用 1 mg/kg 维持。对严重病例给予环磷酰胺 1.0 g 冲击治疗,每 3～4 周 1 次,同时给予每天口服环磷酰胺 100 mg,注意观察不良反应,如继发感染、骨髓抑制,外周血白细胞降低等。环磷酰胺是治疗本病的基本药物、可使用 1 年或数年,撤药后患者能长期缓解。循证医学显示,环磷酰胺能显著地改善 WG 患者的生存期,但不能完全控制肾脏等器官损害的进展。

2.硫唑嘌呤

硫唑嘌呤(商品名依木兰)是一种嘌呤的类似物,有抗炎和免疫抑制双重作用,有时可替代环磷酰胺。一般用量为 1～4 mg/(kg·d),总量不超过 200 mg/d。如环磷酰胺不能控制,可合并使用硫唑嘌呤或改用硫唑嘌呤。该药的不良反应较环磷酰胺轻,主要为骨髓抑制和肝脏损害等。

3.甲氨蝶呤(MTX)

MTX 一般用量为 10～15 mg,1 周 1 次,口服、肌内注射或静脉注射疗效相同,如环磷酰胺不能控制可合并使用。

4.环孢素(CsA)

作用机制为抑制 IL-2 合成,抑制 T 淋巴细胞。优点为无骨髓抑制作用,但免疫抑制作用也较弱。常用剂量为 3～5 mg/(kg·d)。主要不良反应为恶心、厌食、皮疹、多毛、血压升高或血肌酐升高等。

5.霉酚酸酯(骁悉)

这是一新型的、选择性、非竞争性的次黄嘌呤单核苷酸脱氢酶抑制药,可导致细胞内 GMP 和 GTP 的缺乏,抑制 DNA 的合成。能高度选择性地阻断 T 和 B 淋巴细胞鸟嘌呤核苷酸的经典合成,从而抑制 T 和 B 淋巴细胞的增殖。初始用量 1.5 g/d,分 3 次口服,维持 3 个月,维持剂量 1.0 g/d,分 2～3 次口服,维持6～9个月。优点是肝、肾毒性和骨髓抑制等不良反应较其他免疫抑制药小。

6.静脉用丙种球蛋白(IVIg)

丙种球蛋白通过 Fc 介导的免疫调节作用,通过 Fab 干扰抗原反应或参与抗独特型抗体交叉作用而抑制抗体形成,抑制 T 淋巴细胞增殖及减少自然杀伤细胞的活性。大剂量丙种球蛋白还具有广谱抗病毒、细菌及其他病原体作用。一般与激素及其他免疫抑制药合用,剂量为 300～400 mg/(kg·d),连用5～7 天。大剂量丙种球蛋白在体内半衰期为 21～25 天。

(三)其他治疗

1.复方磺胺甲噁唑片

对于病变局限于上呼吸道以及已用泼尼松和环磷酰胺控制病情者,可选用复方磺胺甲噁唑片进行抗感染治疗(每天 2～6 片),认为有良好疗效,能预防复发,延长生存时间。

2.生物制剂

新近临床研究发现 TNF-α 受体阻滞药(Infliximab,商品名 Remicade;Etanercept,商品名 Enbrel)与泼尼松和环磷酰胺联合治疗能增加疗效,减少后者的不良反应;对泼尼松和环磷酰胺治疗无效的患者也可试用 TNF-α 受体阻滞药,能收到理想的疗效,但最终疗效还需要更多的临床资料。

3.血浆置换

对活动期或危重病例,如透析患者、严重的肺出血患者以及患有抗肾小球基膜抗体疾病的患者可用血浆置换治疗作为临时治疗。一般与激素及其他免疫抑制药合用。

4.血液透析

急性期患者如出现肾衰竭则需要透析,55%～90%的患者经透析治疗可获缓解,肾脏恢复足够的功能,40%～70%的患者能脱离透析 3 年或更长时间。

5.手术治疗

对于出现声门下狭窄、支气管狭窄等患者可以考虑介入治疗或外科治疗。

十、预后

韦格纳肉芽肿通过用药尤其是糖皮质激素加环磷酰胺联合治疗和严密的随诊,能诱导和维持长期的缓解。早期诊断能预期获得有效的治疗。最近几年,在疾病早期即可获得韦格纳肉芽肿的诊断,使患者的治疗效果更好并得到理解。过去,未经治疗的韦格纳肉芽肿平均生存期是 5 个月,82%的患者 1 年内死亡,约 90%的患者 2 年内死亡。目前经激素和免疫抑制药治疗后,WG 的预后明显改善,大部分患者在正确治疗下能维持长期缓解。1992 年,Hoffman 统计的 8 年死亡率为 13%,1996 年,Matteson 公布的 5 年和 10 年死亡率分别为 28%和 36%。影响预后的主要因素是难以控制的感染和不可逆的肾损害,年龄超过 57 岁及血肌酐升高是预后不良因素。此外,ANCA 的类型对治疗的反应和预后似乎无关,但有抗 PR3 抗体的患者若不治疗有可能病情更活动,进展更迅速。故早期诊断、早期治疗,力争在肾功能损害之前给予积极治疗,可明显改善预后。韦格纳肉芽肿是否缓解取决于其炎症是否活动,而不是一些功能检查的异常,患者的临床表现异常可能并非是疾病活动。

(范正华)

第十九章

自身免疫性肝病

第一节 自身免疫性肝炎

自身免疫性肝炎(autoimmune hepatitis,AIH)是一种以肝脏慢性坏死性炎症为特点的疾病。此病多见于中、青年女性,伴有高丙种球蛋白血症,血清中含有多种自身抗体,肝炎病毒系列标记物则均为阴性,其肝脏的基本病理为肝小叶周围有碎屑坏死,亦可出现桥样坏死,并有明显的淋巴细胞、单核细胞和浆细胞浸润。但无肝内胆小管损伤征象。随着病情的进展,肝内纤维组织增生而发展为肝硬化。如不给予积极的治疗,预后不良。由于部分 AIH 患者可见有狼疮细胞(LE 细胞),Mackay 曾称此病为狼疮样肝炎,实际上,不论狼疮细胞阳性或阴性的 AIH,其免疫学特点,肝脏病理组织学改变、临床表现、病情的转归等均属相同,另外,为避免与系统性红斑狼疮相混淆,现在对狼疮样肝炎一名已摒弃不用。

一、流行病学

关于自身免疫性肝炎的流行病学资料较少。据国外文献报道,在西欧和北美国家的人群中,AIH 的患病率为 0.1/10 万～1.2/10 万人。在日本为 0.015/10 万～0.08/10 万人。

二、病因和发病机制

自身免疫性肝炎的病因还不清楚,有以下几种学说。

(一)自身免疫功能异常

这是目前比较普遍认同的学说。AIH 患者血清中可以检测出多种自身抗体,血清中多克罗恩 γ-球蛋白水平显著增高。这些自身免疫现象提示此病的发生与自身免疫功能障碍有密切关系。在正常情况下,机体对自身组织成分具有免疫耐受性,机体内的抑制性 T 细胞具有抑制 B 细胞对自身组织蛋白产生相应抗体的功能。有人将 AIH 患者的 T 淋巴细胞分离出来后,在体外与泼尼松龙孵育,发现它对 B 淋巴细胞的抑制作用明显增强,这种试验研究的结果也提示 T 淋巴细胞调控功能的异常在 AIH 的发病机制中起着一定的作用。当机体免疫耐受性出现障碍,体内的抑制性 T 细胞对细胞失去调控作用,则 B 细胞就对肝细胞核的多种成分、细胞支架、无唾液酸糖蛋白受体、细胞色素 P-450 酶、可溶性肝抗原等自身组织成分产生抗体。这些自身抗体直接对多种肝脏的靶组织发生免疫反应,从而导致肝脏的损伤。但是,患者的免疫耐受性为何会出现障碍、抑制性 T 细胞怎样失去调控,其中的机制仍不清楚。

(二)遗传因素

AIH 有明显的种族倾向。在北美和西欧人群中,AIH 的发病率较高,在中国、日本等亚洲地区的人群中相对较低。在欧洲国家中,比利时的发病率低于英国和北欧。本病患者的家族成员中,AIH 相关的自身抗体的检出率高于对照组。AIH 更有显著的遗传背景。已知 AIH 的易感性与组织相容性抗原(MHC)有比较密切的关系。$HLA-B8$、$HLA-DR3$ 和 $DR52a$ 以及 $HLA-DR4$ 是 AIH 的危险因子。在英国和美国的白种人 AIH 患者中,$HLA-DR3$ 或 $HLA-DR4$ 者占 84%。在日本患者中,$HLA-DR4$ 的相关危险性最高。Czaja 等检测 101 例确诊为 AIH 的患者,其中 $HLA-DR4$ 者 44 例,占 43.5%;$HLA-DR3$ 者 41 例,占 40.6%;另有 10 例同时有 $DR4$ 和 $DR3$ 阳性,约占 10%。上述 T 淋巴细胞对 B 细胞调控功能异常与 $HLA-A1$、$B8$、$DR3$ 单体型亦有明显的连锁。采用能将 DNA 分型的生物技术的研究结果表明,AIH 与 $HLA-DR$ 区域的特殊位点有关。例如,北欧白种人的 AIH-1 型患者中,$HLA-DRB1 * 0301$ 是主要的危险因子,其次是 $HLA-DRB1 * 0401$。在日本 AIH 患者中,以 $DRB1 * 0405$、$DQA1 * 0301$、$DQB1 * 0401$ 的相关性最为显著。在阿根廷和墨西哥的 AIH 患者则分别与 $HLA-DRB1 * 0405$ 和 0404 相关。据 Strettell 等报道,有 $HLA-DRB1 * 0301$、$DRB1 * 0401$、$DRB3 * 0101$、$CW * 0701$ 等位基因者更具有对 AIH 的易感性。

HLA 抗原与 AIH 的临床亚型之间有一定关系。AIH-1 型患者多为 $HLA-DR3$ 和 $HLA-DR4$ 阳性,分别占 50% 和 40% 左右。AIH-2 型患者中,以 $HLAB14$ 和 $HLA-DR3$ 较多见,其中 $HLA-B14$ 阳性率为 25% 左右,而对照组中只有 4% 左右。另外,上面已经提及,AIH 患者伴有抑制性 T 淋巴细胞功能的缺陷。经研究发现,这种抑制性 T 淋巴细胞功能的缺陷与 MHC 基因位点也有连锁关系,即与 $HLA-A1$、$B8$、$DR3$ 单体型有明显的相关性。

AIH 患者的 HLA 对其预后也有明显的影响。$HLA-B8$ 的患者,其 AIH 病情常常较重,而且容易复发;$HLA-DR3$ 的患者,治疗效果往往较差;$HLA-DR4$ 的患者,发病年龄较大,病情较轻,对免疫抑制药的疗效较好,并且常常合并有其他自身免疫性疾病。

已知不少疾病的发病机制中均涉及患者的遗传素质。如上所述,AIH 的发生也同样牵连到遗传的因素,患者的遗传因素使其对自身抗原容易产生免疫反应,最终导致肝脏损害。AIH 患者的家族虽然自身抗体的检出率高于对照组,然而,此病患者的家族成员的 AIH 外显率并无明显增高,这表明 AIH 的发病过程中还存在其他促发因素,后者激活遗传因素的外显和表达。

(三)病毒感染

曾有人认为病毒感染可能是促发 AIH 的病因,其依据是:①AIH 的肝组织损伤的病理改变与病毒性慢性活动性肝炎非常相似,往往不易区别。病毒性肝炎患者可以伴发自身免疫性肝炎,尤其是丙型肝炎病毒感染后,患者血清中也常常出现多种自身抗体。②自身免疫性肝炎患者的淋巴细胞内常见有麻疹病毒基因。③有人报道有些嗜肝病毒(如 EB 病毒、巨细胞病毒)感染可以诱发 AIH。不过,病毒感染与 AIH 发病之间的确切关系尚不清楚。并非每例 AIH 患者均存在病毒感染的证据。用多聚酶联反应技术分析,只能发现少数 AIH 患者有 C 型肝炎病毒感染的征象。因此,病毒感染是 AIH 病因的学说还有较多的争议。

(四)药物因素

有些药物作为一种半抗原,进入人体后,与体内组织中的某种蛋白质结合而形成复合物,后者即可成为抗原,与自身组织产生相应的自身抗体而发生自身免疫反应,诱发组织的损伤。已知多种药物,如氟烷、替尼酸、米诺环素、肼屈嗪(肼苯达嗪)、苯巴比妥、苯妥英(苯妥英钠)、卡马西平等可以诱发自身免疫性肝脏损害,其肝组织病理改变类似于慢性活动性肝炎。但是,这些药物诱发的肝损伤患者血清中常常不存在特异性自身抗体,而且许多 AIH 患者并无明确的药物接触史。所以,将药物视为 AIH 的病因,也仅是一种假设。

三、自身免疫性肝炎的亚型分类

根据血清中的自身抗体的不同,现在将 AIH 分为 3 种亚型。不过,这种分型方法的临床意义还有争议。

(一)AIH-1 型

AIH-1 型的特点是血清中的自身抗体主要为抗核抗体(ANA)和(或)抗平滑肌抗体(SMA),同时可能伴有抗中性粒细胞胞质抗体(pANCA)。此型在 AIH 中最为多见,约占全部 AIH 的 80%。此型患者中,女性占 70%,发病年龄高峰为 16～30 岁,但是 30 岁以上的患者仍占 50%。大约 48% 的此型患者常伴有其他与自身免疫有一定关系的疾病,如自身免疫性甲状腺炎、滑膜炎、溃疡性结肠炎等。AIH-1 型起病常较缓慢,急性发病者很少见。大约有 25% 的此型患者在确诊时已发展到肝硬化的阶段。

(二)AIH-2 型

AIH-2 型的特点是血清中的自身抗体主要为:抗肝肾微粒体抗体(LKM-1,KLM-3)和抗肝细胞溶质蛋白抗体(LC1)。此型比较少见。在西欧的 AIH 患者中,此型约占 20%,在美国 AIH 患者中,AIH-2 型很少见,大约只占 4%。亦以女性患者为主。此型患者常伴有糖尿病、白斑病、自身免疫性甲状腺炎、特发性血小板减少性紫癜、溃疡性结肠炎等肝外病变。起病年龄较小,多见于 10 岁左右的儿童。病情发展较快,急性重型肝炎比较多见,容易发展为肝硬化。

(三)AIH-3 型

此型的特点是血清中的自身抗体主要为:抗可溶性肝细胞抗体(SLA)和抗肝胰抗体(LP)。目前认为抗 SLA 抗体和抗 LP 抗体可能是同一种自身抗体,称之为抗 SLA/LP 抗体。当抗 SLA/LP 抗体阳性时,常伴有 ANA、SMA 和抗线粒体抗体,但不伴有抗 LKM-1 抗体。此型的患病率低于 AIH-2 型,大约只有 10%。患者亦以女性为主,占 90% 左右。起病年龄常为 20～40 岁。

在上述三种亚型中,AIH-1 型和 AIH-2 型之间的区别比较显著,除了标记性抗体明显不同,互相很少重叠外,AIH-2 型患者的发病年龄小,病情进展快,发展成肝硬化的机会大,对肾上腺皮质激素的治疗反应不如 AIH-1 型明显。然而,AIH-3 型的争议较多,其主要原因是此型的临床表现、血清中检出的自身抗体谱以及对药物治疗的效果均与 AIH-1 型基本相同。因此有不少学者认为没有必要列出 AIH-3 型。自身免疫性肝炎的三种亚型之间各有其特点,具体见表 19-1。

表 19-1 三种 AIH 亚型的特点

特点	AIH-1 型	AIH-2 型	AIH-3 型
标记性抗体	ANA、SMA	抗 LKM-1	抗 SLA/LP
ANA>1∶160(%)	67	2	29

特点	AIH-1 型	AIH-2 型	AIH-3 型
SMA>1∶160(%)	62	0	74
血 γ-球蛋白增高程度	+	+++	+
女性患者比例	70	不一定	90
高发年龄段(岁)	10～30,45～70	2～14	30～50
对糖皮质激素的疗效反应	良好	中等	良好
发展为肝硬化的概率(%)	45	82	75

四、与 AIH 相关的自身抗体

自身免疫性疾病的特点是由于体内免疫反应异常产生多种抗细胞内蛋白和核酸抗原的自身抗体。各种自身免疫性疾病有其特异的自身抗体谱,即所谓标记性抗体。AIH 患者的血清中亦可以检测出多种自身抗体,这些抗体在对发病机制的推测、临床诊断、亚型的分类等方面均有重要的意义。

(一)抗核抗体

ANA 是指直接与细胞核内成分发生免疫反应的一组抗体。细胞核含有 DNA、RNA、组蛋白、非组蛋白、磷脂以及多种酶,因此 ANA 是对这些蛋白质发生免疫反应后所产生的多种抗体的总称,近年来,有些学者将有些抗胞质成分的抗体也列入抗核抗体的范畴之内。迄今,发现具有不同临床意义的抗核抗体已有二十多种。

临床上常用间接免疫荧光法,以鼠肝或 HEp-2 细胞切片做底物来检测 ANA。常见的 ANA 的荧光染色可以分为 5 种不同的型别。①均质型:核质染色均匀一致。②斑点型:核质染色呈斑点状。③周边型:荧光着色在核膜的周围。④核仁型:只有核仁染色。⑤着丝点型:以 HEp-2 细胞为底物进行检测时,在着丝点处散在排列点状染色。其中以斑点型和均质型最为常见,分别约占 38% 和 34%。ANA 荧光染色出现多型性的原因,是由于靶抗原的性质不同所致。

典型的 AIH-1 型患者具有 ANA 和(或)抗平滑肌抗体阳性,而且抗体滴度较高,成人常常超过1∶160,儿童超过 1∶80。在白种人患者中,单独出现 ANA 阳性率为 15% 左右,同时出现 ANA 和抗平滑肌抗体的阳性率为 49%。不过,ANA 对 AIH 的特异性不高,它也常可以出现于其他自身免疫性肝病(原发性胆汁性肝硬化)和其他结缔组织病(如系统性红斑狼疮)。ANA 的滴度高低往往与血中的 γ-球蛋白水平成正比。

(二)抗平滑肌抗体

抗平滑肌抗体的靶抗原是平滑肌细胞支架的多种成分,如肌动蛋白、肌钙蛋白、原肌球蛋白。有35%～70% 的 AIH-1 型患者血清中可以测出高滴度的 SMA,常同时伴有 ANA 阳性。文献报道中该抗体的阳性率不同,可能与学者所用的测定技术不同有关。ANA 和 SMA 被认为是 AIH-1 型的标记性抗体,对临床诊断有较大的意义,如果患者 ANA 和 SMA 阳性,而且滴度较高,同时伴有肝功能试验异常,则对AIH-1型的诊断十分有利。与 ANA 一样,当免疫抑制药治疗而病情缓解后,SMA 滴度也常常随之降低,甚至消失。

有人用提纯的或重组的肌动蛋白,或用多聚体 F-肌动蛋白作为抗原,以 ELISA 方法检测自身免疫性肝病的血清,发现 AIH-1 型患者含有抗肌动蛋白抗体,而且其特异性很高,只是敏感性较低。肌动蛋白也存在于肝细胞膜和细胞支架内,所以,当肝脏损害时,SMA 也可阳性。大约70%的原发性胆汁性肝硬化、少数 A 或 B 型病毒性肝炎及少数传染性单核细胞增多症患者亦可以出现低滴度的 SMA。此外,其他风湿病患者也可出现 SMA 阳性,不过,滴度较低,超过1:80者非常少见。

(三)抗肝肾微粒体抗体

LKM 抗体具有多型性特点。Rizzetto 等报道用鼠肝和鼠肾做底物,以间接免疫荧光法检测时,发现肝细胞内和肾近端曲管内有荧光反应。他们称此抗体为 LKM-1 抗体,并指出它是AIH-2 型的标记抗体。后证实细胞色素 P4502D6(CYP2D6)是 LKM-1 抗体的靶抗原。CYP2D6 是多种药物在肝内代谢时所必须酶,大约有 10%的白种人缺少这种酶,因此这些人对有些药物呈现慢代谢型。所有 LKM-1 抗体阳性的人,均属药物代谢速度正常者。这表明产生 LKM-1 抗体的前提是体内的 CYP2D6 活性正常。这一自身抗体能够识别 CYP2D6 蛋白的263 和 270 之间部位的抗原决定簇。在体外试验中显示,此抗体能够抑制 CYP2D6 的生物活性和能够激活肝内 T 细胞浸润。95%~100%的 AIH-2 型患者呈 LKM-1 抗体阳性。另有一种与靶抗原 CYP2C9 起反应的 LKM,称之为 LKM-2 抗体,可出现于有替尼酸诱发的药物性肝炎患者。还有一种 LKM-3 抗体,其靶抗原为内质网中的尿苷-5'-葡萄糖苷酰转移酶。有人报道6%~10%的慢性 D 型肝炎患者中可以检出这一自身抗体。亦可出现于 LKM-1 和 ANA 阴性的AIH 患者。

以间接免疫荧光法检测 LKM-1 抗体时须避免与抗线粒体抗体相混淆,后者的荧光一般显示在肾远端曲管,有时易误认为 KLM 抗体,有时报道错误率可高达 27%,误辨率的高低取决于检验者的经验。另外,CYP2D6 与 C 型肝炎病毒和单纯疱疹 I 型病毒有相同的抗原性,因此,C 型病毒性肝炎和单纯疱疹患者亦可能出现 LKM 抗体。

关于 LKM-1 在肝细胞损伤中的作用还不甚明了。有人认为此抗体可能与肝细胞表面直接结合而诱发肝细胞的损害。Lohr 等观察了 T 细胞对 CYP2D6 的反应。他们从 LKM-1 阳性患者的肝活检组织中检出 189 株 T 细胞,发现 85%的 T 细胞株是 CD4+、CD8-,而且当与含有重组的纯 CYP2D6 孵育时,发现有 5 株 CD4+、CD8- T 细胞出现增殖,而且这种增殖反应依赖于含有自身抗原呈递细胞和 *HLA* II 型分子。这表明 AIH-2 型患者肝内浸润的 T 细胞中,部分是对 CYP2D6 特异的 Th 细胞。

(四)抗肝细胞溶质蛋白1抗体

肝溶质蛋白存在于肝细胞胞质内,其分子质量为240~290 ku。在间接免疫荧光法检测时,此抗体只显示于门脉周围的肝细胞胞质中,表明不是所有肝细胞均含有这种靶抗原。近年来,已知这种靶抗原分子是亚胺甲基转移酶环脱氨酶。LC-1 抗体被认为是 AIH-2 型的另一种标记型自身抗体。在 LKM-1 抗体阳性的 AIH-2 型患者中,LC-1 抗体的阳性率约为50%。在 LC-1 抗体阳性的患者中,70%左右的患者可以检出 LKM-1 抗体,显示 LC-1 和 LKM-1 抗体之间有密切的关系。LC-1 抗体多出现在年轻患者,患者的血清转氨酶水平往往较高。此抗体的滴度与病情的活动性有一定的关系,经免疫抑制药治疗使病情缓解后,此抗体滴度可以明显下降,甚至消失。丙型肝炎病毒感染与 LKM-1 抗体有一定关系,但与 LC-1 抗体无关,因此对诊断 AIH 而言,抗LC-1 抗体的特异性优于 LKM-1 抗体。

(五)抗中性粒细胞胞质抗体

ANCA 是一组对中性粒细胞和单核细胞胞质成分所产生的自身抗体。以乙醇固定的中性粒细胞为底物,用间接免疫荧光法检测时,可显示出 2 种不同的图形。一种是荧光反应出现在底物的胞质内,另一种出现在核的周围,前者称之为 cANCA,后者称之为 pANCA。cANCA 的靶抗原主要为蛋白酶 3,pANCA 的靶抗原主要是髓过氧化物酶、弹力酶、乳铁蛋白等。从 AIH-1 型患者中检测的 pANCA 的靶抗原主要为组织蛋白酶 G,少数是乳铁蛋白。除 AIH 外,在韦格纳肉芽肿、原发性硬化性胆管炎、系统性血管炎、溃疡性结肠炎等患者的血清中也可以检出 ANCA,所以这一自身抗体对 AIH 并不特异。文献报道,未经分型的 AIH 患者中,pANCA 的检出率高低不一,这可能随 AIH 亚型的不同而异。有人认为 pANCA 主要见于 AIH-1 型患者,如 Targan 报道 92% 的 AIH-1 患者血清中有高滴度的 pANCA。另一些学者报道 AIH-1 型患者中,pANCA 阳性率介于 40%~75%,而 AIH-2 型患者则均为阴性。Orth 检测 28 例 AIH-3型患者,其 pANCA 检出率为 36%。虽然在 AIH 患者可以伴有高滴度的 pANCA,但后者与患者的血清转氨酶和 γ-球蛋白水平并不平行。有人认为 ANCA 阳性的 AIH 患者,其病情往往较重。

(六)抗肝胰自身抗体和抗可溶性肝细胞抗体

在肝胰组织匀浆上清液中,可以检测出抗肝胰抗体的靶抗原,所以这种抗原是一种可溶性蛋白,其分子质量为 52 ku 或 48 ku。有人分析 111 份 LP 抗体阳性的血清标本,发现其中 86 份的靶抗原分子质量为 52 ku,33 份为 48 ku,另外 2 份兼有 52 ku 和 48 ku。有些 AIH 患者血清中,可含有 SLA 抗体。随后发现 SLA 抗体与 LP 抗体相同的靶抗原起反应,两者可能是同一种抗体,因此现在常合并称之为抗 SLA/LP 抗体。抗 SLA/LP 抗体被认为是 AIH-3 型的标记抗体。用 ELISA 法检测是,大约 75% 的抗 SLA/LP 抗体阳性的患者中,同时伴有 SMA 和 AMA 抗体,但不伴有 ANA 和 LKM-1 抗体。

五、临床表现

自身免疫性肝炎的临床表现与病毒性肝炎比较相似,缺少特异的症状和体征。不过,此病具有以下一些特点。

(一)起病和病程

AIH 常呈慢性迁延性病程。多数患者起病比较缓慢,随着病情的进展,晚期可出现肝硬化和门脉高压症。起病时多无特异性症状,易误诊为其他疾病,等到出现持续性黄疸,并经肝功能和血清自身抗体的检测后,才诊断为本病。部分患者亦可急性起病,大约有 25% 的患者发病时类似急性病毒性肝炎。

(二)性别和年龄

AIH 多见于女性,男女之比为 1∶(4~6)。此病多见于青少年,50% 的患者年龄为 10~20 岁。部分患者则发病于绝经期妇女。

(三)主要症状和体征

AIH 患者症状与慢性肝炎相似,常见的症状有乏力、食欲减退、恶心、厌油腻食物、腹胀等。有时可有低热、上腹或肝区疼痛。女性患者月经不调或闭经者比较常见。黄疸比较常见,多为轻度或中度,深度黄疸比较少见。大约有 20% 的患者可以没有黄疸,可伴有肝脾大、蜘蛛痣和肝

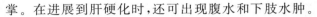

掌。在进展到肝硬化时,还可出现腹水和下肢水肿。

(四)肝外表现

AIH 患者常伴有肝外的临床表现,这是与病毒性慢性肝炎的不同之处。AIH 患者的肝外表现有以下几方面:①关节疼痛。受累关节多为对称性、游走性,可反复发作,但无关节畸形。②皮损。可有皮疹、皮下出血点或瘀斑,亦可出现毛细血管炎。③血液学改变。常有轻度贫血,亦可有白细胞和血小板减少,其原因可能与脾功能亢进或产生抗白细胞和血小板的自身抗体有关。有些患者可能出现 Coombs 试验阳性的溶血性贫血,但并不多见。少数患者还可伴有嗜酸性粒细胞增多。④胸部病变。可出现胸膜炎、肺不张、肺间质纤维化或纤维性肺泡炎。亦出现肺动静脉瘘或肺动脉高压。⑤肾脏病变。可出现肾小球肾炎和肾小管酸中毒。肾活检组织学检查时,除了显示有轻度肾小球肾炎外,在肾小球内还可见有免疫球蛋白复合物沉积,复合物中含有核糖核蛋白和 IgG。⑥内分泌失调。患者可有类似 Cushing 病体征,如皮肤紫纹、满月脸、痤疮、多毛等,亦可出现慢性淋巴细胞性甲状腺炎、黏液性水肿或甲状腺功能亢进,还可伴有糖尿病。男性患者可以出现乳房增大。女性患者则常有月经不调。⑦AIH 患者伴有风湿病者并不少见,如干燥综合征、系统性红斑狼疮、类风湿性关节炎等。⑧部分患者可有溃疡性结肠炎。

六、实验室检查

AIH 的实验室检查项目主要包括两方面:①肝功能试验。血清胆红素常轻度或中等度增高,血清转氨酶和 γ-谷氨酰转肽酶往往升高。γ-球蛋白明显增高,这是 AIH 的特点之一。②免疫血清学检查。AIH 患者的血清中可以测出多种自身抗体,这是本病的特征性的临床表现,也是诊断的主要依据。有关与 AIH 相关的自身抗体前面已经阐述,这里不再重复。

七、AIH 的诊断标准

AIH 缺乏特异性的临床表现。除了自身抗体外,肝功能试验和其他实验室检查项目也并不特异。所以,AIH 的诊断依赖于各种临床征象,包括肝功能试验和自身抗体在内的各种实验室检查,必要时加以肝活检病理检查等多种指标,在多方面综合分析的基础上,并排除病毒性肝炎或其他病因所致的肝病,才能做出确切的诊断。

在英国 Brighton 召开的国际肝病研究协会年会上,制定了 AIH 的诊断标准和诊断评分标准(表 19-2 及表 19-3)。概括起来,AIH 的临床特征及其诊断要点:①多见于女性。②多数患者的起病比较隐袭缓慢。③血清 γ-球蛋白水平显著增高,以 IgG 为主。④血清转氨酶轻度或中等度增高。⑤血清中可检测出滴度较高的 ANA、SMA、LKM、SLP/LP 等自身抗体。⑥病毒性肝炎的标记物均为阴性。⑦肝组织病理检查显示慢性活动性肝炎的组织学改变,如汇管区碎屑样坏死或小叶中央区与汇管区之间的桥样坏死,伴有明显的淋巴细胞和浆细胞浸润。无胆管损伤。⑧排除其他原因导致的肝病,如病毒性肝炎、原发性胆汁性肝硬化、原发性硬化性胆管炎、药物对肝脏的损害、肝豆状核变性(wilson 病)、酒精性肝病、其他自身免疫性疾病等。⑨无酗酒,新近没有用过肝毒性药物。⑩对肾上腺皮质激素或免疫抑制药物治疗有效。

表 19-2　AIH 的诊断标准

项目	确诊	可能
肝组织学检查	中等或重度活动的慢性活动性肝炎,伴有碎片样坏死,有或没有小叶性肝炎、或中央门脉区桥样坏死,无胆管损害、肉芽肿、铜沉积或其他原因所致的任何肝病	与"确诊"相同
血清生化检查	血清转氨酶异常,碱性磷酸酶无显著增高,α_1-抗胰蛋白酶、铜和铜蓝蛋白含量均正常	与"确诊"相同。如血清铜和铜蓝蛋白含量增高,但无 Kayer-Fleischer 环经 D 青霉胺治后尿内铜排出量无明显增多
血清免疫球蛋白	球蛋白总量、γ-球蛋白或免疫球蛋白浓度比正常值增高 1.5 倍以上	球蛋白总量、γ-球蛋白或免疫球蛋白浓度比正常值增高
血清自身抗体	以鼠组织切片为底物用间接免疫荧光法检测 ANA、SMA 或 LKM-1 自身抗体滴度:成人＞1∶80;儿童＞1∶20	ANA、SMA 或 LKM-1 自身抗体滴度:成人＞1∶40;儿童＞1∶10,SMA＞1∶20 以上。如果患者的 ANA、SMA 或 LKM-1 阴性,但其他确认的肝自身抗体阳性,则也可包括在内
病毒标记物	甲型肝炎抗体 IgM、HBsAg、HBc 抗体、丙型肝炎抗体以及其他嗜肝病毒(巨细胞病毒、EB 病毒)指标均阴性。无输血和血制品历史	与"确诊"相同。在确诊甲型肝炎之前,允许甲型肝炎抗体阳性
其他病因因素	每天酒精消耗量:男性少于 35 g,女性少于25 g。最近没有用过肝毒性药物	每天酒精消耗量:男性少于 50 g,女性少于 40 g。最近没有用过肝毒性药物。如非确知在戒酒或停用肝毒性药物后,肝损害仍继续存在,否则患者的酒精消耗量可以大于上述限量

表 19-3　AIH 的诊断评分标准

项目		评分
性别	男	0
	女	+2
血清生化检查:碱性磷酸酶与谷丙转氨酶的比值	＞3.0	−2
	＜3.0	+2
血清球蛋白总量、γ-球蛋白、IgG 高于正常值得倍数	1.5～2.0	+2
	1.0～1.5	+1
	＜1.0	0
自身抗体滴度(以鼠组织为底物的免疫荧光法)	＞1∶80	+3
	1∶80	+2
成人 ANA、SMA 或 LKM-1	1∶40	+1
	＜1∶40	0
	＞1∶20	+3
儿童 ANA 或 LKM-1	1∶10 或 1∶20	+2
	＜1∶10	0

续表

项目		评分
儿童 SMA	>1∶20	+3
	1∶20	+2
	<1∶20	0
抗线粒体抗体	阳性	−2
	阴性	0
肝炎病毒指标	抗 HAV IgM、HBsAg 或抗 HBcIgM 阳性	−3
	抗 HCV(ELISA 或 RIBA 法)阳性	−2
	抗 HCV(PCR 法)或 HCV RNA 阳性	−3
	其他病毒活动性感染	−3
	上述检查均阴性	+3
近期用过肝毒性药物或接受过血制品	有	−2
	无	+1
饮酒量	男<35 g,女<25 g	+2
	男 35～50 g,女 25～40 g	0
	男 50～80 g,女 40～60 g	−2
	男>80 g,女>60 g	−1
遗传因素	患者或其第一代亲属患有自身免疫性疾病	+1

上述积分在治疗前超过 15 分或治疗后超过 17 分者可以确诊为 AIH。治疗前为 10～15 分或治疗后为 12～17 分者可能是 AIH。

Brighton 国际肝病会议上制定的 AIH 诊断标准经大家在临床实践中应用后,普遍认为内容比较完善,有实用价值。国际自身免疫性肝炎组将 AIH 诊断标准和诊断评分作了评估和修改。他们对将近 1 000 例患者的临床资料进行了分析,显示 Brighton 诊断评分标准的准确性为 89.8%,敏感性为 98.0%。与以往的认识相同,AIH 患者的临床表现、血清生化检验和肝病理组织学检查结果均缺乏特异性。70%～80% 的 AIH 患者伴有滴度高于 1∶40 以上的 ANA 或 SMA,或兼有两种自身抗体,3%～4% 的患者(主要是年轻女性)伴有抗 LKM-1 自身抗体,这 3 种自身抗体阴性者约占 20%。

近年来的文献资料显示,pANCA 虽常见于原发性胆汁性肝硬化的患者,然而在 AIH 患者中的阳性率可高达 90%。对于 ANA、SMA 和抗 LKM-1 自身抗体阴性的患者诊断为 AIH 的难度较大,其诊断依据主要是肝生化检验、以 IgG 为主的 γ-球蛋白明显增高、肝病理组织学的典型改变、患者或其亲属伴有其他自身免疫性疾病以及相关的 HLA 型、仔细排除其他原因所致的肝病、检测其他相关的自身抗体,如抗 ASGP-R、SLA、LCl、LP、pANCA 等抗体。

虽然 AIH 没有特异性的肝病理组织学改变,但是肝穿刺活检仍是一项重要的检查。另外,肝病理组织学检查亦有助于确定病程是否发展到肝硬化的阶段。

患者对肾上腺皮质激素或其他免疫抑制药的治疗反应有助于 AIH 的诊断。但是,对免疫抑制药治疗无明显效果的患者,不应轻易排除 AIH 的诊断。

八、鉴别诊断

AIH应与下列其他原因引起的慢性肝病相鉴别。首先,应与慢性病毒性肝炎,尤其是B型和C型肝炎区别开来。检测各种肝炎病毒指标是重要的鉴别依据。文献报道有些AIH患者同时合并有病毒性肝炎,但是非常少见。C型肝炎患者伴有自身抗体时,抗体滴度往往较低。病毒性肝炎对免疫抑制药治疗常无明显效果。AIH常与其他自身免疫性疾病合并存在,有些自身免疫性疾病如系统性红斑狼疮、干燥综合征、原发性胆汁性肝硬化、原发性硬化性胆管炎也可以出现ANA、SMA等自身抗体,所以应该注意鉴别。这些自身免疫性疾病各有其不同的临床表现,仔细地分析不难与AIH鉴别。有些患者可能同时具有AIH和另一种自身免疫性疾病的临床表现,这须考虑两病同时存在,即所谓重叠综合征。有些代谢异常性疾病如肝豆状核变性、血色病伴有明显的肝组织损伤,通过它们不同的临床表现及一些特殊的实验室检查,鉴别诊断不是十分困难,例如,肝豆状核变性患者伴有神经系统症状和体征,眼角膜边缘有Kayser-Fleischer环,血清铜和铜蓝蛋白降低,尿铜排出量增多。血色病患者常有肝硬化、糖尿病,血清铁的含量增高。酒精性肝病和药物性肝病可以通过仔细的病史询问、血清自身抗体的检查,可以与AIH相鉴别。

九、治疗

如果对AIH的病情没有加以及时的控制,则预后较差,严重时可以危及患者的生命。通过及时和有效的治疗对于改善患者的预后十分重要,可以减轻症状、改善肝功能和延长患者的生命。治疗的基本目的是迅速缓解病情和使患者处于持续的缓解期。目前治疗AIH的措施中除了生活调理外,药物方面主要是肾上腺皮质激素和免疫抑制药。同其他自身免疫性疾病一样,迄今,AIH还没有可以根治的特效疗法。不论肾上腺皮质激素或其他免疫抑制药只能缓解病情,停药后或在治疗过程中,病情可能复发。有部分患者对目前常用的药物不能发生明显的效果,这主要因为AIH的病因和发病机制仍不完全明了,因此尚不能从产生疾病的根本原因上来加以阻断和清除。

(一)一般治疗

常用的一般治疗适当限制体力活动和休息,忌烟酒,吃低脂、高蛋白和含维生素丰富的膳食,避免使用对肝脏有损害的药物。

(二)肾上腺皮质激素

常用的制剂是泼尼松或泼尼松龙,主要用于病情较重的患者。肾上腺皮质激素对AIH有良好的疗效,用药后,临床症状常可明显减轻,肝功能好转,远期预后得到显著改善。例如,Cook等于1971年总结报道22例AIH患者经肾上腺皮质激素治疗后,只有3例死亡,病死率为13.6%,而27例对照组患者中,病死者15例,病死率高达55.6%,两组有非常显著的差别。

多数患者经肾上腺皮质激素治疗后,除了临床症状减轻,肝功能化验指标好转外,肝脏的病理组织学也会有不同程度的改善,不过,多数学者追随观察的结果显示,最终发展为肝硬化的概率并无明显降低。

肾上腺皮质激素的常用剂量为每天口服泼尼松或泼尼松龙40~60 mg,疗程宜长,待临床症状和肝功能生化指标改善,病情获得缓解后,剂量可以减少,但减量必须要慢,过早减量或停药,病情容易再次加重和复发。初始剂量的大小、什么时候开始减量以及维持疗程的长短须视病情的轻重而定,一般需服用1年或更长时间。何时可以停药是一个比较困难的问题,多数学者主张以小剂量、长时期维持为宜,最好能有治疗前后肝活检病理组织学的比较结果,肝组织学证实病情缓解后开始逐渐缓慢地减小剂量。停药后必须定期随诊,观察肝功能化验的变化。AIH 的复发率较高,一旦出现复发的征象时,可以再次使用肾上腺皮质激素。多次复发者容易进展为肝硬化或肝功能衰竭,预后更差。

如果单用肾上腺皮质激素治疗不能使病情缓解,则可以考虑与硫唑嘌呤等免疫抑制药联合治疗。患者最好选用泼尼松龙,因为口服泼尼松后,需在肝内转化为泼尼松龙后才能发挥治疗作用,当肝功能受损的患者,这种转化作用可能存在障碍。肾上腺皮质激素的不良反应有满月脸、痤疮、多毛、骨质疏松、体重增加、血压增高、诱发糖尿病、容易继发感染等。近年来,常用名为布地奈德的肾上腺皮质激素,这是一种合成的肾上腺皮质激素,它不含卤素,具有极高的肝脏首关代谢效应,所以,其不良反应明显小于通常采用的肾上腺皮质激素。此药最初应用于支气管哮喘的治疗,Danielson 等于 1994 年报道,13 例 AIH 患者每天口服布地奈德 6～8 mg,疗程超过 9 个月后血清转氨酶下降至正常水平,没有明显的不良反应。Manns 等报道,布地奈德治疗 AIH 也有疗效,但是对已有肝硬化和门腔静脉吻合术后的患者其疗效并不优于泼尼松龙。布地奈德的优点是在长期治疗中的不良反应小于通常所用的肾上腺皮质激素。目前,我国市场上只有用于治疗支气管哮喘的喷雾剂,尚无口服制剂供应。

(三)硫唑嘌呤

硫唑嘌呤又名依木兰,是一种嘌呤类衍生物,在体内分解为 6-巯基嘌呤,后者对嘌呤能起拮抗作用。免疫活性细胞在抗原刺激后的增殖期时需要嘌呤类物质,如果嘌呤受到抑制时,则能抑制 DNA 的合成而影响淋巴细胞的增殖,从而阻碍了对抗原敏感的淋巴细胞转化为免疫母细胞。因此,硫唑嘌呤可以发挥免疫抑制的药理效应。单用硫唑嘌呤治疗 AIH 的疗效较差,通常在肾上腺皮质激素治疗中因疗效不理想、肾上腺皮质激素的不良反应较大或经肾上腺皮质激素治疗后病情已趋缓解,外加硫唑嘌呤联合治疗。常用剂量为每天泼尼松龙 30～40 mg 和硫唑嘌呤 75～100 mg。

硫唑嘌呤的不良反应主要是抑制骨髓的增生,大剂量和长疗程应用时必须重视,应该观察血象的变化。此外,也可以出现黏膜溃疡、恶心、食欲减退、脱发等不良反应。

(四)环孢素

20 世纪中期,Sandos 药厂从两种土壤里的真菌中提取出多种环化多肽,称之为环孢素 A、C、G 等。1972 年,Borel 首先发现它们对细胞免疫和体液免疫功能都有抑制作用。不久就作为免疫抑制药应用于器官移植和治疗多种自身免疫性疾病。环孢素是一种由 11 个氨基酸组成的环化多肽,有显著的免疫抑制作用,主要作用于免疫反应的诱导期。此药进入细胞后,与胞质内的亲环孢素蛋白结合形成复合物,后者可作用于细胞内的一种含丝氨酸-苏氨酸异构体的磷脂酶-钙调磷酸素。环孢素通作用于对磷酯酶-钙调磷酸素,可以抑制 IL-2、IL-3、IL-4、TNF-α、IFN-7 等细胞因子的产生和释放,也可抑制 IL-2R 的表达,从而影响 T 细胞在抗原刺激下的分化、增殖和细胞介导的免疫反应。在 AIH 的治疗中,环孢素的常用剂量为口服 2～4 mg/(kg·d),一般成人患者口服 200 mg/d。有人报道,应用环孢素治疗 AIH 有较好的效果,临床症状和肝病理组织学均可明显改善。从现有的文献报道来看,环孢素主要应用于儿童 AIH 患者,以避免因长期服用肾上腺皮质激素而影响患儿的发育。环孢素的不良反应主要包括对肾脏的损害、胃肠道反应、血压增高、肝脏损害、风疹等,其中肾脏受损是环孢素的最突出的不良反应。由于应用于自身免疫性疾病的环孢素剂量远比用于器官移植前后的剂量要小,因此,出现不良反应的程度较轻。从已报道的临床资料显示,AIH 患者在接受环孢素治疗时的耐受性较好,很少有因不良反应而须终止治疗者。

(五)他克莫司

他克莫司又名普乐可复或 FK506,是一种从土壤链霉菌中提取出的属于大环内酯抗生素,其药理作用机制是可以抑制 T 细胞的活化以及 T 辅助细胞依赖型 B 细胞的增生,也可抑制 IL-2、IL-3 和 γ-干扰素等淋巴因子的生成和 LH-2R 的表达。在体外和体内的试验研究结果表明,此药具有显著的免疫抑制作用。有人报道口服他克莫司 3 mg,每天 2 次,疗程 1 年,临床症状和肝功能均有改善。不过,此药治疗 AIH 方面尚缺少大规模的临床验证,其应用前景还不能做出确切的评价。

(六)熊去氧胆酸

熊去氧胆酸是亲水性的胆汁酸,可从肝细胞置换疏水的胆汁酸,促进胆汁分泌和减少胆汁酸在回肠内的再吸收,并可改变 HLA-Ⅰ 类抗原在肝细胞表面的表达和抑制免疫球蛋白的产生。胆汁淤滞明显的 AIH 患者可以试用。不过,疗效并不非常肯定。有人认为每天口服此药600 mg 可以减轻黄疸和降低血清转氨酶水平。但也有人观察并无明显疗效。

(七)肝移植

经药物治疗无效、病程进入晚期的患者,可以考虑肝移植治疗。欧洲的文献报道,有 4% 的AIH 患者接受肝移植治疗,他们 5 年生存率为 92%,AIH 的复发率为 11%～35%,肝移植手术后,AIH 仍会复发,所以必须继续应用免疫抑制药治疗,以降低 AIH 的复发率,自身抗体持续阳性与 AIH 复发无明确的关系。

(范正华)

第二节　原发性硬化性胆管炎

原发性硬化性胆管炎(primary sclerosing cholangitis,PSC)是一种病因尚不清楚的、肝内和肝外胆管慢性进行性弥漫性炎症、纤维化以及胆管狭窄或闭塞而引起的慢性胆汁淤滞综合征。它起病缓慢,逐渐加重,最终导致胆汁性肝硬化和门脉高压症,患者常因门脉高压症的并发症或肝功能衰竭而死亡。

虽然早在 1924 年,Delbet 已经报道过 PSC,但是,在 1970 年之前的英文文献中所报道的病例数只有 40 例。所以,以往人们一直认为此病非常少见。随着发现 PSC 与溃疡性结肠炎之间有密切的关系,人们开始重视对溃疡性结肠炎患者进行肝功能和胆管系统的检查,尤其自从1974 年起开展了逆行胰胆管造影,经皮穿刺胆管造影技术亦逐渐应用于临床,对胆管疾病的诊断水平有了显著的提高,PSC 的病例报告及其相关的研究报道日益增多,提示此病并非罕见,随着病例的不断增多,人们对此病的认识也逐渐加深。

引起胆管硬化性炎症的原因很多,本文所述的是指病因尚不明了的原发性硬化性胆管炎,继发于胆管手术、胆石症、先天性胆管异常、胆管缺血性损害、获得性免疫缺陷综合征(艾滋病)伴随的胆管病变等各种原因而导致的继发性胆管硬化性病变不属于此文范围之内。

一、流行病学

近几十年来由于胆管的检查技术不断改善,通过逆行胰胆管造影可以清楚观察胆管的形态,使胆管疾病的诊断准确性有了明显的提高,因此,PSC病例逐渐增多,例如,美国 Mayo Clinic 开展逆行胰胆管造影检查后,每年所发现的 PSC 病例比过去增多了1倍。不过直到现在,有关 PSC 在人群中的患病率仍不十分清楚。已知 PSC 患者容易并发非特异性溃疡性结肠炎。据美国学者分析,美国的溃疡性结肠炎患病率为 40/10 万~220/10 万人,有 2.5%~7.5%的溃疡性结肠炎患者合并或将会并发 PSC,据此资料计算美国人群中的 PSC 患病率可能为 1/10 万~6/10 万人。在斯堪的纳维亚国家中,溃疡性结肠炎的患病率为 170/10 万人,有 3.7%的溃疡性结肠炎患者并发有 PSC,因此估计 PSC 的患病率大约为 6/10 万人。从溃疡性结肠炎的流行病学资料来间接推算 PSC 的患病率不一定符合实际情况,因为有溃疡性结肠炎的患者并不都接受胆管造影检查,有些病情较轻的 PSC 患者可能被遗漏,另外,大约有 20%的 PSC 患者并不合并有溃疡性结肠炎。至于我国还没有关于 PSC 流行病学的调查资料。PSC 可以发生于任何种族和各年龄的人,但多见于青、中年男性。文献报道的病例中,确诊时的年龄在 32~42 岁,男性患者占 60%左右。

二、病因和发病机制

PSC 的病因尚不明了,不过已提出多种假说,现将文献中提出的有关学说陈述于下。

(一)毒性物质

甲醛、聚氯乙烯、四氯化碳或抗肿瘤的化学药物与胆管接触后,可以引起胆管的弥漫性损伤,其病理改变与 PSC 相近似,所以有人认为 PSC 的发病或许与胆管暴露于某些毒性物质有关,但是均未证实。由于 PSC 与溃疡性结肠炎的关系非常密切,后者的肠道黏膜有损伤,因此,有些学者假设肠道内经细菌作用所产生的物质通过损伤的肠黏膜吸收进入门静脉而损伤肝内胆管。有人通过动物试验发现,大鼠直肠内灌注乙酸损伤其直肠黏膜后,再在直肠腔内注入含有甲基酰的肽类物质,后者经细菌作用而分解的物质进入门静脉,在肝汇管区可以出现炎症病变。同样,给兔的门静脉内注射杀死的大肠埃希菌后,其肝组织所产生的病变与 PSC 患者的肝脏病理改变非常相似。但是,这些动物试验模型中,较大的胆管均无损伤,所以这种毒性物质引起 PSC 的假设不能完全可信。进入肠道内的胆酸经细菌作用后产生石胆酸,后者对肝细胞和胆管上皮有毒性作用。因此有人推测,PSC 的发病或许与这类毒性胆酸经过门静脉,引起胆管损伤。但是这一假设不能被证实。PSC 患者几乎都伴有铜的代谢异常,因此有人提出 PSC 的发病可能与此有关。但是,应用 D 青霉胺驱铜治疗时,虽然尿铜排出量增加,而不能阻断 PSC 病情的进展。所以,多数学者认为 PSC 患者的铜代谢异常是由于胆汁淤滞的结果,而不是 PSC 的病因。

(二)微生物感染

有些学者认为 PSC 与细菌感染有关。细菌通过有损伤的肠道黏膜进入门静脉后损害胆管,使胆管系统呈现慢性炎症和纤维化。或者细菌沿肝外胆管或从胆管周围的淋巴管扩散到胆管内,导致胆管系统损伤而出现胆管炎症和纤维化。然而,多数 PSC 患者的门静脉血或胆汁中不能培养出细菌,所以这种细菌感染学说没有得到证实。有些病毒如巨细胞病毒、风疹病毒或 3 型呼肠病毒对胆管上皮具有趋化性。在小鼠动物试验中可以制造出阻塞性胆总管炎的模型,可使新生小鼠出现胆管闭塞。所以,有些学者认为 PSC 的发病可能与病毒感染有关。但是,这些病毒感染所致的胆管病变的病理组织学改变与 PSC 不同。所以至今尚无明确的依据说明病毒感染与 PSC 发病的关系。新型隐球菌感染也可以引起硬化性胆管炎的病变,然而这与 PSC 之间亦无确凿的证据。

(三)遗传因素

有两方面的现象表明 PSC 的发病具有遗传因素。第一,PSC 有家族聚集现象,文献报道 PSC 患者的家族中,PSC 的患病率高于对照组。第二,PSC 与人白细胞抗原有一定相关性,患者中以 HLA-B8 和 HLA-DR3 较多。PSC 患者中,HLA-B8 的检出率为 60% 左右,而正常人对照组中只有 25%。文献报道 12 例 PSC 患者中,9 例是 HLA-DR3,检出率高达 75%,其中 8 例患者同时为 HLA-B8。所以,HLA-B8 和 HLA-DR3 可能是诱发 PSC 的危险因子。已知 HLA-B8 和 HLA-DR3 与胰岛素依赖型糖尿病、乳糜泻、重症肌无力、慢性活动性肝炎、甲状腺毒症、系统性硬化等与自身免疫功能障碍相关的疾病也有一定的联系,而这些疾病也可与 PSC 同时存在,提示 PSC 的发病机制中涉及免疫功能异常和遗传因素。在伴有 HLA-DR4 的 PSC 患者中,其病情进展较快。

(四)免疫功能异常

现在不少学者认为 PSC 是一种自身免疫性疾病,此病患者伴有体液免疫和细胞免疫异常现象。在体液免疫方面,主要表现在患者血清免疫球蛋白常常增高,在胆汁中含有较高水平的 IgM。PSC 患者的血清中常出现抗平滑肌抗体(SMA)和抗核抗体(ANA),不少患者还伴有抗中性粒细胞抗体(ANCA)阳性。不过,PSC 患者中这些自身抗体的检出率并不很高。例如,挪威学者 Boberg 等的检出结果显示,PSC 患者的 AMA 的阳性率为 0,SMA 和 ANA 的阳性率分别为 8% 和 38%。英国学者 Chapman 等于 1986 年报道,62.5% 的 PSC 合并溃疡性结肠炎患者血清中可以检出抗结肠自身抗体,而单纯溃疡性结肠炎患者的抗结肠抗体的检出率只有 17%。Das 等应用单克隆抗体检测技术发现 PSC 患者的肝外胆管上皮和结肠黏膜具有共同的抗原决定簇,在 2/3 患者的血清中可以测出针对这种抗原的抗体,而原发性胆汁性肝硬化、继发性胆管狭窄和酒精性肝硬化患者中不含有这种抗体。文献报道,80% 的 PSC 患者的血液中含有免疫复合体,有些患者的胆汁中也可检出免疫复合体,不过这种免疫复合体的抗原和抗体成分还不清楚。

在细胞免疫方面,PSC 患者的 T 细胞数量常常减少,减少的 T 细胞主要是抑制性 T 细胞 CD8,因而患者的血液循环中 CD4 与 CD8 的比例增大,在伴有肝硬化的 PSC 患者中,这种比例增高更为明显。有人报道 PSC 患者的 B 细胞数量多于对照组,B 细胞增多的原因可能由于抑制性 T 细胞减少而促使 B 细胞增殖。B 细胞增多的意义虽还不能明确,但是至少可以解释 PSC 患者免疫球蛋白含量增高的部分原因。总体来说,PSC 的病因和发病机制还不清楚,近年来的研究提示可能与遗传和机体免疫功能异常有关。

三、病理

PSC 患者的肝内外大小胆管均可受累,被累及的胆管明显增厚、僵硬,管腔狭窄,触之犹如绳索状。胆管可以呈弥漫性损害,亦常呈节段性损伤。受累的胆管围绕管壁的纤维组织增生,形成洋葱皮样的纤维化,胆管上皮进行性萎缩,导致管腔明显狭窄或闭塞。在狭窄段之间的胆管则常常扩张。胆管节段状狭窄与胆管扩张交替出现,在胆管造影时呈现不规则的串珠样改变,肝内胆管出现枯树枝状变化。病理组织学显示,胆管呈慢性炎症反应及纤维化,炎症由淋巴细胞、浆

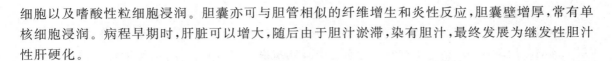

细胞以及嗜酸性粒细胞浸润。胆囊亦可与胆管相似的纤维增生和炎性反应,胆囊壁增厚,常有单核细胞浸润。病程早期时,肝脏可以增大,随后由于胆汁淤滞,染有胆汁,最终发展为继发性胆汁性肝硬化。

四、临床表现

PSC 发病多较隐袭,不易确定起病的时间,病情进展缓慢,有少数患者的发病可能比较急骤。此病可以发生在各种年龄,但多见于 25～45 岁。以男性患者多见,男女之比约为 2：1。PSC 患者的临床表现不一,变异较大,主要与病情的轻重和病程的早晚有关。文献报道有15%～44%的患者可以无明显不适,这些无明显临床症状的患者一般情况较好,只是在胆管造影、肝功能试验和肝组织检查时显示有异常征象。没有明显临床症状的患者多因伴有溃疡性结肠炎而进行逆行胰胆管造影检查时被发现患有 PSC,这类患者追随观察数年可以持续没有明显的症状。

有临床症状的患者中,其症状可以自行缓解或加重,常见的症状有:①乏力、食欲减退、体重减轻。②胆汁淤滞,显示慢性梗阻性黄疸,伴有皮肤瘙痒。文献报道,有黄疸者占 51%～72%,有皮肤瘙痒者占 28%～69%。③部分患者可有右上腹部疼痛,多数为隐痛,少数患者亦可急性上腹疼痛。④有些患者可以间隙发热,以低热或中度发热较为常见。有的患者可以出现急性胆管感染的临床表现,不过,这类患者既往多有胆管手术的病史。⑤发生继发性胆汁性肝硬化时,患者一般情况较差,出现门脉高压症的各种临床表现。有人报道,大约有 17%的无症状患者和50%的有症状患者在确诊时已有肝硬化的征象。⑥PSC 容易合并溃疡性结肠炎,患者可以出现腹泻、便血、腹胀、腹痛等症状。⑦如果胆汁淤滞明显和持续时间较长,则可能由于肠道内胆汁减少而影响脂肪和脂溶性维生素吸收,出现脂肪泻以及脂溶性维生素缺乏后的相关临床表现,肠道内的钙的吸收也会受到影响。⑧有 25%～60%的 PSC 患者在接受 B 型超声检查时,显示有胆囊结石,多无明显临床症状,以胆色素结石居多。当 PSC 患者突然黄疸加深和右上腹疼痛时,应排除胆总管结石的可能性。⑨PSC 患者可能伴有慢性胰腺炎。文献报道中,PSC 患者伴有慢性胰腺炎的患病率高低不一,低者 8%,高者可达 77%。PSC 患者并发急性胰腺炎者比较少见。⑩PSC患者可能发展为胆管癌。有些学者对 PSC 患者进行回顾性分析或前瞻性观察,有4%～9%的 PSC 患者并发胆管癌。在尸检材料分析中,因 PSC 死亡而进行尸检的病例中,发现有胆管癌者高达 30%～40%。胆管癌可发生在整个胆管系统,但以肝管及其交接部位最为多见。

本病患者的体征主要有:①黄疸。②皮肤色素沉着。③肝脾大。④肝硬化和门脉高压症的体征,如蜘蛛痣、水肿、腹水等,PSC 合并肝硬化的临床表现与一般的肝硬化无明显的差别。

五、实验室检查

(一)血液生化试验

与梗阻性黄疸相关指标,其中包括胆红素、碱性磷酸酶增高。PSC 患者的血清碱性磷酸酶水平常常增高超过正常值的 1 倍以上,是诊断 PSC 的指标之一。然而,一组瑞典的病例分析显示,有 10%的 PSC 患者的碱性磷酸酶水平并不增高。PSC 患者肝功能的异常表现主要为血清转氨酶、谷氨酰转肽酶、球蛋白增高,清蛋白降低。在病程早期时,患者的肝功能试验有可能正常。

(二)血清免疫学指标

免疫球蛋白增高,其中以 IgM 更为明显。PSC 缺乏特异性自身抗体。大多数患者的 ANA、SMA、AMA 均阴性,有 20％左右的患者血清中可能测出这些自身抗体,但滴度常常较低。PSC 患者很少有抗线粒体抗体阳性者。部分患者血清中可出现抗中性粒细胞抗体(ANCA),这种抗体也可以出现于原发性胆汁性肝硬化,因此缺乏特异性。

(三)血清铜

PSC 患者的铜代谢也常异常。50％～70％的 PSC 患者的血清中,依次有铜或铜蓝蛋白水平增高。肝脏组织和尿液中的铜含量亦常常增多。血清铜含量的增高幅度与病情轻重无肯定的平行关系,肝组织和尿液内的铜含量则与病情有一定关系。

(四)影像学检查

内镜下进行的逆行胰胆管造影(ERCP)对 PSC 有非常重要的意义,通过这项检查方法,可以清楚显示肝内和肝外胆管的形态以及胆管损害的轻重程度。经皮经肝胆管造影(PTC)对此病的诊断也有重要意义,不过,如果患者的胆管已有显著狭窄或闭塞时,可能影响胆管显示的结果。

在 ERCP 或 PTC 检查时,肝内或肝外胆管呈现弥散性节段性不规则狭窄,间隔正常或扩张的胆管。胆管形状僵硬,由于肝内小胆管狭窄或闭塞,因此胆管分支明显减少,呈现枯树枝样改变。少数患者的胰管亦可能受到影响,显示与胆管相类似的变化。

B 型超声检查亦有助于对胆管病变的了解,然而不如逆行胰胆管造影明确。B 型超声虽具有无创性的优点,但不能替代逆行胰胆管造影。

六、伴随疾病

PSC 可以与较多疾病合并存在,其中最引人重视的是溃疡性结肠炎,其他的并发症则比较少见。

(一)炎性肠病

Smith 和 Loe 首先报道 PSC 患者合并有溃疡性结肠炎,随后众多学者证实 PSC 常常合并有溃疡性结肠炎。在内镜下进行逆行胰胆管造影(ERCP),该技术还没有应用于临床之前,PSC 与溃疡性结肠炎之间的关系以及 PSC 患者的溃疡性结肠炎的确切患病率不是十分清楚。现在已知大约有 75％的 PSC 患者合并有溃疡性结肠炎。在溃疡性结肠炎患者中,PSC 的患病率为2％～6％。但是,各国文献报道的 PSC 患者合并溃疡性结肠炎的患病率不完全相同,如日本为23％,西班牙为 44％,印度为 50％,美国为 71％,挪威则高达 100％。溃疡性结肠炎的病变部位与并发 PSC 有一定关系。据 Olsson 等的报道,全结肠炎的患者合并 PSC 的概率为5.5％,而病变局限于远段结肠的患者合并 PSC 者只有 0.5％,两者有非常显著的差别。多数患者中,溃疡性结肠炎的诊断早于 PSC,少数患者先出现 PSC 的临床表现而后再有溃疡性结肠炎的病症。PSC 与溃疡性结肠炎各自病情的轻重并无一致的联系。PSC 患者的临床表现与是否合并溃疡性结肠炎没有明显的区别。

关于 PSC 与克罗恩病的关系,文献报道不多。PSC 伴随有克罗恩病者比较少见。南非学者的研究结果显示,有 1.2％的 PSC 患者合并有克罗恩病。有的学者认为,美国的 PSC 患者比欧洲的患者更易合并克罗恩病。

(二)其他并发症

除了溃疡性结肠炎之外,PSC 还可伴有多种疾病,包括慢性胰腺炎、乳糜泻、胰岛素依赖性

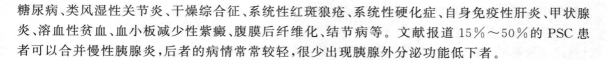

糖尿病、类风湿性关节炎、干燥综合征、系统性红斑狼疮、系统性硬化症、自身免疫性肝炎、甲状腺炎、溶血性贫血、血小板减少性紫癜、腹膜后纤维化、结节病等。文献报道 15％～50％ 的 PSC 患者可以合并慢性胰腺炎，后者的病情常常较轻，很少出现胰腺外分泌功能低下者。

七、诊断和鉴别诊断

对一中年男性患者出现胆汁淤滞的临床表现时应该想到 PSC 的可能性，如果伴有溃疡性结肠炎时则更是提示此病的有力的指征，必须进行逆行胰胆管造影，假如显示典型的肝内和肝外的胆管改变，诊断就可以确立。逆行胰胆管造影是诊断 PSC 的金标准方法，现在各地很多医院都已开展这项造影技术，因此，此病的诊断并不困难。对于临床表现不典型的或无明显临床症状的患者应保持警惕，遇有血清碱性磷酸酶和 IgM 增高、又合并溃疡性结肠炎的患者，需要进行逆行胰胆管造影检查。

在鉴别诊断中，PSC 应与下列疾病相区别：①继发性硬化性胆管炎。它一般可以找出致病的原因，如胆管外伤或手术史，药物或其他化学物质中毒，慢性反复胆管感染等。②原发性胆汁性肝硬化（PBC）。PBC 好发于中年女性，血清中常有高滴度的抗线粒体抗体。PBC 极少并发溃疡性结肠炎。胆管造影时可能罕见有不规则的狭窄和扩张的征象。③自身免疫性肝炎。血清中可测出高滴度的抗核抗体、抗平滑肌抗体和其他相关的自身抗体。肝活检病理检查时可见汇管区周围的肝细胞有碎片样坏死，或汇管区间的坏死和小叶中心的坏死所形成的桥样坏死。④继发于各种原因的肝外梗阻性黄疸。

八、治疗

因为对 PSC 的病因和发病机制还不清楚，目前仍缺乏有效的治疗方法，所采用的治疗措施主要包括：①因为此病的发病可能涉及自身免疫机制的异常，临床上常使用一些免疫抑制药，希望能减轻或阻止病变的发展。②针对胆汁淤滞的治疗。③针对并发症的治疗。

（一）减轻皮肤瘙痒的药物

胆汁淤滞明显的患者，常伴有皮肤瘙痒症状，严重时往往影响其生活质量。减轻瘙痒症状的药物有：①考来烯胺，每次 4 g，进餐时口服，每天 3 次。服药过程中可出现恶心、食欲减退等胃肠道不良反应。此药不应与熊去氧胆酸、甲状腺素、地高辛、口服避孕药同时服用。②苯巴比妥，它能增强肝脏微粒体内的葡萄糖醛酸转移酶的活性，促进胆红素与葡萄糖醛酸结合，降低血清胆红素的浓度，可以有助于减轻瘙痒症状。睡前口服 60 mg，可以减轻夜间瘙痒和改善睡眠。③利福平，300～600 mg/d，分 2 或 3 次口服。

（二）熊去氧胆酸

前面已经提及熊去氧胆酸具有保护肝细胞和胆管上皮、调节免疫功能和抗纤维化的作用，所以已普遍用于各种原因引起的胆汁淤滞性疾病。熊去氧胆酸亦可以用于 PSC 患者的治疗，常用剂量为 250 mg，每天 3 次，疗程要长，一般需 1 年以上。有人报道，30％～50％ 的 PSC 患者使用熊去氧胆酸治疗后，皮肤瘙痒症状、血清碱性磷酸酶和肝功能指标有不同程度的好转，但是肝脏组织学检查和胆管造影则无明显的改善。不过，亦有人报道熊去氧胆酸对 PSC 患者显示没有明显的疗效。

（三）肾上腺皮质激素

有人报道口服泼尼松或泼尼松龙 30～40 mg/d 可以减轻黄疸和改善肝功能，但是观察的病例数较少,疗效不能十分肯定。在病程早期时应用肾上腺皮质激素治疗,可能对减轻病情的进展有一定帮助。等到病情已是晚期,胆管已有不可逆的损害或已发展至继发性胆汁性肝硬化时,估计糖皮质激素不能发挥治疗效果。长期应用肾上腺皮质激素的不良反应较大,必须警惕。有人在逆行胰胆管造影时放置胆管中应用肾上腺皮质激素在胆管病变部位进行局部灌洗,亦没有收到明显的疗效。

(四)免疫抑制药

文献报道使用硫唑嘌呤、环孢素、甲氨蝶呤治疗 PSC,可以收到一定的疗效。但是观察的病例数均很少,还难以做出定论,需要积累更多的临床验证资料。

(五)青霉胺

PSC 患者体内有铜的积蓄,因此有人使用青霉胺驱铜治疗。美国 MayoClinic 的 LaRusso 等报道,他们对 70 例 PSC 患者应用 D-青霉胺治疗 36 个月,进行有对照的前瞻性观察,发现不论临床症状还是肝和胆管病变均无明显好转,患者的存活时间与对照组相比亦没有显著的差别。

(六)秋水仙碱

秋水仙碱具有抗纤维化的作用,有人报道此药与泼尼松联合治疗时,有一定疗效。但是病例较少,并且不能得到其他学者的证实。Olsson 等报道,他们给 44 例 PSC 患者每天口服秋水仙碱 1 mg,随诊 3 年,结果显示治疗组与对照组之间不论临床症状、生化指标、肝脏组织学,还是生存期均无明显差别。

(七)内镜下气囊扩张

对肝外胆管有显著狭窄时,内镜下行施气囊扩张或狭窄部位放置支架,以改善胆汁的引流。不过,PSC 的胆管狭窄可能是多部位的,这对气囊扩张或放置支架带来困难。

(八)外科手术

肝门部位的胆管或胆总管有显著狭窄时,进行手术切除、肝外胆管扩张和胆管空肠吻合手术,以达到引流胆汁的目的。

(九)肝移植

患者病情严重时,可考虑肝移植。近年来,肝移植技术明显提高,已列为治疗晚期 PSC 的一种比较有效的措施。文献报道,PSC 患者接受肝移植手术后,一般情况和生活质量明显改善,5 年生存率可提高到 80% 左右。部分患者经肝移植后,PSC 又可能复发。文献报道,肝移植后 3～5 年内的复发率为 20%～30%。

九、预后

目前,对 PSC 还缺乏有效的治疗方法,所以此病患者的预后较差。不过,PSC 的自然病程变异较大,有些患者虽显示有胆管损伤征象而仍可以持续多年保持在无临床症状状态。一般情况下,发病年龄小的、有显著临床症状的、起病时血清胆红素明显增高的患者的病情往往进展较快,其预后明显差于无症状者。肝内胆管有明显损害者的预后比只有肝外胆管损害者差,美国 Mayo Clinic 的 Hunter 等报道,他们对 174 例 PSC 患者追随观察 2.7～15.5 年(平均 6 年),其中 79% 的患者在确诊时有临床症状。84% 的病例在随诊期间内死亡,测算患者在诊断后的平均存活时间为 11.9 年。根据大部分的文献报道,PSC 患者的平均存活期为 9～12 年,导致死亡的主要原因是肝功能衰竭、门脉高压症并发食管静脉曲张破裂出血或伴发胆管癌。

(刘海丽)

第三节 原发性胆汁性肝硬化

原发性胆汁性肝硬化(primary biliary cirrhosis,PBC)是一种肝内胆管慢性进行性非化脓性破坏,最终导致肝纤维化和肝硬化的疾病。Addison 和 Gull 首先报道此病,因为患者常伴有高胆固醇血症和皮肤黄色瘤,所以初起时有人称此病为黄色瘤性胆汁性肝硬化。后 Aherens 等将其改称为原发性胆汁性肝硬化。此病在早期时,肝内小叶无明显结节样再生,并无肝硬化病理改变,只在病程晚期时才出现肝硬化征象,所以有人主张将此病应称之为慢性非化脓性破坏性胆管炎。由于原发性胆汁性肝硬化已被广泛应用,因此沿用至今。

一、流行病学

PBC 在世界各地均有分布,然而有很显著的地区差异,其中以英国北部和斯堪的纳维亚地区的发病率最高,非洲最少,亚洲人群中的患病率低于白种人。据文献报道,英国纽卡斯尔地区居民的年患病率至少为 24/10 万人,加拿大安大略地区为 2.2/10 万人,澳大利亚维多利亚地区为1.9/10 万人,后两国内的大多数患者则是从西欧移民的后裔。美国每年新发病患者约有 1 万人,前苏联的全部肝硬化患者中的 5% 为 PBC。我国尚无 PBC 的流行病学调查报道,过去认为此病在我国并不多见,然而近年来的报道逐渐增多,可能 PBC 在我国人群中的患病率不一定很低。PBC 的发现一是依赖医师对本病的认识水平,二是需要对自身抗体检测技术的推广。PBC好发于女性,在所有 PBC 患者中,女性患者占 90% 左右。发病年龄可以为 20～80 岁,但是大多数是 40 岁左右的中年的女性。儿童患者非常少见。

二、病因和发病机制

PBC 的确切病因和发病机制还不十分清楚。迄今,有以下几方面的研究。

(一)环境因素

有人在流行病学调查中,发现英国有一个水库供水的地区内居民中,PBC 的患病率比附近其他 4 个水库供水的居民高出 10 倍,因此怀疑 PBC 的发病可能与环境污染有关,但是对该水库的微生物和化学物质的检测均没有发现致病因素。有人曾推测微生物、肝炎病毒、干扰素、氯丙嗪与之相关,但亦不能得到证实。

(二)遗传因素

PBC 具有一定的遗传因素,它表现在以下几方面。

1.家族易感性

PBC 患者的家族成员中,PBC 发病率比一般人群明显增高。有人测算此病患者的同胞患PBC 的相对危险性为对照人群的 10.5 倍。此外,PBC 亲属的血清抗线粒体抗体(AMA)和其他相关的自身抗体阳性率也高于对照组。

2.与主要组织相容性复合物的关系

编码主要组织相容性复合物(major histocomp atibility complex,简称 MHC)的基因位于第 6 对染色体短臂的片段上,受遗传控制。人多次输血后,在血液循环中可以产生与供血者白细胞起反应的抗体,这些抗体所针对的靶抗原即为 MHC,后者分布在人体所有有核细胞表面,但由于它们首先在白细胞表面被发现,因此人类 MHC 抗原亦称之为人白细胞抗原(human leucocyte antigen,简称 HLA),将编码 HLA 抗原的基因群称之为 *HLA* 复合体。传统上按 *HLA* 复合物的结构、组织分布和功能,将它们分为 *HLA* Ⅰ、*HLA* Ⅱ 和 *HLA* Ⅲ 三类。每一基因有几个等位基因。*HLA* Ⅰ 类基因含有三个主要的等位基因,即 *HLA-A*、*HLA-B27* 和 *HLA-C*。*HLA* Ⅱ 类基因的等位基因共有 27 个,其中经典的为 *HLA-DR*、*HLA-DP* 和 *HLA-DQ* 等。*HLA* Ⅲ 类基因区位于 *HLA* Ⅰ 和 Ⅱ 类基因之间,已发现有 30 多个等位基因。因为 MHC 分子受遗传所控制,所以在研究疾病的遗传因素时,常常应用 MHC 作为遗传的基础。

现在认为,*HLA* Ⅰ 类基因与 PBC 的易感性无明确的联系,而与 *HLA* Ⅱ 类基因则有明显关系,其中 *HLA-DR8*(*HLA-DRB1 * 08*)更为显著,认为后者是 PBC 的危险因子。文献报道中,与 PBC 相关的 *HLA* Ⅱ 类等位基因还有 *HLA-DR2*、*HLA-DR3*、*HLA-DPB1 * 0301*、*HLA-DRB1 * 0501* 等。TNF-α 位于 *HLA* Ⅲ 类基因区,它是由单核细胞或淋巴细胞所产生的炎症前细胞因子,具有多种生物活性。有人报道 PBC 患者受损的小胆管上皮细胞胞质 TNF-α 的表达比其他肝病或正常对照组增高。关于 TNF-α 与 PBC 之间的联系虽已有不少的研究报道,然而结果很不一致。

虽然发现有些遗传因素与 PBC 发病之间存在一定的联系,但是关系并不非常密切,各家的研究结果也互不一致,还难以得出一个明确的结论。

(三)自身免疫功能障碍

近年来对此病的发病机制研究已有较大的进展,目前公认 PBC 是一自身免疫性疾病,其发病与异常的自身免疫反应有密切关系。

1.自身抗体

PBC 患者的血清中可检出以下多种自身抗体,表明此病的起病过程中存在着异常的自身免疫反应。

(1)抗线粒体抗体(antimitochondrial antibodies,AMA):自 1960 年以后,越来越多的文献报道表明,PBC 患者的血清中含有高滴度的无生物物种、无器官特异性的 AMA,检出率高达95%。现在已知线粒体内至少有 9 种抗原(M1~M9)。在 PBC 患者血清中检出的 AMA 的靶抗原主要是 M2。M2 的化学组成成分主要为 2-氧代酸脱氢酶复合物(2-oxoacid dehydrogenase complex,简称 2-OADC)。2-OADC 包含多种存在于线粒体内膜的蛋白酶,其中有丙酮酸脱氢酶复合体-E2 亚单位(简称 PDC-E2),这些亚单位包括支链酮酸脱氢酶复合体(branched chain keto acid dehydrogenase complex,简称 BCKD-E2)、2-氧代戊二酸脱氢酶复合体(2-oxoglutarate dehydrogenase complex,简称 OGDC-E2)以及二氢硫辛酰胺脱氢酶结合蛋白(简称 E3BP)。各学者报告 AMA 识别 M2 抗原不同亚单位的百分率不完全相同,总的来说,95%PBC 患者的 AMA可与 PDC-E2 起反应,与 BCKD-E2 发生反应者为 50%~70%。然而,这些自身抗原在体内的分布较广,而 PBC 的病损主要在肝内的小胆管,并且与肝细胞相比,胆管上皮所含线粒体数量较少,因此,有些学者认为这些自身抗原和 AMA 在 PBC 的发病中所起的作用还需要进一步研究。有学者报告,PBC 患者血清中除了存在抗 M2 抗原的自身抗体外,还可检出抗 M4、M8 和 M9 等线粒体内膜成分的抗线粒体抗体。有些学者通过回顾或前瞻性的临床分析,均显示与线粒体不同抗原发生反应的线粒体抗体对评估 PBC 的预后有一定临床意义,抗 M2 和抗 M9 抗体阳性的PBC 患者预后较好,而抗 M4 和抗 M8 抗体阳性的患者预后较差。

(2)抗核抗体(antinuclearantibodies,ANA):大约有52%的PBC患者血清中含有ANA。在AMA阳性的PBC患者中,ANA的检出率为10%~40%。AMA阴性的PBC患者中的ANA检出率则为50%左右。文献分析资料显示ANA对PBC的特异性为95%以上。应用以HEp-2细胞为底物的免疫荧光染色检测方法,发现PBC患者血清中有两种不同类型的ANA,一种是荧光着色在核膜,称之为M-ANA,另一种荧光在核内呈多点着色,称之为MND-ANA。

部分PBC患者含有抗核包膜自身抗体,其抗原主要为分子质量200 ku的核孔膜糖蛋白gp210,gp210中的主要抗原决定簇为胞质蛋白C末端的15个氨基酸序列。用ELISA方法,M-ANA能够识别重组的gp210。法国学者的研究结果显示,AMA阳性的PBC患者中,抗gp210自身抗体检出率平均为25%,AMA阴性的PBC患者中,抗gp210自身抗体检出率平均为50%,对PBC的特异性则高达99%。美国学者报告,抗gp210自身抗体在PBC患者中的检出率只为10%。此抗体可出现在AMA阴性的PBC患者,文献报道抗gp210自身抗体阳性的PBC患者中,AMA阴性者占15%~25%。因此,抗gp210自身抗体的检测对PBC,尤其对AMA阴性的患者具有一定的诊断价值。

现在已知有两种核蛋白与MND-ANA发生反应,其中之一是核蛋白Sp100。Sp100系由480个氨基酸组成、分子质量约为53 ku。应用ELISA方法检测,20%~30%的PBC患者血清中可以检出抗Sp100抗体。抗Sp100抗体对PBC具有较高的特异性,有人报道抗Sp100抗体阳性的患者均确诊为PBC,其他肝病患者则均为阴性。抗Sp100抗体可以偶然出现在其他风湿病患者中。不过,PBC中的抗Sp100抗体可以是IgA、IgG或IgM,而少数风湿病患者中的抗Sp100抗体只是IgG。另外一个与MND-ANA发生反应的核蛋白是一种异常表达于早幼粒细胞白血病细胞的蛋白,称之为PML。PML与转录因子的序列很相近,可能具有转录调节的作用。与抗Sp100抗体相似,在PBC患者血清中也可检出抗PML抗体,而且对PBC的特异性较高。有人报道,抗Sp100抗体和抗PML抗体阳性的PBC患者,他们的病情往往较重,预后较差。当PBC患者进行肝移植治疗后,即使病情没有复发,抗Sp100抗体、抗gp210抗体和AMA仍可持续存在于患者的血清中。

少数PBC患者血清中还可检出另一种抗核抗体,称之为抗LBR抗体。LBR是核内膜蛋白,由637个氨基酸所组成,能与板层素B受体结合,因而简称LBR。大约1%的PBC患者的血清中含有抗LBR抗体。迄今,尚未发现其他自身免疫性疾病中有此抗体,所以抗LBR抗体对PBC的敏感性较低,但其特异性很高。

总的来说,AMA阴性的PBC患者可伴有上述各种ANA,所以ANA的检测有助于对AMA阴性的PBC的临床诊断。

2.T细胞反应

从PBC的病变主要表现为胆管的损害、肝脏汇管区有明显淋巴样细胞的浸润以及胆管上皮有异常的MHC-Ⅱ类抗原的表达来看,提示PBC患者的胆管细胞存在明显的自身免疫反应,推测PBC患者的胆管细胞的损害很可能是通过T细胞的细胞毒作用或细胞因子所介导的自身免疫反应。Vande Water等从PBC患者的肝活检组织分离出了T细胞株,显示这种T细胞经丙酮酸脱氢酶复合体E_2(PDC-E_2)或支链2氧代酸脱氢酶E_2(BCOADC-E_2)刺激后有特异性的应答反应,而对照组没有这种反应。

三、病理改变

PBC 的基本病变是肝内胆管的非化脓性、肉芽肿性胆管炎。由于本病是一种慢性进行性的疾病,疾病不同阶段的肝组织病理组织学表现并不相同,根据其病程的演变,从早期的非化脓性胆管炎到发展至肝硬化,PBC 的病理改变通常分为四期,即 Ⅰ 期为胆管炎期,Ⅱ 期为胆管增生期,Ⅲ 期为瘢痕期,Ⅳ 期为肝硬化期。Ⅰ 期——胆管炎期:汇管区内胆小管及其周围有淋巴细胞和单核细胞浸润,胆管上皮细胞胞质常有嗜酸性增强,部分上皮消失,有些汇管区的胆管萎缩、甚至消失。在破坏的胆管周围可出现上皮样细胞肉芽肿。这种肉芽肿一般无巨细胞。肝细胞和界板正常。Ⅱ 期——胆管增生期:汇管区明显扩大,小胆管广泛增生。肝小叶周边肝细胞出现碎片状坏死,但没有出现汇管区间的桥性坏死区。肝内有明显淤胆现象。肝细胞内可有铜沉积。Ⅲ 期——瘢痕期:汇管区内炎性细胞减少,胆管亦减少,胶原含量逐渐增多,纤维组织明显增生,在汇管区与汇管区之间形成纤维间隔。淤胆更加显著。肝细胞内铜沉积量增多。Ⅳ 期——肝硬化期:纤维组织增生形成的间隔进一步分隔肝小叶,由于肝细胞再生形成大小不等的结节,最终演变成肝硬化。淤胆显著,肝呈绿色,肝脏体积可能缩小,肝表面出现细颗粒状结节。毛细胆管内可有胆栓。

四、临床表现

PBC 好发于中年女性,90％的患者是年龄为 40～55 岁的妇女。起病比较隐匿,常无特殊症状,因此发病初期往往不被患者所注意。

(一)症状和体征

1.乏力

乏力这是 PBC 患者最常见的主要症状。乏力虽在病程早期就可出现,但它与病程的早晚和病情的轻重无明确的关系,与预后亦不相关。

2.瘙痒

皮肤瘙痒也是 PBC 的一种常见的临床症状。PBC 患者的瘙痒程度不一,有的较轻,有的很重,常常夜间更为明显,影响睡眠,有些患者的乏力可能与此相关。PBC 患者瘙痒症状的原因并不十分清楚,有不少假说。较多的人认为胆汁淤滞者的瘙痒症状可能与胆汁酸沉积于皮肤有关,但是瘙痒症状的轻重与血液内胆汁酸含量并不平行。瘙痒与黄疸不一定同时出现,在有瘙痒的患者中,大约有一半并无黄疸,同时伴有瘙痒和黄疸者约占 1/4。同一患者的瘙痒症状常有时轻时重的波动现象,而其血清胆酸水平并无相应的变化。这些临床征象表明,胆汁淤滞时所出现的瘙痒症状的原因与胆酸淤滞有一定关系,然而并非唯一的原因,可能还有其他的因素。女性患者的瘙痒症状往往比男性患者明显,有人认为这可能与女性激素有关。另有人报告,胆汁淤滞和瘙痒患者的血清组胺水平增高,所以他们认为组胺可能是原因之一,亦有人认为可能与内源性鸦片类物质的释放有关。

3.黄疸

梗阻性黄疸是 PBC 的重要临床表现之一,提示肝内胆管受损显著,引起肝内胆汁排出受阻的结果。黄疸常出现在起病后的数月或数年,大约有 10％的患者则为起病的首发症状。黄疸越深或黄疸加深的速度越快,表明病情越重,所以监测血液胆红素的含量及其变化是估计预后或评价临床疗效的一个指标。不过,不少 PBC 患者并无黄疸,血清胆红素含量处于正常水平。

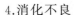

4.消化不良

不少患者伴有消化不良症状,如腹部胀痛、食欲减退、嗳气等。文献报道,有7％～17％的PBC患者可有原因不明的腹痛,腹痛部位以上腹中部或右上腹部居多,常伴有胀气和嗳气。

5.脂肪泻和代谢性骨病

脂肪泻是PBC病程较晚时的表现,粪便内含有较多的脂肪。这类症状常出现于持续和明显的黄疸的患者中。引起脂肪泻的主要原因是由于肝内胆汁淤滞而导致肠道内胆盐含量减少,影响小肠内乳糜微粒的形成而妨碍吸收脂肪的功能所致。如果长期脂肪泻后,患者会出现脂溶性维生素的缺乏。因维生素A的吸收不良,可以引起视力障碍。因维生素D的吸收不良,可能出现代谢性骨病。文献报道有10％～35％的PBC患者可以发生代谢性骨病,其中以骨质疏松比较常见,亦可并发骨质软化,患者可以出现后背部、肋骨或其他骨骼疼痛,严重时少数患者可能发生病理性骨折。PBC患者发生代谢性骨病的原因除了由于脂溶性维生素D吸收障碍外,还可能与肝硬化和性激素减少有关。

6.皮肤黄色瘤

PBC患者血清中的胆固醇含量常常增高,文献报道,大约50％的有临床症状的PBC患者伴有高胆固醇血症,其中低密度脂蛋白(LDL)和极低密度脂蛋白(VLDL)只有轻度增高,而高密度脂蛋白(HDL)则常明显增高。血清胆固醇持续增高后可以并发皮肤黄色瘤。PBC患者的血脂虽然增高,但其冠状动脉硬化的发生率并无明显增高。

7.肝、脾大

大约30％的PBC患者的肝脏增大,可能有轻度触痛。病情发展到门静脉高压时,脾脏可以肿大。

8.门静脉高压和食管静脉曲张

在PBC病程晚期发生肝硬化后,会并发门静脉高压症,出现食管或胃底静脉曲张、皮肤蜘蛛痣、下肢水肿和腹水以及上消化道出血等并发症。PBC患者中,门静脉高压症和肝功能衰竭的发展过程比较缓慢,有些患者已出现食管静脉曲张而清蛋白水平并无明显降低。

(二)实验室检查

1.生化试验

在病程早期时,血清胆红素常无明显增高。血清转氨酶可能轻度增高,也可能正常。几乎所有PBC患者的碱性磷酸酶常常显著增高,提示存在肝内胆汁淤滞和小胆管的损伤。血清γ-谷氨酰转肽酶和胆固醇水平也常常增高。血清清蛋白水平多处于正常范围,球蛋白水平亦无显著增高。

2.免疫学检查

70％～80％PBC患者的IgM往往有明显增高,IgA和IgG正常或轻度增高。血清补体C3可能降低。采用免疫荧光法、ELISA法或Western免疫印迹法检测AMA。PBC患者中,AMA的检出率可高达90％以上,其中以M2亚型最具特异性,对本病的诊断具有重要意义,尤其是无症状的PBC患者的重要诊断依据。PBC患者的血清中也可以检测出其他自身抗体,如抗核抗体、抗平滑肌抗体、抗甲状腺抗体等。

(三)临床分期

由于PBC的起病比较缓慢,病程较长,各患者在病程的不同阶段所呈现临床表现会有很显著的差别,有的可能没有临床症状,有的已发展到晚期肝硬化而表现出病情严重。因此,有些学者根据患者的临床表现将本病分为下列几种临床阶段,这些不同阶段持续时间长短不一,与病情的轻重和治疗是否及时有关。

1.无症状期

这类患者无明显的临床症状,但通过生化、免疫学检查,发现血清碱性磷酸酶增高、血清中含有滴度较高的 AMA,如果肝穿刺活检则显示患者的肝组织有符合 PBC 的病理改变。随着病情的进展,患者可以由无症状期转入到有症状期的阶段。

2.有症状期

(1)早期:患者的临床症状往往不十分明显,可以有乏力、消化不良,少数患者可能有皮肤瘙痒。实验室检查可以显示血清碱性磷酸酶、谷丙转氨酶和 γ-谷氨酰转肽酶轻度增高,血清胆红素常正常。AMA 阳性。

(2)无黄疸期:除了早期患者的症状外,皮肤瘙痒比较明显,但没有黄疸体征,血清胆红素水平正常。血清胆固醇含量可能明显增高,有些患者可能伴有黄色瘤。患者可以没有阳性体征。血清中出现高滴度的 AMA。

(3)黄疸期:血清胆红素增高,皮肤瘙痒症状也随之更加明显。患者可能呈现代谢性骨病和脂溶性维生素缺乏的临床表现。肝细胞内可以出现铜沉积。血清碱性磷酸酶、胆固醇等生化试验指标明显增高。AMA 阳性。

(4)晚期:患者一般情况差,已进入肝硬化阶段,常常伴有门静脉高压症的临床表现。一旦出现食管静脉曲张后,患者的预后不良。近年来,随着对于 PBC 的认识日益加深和提高,有关此病临床类型显著扩大,从以上不同临床阶段的临床表现可以看出,原发性胆汁性肝硬化患者不一定具有肝硬化的临床特征,有不少患者没有黄疸,特别对于有关自身抗体的检测技术的逐渐改进和推广,使不少 PBC 患者在无症状期和无黄疸的早期阶段就能获得确诊。所以,有些学者对原发性胆汁性肝硬化这一病名提出质疑,认为 PBC 这一病名不能反映此疾病的全貌。

五、伴随疾病

PBC 患者常常同时伴有其他自身免疫性疾病,文献报道大约有 69% 的 PBC 患者可以伴随有非肝脏疾病,这些疾病包括:硬皮病、干燥综合征、类风湿性关节炎、系统性红斑狼疮、多发性肌炎、混合性结缔组织病、甲状腺炎等。PBC 的病程越长者,伴随其他自身免疫性疾病越多见。PBC 患者伴随有干燥综合征者可以高达 47.4%～81.0%,这类患者有口干和眼干症状,眼科检查时常显示有干燥性角膜和结合膜炎。大约 4% 的 PBC 患者合并有硬皮病,其中以局限于指趾皮肤硬化者比较多见,少数患者的颜面和肢体皮肤亦可以硬化。伴有硬皮病的 PBC 患者血清中可测出抗 Scl-70 抗体。有 5%～34% 的 PBC 患者可伴有炎症性关节炎。PBC 患者血清中的类风湿因子阳性率可高达 70%。20% 左右的 PBC 患者可合并有甲状腺炎、甲状腺功能低下的黏液性水肿或甲状腺功能正常的甲状腺肿大。有 30% 左右的 PBC 患者血清中可以检测出抗甲状腺抗体。文献报道 PBC 患者伴有空肠黏膜绒毛萎缩,呈现类似非热带脂泻的腹泻,小肠吸收脂肪功能受损引起腹泻,粪便内脂肪排出量显著增多。少数 PBC 患者也可以伴有溃疡性结肠炎或克罗恩病(Crohn 病),但并不常见。有人报道,39% 的 PBC 患者合并有胆囊结石,结石的成分多为胆色素型。文献报道,81% 的 PBC 患者经 CT 扫描显示肝胃韧带和肝门区有肿大的结节。PBC 患者可能合并 IgM 肾病。部分患者因远端肾小管铜沉积而引起的肾小管酸中毒。有的患者由于肾小管损伤而导致尿内尿酸排出增多和低尿酸血症。PBC 患者可以伴随有自身免疫性血小板减少症、贫血等血液异常。PBC 患者可以并发肺间质纤维化或肺间质巨细胞肉芽肿,后者往往同时伴有干燥综合征。伴有间质性肺炎的患者也常合并有 CREST 综合征。有人报道 PBC 患者因血管炎和坏死性脊髓病而发生横贯性脊髓炎。

六、诊断

PBC 患者的临床表现不一,而且缺少特异的症状和特征,因此对无症状、无黄疸和无肝硬化的患者确诊比较困难,往往容易误诊为其他疾病。对这类病程比较早期的患者,如果是中年女性,主诉乏力、食欲减退、皮肤轻度瘙痒时,应该想到此病的可能性。必须进行实验室检查,如果血清碱性磷酸酶、γ-谷氨酰转肽酶和免疫球蛋白 IgM 增高,则须检测 AMA 和其他自身抗体,必要时做肝穿刺取肝组织进行病理检查。近年来,医师对 PBC 的认识逐渐提高以及自身检测技术的推广,从首发症状至确诊的时间随之缩短。患者已有持续性黄疸和肝硬化的临床表现时,如果可以排除其他肝病,则应考虑 PBC,做血液生化和自身抗体的检查。如果肝功能异常,同时伴有高滴度的 AMA 和其他自身抗体阳性,则 PBC 的诊断基本可以确定,必要时做肝穿刺进行肝病理组织学检查。概括起来说,对病程早期的 PBC 诊断更多地需要依据实验室生化和自身抗体的检测,其中血清转氨酶、转肽酶、IgM 和 AMA 有较大的诊断的意义,肝穿刺活组织病理检查对确诊本病更具有重要性。对于病程较晚的患者,结合临床表现和实验室检查结果,多数患者的诊断可以确立,少数患者可能还需要肝病理组织学检查的帮助。

七、鉴别诊断

PBC 的鉴别诊断中,首先需要与其他慢性胆汁淤滞性疾病相区别,其中如原发性硬化性胆管炎(PSC)。PSC 患者极少伴有 AMA 阳性者,在逆行胰胆管造影(ERCP)检查时常显示肝外胆管呈结节状改变,肝活检病理检查显示肝内胆管周围纤维化。PBC 应与结节病鉴别,因为后者亦可能伴有胆汁淤滞、血清碱性磷酸酶增高和肝内肉芽肿样病理改变。结节病患者的血清 AMA 阴性,90% 以上的患者在 X 线胸片中显示有肺部病变。雄激素、避孕药、部分磺胺药、氯丙嗪、丙米嗪、氨苄西林等药物可以诱发胆汁淤滞。药物性胆汁淤滞症起病常常较快,有使用药物的诱因,停药后黄疸和肝脏损害往往在短期内消退,血清 AMA 均为阴性。

八、治疗

PBC 的治疗原则是早期积极治疗,如果病程已经晚期,治疗效果往往较差。治疗措施主要为针对胆汁淤滞而引起的各种临床症状,使用免疫抑制药物争取减轻和阻止肝脏和胆管的损伤以及各项药物治疗无效时施行肝移植手术。总的来说,由于对此病的病因和发病机制还不清楚,各种治疗措施都不易彻底阻断病情的发展,当前的治疗目的主要为一是减轻临床症状,改善患者的生活质量;二是争取延缓病情的进展,延长患者的寿命。

(一)一般治疗

注意休息,增加营养,补充脂溶性维生素(A、D、E、K),以防止或纠正因肠道内胆盐的减少而导致机体内这些维生素的不足。在使用维生素 D 和钙剂的同时,在体力许可的条件下,适当增加户外活动,以减轻骨质变薄和骨质疏松。

(二)对症治疗

1.皮肤瘙痒

PBC患者常有皮肤瘙痒症状,严重是影响患者的生活和休息。胆汁淤滞引起皮肤瘙痒的原因之一,是因胆酸盐积聚于皮肤所致。但是,有些伴有显著瘙痒的患者却并没有明显的黄疸。临床上常用的药物有考来烯胺(消胆胺)治疗胆汁淤滞引起的皮肤的所有症状,考来烯胺是一种阴离子交换树脂,口服后与肠道内的胆酸盐结合,避免胆酸盐再吸收入血液中,以减少血液循环内的胆酸含量。考来烯胺的常用剂量为12 g/d,分3次口服。大约可使95%的患者的瘙痒症状有不同程度的减轻。不过,考来烯胺的不良反应较大,服用后可出现恶心和上腹部不适,此药可以与甲状腺素、地高辛、口服避孕药、熊去氧胆酸等药物结合,所以不要与这类药同服。如果需要口服熊去氧胆酸时,应将考来烯胺与熊去氧胆酸两药服药的时间至少间隔4小时。临床中也可服用利福平治疗皮肤瘙痒,每天剂量为300~600 mg,分2次或3次口服。亦有人应用鸦片受体拮抗药来减轻皮肤瘙痒症状,鸦片受体拮抗药中,注射制剂有纳洛酮,口服制剂有nalmefene和naltrexone。

2.骨质疏松

鼓励患者适当活动,多晒太阳。口服钙片,每天1~1.5 g。口服维生素D 500~5 000 U,具体剂量视患者的病情而定。亦可口服阿法骨化醇0.25~0.5 μg,每天1次。阿法骨化醇即1α-羟基维生素D_3,经肝脏转化成1,25-二羟基维生素D_3,可以促进钙在肠道中的吸收。

(三)熊去氧胆酸

胆汁主要由肝细胞所生成,少量由肝内胆管上皮所分泌。胆汁的主要成分是水和可溶性物质,后者的主要成分是胆汁酸,其次是磷脂、蛋白质、胆固醇、胆红素等。胆汁酸与钠、钾或钙离子结合以胆汁酸盐形式存在于胆汁中。正常人的初级胆汁酸中,主要是胆酸和鹅去氧胆酸,它们与甘氨酸或牛磺酸结合后经过胆管而进入肠道。初级胆酸经肠道内微生物的作用,转变成去氧胆酸、石胆酸、7-酮石胆酸等二级胆酸。90%左右的二级胆酸通过肝肠循环再吸收到肝内,其中7-酮石胆酸转变为熊去氧胆酸(ursodeoxycholicacid,简称UDCA),所以,熊去氧胆酸属于三级胆酸。它只占全部胆汁酸容量的1%左右。鹅去氧胆酸亲脂性较强,对富含磷脂的细胞膜有损伤作用,而熊去氧胆酸具有较强的亲水性,对肝细胞和胆管上皮的损伤作用很小。在体外细胞培养研究和动物试验中已经证实,熊去氧胆酸能够明显抑制鹅去氧胆酸对肝细胞的损害作用。在一般情况下,熊去氧胆酸只占全部胆汁容量的1%,鹅去氧胆酸含量占40%左右。当肝内胆汁淤滞时,胆汁酸的分泌和排出发生障碍,肝内的胆汁酸含量显著增加,过量的胆汁酸会损害肝细胞和胆管上皮细胞。

人口服熊去氧胆酸10~15 mg/(kg·d)后,熊去氧胆酸在胆汁中所占的比例可以由原来的1%提高到40%~50%,而鹅去氧胆酸由40%降低到16%,使胆汁的成分有了明显的改变。因熊去氧胆酸具有较强的亲水性,对肝细胞和胆管上皮的损伤作用比亲脂性较强的鹅去氧胆酸要轻得多,所以,当胆汁中的熊去氧胆酸含量增多而鹅去氧胆酸减少时,相对地对肝细胞和胆管起到保护的作用。除此之外,熊去氧胆酸有免疫调节的作用,它能抑制*HLA*在胆管上皮的表达以及在动物试验中显示可以抑制IL-2的产生,所以此药可帮助PBC患者的淋巴细胞功能恢复正常。熊去氧胆酸还有抗纤维化的作用,可以减轻或防止PBC患者的肝纤维化。早在之前,Poupon已经应用熊去氧胆酸治疗PBC患者,发现有良好效果。以后有较多的文献报道提示此药不仅可以减轻患者的临床症状和肝功能的异常,而且可以改善肝脏组织的损伤。不过,也有人通过对部分文献资料的分析而认为熊去氧胆酸治疗 PBC 的效果并不显著。概括起来,应用熊去氧胆酸的 PBC 患者中,大约有 50％的患者皮肤瘙痒减轻,一般状况有明显的好转,血清胆红素、碱性磷酸酶、谷氨酰转肽酶、胆固醇和 IgM 等实验室指标也可以有不同程度的改善。北京友谊医院报道 23 例 PBC 患者连续每天口服熊去氧胆酸 13～15 mg/(kg·d)1 年以上,早期(Ⅰ～Ⅲ期)患者肝功能及生化指标有不同程度的改善,而晚期肝硬化患者的疗效不明显。治疗 PBC 的熊去氧胆酸剂量通常为10～15 mg/(kg·d),每天分 3 次口服。应该注意的是,最好在病程早期就使用此药,而且疗程要长,等到 PBC 进入晚期时,疗效往往不显著。有些学者主张长期服用该药。此外,熊去氧胆酸宜与免疫抑制药或其他药物同时使用,对控制病情更为有利。熊去氧胆酸的不良反应较少。少数患者可能有头痛、头晕、上腹不适。

(四)秋水仙碱

秋水仙碱是治疗痛风的常用药物,因它具有降低胶原合成、增强胶原酶的活性、调节细胞因子的功能等作用,同时又有抗纤维化的作用,因此也应用于 PBC 的治疗。文献报道中,有些双盲对照的临床验证结果显示此药能改善 PBC 患者的临床症状及其肝功能指标,可以减慢病情的进展,延长患者寿命,而且发现秋水仙碱与熊去氧胆酸合用具有协同作用,其疗效优于单用熊去氧胆酸。不过,亦有人认为疗效不甚明显。秋水仙碱治疗 PBC 的常用剂量为口服 1 mg,每天1 次;或 0.6 mg,每天 2 次。此药的主要不良反应可以引起腹泻,其次有食欲减退、恶心、上腹不适等胃肠道反应,少数患者可能出现中性粒细胞减少。如果不良反应明显时应减小剂量或停药。

(五)青霉胺

青霉胺对铜、铅、汞等金属离子有较强的络合作用,驱除体内这些金属离子的积蓄,并有抑制炎性反应,阻止胶原形成和减轻纤维化的作用,所以有些学者应用此药治疗 PBC 患者。临床验证的结果并不一致。有些学者报告,此药可使肝内铜的含量降低,肝功能指标改善。然而另有学者认为青霉胺对 PBC 的疗效并不明显。有人提出对于黄疸症状明显而不能做肝移植的 PBC 患者,不妨试用青霉胺治疗。临床常用 D 青霉胺,开始剂量为口服 125 mg,每 2 周增加 125 mg/d,直至每天 500 mg/d 维持。常见的不良反应有胃肠道不适、皮疹、中性粒细胞和血小板减少、蛋白尿和血尿等。在服药过程中应观察血象和肾功能的变化。

(六)环孢素

前面已经提及环孢素具有抑制细胞因子的产生和淋巴细胞的功能,从而调节机体的免疫反应。临床观察结果显示,PBC 患者接受环孢素治疗后,临床症状和肝功能均有改善。有人报告部分患者的肝脏病理也有一定程度的好转。治疗 PBC 时,环孢素的常用剂量为 2～4 mg/(kg·d),一般成人每天口服200 mg。由于环孢素对肾脏有毒性作用,用药过程中必须监测肾功能,疗程不宜过长。

(七)甲氨蝶呤

甲氨蝶呤有调节免疫功能的作用,常用于自身免疫性疾病的治疗。文献报道 PBC 患者接受甲氨蝶呤治疗后,能够减轻临床症状,明显改善肝功能,亦可延缓肝脏病理改变的进展。不过对 PBC 晚期的患者,其临床疗效不甚显著。甲氨蝶呤的用法为每次 10～15 mg,每周 1 次。在用药期间应注意血象和肝功能变化,有的患者可能发生间质性肺炎。患者在服用甲氨蝶呤的过程中,可能出现口腔溃疡,可以口服叶酸预防之。

(八)肾上腺皮质激素

PBC 患者口服泼尼松龙治疗后,可以减轻皮肤瘙痒和乏力症状,血清转氨酶和碱性磷酸酶亦有一定的降低。但是,长期使用糖皮质激素后,可以促进患者的骨质疏松和骨皮质变薄,加重代谢性骨病。此外,有些学者报告接受或不接受肾上腺皮质激素治疗的 PBC 患者,两组的寿命生存时期无明显的差异。因此不少学者不推荐 PBC 患者长期接受肾上腺皮质激素的治疗。在前面讨论 AIH 治疗措施时曾提及布地奈德,这是一种第二代糖皮质激素,其不良反应小于目前常用的肾上腺皮质激素制剂,可以试用于 PBC 患者。

(九)肝移植

PBC 是肝移植治疗的适应证之一。有人认为 PBC 患者的血清胆红素超过 145 mmol/L 或肝功能失代偿时,应该考虑肝移植治疗。文献报道一组 161 例 PBC 患者接受肝移植治疗后,1 年生存率为 75%,5 年生存率为 70%,优于没有接受肝移植的患者。肝移植的效果与接受治疗时患者的病情有关,如果病程已是非常晚期,病情已相当严重,则移植后的效果往往不理想。肝移植后,患者血清中的 AMA 常持续阳性,手术后 AMA 的滴度可能有所下降,但数个月后又会增高。移植手术后,患者需要长期口服环孢素和其他免疫抑制药,以防止免疫排斥反应。

九、预后

无症状期 PBC 患者的预后优于有症状期的患者,然而,PBC 是一种进行性疾病,随着病程的延长,其临床表现逐步加重。无症状患者经过多长时间会转变到有症状期,这很难判断。文献报道,27%～89% 的无症状患者在 27～89 个月之后出现临床症状。就具体患者来说,其预后好坏除了病程的早晚和病情的轻重之外,还与患者的心态、经济状况以及治疗措施的得当与否有明显关系。就患者的临床表现而言,下列几种因素常常与预后有密切的联系。①是否有症状:据文献报道,无症状患者的预后明显优于有症状的患者。文献报道无症状期患者的平均存活期大约 10 年,有症状期患者则平均 7.5 年。②黄疸的深浅:有黄疸的患者中,黄疸越深,预后越差。如果血清胆红素水平持续高于 102.6 μmol/L(6 mg/dL)的患者,其存活时间很少超过 2 年。一组回顾性分析 PBC 患者血清胆红素水平与存活时间的关系的资料显示,血清胆红素含量少于 34.2 μmol/L(2 mg/dL)的预期存活期为 8～13 年,胆红素介于 34.2～102.6 μmol/L(2～6 mg/dL)者为 2～7 年,超过 102.6 μmol/L(6 mg/dL)者的预期存活期则不到 2 年。③有无食管静脉曲张:有食管静脉曲张者的预后不良。大约 31% 的 PBC 患者平均在 5.6 年内发生食管静脉曲张,出现食管静脉曲张后,83% 的患者只能存活 1 年,59% 的患者只能存活 3 年。48% 的有食管静脉曲张的患者会并发上消化道出血。在第一次出血后,65% 的患者在 1 年内死亡,46% 的患者在 3 年内死亡。④其他影响预后的因素:血浆清蛋白水平低于 30 g/L(3.0 g/dL)或凝血酶原时间延长、伴有其他自身免疫性疾病、起病年龄大等的预后较差。

(范正华)

第二十章

自身免疫性疾病肾损害

第一节　类风湿关节炎肾损害

类风湿关节炎(rheumatoid arthritis,RA)在我国是一种常见的以关节慢性炎症病变为主要表现的自身免疫性疾病,患病率为 0.32%~0.34%。类风湿关节炎除侵犯手足小关节外,还可累及肺、心、肾脏等其他脏器。

类风湿关节炎患者可发生各种各样的病变。由于类风湿关节炎患者中多种因素可损害肾脏,如药物相关的肾损害、继发性淀粉样变以及各种类型的肾小球肾炎等,因此不同的研究,其肾脏受累的发病率报道不一,即 5%~50%不等。近些年来,有研究发现,如果将肾小球滤过率的降低作为肾脏受损的指标,则在类风湿关节炎的发病过程中,肾脏受累可高达 46.3%~57.0%,而且肾脏病变往往是导致类风湿关节炎患者死亡的重要原因之一。

类风湿关节炎肾脏病变的形式多样,主要包括:类风湿关节炎原发性肾损害、血管炎、继发性肾淀粉样变和药物性肾损害等。可出现多种肾脏病理表现,常见的有系膜增生性肾小球肾炎、MN(膜性肾小球肾炎),此外可表现为急进性肾小球肾炎、IgA 肾病、肾小球轻微病变、纤维性肾小球肾炎、局灶节段坏死性肾炎和间质性肾炎等。不同的病变,临床表现轻重不一,治疗方法和预后也各不相同。

一、原发性肾损害

原发性肾损害是指发病时无其他原因的肾损害(除外继发因素引起的肾损害),包括以下几项。

(一)系膜增生性肾小球肾炎

系膜增生性肾小球肾炎(MePGN)(包括 IgA 肾病)是类风湿关节炎原发性肾损害最常见的病理类型。Nakano 等报道 158 例类风湿关节炎伴肾损害的肾活检患者中,MePGN 占 34%,在用缓解病情抗风湿药(disease-modifying antirheumatic drugs,DMARDs)前已有肾损害。Helin 等研究 110 例伴肾损害的类风湿关节炎患者发现,40 例病理表现为系膜增生性肾小球肾炎,约占 36%,IgA 肾病 8 例,约占 7%。临床表现为镜下血尿和(或)蛋白尿,少数可表现为肾病综合征,肾功能损害较轻。肾脏病理表现为系膜细胞增生,基质增多,肾小球基膜无明显变化;免疫荧光可见系膜区 IgA 和(或)IgM、C3 颗粒状沉积,也可免疫荧光全部阴性,电镜下可见系膜区电子致密物沉积。有研究显示,肾小球 IgM 强度与类风湿关节炎病程、病情及血 IgM 水平无关,但与血 IgM 型类风湿因子水平呈正相关;肾小球颗粒状 IgA 沉积常伴有 C3 沉积,其强度与类风湿关节炎病程、病情严重程度及血 IgA 水平呈正相关。

(二)MN

虽然部分 RA 患者在使用青霉胺或金制剂等药物治疗之前,可发生 MN,但大部分 MN 的发生为类风湿关节炎的治疗药物(青霉胺或金制剂)所致,类风湿关节炎原发性 MN 与继发性 MN 之比为 1∶(2~4)。MN 可表现为持续性中至重度蛋白尿,活动性尿沉渣少见,肾功能大多正常且可维持较长时间。病理表现为肾小球基膜增厚,晚期可见系膜基质增多毛细血管腔闭塞,免疫荧光可见上皮下免疫复合物沉积,以 IgG 为主。

接受青霉胺治疗的类风湿关节炎患者,其 MN 的发生率约为 1%,而肠外金制剂治疗的 MN 的发生率为 1%~3%。蛋白尿多发生于用药后的 6~12 个月,亦可发生于 3~4 年后。停药后几乎所有患者尿蛋白均可消失,停药后 9~12 个月大多数患者尿蛋白可消失,少数患者尿蛋白可持续 2~3 年。

现今,由于临床上很少使用青霉胺或金制剂,因此类风湿关节炎患者 MN 的发病率较以往明显降低。

(三)膜增生性肾小球肾炎和新月体肾炎

类风湿因子免疫复合物沉积引起系膜细胞增殖及内皮细胞反应增强可导致膜增生性肾小球肾炎,但类风湿关节炎引起膜增生性肾小球肾炎并不多见。由于体液及细胞免疫异常导致肾小球免疫复合物沉积,故 RA 也可伴发新月体肾炎,可突发急性肾衰竭,新月体形成(由巨噬细胞及肾小球上皮细胞组成),免疫病理可见 IgG、IgM、C3 等颗粒状沉积于肾小球周围。

(四)薄基膜病

Nakano 等对 81 例类风湿关节炎伴肾损害者行电镜检查发现,其中 30 例有弥漫性肾小球基膜变薄,并认为基膜变薄的根本原因为类风湿关节炎,而缓解病情抗风湿药的使用则加速了此过程。

二、类风湿血管炎

血管炎是类风湿关节炎的基础病变之一,累及中小动、静脉。其中 15% 的类风湿关节炎患者可发生肾脏坏死性血管炎。肾脏坏死性血管炎多发生于类风湿关节炎病情活动时。坏死性血管炎虽然不常见,但却是类风湿关节炎肾损害严重的表现,往往伴有新月体的形成。临床常表现为高血压、血尿、蛋白尿、肾衰竭。病理表现以肾脏小血管(如叶间动脉、弓形动脉或小叶间动脉)节段性坏死为特点。病初肾小球细胞呈局灶节段性增生,后随巨噬细胞浸润和上皮反应可形成大小不等的细胞性新月体,同时可伴有弥漫性系膜和内皮细胞增生,毛细血管内微血栓形成。也可表现为局灶硬化性肾小球肾炎;肾小球周围炎症细胞浸润,甚至肉芽肿形成;肾小管萎缩坏死,肾间质水肿,单核细胞浸润。晚期肾小球硬化、肾小管萎缩、间质纤维化。大部分病例免疫病理呈免疫复合物全部阴性或微量 IgG、IgA 在坏死部位沉积。电镜下约 20% 可见细小散在的电子致密物。泼尼松、环磷酰胺或硫唑嘌呤、血液透析或血浆置换等治疗的短期疗效较好,但长期疗效仍有待提高。抗中性粒细胞胞质抗体(ANCA)是血管炎的标志物,类风湿关节炎合并肾坏死性血管炎可伴有血 ANCA 阳性。核周型 ANCA 阳性者易发生类风湿关节炎相关性肾病,且有时类风湿关节炎血管炎仅累及肾脏,故对于伴有发热、体重下降及尿检异常等表现的类风湿关节炎患者应经常检测 ANCA,特别是核周型 ANCA,以明确有无坏死性肾小球肾炎的可能。

三、继发性淀粉样变

长期严重的 RA 患者约 20% 可并发继发性淀粉样变。淀粉样变肾病均有不同程度的蛋白尿,其中 1/3~1/2 表现为肾病综合征,易并发肾静脉血栓形成,晚期可出现高血压及肾衰竭。Nakano 等曾报道 73% 类风湿关节炎继发性淀粉样变患者发生肾功能不全,明显高于类风湿关节炎无继发性淀粉样变的 31%。肾脏病理表现为肾小球体积增大,淀粉样物质在肾小球基膜、系膜区、肾小管间质和血管处沉积,基膜增厚,晚期毛细血管腔闭塞。免疫病理可见较弱的免疫球蛋白和 C3 在肾小球毛细血管壁、系膜区、肾小管壁和间质小动脉壁沉积。电镜可见系膜区和基膜有特征性的无分支的排列紊乱的淀粉样纤维结构。淀粉样变肾病暂无特异治疗,一般会发展至慢性肾衰竭。Uda 发现,类风湿关节炎合并肾淀粉样变的预后与淀粉样物质在肾脏沉积的部位有关,淀粉样物沉积于肾小球者其肾功能恶化明显快于肾小球无淀粉样物沉积(如淀粉样物沉积于血管壁)。另有类风湿关节炎淀粉样变肾病综合征经免疫抑制剂治疗而缓解的报道。类风湿关节炎淀粉样变可与 MN、系统性血管炎和新月体肾炎同时或先后发生。

由于类风湿关节炎患者继发性淀粉样变的发生与炎症活动程度密切相关,随着控制炎症新的药物的出现,使炎症活动及严重程度得到有效控制,因而使得类风湿关节炎患者继发性淀粉样变的发病率大大降低。

四、药物性肾损害

类风湿关节炎患者肾损害除与类风湿关节炎病变本身有关外,部分与类风湿关节炎的治疗药物相关。

(一)非甾体抗炎药肾损害

非甾体抗炎药(NSAIDs)是一类缓解 RA 患者症状的常用药物。因此,了解非甾体抗炎药对肾脏的作用,是关乎类风湿关节炎患者预后的非常重要问题。

非甾体抗炎药可通过改变肾脏局部血流动力学和引起急性间质性肾炎等而导致急性肾损伤(acute kidney injury,AKI),且常伴有肾病综合征的发生。这可能与非甾体抗炎药抑制前列腺素的合成有关。此外,非甾体抗炎药尚可致急性肾小管坏死、MN 和慢性肾脏病等。

此外,非甾体抗炎药可通过肝肾细胞内 p450 氧化酶系统代谢形成的活性产物以共价键形式与肾组织蛋白结合,可引起肾细胞的氧化损伤。非甾体抗炎药还引起小血管及毛细血管基膜均匀性增厚等微血管病变。

1.急性肾损伤

一般地,生理状态下,在肾组织中,前列腺素的合成并不多,其作用的重要性并不突显。但当患者存在肾脏基础病变、低血流量、肾组织局部高血管紧张素 II 活性时,前列腺素(尤其是前列腺环素和前列腺素 E_2)的合成明显增加,拮抗血管紧张素 II 及其他血管活性物质的收缩血管作用,扩张肾血管,改善肾血流量,提高肾小球滤过率,保护肾功能。由此可见,当类风湿关节炎患者使用非甾体抗炎药时,可抑制前列腺素合成,引起肾脏缺血,降低肾小球滤过率,升高血清肌酐。此作用常发生于用药后的 3~7 天。

2.急性肾小管坏死

由于非甾体抗炎药可抑制前列腺素的合成,肾血管收缩,导致肾脏缺血,进而发生急性肾小管坏死。当同时应用其他肾毒性药物(如造影剂)时,其发生率则明显增加。因此,当患者需行造影剂检查时,应停用非甾体抗炎药。

3.急性间质性肾炎及肾病综合征

非甾体抗炎药致急性肾损伤的另一重要原因是急性间质性肾炎(表现为肾间质以 T 淋巴细胞为主的炎症细胞的浸润),常伴发肾病综合征(其病理常为微小病变肾病)。肾病综合征的发生与活化 T 淋巴细胞释放的毒性淋巴因子的作用有关。以上病变最多见于非诺洛芬,但也可由其他非选择性 NSAIDs 引起。另有报道,选择性 COX-2 抑制剂亦可引起该病理改变。

非甾体抗炎药致急性间质性肾炎及肾病综合征的机制尚不明确,可能与非甾体抗炎药抑制环氧合酶,增加花生四烯酸向白三烯转化,从而激活辅助 T 细胞的作用有关。

患者可表现为血尿、无菌性脓尿、白细胞管型、蛋白尿、肾小管酸中毒及血清肌酐的升高。典型变态反应的表现如发热、皮疹、嗜酸性粒细胞血症和嗜酸性粒细胞尿症等并不多见,但可部分出现。病情常可于非甾体抗炎药停用数周至数月内自发缓解。当怀疑存在非甾体抗炎药导致的间质性肾炎时,则应终止使用 NSAIDs。

4.MN

早期的报道认为几乎所有非甾体抗炎药诱发的肾病综合征其病理均为微小病变,然而,有证据表明 MN 也是肾病综合征的原因之一。其发生与一种特殊的非甾体抗炎药,即双氯芬酸的使用有关。

此外,除上述病变外,每天长期使用非甾体抗炎药可使患者发生慢性肾脏病的风险增加,这可能与肾乳头坏死等因素有关。晚期可出现高血压和肾衰竭等。

非甾体抗炎药肾损害的治疗主要有:停用非甾体抗炎药,维持尿量在每天 2 000 mL 以上,慎用利尿剂,控制高血压和尿路感染。非甾体抗炎药急性间质性肾炎预后良好,几乎所有的早期患者在停药后数周至数月内肾功能恢复,肾病综合征缓解。对合并肾病综合征及肾脏病理显示广泛炎细胞浸润者,停用非甾体抗炎药 1～2 周后肾功能仍不能好转者,糖皮质激素治疗可能有疗效。终末期肾衰竭及未完全停用非甾体抗炎药者则预后较差。伴难治性高血压、高尿酸血症、尿路梗阻、局灶性肾小球硬化者在停用非甾体抗炎药后肾功能也常缓慢恶化,预后不佳。

(二)青霉胺肾损害

青霉胺所致的肾损害与青霉胺的剂量和时间等密切相关,青霉胺的剂量越大,治疗时间越长,越易导致肾损害。肾损害可发生于青霉胺治疗后 4～18 个月。青霉胺用量＞500 mg/d 者易出现蛋白尿,严重者出现肾病综合征。青霉胺较易引起 MN,可能原因为青霉胺作为半抗原沉积于肾小球基膜,引起免疫复合物肾炎。使用糖皮质激素可使尿蛋白很快消失。青霉胺也可引起系膜增生性肾小球肾炎、新月体肾小球肾炎和狼疮样表现,甲泼尼龙冲击及泼尼松治疗可改善病情。

(三)金制剂肾损害

金制剂治疗常可引起蛋白尿、血尿,但肾病综合征少见,肾脏主要病理表现为 MN。金可沉积于肾小管细胞的线粒体内和间质巨噬细胞内,引起小管间质性肾炎,进而小管上皮细胞损伤释放出抗原,通过免疫反应诱导自身抗体产生,形成免疫复合物,沉积于肾小球上皮下,从而发生MN。电镜下可见上皮细胞足突间免疫复合物(含有 IgG 和 C3)的沉积。停用金制剂并使用糖皮质激素可使尿蛋白、血尿改善或缓慢消失。Katz 等报道,1 283 例 RA 口服金诺芬治疗后,41 例出现蛋白尿,其中 15 例轻度异常(0.15~1.0 g/d),17 例中度异常(1.0~3.5 g/d),9 例重度异常(>3.5 g/d),停药后尿蛋白多于 1 年内缓解,不遗留永久肾损害。口服金制剂较静脉用金制剂不良反应小,耐受性好。

(四)环孢素 A 肾损害

环孢素 A(cyclosporin A,CsA)的治疗可引起肾损害。其机制可能与 CsA 引起肾血管收缩,进而降低肾小球滤过率,以及直接损伤肾小管细胞等有关。CsA 相关肾病可分为急性肾病和慢性肾病。急性 CsA 相关肾病的病理主要表现为急性肾小管坏死、间质水肿及淋巴细胞浸润,小动脉中层黏液样改变、血管壁透明样改变、肾小球系膜基质轻度增生。临床上可表现为急性可逆性肾衰竭、溶血性尿毒症综合征、动静脉栓塞等。慢性 CsA 相关肾病的病理可表现为肾小管空泡变性、坏死脱落及小管萎缩,肾间质局灶性条带状纤维化,小动脉壁透明样变性,少数可见局灶性肾小球硬化。慢性 CsA 相关肾病多发生于应用 CsA 一年以上者,表现为蛋白尿、高血压及渐进性肾功能损害。一般认为小剂量 CsA 导致肾损害的可能性小。Rodriguez 报道,22 例 RA 患者接受 CsA 治疗,初始剂量<4 mg/(kg·d),以后剂量<5 mg/(kg·d),87 个月后肾活检证实未发生 CsA 相关肾病,肾功能未恶化。慢性 CsA 相关肾病的预后与肾功能异常持续时间相关。防治 CsA 相关肾病的措施主要包括合理掌握 CsA 用量,监测血 CsA 浓度和肾功能;应用钙通道阻滞剂减少 CsA 肾毒性,增加 CsA 的免疫抑制效果;合用小剂量 1,25-(OH)$_2$D$_3$,减少 CsA 用药剂量,维持免疫抑制功能,从而降低 CsA 肾毒性。

(五)甲氨蝶呤肾损害

甲氨蝶呤可引起肝功能损害、骨髓抑制等,肾损害少见。本品主要由肾排出,其肾毒性与剂量有关。甲氨蝶呤经肾脏排泄时可引起肾小管阻塞或对肾小管的直接毒性作用而导致急性肾衰竭。适度水化(保持尿量>100 mL/h),碱化尿液等措施可减少肾衰竭的发生。由于肾功能减退可使该药半衰期延长,故应根据肾功能调整其剂量。

(刘福华)

第二节 狼 疮 肾 炎

系统性红斑狼疮(systemic lupus erythematosus,SLE)是由多种复杂因素共同作用,个体差异明显、病程迁延反复的器官非特异性自身免疫性疾病。血清中出现以抗核抗体(ANA)为代表的多种自身抗体和多个器官、系统受累是 SLE 的两大主要临床特征。SLE 累及肾脏即称为狼疮肾炎(lupus nephritis,LN),LN 是 SLE 较常见且严重的并发症,也是我国继发性肾小球疾病的首要原因。

一、病因和发病机制

SLE 的病因及发病机制至今仍未完全明确,可能与遗传、环境因素、激素异常及免疫紊乱等有着密切关系。SLE 发病机制中,T 细胞过度活跃和不耐受自身成分,促使 B 细胞增殖、产生一系列自身抗体,由此形成的自身免疫复合物沉积及多器官炎症反应决定了 SLE 及 LN 病变的性质和程度。

（一）遗传、环境因素及激素异常

SLE存在显著的家族聚集性和种族差异性，同卵双胞胎同患SLE的概率超过25％，而异卵双胞胎只有5％。SLE患者家庭成员的自身抗体阳性率及其他自身免疫疾病均高于普通人群，提示SLE有非常明显的遗传倾向。

SLE流行病学研究发现缺乏补体成分（C1q、C2、C4）的纯合子，及FcγRⅢ受体基因多态性与SLE发病易感性相关。采用全基因组关联分析（genome-wide association studies，GWAS）方法确定了一些SLE易感基因，这些基因与B细胞信号转导、Toll样受体和中性粒细胞功能相关。

环境因素在SLE与LN的发生上也起到重要的作用，阳光或紫外线照射均能诱导和加剧SLE和LN。激素异常在SLE及LN发病中的作用体现在SLE女性患病率高，怀孕或分娩后不久有些患者SLE症状加重以及某些情况下激素对SLE的治疗作用。虽然某些药物会导致SLE或狼疮样症状，但这些患者很少出现LN。目前病毒导致SLE的证据尚不充分。

自发性和诱导性SLE小鼠模型包括NZB/WF1杂交鼠，BXSB和BRL/lpr模型鼠等。SLE动物模型研究发现细胞凋亡异常，导致缺陷的细胞克隆清除障碍以及B细胞的异常增殖；在动物模型上注射抗DNA抗体、抗磷脂抗体或平滑肌抗原（SMA）多肽类似物可诱导动物的SLE。

（二）SLE的自身免疫异常

SLE起始于自身免疫耐受性（self-tolerance）的丧失和多种自身抗体的产生。抗体针对与转录和翻译机制有关的核酸和蛋白质，如核小体（DNA-组蛋白）、染色质抗原及胞质核糖体蛋白等。多克隆性B细胞增生，合并T细胞自身调节缺陷是自身抗体产生的基础。免疫异常机制包括机体不能消除或沉默自身免疫性B细胞及T细胞自身抗原的异常暴露或呈递，T细胞活性增加、B细胞激活细胞因子增加；机体不能通过凋亡清除或沉默自身反应性细胞（即免疫耐受），这些细胞克隆性增生导致自身免疫性细胞和抗体生成增加。SLE自身抗原异常暴露的原因可能是由于自身抗原在凋亡细胞表面聚集，并致幼稚细胞突变而发生自身免疫性细胞的克隆性增殖。此外与自体细胞有相似序列的病毒或细菌多肽可充当"模拟抗原"，诱导类似的自身免疫性细胞增殖。抗原呈递过程中，某些核抗原能作用于细胞内的各种Toll样受体而触发免疫反应。

（三）LN的发病机制

狼疮肾炎被认为是免疫复合物介导的炎症损伤所致，SLE自身抗体与抗原结合形成抗原抗体复合物，如果没能被及时清除，免疫复合物就会沉积于系膜、内皮下及血管壁，从而导致弥漫性炎症。LN肾小球受累的特点是循环免疫复合物沉积和原位免疫复合物的形成。LN患者体内会有抗ds-DNA、SMA、C1q及其他各种抗原的抗体，但每种抗体在免疫复合物形成中的确切作用仍不清楚。一般情况下，系膜和内皮下的免疫复合物是由循环免疫复合物沉积所致，而上皮下免疫复合物往往由原位免疫复合物形成。免疫复合物在肾小球内的沉积部位与复合物大小、所带电荷、亲和力、系膜细胞清除能力及局部血流动力学有关。免疫复合物在肾小球内沉积可激活补体并导致补体介导的损伤、使促凝血因子活化、白细胞浸润并释放蛋白水解酶，并可激活与细胞增殖和基质形成有关的一系列细胞因子。有抗磷脂抗体（APA）的LN患者，肾小球内高压和凝血级联反应的活化也导致肾小球损伤。LN的其他肾脏损伤还包括程度不等的血管病变，从血管壁免疫复合物沉积到罕见的坏死性血管炎损害。LN还常见有肾小管间质病变。

二、流行病学

SLE和LN的发病率和患病率各国报道结果不一致，与年龄、性别、种族、地理区域、所用诊断标准和确诊方法有关。SLE 高发年龄为 15～45 岁,成年女性患病率约为 110.3/10 万,成年 SLE 患者中 90% 为女性。SLE 患者中,LN 患病率在男女性别间没有显著差异;但儿童和男性 LN 患者的病变更严重,老年人 LN 相对病变较轻。非裔美国人、加勒比黑人、亚裔及西班牙裔美国人 SLE 和 LN 的患病率是高加索人的 3～4 倍。导致 LN 的其他危险因素包括青年人、社会经济地位较低、有多条美国风湿病学会(ACR)SLE 诊断标准、SLE 患病时间长、SLE 阳性家族史和高血压等。

三、临床表现

(一)肾脏临床表现

30%～50%SLE 患者确诊时有肾脏受累,常出现程度不同的蛋白尿、镜下血尿、白细胞尿、管型尿、水肿、高血压及肾功能不全等。临床可表现急性肾炎综合征、慢性肾炎综合征、肾病综合征、急进性肾炎以及镜下血尿和(或)蛋白尿,少数表现为间质性肾炎及肾小管功能障碍、肾小管酸中毒(RTA)等。

1.蛋白尿

几乎所有的 LN 患者都会出现程度不等的蛋白尿,常伴有不同程度的水肿。

2.血尿

出现率可达 80%,以镜下血尿为主,罕有肉眼血尿。血尿罕有单独出现,均伴有蛋白尿。

3.肾病综合征

约 50% 患者可表现为肾病综合征,多见于肾脏病理表现重者。

4.高血压

有 20%～50% 的患者可出现高血压。肾脏病理表现重者出现高血压的概率大,高血压一般程度不重,罕有表现为恶性高血压者。

5.肾功能不全

约 20% 的患者在诊断 LN 时即有肌酐清除率的下降,但表现为急性肾衰竭(ARF)者少见。LN 致 ARF 的原因有新月体肾炎、严重的毛细血管腔内微血栓形成、急性间质性肾炎及肾脏大血管的血栓栓塞等。

6.肾小管功能障碍

很多患者常可表现为肾小管功能障碍,如肾小管酸中毒与低钾血症(RTA I 型)或高钾血症(RAT IV 型)。

临床上两种特殊类型的 LN 应引起重视,分别为亚临床型(静息)LN 及隐匿性红斑狼疮。亚临床型指病理检查有 LN 的活动性增生性表现,但临床上没有提示疾病活动的临床症状或尿沉渣变化(但如仔细检查可能会发现微量血尿和红细胞管型)、无肾功能损害、抗 ds DNA 及血清补体水平正常。亚临床型 LN 极为罕见,常发生于 SLE 的早期,随 SLE 病程延长,逐渐出现肾脏病的临床表现及实验室异常。

隐匿性红斑狼疮指少数 SLE 患者,以无症状性蛋白尿或肾病综合征为首发症状,在相当长的病程中无 SLE 的特征性表现;ANA 及抗双链 DNA(ds-DNA)抗体往往阴性,往往误诊为原发性肾炎。这些患者在有肾脏病临床表现后数月到数年出现 SLE 肾外表现及自身抗体阳性,肾活检多为膜性 LN,无肾外表现可能与抗 DNA 抗体的低亲和力和低滴度有关。

(二)肾外临床表现

活动性 SLE 患者常有一些非特异性主诉,如乏力、低热、食欲缺乏及体重减轻等。其他常见表现包括口腔溃疡、关节痛、非退行性关节炎及各种皮肤损害;包括光过敏,雷诺现象和经典的面部"蝶形红斑"。皮肤网状青斑可能与流产、血小板计数减少和存在 APA 有关。SLE 神经系统受累表现为头痛、肢体瘫痪、精神症状甚至昏迷。SLE 浆膜炎包括胸膜炎或心包炎。SLE 血液系统异常包括贫血、血小板和白细胞计数减少。贫血可能与红细胞生成缺陷、自身免疫性溶血或出血有关;血小板和白细胞计数减少可能是 SLE 所致或者与药物有关。其他器官、系统受累还包括肺动脉高压、Libman-Sacks 心内膜炎和二尖瓣脱垂等,SLE 患者脾和淋巴结肿大也很常见。

四、实验室检查

(一)尿液检查

除蛋白尿外,尿沉渣可见红细胞、白细胞、颗粒及细胞管型。尿白细胞可为单个核细胞或多形核细胞,但尿培养为阴性。

(二)血液检查

除贫血、血小板及白细胞计数减少外,大部分患者有红细胞沉降率增快、C 反应蛋白升高及高 γ 球蛋白血症。血浆清蛋白常降低,部分患者血肌酐水平升高。

(三)免疫学检查

1.ANA

确诊 LN 必须有血清 ANA 阳性,超过 90% 的未治疗患者 ANA 阳性,但 ANA 的特异性不高(65%),ANA 可见于其他风湿性疾病(如类风湿关节炎、干燥综合征及混合性结缔组织病等)和非风湿病患者。ANA 包括一系列针对细胞核抗原成分的自身抗体,其中抗双链 DNA(ds-DNA)抗体对 SLE 的诊断具有较高的特异性(95%),高滴度的抗 ds-DNA 与疾病的活动性相关。抗 Sm 抗体是诊断 SLE 非常特异的抗体(99%),但敏感性仅为 25%~30%;该抗体的存在与疾病的活动性无关。与抗 ds-DNA 比较,抗 C1q 抗体与活动性 LN 的相关性更好、也可用于判断 LN 的预后。

2.APA

国外报道 30%~50% SLE 患者 APA 阳性,包括抗心磷脂抗体(anti-cardiolipin antibody,aCL)、抗 β_2-糖蛋白Ⅰ抗体(aβ_2-GPⅠ)及狼疮抗凝物(lupus anticoagulant,LA)等。这些抗体在体外能使磷脂依赖性凝血时间(APTT 及 KCT)延长,但在体内与血栓栓塞并发症有关;APTT 及 KCT 延长不能被正常血浆所纠正。APA 与肾动脉、肾静脉、肾小球毛细血管栓塞、Libman-Sacks 心内膜炎、脑栓塞、血小板计数减少、肺动脉高压及频发流产有关。高凝倾向的原因可能包括血管内皮功能异常、血小板聚集增强、前列环素和其他内皮细胞抗凝因子生产减少和纤溶酶原激活等。

3.补体

未治疗的 SLE 患者约 75% 有低补体血症,血清补体 C3、C4 水平同时降低或只有 C4 降低,补体降低水平与疾病活动性呈负相关。

五、肾脏病理

LN 肾脏病理表现多样,肾小球、小管间质、肾血管均可累及。循环或原位免疫复合物在肾脏沉积,诱导补体介导的炎症反应,导致肾脏不同程度的损伤;沉积部位不同,临床表现各异。如系膜区沉积,临床多表现为血尿、少量蛋白尿;内皮下沉积可导致血尿、蛋白尿及肾小球滤过率的下降;上皮下沉积和肾病范围、蛋白尿及 MN 相关。

(一)病理分型

LN 以肾小球病变为最主要的病理改变,目前多采用国际肾脏病学会和肾脏病理学会联合制订的国际标准(ISN/RPS 分型),ISN/RPS 根据光镜(LM)、免疫荧光(IF)和电镜(EM)结果,将 LN 分为 6 型。

LN(尤其是Ⅳ型)免疫荧光检查常可见大量 IgG 和 C1q,并且有 IgG、IgA 和 IgM 及早期补体成分如 C4,和 C1q 与 C3 共同存在。3 种免疫球蛋白及 C1q 和 C3 的共同沉积被称为"满堂亮"现象,高度提示 LN 诊断,C1q 强阳性也常提示 LN。IL 肾小球毛细血管襻还可见纤维蛋白沉积,新月体病变处更为明显。电镜下免疫沉积物的分布与免疫荧光表现相符合,一些电子致密物呈指纹样,由微管状或纤维样结构组成,直径 10~15 nm。LN 患者肾活检标本中,在内皮细胞扩张的内质网中有时还可见 24 nm 的管网状物。

(二)肾间质和血管病变

LN 肾小管间质病变多伴发于较严重的肾小球病变。在增生性 LN 患者,沿着肾小管基膜可见免疫复合物沉积,可见 CD4$^+$ 和 CD8$^+$ 淋巴细胞和单核细胞间质浸润。活动性病变中有细胞在肾小管浸润和肾小管炎表现;慢性非活动性期患者,主要表现为肾间质纤维化。间质性肾炎往往与肾功能不全及高血压有关,有报道沿肾小管基膜免疫复合物沉积与高滴度的抗 ds-DNA 和血清补体水平降低相关。个别情况下,LN 可表现为突出的肾小管间质炎症而肾小球病变很轻,并出现急性肾衰竭或肾小管酸中毒。

LN 还可见到一系列血管病变,血管炎很少见。通常情况下,IF 和 EM 下血管壁有免疫复合物沉积;有时在严重增生性 LN 患者可见纤维素样非炎症性血管坏死,或者有血栓性微血管病。血栓性微血管病患者可出现血清 APA 阳性,既往有血栓事件病史,并常与增生性 LN 同时存在。

(三)临床和病理的相关性

LN 的临床症状与 ISN 病理类型有关。

(1)Ⅰ型患者通常没有临床肾脏病表现,尿检及肾功能均正常。

(2)Ⅱ型患者可能有抗 ds-DNA 升高和补体水平降低,尿沉渣往往阴性,高血压发生率不高,可出现轻度蛋白尿(<2 g/24 h),肾功能往往正常。Ⅰ型和Ⅱ型患者预后良好,但有微小病变或狼疮足细胞病的患者例外,这些患者可出现肾病综合征。

(3)Ⅲ型患者临床表现差别较大,活动性Ⅲ(A)或(A/C)患者常有血尿、高血压、低补体血症和蛋白尿,严重者可出现肾病综合征,1/4 的患者会有血清肌酐水平升高;Ⅲ(C)患者几乎均有高血压和肾功能下降,而无活动性尿沉渣。增生性病变肾小球比例不高的患者对治疗反应良好,肾损害进展缓慢;而受累肾小球数目在 50% 左右,或有坏死性病变及新月体形成的患者,其临床表现及预后与Ⅳ(A)患者无明显差异。是否重度局灶节段增生性Ⅲ型患者比弥漫性增生性Ⅳ型患者预后更差,尚存在争议。

(4)Ⅳ(A)型患者临床症状往往较重,常有大量蛋白尿、高血压、活动性尿沉渣,多有肾病综合征和不同程度的肾功能损害。有明显的低补体血症和较高的抗 ds-DNA 水平。多数情况下弥漫增生性Ⅳ型患者肾脏预后很差,增生严重者或伴大量新月体形成的患者可发生 ARF。ⅣS 型患者预后是否较ⅣG 型更差尚有争议。

（5）Ⅴ型患者表现为蛋白尿和肾病综合征。其中 40% 的患者为非肾病性蛋白尿、20% 的患者尿蛋白可 <1 g/24 h。少数患者可有活动性尿沉渣，SLE 血清学异常不明显，肾功能往往正常。有些患者在发展为 SLE 前表现为特发性肾病综合征。Ⅴ型患者易出现血栓性并发症，如肾静脉血栓形成和肺栓塞。

（6）Ⅵ型患者常是Ⅲ或Ⅳ型 LN 的终末期阶段，许多患者持续有血尿、蛋白尿，并伴有高血压和肾小球滤过率下降。

（四）病理分型的转换与预后

病理分型对于估计预后和指导治疗有积极的意义。通常Ⅰ型和Ⅱ型预后较好，部分Ⅲ型，Ⅳ型和Ⅵ型预后较差。LN 的病理类型是可以转换的，一些临床表现近期加重的患者，病理会从一个较良性或增生不明显的类型（Ⅱ型或Ⅴ型）转变为增生活跃的病变类型（Ⅲ型或Ⅳ型）；而活动性Ⅲ型或Ⅳ型患者经过免疫抑制剂治疗，也可以转变为主要为膜性病变的类型（Ⅴ型）。

肾脏病理提示 LN 活动性（可逆性）指数包括：肾小球细胞增生性改变、纤维素样坏死、核碎裂、细胞性新月体、透明栓子、金属环、炎细胞浸润、肾小管间质的炎症等；而肾小球硬化、纤维性新月体，肾小管萎缩和间质纤维化则是 LN 慢性（不可逆性）指数。活动性指数高者，肾损害进展较快，但积极治疗仍可以逆转；慢性指数提示肾脏不可逆的损害程度，药物治疗只能减缓而不能逆转慢性指数的继续升高。研究发现高活动性和慢性指数（活动指数 >7 及慢性指数 >3）的患者预后不良，这些患者有细胞性新月体及间质纤维化。病理标本显示广泛的肾小球硬化或肾间质纤维化提示肾脏预后极差。

六、诊断和鉴别诊断

（一）诊断

SLE 的基础上，有肾脏病变的表现则可诊为 LN。SLE 的诊断多采用美国风湿病学会（ACR）标准，11 项标准中符合 4 项或以上诊断该病的敏感性和特异性可达 96%。对于一个有典型临床表现和血清学标志物的年轻女性患者，SLE 的诊断容易确定；但 ACR 诊断标准是 SLE 分类标准，是为 SLE 临床研究确保诊断正确性而制订的，临床上有些非典型的或早期狼疮患者并不符合上述标准。由于疾病的表现会随着 SLE 的进展而有所变化，可能需要较长时间的观察才能确定诊断，如膜性 LN 患者早期可能并不符合 4 项确诊标准，这些患者病情进展一段时间后才具备典型的 SLE 的临床表现。

（二）鉴别诊断

典型的 LN 诊断困难不大，但有些情况下，LN 需与以下疾病相鉴别。

1.与 SLE 相似的多系统受累的疾病

如干燥综合征、原发性抗磷脂抗体综合征、ANA 阳性的纤维肌痛症及血栓性微血管病等，这些疾病可以有肾损害。需注意的是 SLE 可以和一些多系统或器官特异性自身免疫性疾病重叠存在。

2.其他风湿免疫性疾病肾损害

如皮肌炎、系统性硬化症、混合性结缔组织病、小血管炎等均可表现为全身多系统受累及 ANA 阳性，当累及肾脏时应与 LN 鉴别。类风湿关节炎也可伴系膜增生性肾小球肾炎及淀粉样变性肾病。临床上可根据特征性皮损、关节受累特点、特异性的血清学指标（如 ANCA）并行自身抗体检查进行鉴别，有困难时需行肾穿刺活检根据病理鉴别。

3.其他继发性肾小球肾炎

如过敏性紫癜可有紫癜样皮疹、全身症状、关节炎、腹痛和肾小球肾炎,但肾活检免疫荧光主要为 IgA 在系膜区沉积;而多数增生性 LN 肾活检免疫荧光呈"满堂亮"现象。细菌性心内膜炎和冷球蛋白血症累及肾脏可致急进性肾小球肾炎,患者往往有血清补体水平降低,需与 LN 鉴别。

七、治疗

LN 的治疗要个体化,因人而异,应根据病理类型、SLE 肾外表现等选择治疗方案。LN 治疗的目的是要达到疾病的缓解,防止复发,避免或延缓不可逆的脏器病理损害,并尽可能减少药物不良反应。目前肾上腺皮质激素(简称激素)和免疫抑制剂仍是治疗 LN 的基本药物。

(一)Ⅰ型、Ⅱ型患者

不需要针对肾脏的治疗,治疗以控制 SLE 的肾外症状为主。大多数患者远期预后良好,Ⅱ型微小病变肾病综合征和狼疮足细胞病患者与微小病变肾病类似,应予短期大剂量激素治疗。

(二)活动局灶增生性 LN 和活动弥漫增生性 LN

活动局灶增生性 LN(ⅢA 和 Ⅲ A/C)和活动弥漫增生性 LN(ⅣA 和 ⅣA/C)需采用激素和免疫抑制联合治疗。活动增生性 LN 的治疗分为诱导治疗及维持治疗两个阶段。诱导治疗是针对急性的、危及生命或器官功能的病变,需迅速有效地控制住病情,从而减轻组织的破坏和随后的慢性损伤。患者的病情经过诱导治疗得到缓解后,需转入维持治疗阶段;维持性治疗则需要长期用药,以减少病变复发,延缓终末期肾脏疾病(ESRD)发生。

1.诱导治疗

使用大剂量激素联合其他免疫抑制剂(主要为环磷酰胺或吗替麦考酚酯)。诱导治疗的目标是达到肾炎缓解。完全缓解指蛋白尿<0.5 g/d 或尿蛋白肌酐比值<0.5 g/g,无肾小球性血尿或红细胞管型,肾功能正常或基本稳定;同时血清学标志物会有改善(抗 DNA 抗体水平升高、血清补体水平下降)。诱导治疗的时间应至少 3 个月,可延长至 6 个月甚至更长(取决于疾病严重程度),6 个月无效患者需考虑强化治疗。

(1)口服泼尼松或泼尼松龙[1 mg/(kg·d)或 60 mg/d],持续 4~6 周,若病情开始缓解可逐渐减少用量;或甲泼尼龙静脉冲击治疗(0.5~1 g/d,1~3 天),之后口服泼尼松[0.5 mg/(kg·d)],3~6 个月后,口服剂量逐步减少到约10 mg/d。

甲泼尼龙静脉冲击治疗指征为:狼疮活动致急进性肾炎综合征,病理表现为肾小球活动病变明显、有广泛的细胞性新月体、襻坏死,狼疮脑病,系统性血管炎,严重血小板计数减少,溶血性贫血或粒细胞缺乏,严重心肌损害致心律失常等。一些非对照性试验提示甲泼尼龙静脉冲击疗法比口服足量激素更加有效且毒副作用小。激素的不良反应包括水钠潴留、易患感染、消化道溃疡、高血压、高脂血症、神经心理障碍、类固醇性糖尿病、向心性肥胖、白内障、青光眼、伤口愈合延迟、儿童生长发育迟缓、骨坏死及骨质疏松等。长期使用激素需逐渐减量,尤其是每天用量<15 mg时,不可骤停药物。

(2)环磷酰胺(CTX)可静脉注射或口服。对于肾功能恶化迅速的弥漫增生性 LN,病理显示广泛的细胞性新月体、襻坏死;推荐应用美国国立卫生研究院(NIH)方案:CTX(0.5~1 g/m²),每月 1 次,连用 6 个月,然后改为每 3 个月1 次,直至完全缓解。但该方案不良反应较大,可能出现严重感染、出血性膀胱炎、性腺功能损害、脱发等,这些不良反应限制了 NIH 方案在临床上的应用。为避免大剂量

CTX 的不良反应,对于轻中度增生性 LN 患者,推荐欧洲风湿病协会(ELNT 试验)的方案(EURO-Lupus):CTX(0.5 mg),每 2 周 1 次,连用 3 个月,然后转为硫唑嘌呤(Aza)维持治疗[2 mg/(kg·d)]。增生性 LN 患者诱导治疗也可口服 CTX[1～1.5 mg/(kg·d),最大 1.5 mg/(kg·d)],连用 2～4 个月。

(3)吗替麦考酚酯(MMF):一般 1.5～2 g/d,连用 6～12 个月。最近一项国际多中心、开放性、前瞻性的随机对照临床试验(ALMS)的结果显示,MMF 和静脉用 CTX 在诱导治疗 LN 的疗效方面无差异,在不良事件发生率及病死率方面也基本相当。虽然 MMF 的疗效并不优于 CTX,但是它对 LN 能起到有效的诱导缓解作用。临床上对于不能耐受 CTX 或 CTX 治疗后复发的 LN 患者,MMF 仍可作为有效的替代药物。MMF 的不良反应常见有胃肠道反应,包括恶心、呕吐、腹泻、口腔及肠道溃疡;其次为骨髓抑制(如白细胞计数减少);长期应用导致感染增加,尤其是病毒感染(如 CMV 感染)及卡氏肺孢子菌感染(如卡氏肺孢子菌肺炎),须引起警惕。

(4)难治性增生性 LN 的治疗:部分增生性 LN 患者使用激素联合 CTX 或 MMF 诱导治疗仍不能缓解,可考虑应用二线或三线药物,包括利妥昔单抗、静脉注射用人免疫球蛋白及他克莫司等。

1)利妥昔单抗是一种嵌合鼠/人的单克隆抗 CD20 抗体。它可以通过抗体及补体介导的细胞毒作用,诱导细胞凋亡的途径来清除体内异常增生的 B 细胞。每次 1 g 静脉输注 4 小时以上,2 周后可重复给药。一些临床试验结果显示,利妥昔单抗对难治性 LN 患者疗效较好。但是治疗时间、合并用药等需要进一步规范,用于 LN 治疗的长期疗效还有待进一步证实。

2)静脉注射用人免疫球蛋白可抑制补体介导的损害,调节 T 细胞和 B 细胞功能,下调自身抗体产生。可作为重症 LN 的辅助用药,但目前尚缺乏标准化的用药方案。

3)他克莫司:免疫抑制机制与环孢素 A(CsA)相似。他克莫司与胞质内结合蛋白(FKBP12)相结合,抑制钙调神经磷酸酶的活性,阻断钙离子依赖的信号转导通路,抑制 T 细胞活化有关的细胞因子,抑制 T 细胞及 B 细胞的活化和增殖。该药联合激素能控制弥漫增殖性 LN 的病情活动,复发率低。他克莫司推荐起始剂量为 0.1～0.3 mg/(kg·d),每 12 小时空腹服用 1 次,不良反应与 CsA 相似,其多毛、牙龈增生、高血压、高尿酸血症及肾毒性发生率均小于 CsA;而糖尿病及震颤的发生率高于 CsA。

4)多靶点治疗:联合应用作用于不同靶点的药物,如激素+MMF+他克莫司或 CsA。这种联合用药治疗,可将Ⅴ+Ⅳ型、Ⅴ+Ⅲ型及Ⅳ型病变都有效地控制。多靶点疗法虽然应用了多种药物,但每种药物的剂量减小(常用药物剂量的一半),减少了免疫抑制剂的不良反应,初步结果尚满意,长期疗效和安全性有待进一步观察。

5)其他治疗方法:有报道血浆置换用于难治性及迅速进展性 LN 患者的辅助治疗,但尚无临床试验说明血浆置换在患者生存率、肾脏存活率、尿蛋白减少和改善肾小球滤过率方面有显著效果。造血干细胞移植已经成功地用于治疗部分 SLE 患者,显示干细胞移植可能是治疗难治性 LN 的有效手段。此外,还有一些有望治疗 LN 的生物制剂正处于临床研究阶段,如 CTLA4-Ig、抗 CD22 单抗等。

2.维持治疗

一般应用口服激素联合免疫抑制剂,激素在维持治疗中起主要作用。通常使用最低有效量的激素(如泼尼松或泼尼松龙 5～10 mg/d),以减小长期激素治疗的不良反应。免疫抑制剂首选 MMF 或 Aza,其他可选免疫抑制剂包括 CTX、CsA、他克莫司、来氟米特及雷公藤多苷等。维持治疗 MMF 可予 1～1.5 g/d,病情稳定 2 年后可减至 1 g/d 以下;Aza 根据患者个体反应可予 1～

2 mg/(kg·d),Aza不良反应较轻,可长期维持用药;最常见不良反应是骨髓抑制,其他不良反应包括肝功能损害、黄疸、脱发等。目前维持阶段的持续时间尚无定论,多数临床试验的维持时间在2年以上。

(三)膜性LN

对于存在增生性病变的混合型(Ⅴ+Ⅲ或Ⅴ+Ⅳ型)患者,治疗同Ⅲ或Ⅳ型。可用激素联合免疫抑制剂,如MMF(治疗6个月)、CsA[4～6mg/(d·kg)],治疗4～6个月)、CTX或他克莫司等。对于单纯膜性LN,尚无最佳治疗方案,Ⅴ型肾病综合征很少自发缓解,可予激素联合CsA治疗。CsA不良反应包括肾毒性、肝脏不良反应、高血压、胃肠道反应、多毛、牙龈增生、高尿酸血症及痛风、骨痛、血糖升高、震颤、高钾血症、低镁、低磷血症、肾小管酸中毒,以及引起肿瘤和感染等。

(四)LN的一般治疗

如果没有禁忌证,所有患者应服用羟氯喹200～400 mg/d,该药可预防LN复发,并可减少血管栓塞并发症。其他支持治疗包括应用血管紧张素转化酶抑制剂或血管紧张素Ⅱ受体拮抗剂控制高血压及蛋白尿,使用抗骨质疏松药物,预防心血管事件及SLE其他并发症。

(五)LN终末期肾病及肾移植

多数LN致终末期肾病为Ⅵ型LN,表现为肾小球硬化、肾间质纤维化、肾小管萎缩。但也有些迅速进展至肾衰竭的LN患者,甚至已经透析治疗,肾脏病理仍可能有活动性病变;这些患者仍需免疫抑制治疗,有些患者治疗效果较好。但注意不能治疗过度,以免出现严重不良反应。

终末期肾病的LN患者,如果全身病变稳定,可考虑肾移植。由于移植后机体处于免疫抑制状态,LN在移植后较少复发(复发率为3%～30%)。LN复发引起移植肾失功的病例罕见,大多数复发病例的病理表现与自体肾LN病变相同,加大免疫抑制剂用量可控制复发的LN。

八、预后

SLE目前尚不能根治,近年随着LN诊治水平的显著提高,LN的生存率已得到显著的改善。急性期LN患者的死亡原因主要是肾脏以外的重要器官受累及重症感染,后期主要死因包括终末期肾衰竭、感染、心肌梗死等心脑血管事件。影响LN预后的临床指标包括肾脏病理表现、基线血清肌酐及尿蛋白水平、高血压、重度贫血、血小板计数减少、低补体血症和高抗ds-DNA水平。此外,是否及时治疗、治疗后蛋白尿下降的程度及肾病复发情况也是影响LN预后的主要因素。

(刘福华)

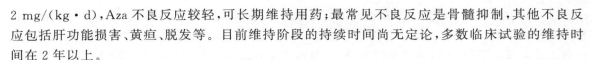

第三节 过敏性紫癜肾炎

过敏性紫癜(Henoch-Schönlein purpura,HSP)属于系统性小血管炎,主要侵犯皮肤、胃肠道、关节和肾脏。病理特点为含有IgA的免疫复合物沉积在受累脏器的小血管壁引起炎症反应。肾脏受累表现为免疫复合物性肾小球肾炎。过敏性紫癜的皮肤损害由Heb-erden首次描述,后Schönlein陆续将这种皮肤损害与关节炎、胃肠累及、肾累及联系起来,提出综合征的概念。目前认为过敏性紫癜是一种儿童最常见的血管炎,发病率 1‰～2‰。几乎所有的患者均出现皮肤紫癜,75%患者出现关节症状,60%～65%的患者出现腹痛,40%～45%的患者发生肾病。少数患者可以出现肺、中枢神经系统、泌尿生殖器官受累。一旦出现过敏性紫癜肾炎(HSPN)往往是一个长期持久的过程。存在自发缓解,起病年龄与病情轻重等因素决定其预后。

一、发病机制

由于过敏性紫癜的致病因素错综复杂,机体可因致敏原性质、个体反应性的差异以及血管炎累及的脏器和病变程度的不同,在临床病理改变上呈现不同的表现。很多研究已证明过敏性紫癜肾炎的肾脏损害程度、对免疫抑制剂的反应及预后与种族、年龄密切相关,但是产生这种差别的本质仍不明。半数患者起病前有诱因存在,比如病毒感染、细菌感染、寄生虫感染、药物因素、毒素、系统性疾病或者肿瘤。现有研究表明,过敏性紫癜肾炎与 IgAN 在肾小球内沉积的 IgA 都主要是多聚的 IgA1,B 细胞 B-1,3-半乳糖基转移酶(B-1,3-GT)的缺陷导致 IgA1 绞链区 O 型糖基化时,末端链接的半乳糖减少,这一改变可能影响 IgA1 与肝细胞上的寡涎酸蛋白受体(ASG-PR)结合而影响 IgA 的清除,而且能增加其与肾脏的结合。血清 IgA1 分子铰链区糖基化异常可能在过敏性紫癜肾炎和 IgA 肾病中发挥了同样的作用,糖基化异常的 IgA1 分子(N-acetylga-lactosamine-IgA1)容易自身聚合,不容易被肝脏清除,从而容易沉积在肾脏致病。补体活化也有重要作用。IgA-CC 沉积在系膜区后,与系膜细胞作用,引起系膜细胞增生、细胞外基质产生增加、趋化因子 MCP-1 和 IL-8 合成增多,引起多形核白细胞和单核细胞浸润。趋化因子还能够与足细胞作用,影响其生物学功能,参与蛋白尿形成。

二、病理分型

国际儿童肾脏病研究组(International Study of Kidney Disease of Child-hood,ISKDC)制订了过敏性紫癜的肾脏组织病理分型,肾小球病变与临床表现有关。Ⅰ型为肾小球轻微病变;Ⅱ型仅仅表现为系膜增生;Ⅲ型为系膜局灶或弥漫增生,但是 50%以下的肾小球形成新月体,或节段血栓形成、襻坏死或硬化;Ⅳ型中系膜病变同Ⅲ型,但 50%～75%的肾小球新月体形成;Ⅴ型,75%以上肾小球新月体形成;Ⅵ型为假膜增生型。

三、临床表现和预后

由于研究人群差异,过敏性紫癜肾炎的发病率报道不一。有报道在儿童中为 33%,在成人中为 63%。最常见的临床表现是肉眼血尿,也可以有镜下血尿,可以一过性,持续性或者反复发作。血尿可以伴随皮疹复发而出现,也可以在肾外表现消退后很长时间以后再发。一般伴随有不同程度的蛋白尿,肾病综合征的发病率报道不一。也有表现为肾小球滤过率下降、氮质血症或者进展到终末期肾脏病。

一般而言,过敏性紫癜肾炎起病的临床表现与远期患者是否发展为慢性肾脏病有良好相关性。根据 Goldstein 等的研究,起病初期患者仅表现为血尿/少量蛋白尿,远期发展到慢性肾脏病的可能到 5%;临床表现蛋白尿量明显但是不够肾病综合征水平,远期发展到慢性肾脏病的为 15%;如果达到肾病综合征水平,该可能性增加到 40%;如果患者同时表现肾病综合征和肾炎综合征,可能性超过 50%。鉴于针对过敏性紫癜肾炎治疗策略和手段的文章的异质性,和过敏性紫癜肾炎是发展为慢性肾脏病的一个重要原因,强调临床长期随访的重要性。在起病 3 年时如果患者的肌酐清除率<70 mL/(min·1.73 m^2)和蛋白尿水平较起病时增加也是远期慢性肾脏病进展的危险因素。

ISKDC的病理分期主要的指标是新月体的比例和系膜增殖的程度。实际上,肾脏活检病理检查中小管损伤程度、间质纤维化、肾小球和间质炎症程度、新月体的特点(大新月体或者小新月体,纤维化的程度等)、有无局灶硬化、动脉粥样硬化这些因素都和预后相关。与患儿相比,成人发病的过敏性紫癜肾炎预后较差。

四、鉴别诊断

过敏性紫癜肾炎与IgA肾病的病理表现均为肾小球系膜区有IgA为主的免疫球蛋白的沉积和系膜增生,临床表现突出为有血尿或伴有不同程度的蛋白尿。过敏性紫癜肾炎发病多见于儿童,IgAN发病高峰则在15～30岁,有关研究表明在儿童中两者临床表现、病理和发病机制仍存在很大的差异。比如在过敏性紫癜肾炎患者中,患者血IgG水平较IgA肾病患者更高,循环中含IgA复合物(IgA-CC)的体积更大,血IgE水平更高。与IgAN相比,新月体的出现更常见于过敏性紫癜肾炎,它的数量与疾病的严重程度和预后有关;常与襻坏死、毛细血管内细胞增生并存。

五、治疗决策

临床中有严重起病患者未经特异治疗而自愈,也有起病初期仅有少量血尿,但长期进展到终末期肾脏病的个例报道。鉴于目前缺少大宗临床资料的随机对照研究,以往的认识是在患者起病时是否给予和给予什么强度的治疗非常棘手。基于一些回顾性研究和经验,目前认为在起病初期及时有效的治疗能够减少慢性肾脏病发生和进展。我们需要根据预先判定患者的长期预后怎样来选择治疗措施的轻重和可能的严重不良反应。这种权衡需要根据患者对治疗的反应随时调整。在过敏性紫癜肾炎的治疗中,使用大剂量激素冲击治疗大量新鲜新月体形成,使用血浆置换短时间内有效清除血IgA1和复合物,使用激素或免疫抑制剂包括环磷酰胺、硫唑嘌呤、钙调磷酸酶神经酶抑制剂、利妥昔单抗减少IgA产生,使用依库珠单抗抑制补体激活,使用华法林、双嘧达莫或者阿司匹林对抗纤维蛋白,使用ACEI/ARB减少尿蛋白。

对于起病时仅有血尿或者少量蛋白尿的患者,强调长期随访。

有限的随机对照研究发现,短期糖皮质激素治疗对于预防儿童过敏性紫癜肾炎的发生和进展无效。也有研究结论表明在一成人过敏性紫癜肾炎患者的队列研究中,环磷酰胺+糖皮质激素治疗与单用糖皮质激素治疗没有更多益处。有学者认为,这些观点还需要更长时间和更多文献加以证实。

(刘福华)

第二十一章
风湿免疫疾病的中医治疗

第一节　风湿性关节炎

风湿性关节炎是一种常见的急性或慢性结缔组织炎症,属变态反应性疾病。可反复发作并累及心脏。

一、病因和发病机制

风湿性关节炎是风湿热的一种表现。风湿热是由 A 组乙型溶血性链球菌感染所致的全身变态反应性疾病,病初起时常有丹毒等感染病史。风湿热起病急,且多见于青少年。风湿性关节炎可侵犯心脏,引起风湿性心脏病,并有发热、皮下结节和皮疹等表现。风湿性关节炎有两个特点:一是关节红、肿、热、痛明显,不能活动,发病部位常常是膝、髋、踝等下肢大关节,其次是肩、肘、腕关节,手、足的小关节少见;二是疼痛游走不定,一段时间是这个关节发作,一段时间是那个关节不适,但疼痛持续时间不长,几天就可消退。化验红细胞沉降率加快,抗 O 滴度升高,类风湿因子阴性。治愈后很少复发,关节不留畸形,有的患者可遗留心脏病变。

二、病理和病理生理

风湿在医学上是指关节及其周围软组织不明原因的慢性疼痛。风湿性疾病则指一大类病因各不相同但共同点为累及关节及周围软组织,包括肌肉、韧带、滑囊、筋膜的疾病。关节病变除疼痛外,尚伴有肿胀和活动障碍,呈发作与缓解交替的慢性病程。由于患者的血液循环不通畅,导致肌肉或者组织所需要的营养无法通过血液循环来输送,致使患者肌肉缺少营养而老化加速,变得僵硬,严重的会导致患者肌肉和血管萎缩,部分患者可出现关节致残和内脏功能衰竭。

三、临床表现

临床以关节和肌肉游走性酸胀、疼痛为特征,多以急性发热及关节疼痛起病,典型表现是轻度或中度发热,游走性多关节炎,受累关节多为膝、踝、肩、肘、腕等大关节,常见由一个关节转移至另一个关节,病变局部呈现红肿、灼热、剧痛,部分患者也有几个关节同时发病,不典型的患者仅有关节疼痛而无其他炎症表现。急性炎症一般于 2～4 周消退,不留后遗症,但常反复发作。

若风湿活动影响心脏,则可发生心肌炎,甚至遗留心脏瓣膜病变。其主要临床表现如下。

(1)关节疼痛。

(2)晨僵:患者晨起或休息较长时间后,关节呈胶粘样僵硬感,活动后方能缓解或消失。晨僵在类风湿关节炎中最为突出,可以持续数小时,在其他关节炎则持续时间较短。

(3)关节肿胀和压痛:往往出现在有疼痛的关节,是滑膜炎或周围软组织炎的体征,其程度因炎症轻重不同而异。可由关节腔积液或滑膜肥厚所致。骨性增生性肥大则多见于骨关节炎。

(4)关节畸形和功能障碍:指关节丧失其正常的外形,且活动范围受到限制,如膝不能完全伸直,手的掌指关节有尺侧偏斜,关节半脱位等。这些改变都与软骨和骨的破坏有关。其关节畸形的发生率较低,约为 10%。

四、辅助检查

(一)自身抗体

在风湿性疾病的范围内应用于临床的自身抗体分以下 4 类:抗核抗体谱、类风湿因子、抗中性粒细胞胞浆抗体、抗磷脂抗体。其对弥漫性结缔组织病的诊断有重要作用。

(1)抗核抗体谱:抗 DNA 抗体 anti-dsDNA、anti-ssDNA,抗组蛋白抗体 Histone,H_1、H_{2A}、H_{2B}、H_3、H_4、H_{2A}-H_{2B} 复合物,抗非组蛋白抗体抗 ENA 抗体,抗着丝点抗体(ACA)等。

(2)类风湿因子:除出现在类风湿关节炎外,尚见于其他结缔组织病,如系统性红斑狼疮、干燥综合征、混合性结缔组织病、系统性硬化等。

(3)抗中性粒细胞胞浆抗体(ANCA):以常人中性粒细胞为底物按所见荧光图形,分为 C-ANCA(胞浆型)和 P-ANCA(核周型),其他各自的抗原为胞浆内的丝氨酸蛋白酶和骨氧化酶。本抗体对血管炎的诊断极有帮助,且不同的 ANCA 抗原提示不同的血管炎,如 C-ANCA 主要出现在 Wegener 肉芽肿、Churg-Strauss 综合征,P-ANCA 则见于显微镜下结节性多动脉炎、新月形肾炎、类风湿关节炎、系统性红斑狼疮等。

(4)抗磷脂抗体:临床上应用的有抗磷脂抗体和狼疮抗凝物两种测定方法。本抗体出现在系统性红斑狼疮等多种自身免疫病中。抗磷脂综合征是指临床表现有动脉或静脉栓塞、血小板减少、习惯性流产并伴有抗心磷脂抗体和(或)狼疮抗凝物者,除继发于系统性红斑狼疮外,也可以为原发性。

(二)滑液检查

在一定程度上反映了关节滑膜炎症。特别是在滑液中找到尿酸盐结晶或滑膜细菌培养阳性,则有助于痛风性关节炎或化脓性关节炎的确诊。

(三)关节影像检查

X 线检查有助于关节病变的诊断和鉴别诊断,亦能随访了解关节病变的演变。是目前最常用的影像学诊断方法,其他尚有关节 CT、MRI、同位素等检查。

(四)病理活组织检查

所见的病理改变如狼疮带对系统性红斑狼疮、类风湿结节对类风湿关节炎、唇腺炎对干燥综合征、关节滑膜病变对不同病因所致的关节炎都有着重要的意义。

五、诊断

风湿性关节炎的诊断主要依据发病前 1～4 周有溶血性链球菌感染史,急性游走性大关节炎,常伴有风湿热的其他表现如心肌炎、环形红斑、皮下结节等,血清中抗链球菌溶血素 O 凝集效价明显升高,咽拭培养阳性和血白细胞增多等。抗链球菌溶血素 O(抗链 O)是人体被 A 组溶血性链球菌感染后血清中出现的一种抗体。近 85% 的风湿性关节炎患者都有抗链 O 增高的情况,通常在 1∶800 以上。当然,风湿性关节炎恢复后,这种抗体可逐渐下降。风湿性关节除了抗链 O 增高外,实验室检查还可发现如下异常。

(1)外周血白细胞计数升高,多在 $10×10^9/L$ 以上,中性粒细胞比例也明显上升,高达 80%～90%,有的出现核左移现象。

(2)红细胞沉降率和 C 反应蛋白升高。红细胞沉降率和 C 反应蛋白通常是各种炎症的指标,在风湿性关节炎患者的急性期,红细胞沉降率可达 90 mm/h 以上,C 反应蛋白也在 30 mg/L(30 μg/mL)以上,急性期过后(1～2 个月)渐渐恢复正常。

(3)关节液检查,常为渗出液,轻者白细胞计数可接近正常,重者可达 $80×10^9/L$ 以上,多数为中性粒细胞。细菌培养阴性。

(4)类风湿因子和抗核抗体均为阴性。

六、康复治疗

目的:缓解关节疼痛,促进渗出液吸收,恢复关节功能。

(一)物理因子理疗

1.特定电磁波谱(TDP)

TDP 具有消炎、镇痛、提高免疫力,改善微循环,促进骨髓功能抑制的恢复等作用。照射方法:采取患病关节局部照射,灯距皮肤 30～40 cm,每次照射 1 小时。每天 1 次,每 10 天为 1 个疗程。

2.风湿治疗仪

根据病情选用中药水煎浓汁作导入剂,用风湿治疗仪常法操作,直流电透入,通过药离子作用于病变部位,达到消炎止痛,化瘀通络之目的。每天治疗 1 次,每次 20～30 分钟,10 次为 1 个疗程。

3.紫外线疗法

可全身照射加关节照射再配合应用抗风湿药物治疗,全身照射按基本进度进行,有调节免疫功能,能降低过高的体液免疫功能,使免疫球蛋白减少。

4.直流电离子导入疗法

(1)氯化钙阳极导入:具有使毛细血管致密,降低通透性,消炎和脱敏等作用。

(2)水杨酸钠阴极导入:抗风湿止痛,与紫外线疗法有协同作用。

(3)枸橼酸钠阴极导入:可减少血管活性胺的释放,使炎症减轻。

(二)运动疗法

适量的运动对风湿性关节炎的康复有积极的作用,常用的方法有以下几种。

1.肩关节

患者直立,两脚分开与肩同宽,上肢由前向后或由后向前作环转运动 20 次;两上肢向前伸直向两侧外展,然后内收紧抱双肩 20 次。

2.肘关节

肘关节尽量伸直,然后屈曲,反复 20 次;上肢伸直,握拳做前臂旋前旋后运动 20 次。

3.腕关节

腕关节做屈伸动作20次;以前臂为轴,握拳做顺时针及逆时针旋转各20次。

4.膝关节

两脚并拢,半蹲,双手扶膝,双膝向左右各旋转20次;双手扶膝做蹲、起动作20次。

5.踝关节

两脚分开与肩同宽,以右腿支撑体重,左脚尖着地,踝关节做内外旋转各20次,然后右脚做相同运动20次;双腿并拢做抬脚跟运动20次。

(三)中医传统治疗

1.按摩

局部按摩主要适用于慢性风湿性关节炎,具有活血化瘀、消肿止痛等作用,这里推荐几种简易的手法。①抚摩:将手掌贴于关节处皮肤表面,缓慢地做纵向来回轻抚。②摩擦:将手掌轻贴于病变关节表面,来回摩擦,频率应达到每分钟100次左右。③揉压:将手掌根部放在患处,向下按压揉动。④拿捏:将两个手指对称地放于患处两侧,同时向对侧用力做拿捏、提弹。每次按摩持续10分钟,每天数次,每个疗程应持续1个月。

2.中药

(1)艾叶熬水泡澡:用新鲜艾叶100 g(干品50 g)和几片生姜一起熬大半桶水,将水倒入温度适中的热水缸中泡澡。

(2)生姜捣泥敷贴:取生姜适量,捣成泥状,直接敷贴于关节处或相关穴位处,用保鲜膜盖上,使姜泥不至马上变干,影响敷药效果。但需注意姜泥会灼热皮肤,皮肉细嫩或易过敏者慎用,以免损伤表皮。

(3)粗盐袋热敷法:食用粗盐500 g,炒热后加艾叶50 g,装入纱布袋后再用透气性较好的布包住,敷于患处,需注意调节好温度,防止皮肤烫伤。

(黄佳珉)

第二节　类风湿关节炎

一、概述

类风湿关节炎(rheumatoid arthritis,RA)是以慢性进行性对称性多关节炎为主要临床表现的自身免疫性疾病,主要侵犯关节滑膜,引起滑膜的慢性炎症、增生形成血管翳,侵犯关节软骨、软骨下骨、韧带和肌腱等,造成关节软骨、骨和关节囊破坏,最终导致关节畸形和功能丧失。类风湿关节炎是常见的风湿病之一,在我国患病率为0.32%～0.36%,多见于中青年女性,发病高峰在20～45岁。常见临床表现有关节肿胀、晨僵、活动障碍,晚期可有关节畸形、类风湿结节、血管炎等,并可累及肺部、肾脏、胃肠道、神经系统、血液系统等多个系统。本病可归属于中医学"痹证""历节""尪痹"等范畴。

二、历代名家学说

(一)病因病机

1.外感风寒湿热

《素问·痹论》载:"风寒湿三气杂至,合而为痹也,其风气胜者为行痹,寒气胜者为痛痹,湿气胜者为着痹也。"并进一步指出:"阳气多,阴气少,病气胜,阳遭阴,故为痹热。"阐明了痹证的成因多为感受风、寒、湿邪,并且可从阳化热、邪郁日久而发展为热痹,为后世研究痹证奠定了重要基础。汉代张仲景在《金匮要略·中风历节病脉证并治》中进一步指出:"寸口脉沉而弱,沉即主骨,弱即主筋,沉即为肾,弱即为肝。汗出入水中,如水伤心,历节黄汗出,故曰历节。"指出痹证是由于肝肾亏虚、气血不足,加之风寒湿邪侵袭所致。清代林佩琴《类证治裁·痹症论治》中云:"诸痹……良由营卫先虚,腠理不密,风寒湿乘虚内袭,正气为邪气所阻,不能宣行,因而留滞,气血凝涩,久而成痹。"金元张从正《儒门事亲·指风痹痿厥近世差玄说二》首倡"痹病以湿热为源,风寒为兼,三气杂合而为痹",强调了湿热为致痹的重要因素。风寒之邪久郁也可化热,故清代顾松园《医镜·痹》指出:"邪郁病久,风变为火,寒变为热。"清代吴鞠通在《温病条辨·中焦》中言:"湿聚热蒸,蕴于经络,寒战热炽,骨骱烦疼,舌色灰滞,面目萎黄,病名湿痹,宣痹汤主之。"提出痹病湿热郁蒸的病因病机。由此可知,外感风、寒、湿、热之邪是痹证重要的病因病机。

2.肝肾气血不足

早在《灵枢·阴阳二十五人》曰:"血气皆少则无髯,感于寒湿则善痹,骨痛爪枯也。"《灵枢·五变》指出:"粗理而肉不坚者,善病痹。"汉代张仲景在《金匮要略·中风历节病脉证并治》中较系统地论述了肝肾气血不足是导致痹证的内因,如他指出:"少阴脉浮而弱,弱则血不足,浮则为风,风血相搏,即疼痛如掣。"都强调肝肾亏虚,气血不足是痹证发生的根本。后世医家均宗此说,并有发展完善,如明代张景岳《景岳全书·风痹》中言"然则诸痹者皆在阴分,亦总由真阳衰弱,精血亏损,故三气得以乘之,而为此诸症。"强调了肾阴不足,精血亏虚的发病根本。

3.痰瘀互结

《素问·痹论》指出:"血凝于肤者为痹,凝于脉者为泣,凝于足者为厥。"《灵枢·贼风》指出:"其开而遇风寒,则血气凝结,与故邪相袭则为寒痹。"《素问·痹论》还指出:"病久入深,营卫之行涩,经络时疏故不通。"可见痹证日久,则瘀血更加顽固。后世医家在此基础上,又进一步提出痰这一重要病因。金元时代朱丹溪在《丹溪心法·痛风》中指出:"四肢百节走痛是也,他方谓之白虎历节风证,大率有痰、风热、风湿、血虚。"清代沈金鳌《杂病源流犀烛·诸痹源流》认为:"痹者,闭也,三气杂至,壅蔽经络,血气不行,不能随时祛散,故久而为痹。"提示痹证的发生起初即有瘀血阻络。清代林佩琴在《类证治裁·痹证论治》曰:"痹久必有痰湿败血瘀滞经络。"清代叶天士《临证指南医案·痹》云:"经以风寒湿三气合而为痹。然经年累月,外邪留着,气血俱伤,其化为败瘀凝痰。"清代何梦瑶《医碥·杂症·痹》认为:"热盛则血枯,死血阻塞经隧,则亦不同而痹矣。"清代唐容川《血证论》卷三云:"凡是疼痛,皆瘀血凝滞之故也。"清代王清任《医林改错·痹症有瘀血说》提出:"已凝之血,更不能活。"可见血瘀、痰凝在痹证发生、发展中起着重要作用。

历代医家阐述痹证的病因病机各有侧重,但都认识到痹证的产生是由风、寒、湿、热、痰、瘀以及肝肾气血亏虚相互影响所致。如在《黄帝内经》中提到气血不足,外感寒湿,则产生痹证,而痹证日久,可内损脏腑,导致肝肾亏虚。汉代张仲景在《金匮要略》中更进一步明确指出了痹证病因病机中肝肾气血不足是本,外感风寒湿邪是标。后世医家又进一步发展了痹证的病因病机,认识到瘀血、顽痰在痹证病因病机中的重要作用。如朱丹溪强调痰邪,王清任重视瘀血,林佩琴将两者有机结合起来,强调久痹必有痰湿败血。总而言之,痹证多以肝肾气血不足为本,外感风寒湿热之邪所致,久则形成痰瘀互结之势,而瘀血实则贯穿疾病始终。

(二)治法方药

本病病因病机复杂,临床可单独出现,亦可相互兼夹,以本虚标实多见。因此,治法也有从本从标之异,历代医家对此进行了详尽的论述。

1.祛风散寒,除湿清热

《素问·痹论》按感邪轻重不同,将痹证分为行痹、痛痹、着痹,为痹证辨证论治形成了雏形,并有明确提出"寒痹益温"的治疗法则。汉代张仲景对痹证治法方药有系统阐述,提出祛湿"微汗法"的治疗大法。《金匮要略·中风历节病脉症并治》:"诸肢节疼痛,身体魁羸,脚肿如脱,头眩短气,温温欲吐,桂枝芍药知母汤主之。"以温经散寒,祛风除湿,滋阴清热为治法。"病历节不可屈伸、疼痛,乌头汤主之。"以温经散寒,除湿止痛为法。此外,还有防己黄芪汤治疗风痹,桂枝附子汤、白术附子汤、甘草附子汤治疗寒痹,白虎加桂枝汤治疗热痹等,至今仍为临床常用治法方药。唐代孙思邈用犀角地黄汤凉血清热治疗"热毒流入四肢历节肿痛"。宋代《太平圣惠方》《太平惠民和剂局方》所载方剂中开始广泛使用乌梢蛇、蕲蛇、全蝎等虫类药祛风搜络治疗痹证。金元时代朱丹溪对痹证理法方药有独到认识,《丹溪心法·痛风》论:"痛风者,四肢百节走痛,方书谓之白虎历节风证是也。在率有痰,风热、风湿、血虚。因于风者,小续命汤;因于湿者,苍术、白术之类,佐以竹沥;因于痰者,二陈汤加酒炒黄芩、羌活、苍术;因于血虚者,用芎归之类,佐以红花、桃仁。"他创制的方剂有治上中下痛风方(姜制南星、川芎、白芷、桃仁、神曲、桂枝、汉防己、龙胆草、苍术、黄柏、红花、羌活、威灵仙);阴火痛风方(人参、白术、熟地黄、山药、海石、川黄柏、锁阳、酒炙败龟板、干姜烧灰等)。清代林佩琴对本治法有非常详细的论述,《类证治裁·痹症论治》说:"三痹各有所胜,用药以胜者为主,而兼者佐之。治行痹散风为主,兼祛寒利湿,参以补血,血行风自灭也,防风汤;治痛痹温寒为主,兼疏风渗湿,参以益火,辛温解凝寒也,加减五积散;治着痹利湿为主,兼祛风逐寒,参以补脾补气,土强可胜湿也,川芎茯苓汤加芪、术。其证有风湿,羌活胜湿汤、史国公酒;有寒湿,薏苡仁汤、三痹汤(痹而身寒,如从水中出者,属寒湿,附子丸);有湿热者,加味二妙散、苍术散(肩背沉重,肢节疼痛,下注足胫,属湿热,当归拈痛汤);有风热(肤麻瘾疹),消风散;有暑湿,清暑益气汤;有冷痹(风冷顽痹),巴戟天汤;有热痹(热毒流注骨节),千金犀角散;有营热,四物汤去川芎,加钩藤、牡丹皮……"。

2.补肝肾,益气血

汉代张仲景强调肝肾气血不足是历节病的内因,故在治疗上也强调补益肝肾,益气养血的治法,纵观《金匮要略·中风历节病脉症并治》治疗历节诸方,多配有黄芪、白术、山药、茯苓健脾益气之品,其创肾气丸,开后世治痹补肾法之先河。金元时代朱丹溪对血虚致痹,《丹溪心法·痛风》提出:"因于血虚者,用芎归之类,佐以红花、桃仁。"明代张景岳《景岳全书·杂证谟·风痹》认为:"治痹之法,最宜峻补真阴,使血气流利,则寒邪随去;若过用风湿痰滞等药而再伤阴气,必反增其病矣。"提出用三气饮、大防风汤及易老天麻丸之类治之。并谆谆告诫说:"凡治痹之法,惟此为最。"该峻补真阴说,对于体虚久痹及久痹虚羸之人确有重要的指导意义。清代陈士铎《辨证录·痹症门》认为:"夫痹虽合风寒湿三气之邪以成,然而人之气血不虚,则风寒湿何从而入。"故指出:"控涎丹用甘遂、大戟以祛邪,而无补气补血之药,往往用之以治痹而不能收功,反致败绩者,坐此弊也。法宜补正而助以祛邪,则百战而百胜矣。"用药上,虽痹证病机关于气血两虚,但主要以益气健脾药为主,如黄芪、茯苓、白术、人参等,他认为:"气旺自能生血,且血有形之物,补之艰于速生,且恐因循等待,有碍生气之速,不若补其气而去风、去湿、去寒之便捷也。"

3.化顽痰,祛陈瘀

金元时代朱丹溪提出因痰致痹,明代虞抟在《医学正传·痛痹》进一步发展丹溪学说,明确提出:"治以辛温,监以辛凉,流散寒湿,开通郁结,使血行气和。"的用药法则。明代李梴在《医学入门》中说:痹证"初起强硬作痛者,宜疏风豁痰,沉重者,宜流湿行气。久病须分气血虚实,痰瘀多少治之……挟血瘀者,四物汤加桃仁、红花、竹沥、姜汁。扶痰者,手足麻痹,多睡,眩晕,济生茯苓汤,或二陈汤加竹沥、姜汁。"清代王清任在《医林改错·痹症有瘀说》中说:"总滋阴外受之邪归于何处?总逐风寒去湿热,已凝之血,更不能活。如水遇风寒,凝结成冰,冰成,风寒已散,明此义,治痹证何难?古方颇多,如古方治之不效,用身痛逐瘀汤。"创制了一系列补气活血逐瘀方剂。清代叶天士根据他的"久病入络"之说,在《临证指南医案》中指出"风寒湿三气合而为痹,经年累月,外邪留著,气血俱伤,其化为败瘀凝痰,混处经络,须用虫类搜剔,以动药使气血无凝著,气可宣通。"他对顽痹、久痹常用虫类搜剔,如全蝎、地龙、蜈蚣、甲片、露蜂房、蛞蝓等。

三、现代临床应用研究

类风湿关节炎从历代名家学说到现代流行病学研究方法研究,证实类风湿关节炎的主要病机为风、寒、湿、热、虚、瘀、痰,现代临床治法以祛风、散寒、除湿、清热、补虚、活血、化痰为主。

(一)祛风散寒,清热除湿

祛风散寒,清热除湿是痹证的常用治法,代表方剂有乌头汤、桂枝芍药知母汤、四妙散、白虎加桂枝汤等。焦树德等认为,诸痹之辨,风寒湿三气,很难截然分开,只是偏胜而已。辨证之关键,在于分清寒热。他分为湿热阻络和寒湿阻络型,对于湿热轻症,予自拟归芍豨草汤,基本组成为当归、赤芍、白芍、豨莶草、秦艽、伸筋草、威灵仙、地龙、防风、生地黄、制乳没、桑枝、炙马钱子;对湿热重症,用白虎加桂枝汤加减:桂枝、知母、生石膏、黄芩、黄连、黄柏、络石藤、地龙、桑枝、忍冬藤、川羌活、甘草;寒湿阻络,治以大乌头煎合当归四逆汤加减:制川乌、制草乌、黄芪、细辛、麻黄、桂枝、当归、白术、羌活、独活、威灵仙、蕲蛇、炙全蝎、炙马钱子,临床用之甚验。

单书健等喜用乌头汤加减治疗类风湿关节炎寒湿互结证,取其温经通络之效,基本组成为制川草乌、黄芪、桂枝、细辛、麻黄、薏苡仁、地龙,上肢痛甚加桑枝,下肢疼痛加牛膝、木瓜,痛甚加全蝎、蜈蚣。名老中医王士福治寒痹常用乌头汤加四物汤。其中川乌、草乌先煎1个小时,后下余药,中病即止。王老认为,近人用二乌者,"畏其大毒,不敢重用,但敢久用,此正合二乌中毒之特性。王氏擅于"重用而不久用。"

余建华等采用桂枝芍药知母汤治疗活动期类风湿关节炎72例,治疗12周后结果显示,临床缓解22例,显效25例,有效20例,无效5例,总有效率93.05%,且治疗过程中未发现不良反应。四妙散由苍术、黄柏、牛膝、薏苡仁组成,具有清热利湿作用,洪晓明等运用四妙散加减治疗类风湿关节炎急性期,治疗14周后,疗效显示:治愈9例,显效16例,好转12例,无效5例,总有效率88.09%。

(二)补肝肾,益气血

补肝肾,益气血是痹证,尤其是久痹的治疗大法之一,临床常用的代表方有独活寄生汤、黄芪桂枝五物汤。颜德馨认为,痹证日久,气血衰少,正虚邪胜,筋骨失养,年老及久病而成顽痹之人多见,临证可有关节肌肉酸痛,留连难已,时轻时重,筋骨抽掣、跳动,治疗当以扶正祛邪、调补气血为主,以独活寄生汤加味。颜老运用时喜加鹿角一味,因鹿角温运督脉,对久痹虚损最宜。焦树德等认为,外邪原不能寄居机体,之所以留而不去,实因邪入之则从气血而变,从营卫而化。故久痹不愈,绝不能用羌防、独活之类祛风药治之,因其大燥,燥则耗气动血,必使邪不除而正气反伤,所以他主张以养血调气为主。在他的基本方中,用酒洗当归,肉桂炒熟地黄,姜汁炒白芍,调血和血养血。

王晓平采用独活寄生汤治疗治疗类风湿关节炎 96 例,临床缓解 14 例(14.6%),显效 25 例(26.0%),有效 49 例(51.1%),无效 8 例(8.3%),总有效率 91.7%。并指出该方针对痹症日久,气血俱虚,卫外不固,复感外邪,致关节疼痛反发作、日久不愈者效果显著。据现代药理研究,本方具有消炎、镇痛,提高机体非特异性免疫功能,调节机体的免疫平衡,改善血液循环等作用。

(三)化顽痰,祛陈瘀

现代医家常用方有桂枝茯苓丸、二陈汤。汪履秋认为痹证的关键病理是风湿痰瘀痹阻,故治疗除疏风宣湿外,还需化痰祛瘀,常用丹溪的上中下痛风方加减,制定了基本方:麻黄、苍术、防风、桂枝、防己、威灵仙、制南星、桃仁、红花、鸡血藤、全蝎、雷公藤。

唐先平等运用化痰祛瘀法治疗类风湿关节炎,自拟化痰祛瘀方,基本组成为:青风藤、鸡骨草、赤芍、白芥子、莪术、土贝母等,2 个月为 1 个疗程。结果临床控制显效率、总有效率分别为 61.29% 和 90.32%;对照组的临床控制显效率、总有效率分别为 40.00% 和 73.33%,治疗组疗效优于对照组($P < 0.05$)。化痰祛瘀可有效缓解 RA 患者的关节疼痛、肿胀及功能障碍,提高患者的双手握力,促进受累关节功能的恢复,改善关节滑膜炎症,延缓关节损伤的发生,还可改善痰瘀痹阻证症状积分。其作用机制可能为降低 HA 水平,改善关节局部血液循环,抑制 T 细胞的活化,降低 IL-6 水平,减弱 IL-1 和 TNF-a 的生物效应,使滑膜成纤维细胞、成骨细胞表达、破骨细胞分化因子(OPGL)减少,从而抑制破骨细胞前驱细胞(滑膜巨噬细胞)分化成为破骨细胞,阻止或减轻关节损伤的发生。另外,炎症性细胞因子 IL-6 水平的降低使滑膜细胞分泌蛋白裂解酶减少,亦阻止或减轻蛋白裂解酶对关节软骨和骨质的破坏作用。

(四)治法合用

姚华等采用祛寒除湿活血化瘀法,自拟温经通痹汤治疗类风湿关节炎患者,3 个月后治疗组在总有效率、改善患者症状、减轻关节疼痛指数、肿胀指数、压痛指数及降低红细胞沉降率、C 反应蛋白和免疫球蛋白 IgG 方面优于雷公藤多苷片组,且无雷公藤制剂的毒副作用。

周裕仓等用滋补肝肾清热养阴法治疗类风湿关节炎患者,处方为生地黄、生甘草、西河柳、赤芍、知母、黄柏、山萸肉、忍冬藤、首乌、丹参、川芎、鸡血藤等药,指出本方可减少关节肿胀渗出,调节细胞的免疫功能。

董志敬等用补肾化痰、祛瘀通络法治疗类风湿关节炎 196 例,基本方组成:生地黄、熟地黄各 12 g,当归 15 g,枸杞子 12 g,鹿角胶 10 g,巴戟天 12 g,补骨脂 12 g,桑寄生 12 g,胆南星 10 g,白芥子 10 g,桂枝 10 g,三七 10 g,水蛭 3 g,土鳖虫 10 g,甲片 6 g,僵蚕 10 g。结果:治疗组总有效率 98%,明显优于对照组(正清风痛宁组)。故对慢性中、晚期患者,处于缓解期及相对静止期,用补肾化痰祛瘀通络法治疗的疗效得到充分肯定。

(五)其他疗法

类风湿关节炎外治法相当丰富,现择其常用的几种予以介绍。

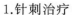

1.针刺治疗

孙作露等将患者辨证分为血瘀兼寒湿、血瘀兼湿热和血瘀兼气血亏虚三型，以整体取穴（大椎、身柱、至阳、筋缩、肝俞、肾俞、委中、太溪，上肢病变加天宗，下肢病变加秩边）和局部取穴（上肢病变取肩髃、曲池、阳溪、阳谷、阳池、八邪，下肢病变取膝眼、膝阳关、阳陵泉、足三里、昆仑、解溪、八风）相结合，随证施用补泻手法，10次为1个疗程，结果显效率25.8%，总有效率83.9%。

2.中药熏蒸疗法

该法利用药物煎煮产生的药物蒸汽，对全身或局部患处进行蒸汽熏疗，或伴有药液淋洗，达到促进机体功能的恢复，治病保健的目的，具有适应证广、疗效好、不良反应小、经济简便的特点。于水莲等采用熏1方（羌活、独活、防风、桂枝、细辛、川芎、海风藤、徐长卿、姜黄、苏木、冰片等）治疗类风湿关节炎62例，总有效率为93.5%，显效率为45.2%，且熏蒸组在改善患者的症状体征、中医证候的总有效率及显效率均明显优于非熏组，红细胞沉降率、C反应蛋白等急性炎症指标的改善明显，同时发现伴有轻、中度贫血的类风湿关节炎患者，经中药熏蒸治疗20天后，血红蛋白及红细胞明显上升，而血小板明显下降，说明中药熏蒸疗法可协助抗风湿药物控制病情，有效抑制关节炎症，加快病情好转。

3.穴位注射

穴位注射是选用中西医药物，根据辨证选穴，将药物直接注入穴位内的一种方法。临床运用广泛，效果显著。董建萍等用正清风痛宁注射液关节局部穴位离子导入，治愈率6.7%，显效率50%。张俊莉等选用督脉经穴，根据病情分别选择应用丹参注射液、当归注射液、祖师麻注射液等治疗108例患者，其中，临床治愈56例，显效40例。

四、展望

类风湿关节炎是现代医学疾病的概念，从历代中医文献可以看出，早已有中医学家对类风湿关节炎理论和治疗经验的记载，并应用中医学独特理论阐述该病，使理论和经验不断得到升华，得以应用、流传和继承，至今仍指导着临床的治疗和研究。近年来随着现代中医对类风湿关节炎的发病机制了解的逐渐深入，临床治疗方法和手段颇多，无论辨证论治和用药方面都积累了丰富的经验，其疗效也逐渐得到肯定。但目前还存在一些问题：如现在有许多学者致力于类风湿关节炎中医证型规律的研究，但尚未达成一个规范的"证"的标准。因此，有待进一步探讨证的分布规律，有利于形成统一的中医临床治疗指南。此外，类风湿关节炎仍是目前难治性风湿病之一，患者虽经积极治疗，仍有不少患者的病情逐渐加重。因此，治疗最终目的在于全面控制类风湿关节炎的病情进展，减少致畸、致残率。这需要进一步进行类风湿关节炎的中医药治疗研究。

中医药抗风湿，缓而持久，毒副作用少。中医药可以与西药结合应用，西药重在消炎止痛、抑制免疫，中医药重在改善全身状况、减轻西药不良反应，多靶点治疗，争取全面控制病情发展等，两者相得益彰。中医治疗类风湿关节炎，不但可以改善症状，还可以调整机体阴阳的平衡，以期从根本上阻断类风湿关节炎发生和发展的内在机制。今后有望在取得"症状"疗效的同时，提高患者生活质量，阻止、逆转类风湿关节炎骨质破坏，从而有效减少致畸、致残的发生。

（黄佳珉）

第三节 强直性脊柱炎

一、概述

强直性脊柱炎(ankylosing spondylitis,AS)是一种主要侵犯中轴骨骼,以骶髂关节炎为标志的慢性进行性炎性疾病,简称强脊炎。还可侵犯脊柱旁软组织及外周关节,并可伴发关节外表现,严重者可发生脊柱畸形和关节强直。目前,国内多采用的诊断标准是 AS 纽约标准。常见临床表现早期有厌食、低热、乏力、消瘦和贫血症状。腰背痛、晨僵、腰椎向各方向活动受限和胸廓活动度减少是 AS 的典型症状。强直性脊柱炎属中医"痹证"范畴,在中医古典医籍中有"肾痹""骨痹""顽痹""历节风""腰痛""大偻"等的记载,与现代之 AS 有颇多相似之处。

二、历代名家学说

(一)病因病机

1.外感风寒湿热

凡痹痛之症,外感六淫之邪是其重要致病因之一。《素问·六元正纪大论》曰:"感于寒,则患者关节禁固,腰椎痛,寒湿推于气交而为疾也。"指出腰痛是由于寒湿之邪所致。即使患者有肾虚的因素,外感六淫之邪也是引起腰痛的重要诱因,如隋代巢元方《诸病源候论·腰痛候》云:"经虚损,则风冷乘之故腰痛也。"又如宋代《圣济总录·腰痛门》论曰:"腰为肾之府,足少阴肾之经也。其脉贯脊属肾抵腰。劳伤之人,肾气既衰,阳气不足,寒湿内攻,经络拘急,所以腰髋强直而痛,不能俯仰也。"元代朱丹溪在《丹溪心法·腰痛》所言:"湿热腰疼者,遇天阴或久坐而发者是也。"提出了湿热致腰痛的特点。因此,外感风寒湿热是引起腰痹痛的常见病因。

2.肾虚督空

因腰为肾之府,与督脉关系密切,历代医家论述腰痛时无不强调肾脏及督脉。如《素问·骨空论》说:"督脉者……贯脊属肾,夹脊抵腰中……督脉为病,脊强反折。"《灵枢·邪气脏腑病形》云:"肾脉……缓甚为折脊。"又如《灵枢·五癃津液别》云:"阴阳不和,则使液溢而下流于阴,髓液皆减而下,下过度则虚,虚故腰背痛而胫酸。"指出了肾精虚损可致腰痛的病因病机。明代张景岳进一步强调肾阴虚是骨痹的根本病因,他在《类经·疾病类·寒热病骨痹肉苛》中说:"骨痹者,病在阴分也,真阴不足则邪气得留于其间,至虚之处,乃是留邪之所。"另外还指出腰痛多由肾虚所致,如《景岳全书·腰痛》曰:"腰为肾之府,肾与膀胱为表里,故在经则属太阳,在脏则属肾气,而又为冲任督带之要会。所以凡病腰痛者,多由真阴之不足,最宜以培补肾气为主。其有实邪而为腰痛者,亦不过十中之一二耳。"因精血相生,肾精亏虚,则气血必虚,不能荣养筋骨肌肉,百骸作痛,即"不荣则痛"。

3.痰瘀内阻

腰痛日久,久病必瘀,故隋代巢元方在《诸病源候论·久腰痛候》指出:"夫腰痛,皆由伤肾气所为。肾虚受于风邪,风邪停积于肾经,与气血相击,久而不散,故久腰痛。"指出久腰痛是由于气血瘀滞所致。元代朱丹溪还进一步指出痰也可引起腰痛,如《丹溪心法·腰痛》言:"腰者,肾之外候,一身所恃以转移阖辟者也。盖诸经皆贯于肾而络于腰脊,肾气虚,凡冲寒、受湿、伤冷、蓄热、血涩气滞、水积堕伤,与失志、作劳,种种腰疼,叠见而层出矣。脉若弦而沉者为虚,沉者为滞,涩者瘀血,缓者为湿,滑与伏者是痰。"明代楼英在《医学纲目·脾胃门》提出"风湿痰""骨痰"的概念,认为:"其证遍体骨节痛疼……举动艰难者,入骨痰也……四肢痿痹,屈伸不便者,风湿痰也。"清代王清任强调瘀血在痹证中的重要性,他在《医林改错·痹证有瘀血说》说:"凡肩痛、臂痛、腰疼、腿疼或周身疼痛,总名曰痹证……总逐风寒、去湿热,已凝之血,更不能活。如水遇风寒,凝结成冰,冰成风寒已散,明此义,治痹证何难。"可见,瘀、痰也是引起腰痛的又一重要病理因素。

纵观历代医家论及腰痛病因病机,对风寒湿热、肾虚督空、痰瘀内阻均有论及,但各有侧重。实际上三者是相互关联的。风寒湿热是标,肾虚督空是引起腰痛的根本,病久不愈则存在痰瘀内阻,临床宜以辨证清楚为紧要,正如明代李中梓《医宗必读·腰痛》云:"《黄帝内经》言太阳腰痛者,外感六气也,言肾经腰痛者,内伤房欲也。假令作强伎巧之官,谨其闭蛰封藏之本,则州都之地真气布护,虽六气苛毒,弗之能害,惟以欲竭其精,以耗散其真,则肾脏虚伤,膀胱之腑安能独足?于是六气乘虚侵犯太阳,故分别施治。有寒,有湿,有风热,有挫闪,有瘀血,有滞气,有痰积,皆标也,肾虚其本也。"

(二)治法方药

1.祛风散寒,除湿清热

《黄帝内经》将痹证分为行痹、痛痹、着痹,即为区分风、寒、湿三邪轻重不同,这为后世拟定治法奠定了基础。汉代张仲景对以寒湿为主的腰痛拟名叫"肾着",并拟甘姜苓术汤(亦称肾着汤)温中散寒,健脾除湿,如汉代张仲景在《金匮要略·五脏风寒积聚病脉证并治》中所言:"肾着之病,其人身体重,腰中冷,如坐水中,形如水状,反不渴,小便自利,饮食如故,病属下焦,身劳汗出,衣里冷湿,久久得之,腰以下冷痛。腹重如带五千钱,甘姜苓术汤主之。"元代朱丹溪进一步完善了此类证候的理法方药,如在《丹溪心法·腰痛》中指出:"若寒湿腰痛,见热则减,见寒则增,宜五积散加吴茱萸半钱,杜仲一钱。若湿腰痛,如坐水中,或为风湿雨露所着,湿流入肾经,致腰痛,宜渗湿汤;不效,宜肾着汤。""脉缓者湿热,苍术、杜仲、黄柏、川芎之类。"后世医家不断补充发展,如清代张璐《张氏医通·脊痛脊强》提到:"太阳经脊痛项强,腰似折,项似拔,羌活胜湿汤,脉浮紧为伤寒,麻黄汤。沉缓为风湿,五苓散换苍术、桂枝,加羌活。"清代林佩琴《类证治裁·腰脊腿足痛论治》曰:"寒湿者两腿隐痛,或麻顽作肿、身重、肢节痛,脉沉者,白术附子汤。脉浮涩者,除风湿羌活汤。风湿者,肿痛走注,独活寄生汤。湿热者,或上或下或红或肿,溺赤脉濡数,当归拈痛汤。更有腿转筋,上冲入腹,宜瓜蒌散。膝者筋之腑,屈伸不利,行则偻俯,筋将惫矣,其膝痛在筋,则屈不能伸而肿,多挟风热,二妙散加羌、防、升、柴。"

2.补肾强督

腰痛强调肾虚者颇多,补肾方药在各家医书中均有较详细论述。早在汉代张仲景在《金匮要略·血痹虚劳病脉证并治》中提出:"虚劳腰痛,少腹拘急,小便不利者,八味肾气丸主之。"即以肾气丸治疗内虚腰痛,补阴助阳,并一直沿用至今。唐代孙思邈对肝肾不足,又感寒湿者,拟独活寄生汤既补肝肾,又祛风湿,如在《备急千金要方·肾脏》中指出:"腰背痛者,皆是肾气虚弱,卧冷湿地,当风所得也,不时速治,喜流入脚膝,或为偏枯冷痹,缓弱疼重,若有腰痛挛脚重痹,急宜服独活寄生汤。"宋代许多方书中,记载了大量补肝肾、强筋骨的方剂,治疗腰背痛为主的痹证。如宋代许叔微《普济本事方》中云:"祛风补血,益气壮筋,强脚力,虎骨酒。"虎胫骨(狗骨、牛骨代替,量大)、萆薢、牛膝、淫羊藿、薏苡仁、干地黄各二两。"益气血,补肝肾,祛风湿,壮脚膝,地黄圆。"熟地黄一两、牛膝、石斛各三分,肉苁蓉、茵芋、防风、川芎、五味子、桂心、附子、薏苡仁,各半两。明代医家喜用血肉有情之品补肾填精,如明代秦景明《症因脉治·痹证论》云:"肾痹之治:远行劳倦者,坎离既济丸(熟地黄四两、当归三两、白芍三两、丹皮三两、知母二两、天冬四两、黄柏二两、麦冬四两,共为细末,玄武胶、鹿角胶等分为丸)。房劳精竭者,河车封髓丹(紫河车一具,天冬,地黄,人参)。肾火上炎者,家秘滋肾丸(黄柏二两、知母二两、肉桂二钱,共为细末,玄武胶为丸)。真阳不足者,八味丸料溶鹿龟二胶丸。真阴不足者,家秘天地煎(天冬、地黄、知母、黄柏,同煎三次,去渣,冲玄武胶收膏)。"清代陈士铎在《石室秘录·背脊骨痛》指出:"背脊骨痛者,乃肾水衰耗,不能上润于脑,河车之路干涩而难行,故而作痛,此等证非一二剂可以见功,非久服补气之药以生阴,非大服补阴之药以生水,未易奏功也,方用黄芪、熟地黄各一两,山茱萸、麦冬各四钱,北五味一钱,白术五钱,防风五分,茯苓三钱,附子一分,水煎服。"这段文字形象描述了肾虚腰痛治疗,既补气又滋阴,既补阴又助阳;既滋肾经之真水,又祛膀胱之湿浊。清代张璐《张氏医通·脊痛脊强》中云:"脊者,督脉之经与膀胱之经,皆取道于脊也。故项脊常热而痛者,阴虚也,六味丸加鹿茸,常寒而痛者,阳虚也,八味丸加鹿茸。有肾气攻背,而项筋痛连脊髀,不可转移者,此地气从背而上入也,椒附散。"清代张锡纯《医学衷中参西录·论腰疼治法》云:"凡人之腰疼,皆脊梁处作疼,此实督脉主之。督脉者,即脊梁中之脊髓袋,下连命门穴处,为人之副肾脏,肾虚者,其督脉必虚,是以腰疼,治斯证者,当用补肾之剂,而引以入督之品,曾拟益督丸一方,徐徐服之,果系肾虚腰疼,服至月余自愈。"益督丸由杜仲四两,菟丝子三两,续断二两,鹿角胶二两组成。

3.祛瘀化痰

对于痰瘀腰痛的证治,元代朱丹溪较早全面论述,如《丹溪心法·腰痛》:"闪挫腰痛,宜复元通气散,酒调服,或五积散加牵牛头末一钱,或桃仁七枚。""脉涩者瘀血,用补阴丸加桃仁、红花;痰积作痛者,二陈加南星、半夏。"后世医家受朱丹溪影响,也有较多论述,如明代张三锡在《医学六要·四诊法》中论述腰背痛,说:"肥人多痰,年高必用人捶而痛快者,属痰属虚,除湿化痰兼补脾肾。"清代王清任重视瘀血致痛,认为久治不愈是因其有瘀血,并在《医林改错·痹症有瘀血说》指出:"古方颇多,如古方治之不效,用身痛逐瘀汤。"

三、现代临床应用研究

不论是历代名家学说,还是现代流行病学研究方法研究,都证实强直性脊柱炎的主要病机为风、寒、湿、热、虚、瘀、痰,现代临床治法以祛风、散寒、除湿、清热、补肾、强督、活血、化痰为主。

(一)祛风散寒,清热除湿

娄多峰认为强直性脊柱炎早期以风寒湿或风湿热为主,肝肾虚征象不太突出(但补肾这一大法仍不能忽视),痰瘀表现也不太明显,治以祛风除湿、舒筋通络、活血定痛、滋补肝肾,自拟经验方强脊一号汤加减。陈纪藩认为 AS 早期的急性活动期以湿热毒瘀型为主,治以清热解毒、化湿通络、活血止痛,方用四妙丸加味;中期以寒热错杂型为主,治宜温清并用、祛风除湿、和血通络,方用桂枝芍药知母汤。陈东亮用四妙散加减(苍术 10 g,黄柏 10 g,川牛膝 15 g,土茯苓 15 g,金银花 15 g,秦艽 10 g,苦参 15 g,赤芍 15 g,制乳香、没药各 3 g,羌活 10 g,淫羊藿 15 g)治疗湿热型强直性脊柱炎,结果显效 62.5%,有效 27.5%,总有效率 90%。李玮玮等治疗 AS 分为 3 型:风寒湿痹型,治以祛风化湿、温经通络,方用乌头汤化裁,药用制附片、制川乌、麻黄、桂枝、细辛、羌独活、炒苍术、生薏仁、生黄芪、当归、怀牛膝等;治疗结果显著,总有效率为 97.2%。戴朝寿等用乌头桂枝汤治疗本病 89 例,基本方制川乌 4.5 g,川桂枝 9 g,白芍 9 g,生姜 9 g,炙甘草 6 g,大枣

7枚,每天1剂,水煎服。可随症加减川萆薢、薏苡仁、威灵仙、土茯苓、防己等。89例经55天治疗后,治愈(腰背及下肢疼痛、麻木感消失,活动自如)68例,显效(腰背及下肢疼痛明显减轻,但长时间活动后可有轻度疼痛)16例,好转5例。

(二)补肾强督

焦树德把本病定为痹中的督虚寒盛证,治宜补肾祛寒、强督助阳为主,辅以化湿疏风、养肝荣筋、活瘀通络,并时时注意调护脾胃,以固后天之本。应用基本方补肾强督治尪汤,药用熟地黄15~20 g,淫羊藿9~12 g,金狗脊30~45 g,制附片9~12 g,鹿角胶10 g烊化,续断10~20 g,骨碎补15~20 g,羌活、独活各10 g,桂枝12~20 g,赤芍、白芍各12 g,知母12~15 g,土鳖虫6~9 g,防风12 g,麻黄3~9 g,干姜6~9 g,怀牛膝12~18 g,甲片6~9 g,炙草乌5~9 g。娄玉钤等根据临床经验,自拟肾痹汤补肾通督治疗本病,取得较好疗效。药物:熟地黄、首乌、淫羊藿、桑寄生、续断、丹参各20 g,杜仲、地龙各15 g,川芎、红花各12 g,萆薢、狗脊各30 g为基础方,舌红少苔、脉数加生地黄、玄参;遇冷加重者,加附子、桂枝;关节肿痛者,加川牛膝、木瓜;肩及颈项部疼痛者,加威灵仙、羌活、葛根。总有效率96.2%,治愈率达28.3%。孔维萍等用补肾强督法治疗强直性脊柱炎292例,以补肾强督方为基本方,膝、踝、肩、肘等关节疼痛或上下肢游走串痛者加青风藤、海风藤各30 g,松节15 g,威灵仙15 g;有化热证象者加秦艽15 g,桑枝30 g,忍冬藤30 g,络石藤30 g等。患者经6个月的治疗,显效13例(4.5%,ASAS 70),好转38例(13%,ASAS 50),有效166例(56.8%,ASAS 20),无效75例,总有效率为74.3%。

(三)化痰逐瘀

朱良春治疗强直性脊柱炎注重痰瘀,喜用虫类药,认为"痹病日久,正气虚馁,邪气深伏,入于经络,伏踞筋骨,痰瘀互结,顽痹遂成。此时宜加化痰逐瘀之法,必借虫蚁类搜剔窜透,方能浊祛凝开,经络气血通畅,伏邪外达驱除。"拟益肾蠲痹丸治疗强直性脊柱炎,经临床观察证实有效率为95.23%。林祥治疗本病用活血化瘀法,药用生黄芪45 g,当归尾10 g,川芎8 g,赤芍、白芍各15 g,生熟地黄各30 g,地龙干15 g,桃仁10 g,红花6 g,续断15 g,狗脊20 g,甲片10 g,制川乌、制草乌各6 g。

(四)中成药治疗

近年来,随着中成药的开发,许多学者运用中成药治疗AS,取得了较好疗效。程春葵等自拟通痹灵胶囊:生黄芪、当归、葛根、露蜂房、海藻、昆布、炒牛蒡子,并辅以通痹灵洗剂洗浴,川椒目、桂枝、海藻、昆布、透骨草、忍冬藤、鸡血藤,配合体育锻炼、理疗等,治疗强直性脊柱炎213例,总有效率达88.73%。孟德儒等以强直性脊柱炎效灵丹1号(鹿茸、续断、细辛、狗脊、松节、马钱子)和强直性脊柱炎效灵丹2号(地龙、甲片、续断、知母、鳖甲、地肤子、桃仁、血竭)治疗强直性脊柱炎,能有效减轻僵硬和肌肉痉挛,消炎止痛,并能有效减缓疾病发展。黄国平等用普渡罗胶囊(淫羊藿、黄芪、板蓝根、洋金花等)治疗强直性脊柱炎效果明显。杨勇应用伸筋通痹丸(麻黄、青风藤、木瓜、伸筋草、杜仲、当归等)治疗强直性脊柱炎134例,取得良好效果。刘晓玲等予二藤合剂(南蛇藤、鸡血藤)和雷公藤多苷片,连续服用,观察临床指标(晨僵持续时间、腰部疼痛程度、Schober试验、指地距离、枕墙距离、扩胸度,实验室检查和安全性指标)发现,患者晨僵持续时间、腰部疼痛程度等临床指标以及红细胞沉降率和C反应蛋白等均有改善,而治疗组较对照组改善更为明显;两组间的不良反应无明显差异。刘维等用新癀片(九节茶、三七、牛黄、珍珠粉等)治疗辨证属湿热痹阻证者,疗效明显。

(五)其他疗法

1.针灸疗法

伦新等采用病变脊柱的夹脊穴配合大杼、膈俞、肾俞、秩边、阳陵泉等穴进行蜂针疗法。王爱成在民间传统灸法——铺灸的基础上采用督灸法、罗键采用挑筋疗法治疗强直性脊柱炎(通过挑、提、摇、摆等手法将背俞穴、华佗夹脊穴、督脉穴位相应的皮内或浅筋膜纤维挑拨出来而达到治疗目的)均取得显著疗效。此外,费晓东每年选三伏天采用长蛇灸法;侯春英等取患者双侧T_{10}以上华佗夹脊穴,左右交叉选穴,盘龙刺法,隔天换针对侧,配合环跳、承扶、秩边等穴针刺;龚福英取大椎、至阳等8穴以温针灸,秩边用电针加 TDP 治疗;张振伟等采用火针治疗;陈致中根据患者病情,主要取穴腰、腿部,辅以足少阴胆经之环跳穴,这些都丰富了中医针灸治疗 AS 的方法。

2.熏蒸疗法

张翠平等采用中药熏蒸法使关节周围皮肤温度升高、毛细血管扩张、局部血液循环改善,达到祛风散寒、活血止痛之效。熏蒸药物为黄藤、忍冬藤、鸡血藤、当归、红花、生川乌、生草乌、杜仲、牛膝、枸杞子。

四、展望

中医药治疗 AS,遵循治标与治本兼顾,驱邪与扶正并重的原则。研究证明,中医药治疗 AS,无论在改善患者症状体征,提高患者关节功能,还是在降低炎症指标上都有明显的疗效,提高了患者的生存质量。但也存在一些问题。第一,缺乏科学的、相对固定的辨证规律。第二、缺乏中医病机、证型微观化、客观化、标准化的研究,特别是从分子免疫、基因水平揭示"证"的本质,将为组方选药或优化组方、疗效作用机制的研究打下基础。

针对上述问题,第一,应统一疗效标准,加强试验研究,使临床和试验研究更加系统化。第二,在进一步进行临床和试验研究基础上,运用现代药理学方法研制出最佳剂型。第三,对疗效肯定的单验方应严格遵循随机化原则,进行严密的科研设计和系统的具有前瞻性的临床试验研究,筛选出高效方剂。第四,中西医结合,有效疗法的综合运用,是今后的研究方向之一。

(黄佳珉)

第四节　痛风性关节炎

一、概述

痛风是由于体内嘌呤代谢障碍,尿酸产生过多或因尿酸排泄不良而致血中尿酸升高,尿酸盐结晶沉积在关节滑膜、滑囊、软骨等的一种代谢性疾病。其临床特点是高尿酸血症,反复发作的急性单关节炎,尿酸盐沉积形成痛风石,导致慢性痛风性关节炎,严重者可形成骨关节畸形。若未及时治疗可累及肾脏,形成痛风性肾病。

西医对本病多采用秋水仙碱、别嘌呤醇、激素等药物治疗,有较好的止痛效果,但其不良反应

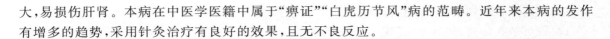

大,易损伤肝肾。本病在中医学医籍中属于"痹证""白虎历节风"病的范畴。近年来本病的发作有增多的趋势,采用针灸治疗有良好的效果,且无不良反应。

二、诊断要点

(1)有 30%～50% 的患者有家族史,好发于 30～50 岁的中青年男性,肥胖或饮食条件优良者发病率高。

(2)跖趾关节、踝和膝关节剧烈疼痛是最常见的临床症状。首次发作常始于凌晨,多起病急骤,患者常在夜间无缘无故的关节肿胀剧痛,皮色潮红。局部症状迅速加重,数小时内可达高峰,常伴有全身不适,甚至出现恶寒、颤抖,发热,多尿等症状。初次发作后,轻者在数小时或 1～2 天内自行缓解,重者持续数天或数周后消退。本病常以第一跖趾关节最先受累,逐渐累及腕、肘、踝、膝关节。

(3)痛风反复发作可见痛风结节:突出皮肤呈淡黄色或白色圆形或椭圆形结节,大小和数目不等,质地硬韧或较柔软。

(4)实验室检查:血尿酸增高,白细胞计数增高,关节液检查可见尿酸盐针状结晶,皮下痛风石穿刺抽吸物亦可见尿酸盐结晶、痛风石,尿酸盐试验可呈阳性反应。

(5)X 线片表现:痛风早期多无阳性表现,晚期可出现软骨和骨破坏,关节间隙变窄或消失,关节面不规则,继发骨赘,痛风结节钙化等。

三、病因病机

痛风性关节炎是一种代谢障碍性疾病,本病多起于下肢足部,中医认为下肢疼痛性疾病多为湿邪所致;本病发作时局部红肿、痛如虎噬,肿痛、红肿乃湿邪或湿热所致;本病多见于足第 1 跖趾关节或第 2、第 3 跖趾关节,这些部位隶属于足太阴脾经、足厥阴肝经、足阳明胃经;本病多见于嗜食膏粱厚味或贪欲酒浆者,此人群极易形成痰湿内蕴,痰湿流注关节形成本病,正如《张氏医通》中说"肥人肢节痛,多是风湿痰饮流注"。痰湿痹阻经络气血,痹久则有瘀血,痰瘀互结,反复发作,终成痼疾。

四、辨证治疗

痛风性关节炎的急性期多由风湿热邪痹阻经络;慢性期多为寒湿之邪内侵,病久经络阻塞,气血凝滞,甚至有瘀血形成。

(一)湿热痹阻

1.主症状

关节疼痛,突然发作,疼痛剧烈难忍,关节红肿,皮色发亮,局部发热,得凉则舒,全身不适或寒热。舌红,苔黄腻,脉滑数。

2.治则

清热利湿,通经止痛。

3.处方

曲池、足三里、三阴交、阿是穴。

(1)第 1 跖趾关节痛加隐白、太白、太冲。

(2)第 2 跖趾关节痛加陷谷、内庭、厉兑。

(3)跖趾关节痛加陷谷、厉兑、商丘。

(4)踝关节痛加商丘、解溪、丘墟、太溪。

(5)膝关节痛加鹤顶、阳陵泉、阴陵泉。

(6)腕关节痛加外关、阳池、阳溪、合谷。

4.操作法

诸穴均用捻转泻法;隐白、厉兑等井穴用点刺出血法;针阿是穴先用三棱针点刺出血,再拔火罐,或点刺后用手挤压出如白色颗粒状物,然后再与局部行围刺法,即在局部的周边向中心斜刺4～5针。

5.方义

本病的内在原因是湿热内蕴,湿邪源于脾胃,故以足三里、三阴交为主穴,调理脾胃,化湿除浊;加曲池以清热;加隐白、厉兑点刺出血清除足太阴脾经和足阳明胃经之邪热;加太白、陷谷乃五腧穴中的"输穴","输主体重节痛",可除湿止痛;阿是穴点刺出血,并挤出痰浊之物,可清除局部的邪热和痰浊,有利于局部气血通畅,是止痛的有效方法;其余穴位均属局部配穴法。本处方是全身调节与局部相结合的方法,是治疗本病的有效方法。

(二)寒湿阻滞

1.主症

关节疼痛,活动不便,遇寒发作或加重,得热则减,局部皮色不红不热。舌淡苔白腻,脉濡。

2.治则

散寒利湿,除邪通痹。

3.处方

脾俞、肾俞、足三里、三阴交、阿是穴。

随证加减参见湿热痹阻。

4.操作法

脾俞、肾俞针刺补法并灸法,足三里、三阴交、病变局部穴位针刺用龙虎交战手法,阿是穴先用三棱针点刺,挤出乳白色颗粒状物,之后施以围刺法,并在阿是穴的中心用艾条灸之,或用艾炷隔姜灸之。

5.方义

本证是由寒湿痹阻所致,故针补脾俞健脾利湿、补肾俞温肾阳化湿浊。足三里、三阴交补泻兼施,补益脾胃化湿降浊,通经止痛。点刺阿是穴挤出白浊,排除污浊疏通经脉,增以灸法,温经祛寒,通经止痛。其余诸穴均属于局部取穴。本法也属于全身调节与局部相结合的方法。

(三)瘀血闭阻

1.主症

病变关节疼痛,固定不移,压痛明显,皮色紫暗,关节附近可触及结节,甚至关节畸形、僵硬,舌质紫暗或有瘀斑,脉弦涩。

2.治则

活血化瘀,通络除痹。

3.处方

合谷、足三里、三阴交、太冲、阿是穴。

4.操作法

针合谷、足三里、三阴交、太冲均用捻转泻法,针阿是穴用三棱针点刺出血,或寻找随病情显现的较大的静脉,出血应在5～10 mL。阿是穴先用三棱针点刺,挤出乳白色颗粒状物,再施以扬刺法。

5.方义

《灵枢·九针十二原》曰"菀陈则除之,邪胜则虚之",今有瘀血闭阻,故应用放血的方法,祛除恶血。经验证明,刺血疗法是治疗痛风性关节炎的有效方法,而且疗效与出血量有密切关系(出血量在 10 mL 组止痛效果最好),刺血疗法的作用机制是抑制血尿酸的合成和促进尿酸的排泄。

(郑艳艳)

第五节　反应性关节炎

一、概述

反应性关节炎又称莱特尔综合征,是继身体其他部位发生微生物感染后,引起远处关节的一种无菌性关节病,主要表现为关节疼痛、肿胀、发热等。多见于尿道炎、宫颈炎、细菌性腹泻、链球菌感染等引起的关节炎。其发病原因目前尚不完全清楚,可能与感染、免疫、遗传有关。有人认为可能是外界因子和遗传因子相互作用所致,即病原体感染后与人体白细胞组织相容性抗体 *HLA-B27* 相结合,形成复合物,导致异常免疫反应,从而引起关节炎。

中医无"反应性关节炎"的名称,但根据其临床表现应属于"热痹"范畴,其病因病机多为湿热邪毒流注关节所致。针灸对本病的治疗有良好效果。

二、诊断要点

(一)全身症状

全身不适,疲乏,肌痛及低热。

(二)关节痛

不对称的单关节痛,多为负重的关节,多见于下肢,如骶髂关节、膝关节、踝关节、肩关节、肘关节、腕关节等。关节痛局部红肿热痛,或伴有皮肤红斑,也有关节肿痛苍白者。

(三)肌腱端炎

肌腱端炎是反应性关节炎比较常见的症状,表现为肌腱在骨骼附着点疼痛和压痛,以跟腱、足底肌腱、髌肌腱附着点最易受累。

(四)关节痛发作前有感染病史

如非淋球菌性尿道炎、细菌性腹泻、链球菌感染,或反复发作的扁桃体炎等。

(五)眼损害

眼损害也是反应性关节炎的常见症状,主要表现为结膜炎、巩膜炎及角膜炎等。

(六)实验室检查

急性期白细胞总数增高,红细胞沉降率(ESR)增快,C 反应蛋白(CRP)升高,类风湿因子和抗核抗体阴性,HLA-B27 阳性。

三、病因病机

反应性关节炎的病因病机,其内因主要是湿邪内蕴,其外因主要是外感风热湿邪,外邪与内湿相结合流注关节所致。

(一)风热湿邪

外感风热肺气失宣,风热与内湿互结,成风热湿邪,流注肌肉关节,形成本病。

(二)胃肠湿热

外感风热,肺失宣发,下入胃肠,胃失和降,肠失传导,湿邪内蕴,风热与内湿相结合,流注肌肉、关节而成本病。

(三)下焦湿热

外感风热,内入下焦,与内湿相结合,或蕴结于膀胱,或蕴结于胞宫,流注肌肉关节而成本病。

四、辨证与治疗

(一)风热湿邪

1.主症

先见咽喉疼痛,咳嗽发热,全身不适,而后出现肘部、腕部或膝关节、踝关节红肿疼痛,两眼红肿,疼痛,舌苔黄腻,脉滑数。

2.治则

清热利湿,散风通络。

3.处方

曲池、足三里、外关、阿是穴。

(1)发热者加大椎。

(2)眼睛红肿疼痛加太阳、攒竹。

(3)肘关节痛加尺泽、手三里。

(4)腕关节痛加合谷、阳池、后溪、商阳、关冲。

(5)膝关节痛加梁丘、膝眼、阴陵泉、厉兑、足窍阴。

(6)踝关节痛加丘墟、解溪、商丘、太白、厉兑、足窍阴。操作法:诸穴皆用捻转泻法,阿是穴多位于肌腱附着于骨的部位,按之压痛,针刺泻法并拔火罐;大椎用刺络拔罐法;尺泽、商阳、关冲、厉兑、足窍阴用点刺出血法。

4.方义

反应性关节炎是一种全身性疾病,是由于湿热邪毒夹风邪蕴结于肌肉关节,经络气血闭阻所致。方用曲池、足三里清热利湿、通经止痛,因为曲池、足三里分别属于手足阳明经,阳明经多气多血,并且曲池、足三里又属于本经的合穴,是经气汇聚之处,有极强的调理气血和疏通经络的作用,功善通经止痛;曲池善于清热,足三里又善于调胃健脾利湿,所以二穴是治疗本病的主穴。外关属于三焦经,又通于阳维脉,阳维脉维系诸阳经,三焦主持诸气,故外关主治邪气在表在经在络的病证,功善祛邪通经。阿是穴是邪毒会聚之处,针刺拔火罐有很好的祛邪通经的作用。大椎、

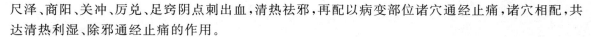

尺泽、商阳、关冲、厉兑、足窍阴点刺出血,清热祛邪,再配以病变部位诸穴通经止痛,诸穴相配,共达清热利湿、除邪通经止痛的作用。

（二）胃肠湿热

1.主症

先见胃痛,腹痛,泄泻,小便灼热,而后出现膝关节、踝关节、髋关节等关节疼痛,红肿拒按,触之灼热,或见眼睛红肿疼痛,舌红苔黄腻,脉滑数。

2.治则

清热利湿,通经止痛。

3.处方

曲池、足三里、中脘、天枢、阿是穴。

（1）眼睛红肿疼痛加太阳、外关。

（2）各关节的疼痛参见风热湿邪。

4.操作法

参见风热湿邪。

5.方义

曲池、足三里有清热祛湿、通经止痛的作用,已如前述。本症是由于胃肠湿热流注关节、经络气血闭阻所致,故加用中脘、天枢,中脘是腑之会穴、胃之募穴,位于中焦,又是小肠经、三焦经与任脉的交会穴,有斡旋气机、升清降浊、理气化湿的作用;天枢属于足阳明经,又是大肠的募穴,功于调理胃肠,清理湿邪。阿是穴是湿热的蕴结点,针刺泻法并拔火罐,意在祛除邪毒、疏通经络。

（三）下焦湿热

1.主症

先见尿频、尿急、尿痛或见阴痒、带下、眼睛红肿疼痛等症,而后出现膝关节、骶髂关节、踝关节等关节红肿热痛,拒按,皮肤温度升高,舌红,舌苔黄腻。

2.治则

清热利湿,通经止痛。

3.处方

曲池、足三里、中极、三阴交、阿是穴。

（1）骶髂关节痛加次髎、秩边。

（2）其他部位关节痛参见风热湿邪证。

4.操作法

中极直刺泻法,使针感直达会阴部。三阴交直刺泻法,使针感达足趾部。次髎、秩边直刺2寸左右,使针感下达膝关节、足踝关节。其他穴位的针刺法参见风热证。

5.方义

本证是由于下焦湿热流注关节气血闭阻所致,故取中极、三阴交清理下焦湿热。中极位于下焦,是膀胱的募穴,又是足三阴经和任脉的交会穴,针刺泻法,可使下焦湿热从膀胱排除。三阴交是足三阴经的交会穴,针刺泻法,可清利下焦湿热。因足太阴脾经交会于任脉,又可健脾利湿;足厥阴肝经环绕阴器,交会于任脉;足少阴肾经交会于任脉,并络于膀胱,所以三阴交是治疗下焦病证的重要穴位。其他穴位均属于局部取穴。

（李　　幸）

第六节　银屑病关节炎

一、概述

银屑病关节炎是一种与银屑病相关的炎性关节炎,早在百年前就有人提出了银屑病关节炎这一病名,但人们一直将银屑病关节炎与类风湿关节炎混为一谈,直到20世纪60年代发现了类风湿因子,才知道绝大多数银屑病关节炎患者类风湿因子阴性,而且这类患者具有银屑病皮疹、不对称关节炎,既可累及远端指间关节,亦可波及骶髂关节和脊柱等特征。多数患者先出现皮肤病变,继而出现关节炎;也可以皮肤病变与关节病变同时发生。在整个病程中,两者常同步发展或减轻。

本病病因不明,属于自身免疫病的范畴。一般认为是因为皮肤的病变产生的毒素引起关节病变,也有人认为系同一病因先后作用于皮肤或关节这两个不同的器官所致。

银屑病关节炎在中医学中属于"痹证"范畴,尤其是与"尪痹""历节病"相似,其皮肤损害相当于中医之"白疕"。

二、诊断要点

(1)好发于青壮年男性,男女之比为3∶2,有一定的季节性,部分患者春夏加重,秋冬减轻;部分患者春夏减轻,秋冬加重。

(2)关节炎多发生在银屑病之后,或银屑病治疗不当之后。远端指、趾关节最早受累,渐渐波及腕、膝、髋、脊柱等关节。

(3)关节病变早期似类风湿关节炎,病变关节疼痛、肿胀、反复发作。银屑病进行期关节炎加重,静止期关节炎缓解;逐渐出现关节功能障碍、活动受限、甚至引起关节强直、畸形等。

(4)皮肤损害,寻常型银屑病皮肤损害好发于头部和四肢伸侧,尤其是肘关节伸侧,重者可泛发全身,起初是红色丘疹,后可扩大融合成大小不等的斑块,表面覆以多层银白色鳞屑,刮去后可露出半透明薄膜,再刮去此膜后,可有点状出血。因活动期治疗不当,或使用刺激性较强的外用药后,可引起皮损迅速扩展,以至全身皮肤潮红、浸润、表面有大量鳞,可伴发热、恶寒(称红皮病型银屑病)。

(5)X线摄片可见明确关节受损程度,常见关节面侵蚀、软骨消失、关节间隙变窄、骨质溶解和强直,严重时末节远端骨质溶解成铅笔头样。

三、病因病机

银屑病性关节炎在中医中无此病名。银屑病在中医中称之为"白疕"。《医宗金鉴》有"白疕之形如疹疥,色白而痒多不快。固由风邪客于肌肤,亦由血燥难荣外"。又如《外科证治全书·卷四·发无定处》曰:"白疕,皮肤燥痒,起如疹疥而色白,搔之屑起,渐至肢体枯燥拆裂,血出痛楚。"因此银屑病性关节炎属于中医白疕关节炎型。

（一）血热风湿痹阻

身患白疕,血虚燥热,卫外力减,风寒湿邪乘虚而入,与血相搏而化热,流注肌肉、关节发为关节疼痛。

（二）湿热兼风湿痹阻

身患白疕,湿热内蕴,风热湿邪乘之,内外邪气相搏,流注关节,经络痹阻发为痹证。

（三）肝肾亏损

身患白疕,邪毒日久不除,与血相搏,耗伤精血,外伤肌肤,内蚀筋骨,关节强直,活动艰难,发为尪痹。

四、辨证与治疗

银屑病关节炎的发作与银屑病的病程有关,故可根据银屑病的发作过程进行辨证治疗。

（一）血热风湿痹阻

1.主症

关节肿痛与银屑病的皮损程度同时存在。皮损不断增多、干燥脱屑皮,皮肤色红皲裂、可伴有筛状出血点。舌红、苔薄黄,脉滑数。

2.治则

清热凉血,祛邪通络。

（二）湿热兼风湿痹阻

1.主症

关节红肿疼痛,皮损多在腋窝、腹股沟等屈侧部位,有红斑、糜烂渗液,或掌跖部出现脓疱,或皮损上有脓点。舌红苔黄腻,脉濡或滑。

2.治则

清热利湿,祛邪通络。

（三）肝肾不足兼外邪痹阻

1.主症

腰酸肢软,关节疼痛,头晕目眩,皮损色淡,鳞屑少。女子有月经不调。舌淡苔薄,或舌淡体胖边有齿痕,脉细或濡细。

2.治则

补益肝肾,祛邪通络。

（四）处方

1.基本穴位

曲池、血海、膈俞。

2.随证选穴

（1）肘关节痛加尺泽、曲泽、少海。

（2）腕关节痛加阳溪、阳池、阳谷、腕骨。

（3）指关节痛加八邪、三间、后溪。

（4）骶髂关节痛加八髎、秩边、环跳。

（5）膝关节痛加梁丘、膝眼、阳陵泉、足三里、阴陵泉。

（6）踝关节痛加昆仑、丘墟、解溪、商丘。

（7）跖趾关节痛加八风、太白、束骨。

（8）血热风湿痹阻加曲泽、委中、三阴交。

（9）湿热兼风湿痹阻加大椎、中脘、中极、阴陵泉。

（10）肝肾不足兼外邪痹阻肾俞、肝俞、太溪、太冲、悬钟。

3.操作法

曲池、血海直刺泻法；膈俞刺络拔罐法，曲泽、委中用三棱针刺脉出血；肝俞、肾俞、太溪、太冲、悬钟、三阴交针刺补法。其余穴位均用泻法。

4.方义

曲池是手阳明经的合穴，手阳明经多气多血，又是本经气血会聚之处，通经止痛，是治疗筋骨疼痛的主要穴位。曲池配五行属于土，土乃火之子，故本穴又功善清热。曲池与血海配合，长于治疗皮肤病，皮肤病多因邪热入于血分、蕴结肌肤所致。手阳明经与手太阴经相表里，肺主表；手阳明大肠经与足阳明胃经同名相通，血海属于足太阴脾经，脾主肌肉；又血海善于治疗血分病，所以曲池与血海相配既可清血分之热，又可治疗邪气蕴结于肌肤的皮肤病。膈俞是血之会穴，刺络出血并拔火罐，既可清除血分之热，又可活血通络，清除瘀热，还可调血息风，因为血热必伤阴，阴伤则燥热生风，或血热外风乘之；膈俞刺络拔罐治疗皮肤病遵循"治风先治血，血行风自灭"的法则。曲泽与委中刺脉出血，其意也是清除血热，活血祛瘀，因为曲泽属于心包经，心主血，委中乃血之郄穴。其余穴位大椎清热，中脘、中极、阴陵泉清热利湿，肾俞、肝俞、太溪、太冲、悬钟调补肝肾，濡养筋骨。关节部位的穴位属于局部取穴，主要作用是通经止痛。

（黄幼玲）

第七节　系统性红斑狼疮

一、概述

系统性红斑狼疮（systemic lupus erythematosus，SLE）是自身免疫介导的，以免疫性炎症为突出表现的弥漫性结缔组织病，血清中出现以抗核抗体为代表的多种自身抗体和多系统受累是本病的两个主要临床特征。本病好发于育龄女性，多见于15～45岁年龄段，女男比例为（7～9）：1。本病临床表现复杂多样，多数呈隐匿起病，开始仅累及1～2个系统，表现轻度的关节炎、皮疹、隐匿性肾炎、血小板减少性紫癜等，部分患者长期稳定在亚临床状态或轻型狼疮，部分患者可由轻型突然变为重症狼疮，更多的则由轻型逐渐出现多系统损害；也有一些患者一起病就累及多个系统，甚至表现为狼疮危象。其诊断标准多参照美国风湿病学会（ACR）系统性红斑狼疮分类标准和SLEDAI积分表。本病的自然病程多表现为病情的加重与缓解交替。系统性红斑狼疮可归属于中医学"阴阳毒""红蝴蝶疮"等范畴。

二、历代名家学说

红斑狼疮是现代医学的病名，根据本病的各种各样的临床表现及其他脏器损害，与多种中医病证相关，以面部红斑或全身红斑为主要表现者，传统中医有"阴阳毒""马缨丹"等名。其中，因肾脏损害出现的水肿,明代周定王《普济方·肾脏门》曰:"夫肾脏风毒流注腰脚者,其状腰脚沉重,筋脉拘急,或作寒热,或为疼痛,或发疮疡是也。"乃风邪客于肾经,久而不去,风毒上攻下注,引起寒热、疼痛、水肿、疮疡等症。从引起红斑狼疮出现各种皮疹的病因出发,本病又有"温(瘟)毒发斑""热毒发斑""血热发斑"等名称。近代医家亦有认为"温毒发斑"与该病类似,其病因为心经有火,脾经积热或肾阴不足,水亏火旺,热盛成毒,毒热走于营血而致。隋代巢元方在《诸病源候论·温病发斑候》指出:"夫人冬月触冒寒毒者,至春始发病。病初在表,或已发汗、吐、下而表证未罢,毒气不散,故发斑疹。""又冬月天时温暖,人感乖戾之气……至夏遇热,温毒始发于肌肤,斑烂隐疹,如锦文也。"并由此开创了"发斑"论之先河。以上记载均与红斑狼疮临床症状颇为相似。故根据首发症状可隶属于"红蝴蝶疮""阴阳毒""痹症""心悸""喘证""胁痛""虚劳"等病证之中。

(一)病因病机

古人对系统性红斑狼疮的病因认识不外乎外因、内因、不内外因,外因是风寒湿热之邪,内因是素体禀赋不足,以及情志失常、饮食失调、起居失常等引起的营卫气血逆乱。

1.风湿侵袭

系统性红斑狼疮首发症状为关节肿痛者,属中医"痹证"范畴。《素问·痹论》认为五脏痹系五体痹"复感于邪",内传相应的五脏所致。当风、寒、湿、热等外邪侵袭人体,闭阻经络,而致气血运行不畅时,则发为痹证。即《素问·痹论》所言"风寒湿三气杂至,合而为痹"。主要表现为关节肌肉疼痛麻木、重着、屈伸不利,甚或关节肿大灼热等。本病除有关节表现外,还常会出现心、肝、肺、肾等脏器受累的表现。这是因痹证日久不愈,由经络而病及五脏,或六淫之邪直中五脏,形成五脏痹。《素问·痹论》曰:"五脏皆有合,病久而不去者,内舍于其合也,故骨痹不已,复感于邪,内舍于肾;筋痹不已,复感于邪,内舍于肝;脉痹不已,复感于邪,内舍于心;肌痹不已,复感于邪,内舍于脾;皮痹不已,复感于邪,内舍于肺。"

2.热毒蕴积

该证多见于急性期,常表现为高热、广泛红斑、关节肿痛,多由于患者先天不足或后天失调,阴阳失衡、气血失和、毒邪内蕴,不慎感受外邪,六淫化火,外火引动内火,火热入血,或五志化火,火热灼焚所致。最早记载见于汉代张仲景《金匮要略·百合狐惑阴阳毒病脉证治》"阴阳毒":"阳毒之为病,面赤斑斑如锦纹,咽喉痛""阴毒之为病,面目青,身痛如被杖,咽喉痛"。隋代巢元方在《诸病源候论·时气阴阳毒候》进一步指出:"此谓阴阳二气偏虚,则受于毒。若病身重腰脊痛,烦闷,面赤斑出,咽喉痛,或下利狂走,此为阳毒。若身重背强,短气呕逆,唇青面黑,四肢逆冷,为阴毒。或得病数天,变为毒者;或初得病,便有毒者,皆宜依证急治。失候则杀人。"

3.瘀血阻络

血瘀学说始于《黄帝内经》。《素问·缪刺论》谓"人有所堕坠,恶血留内",《灵枢·五邪》论"邪在肝则两胁中痛,寒中、恶血在内"。阴阳毒患者临床表现有面部及甲周红斑、皮肤瘀斑,月经量少,舌可见瘀斑,均为瘀血在内表现。瘀血多由热毒内伏营血,或邪热灼津炼液,或邪毒损伤脉络,或气阴亏虚,血行不畅,阴血枯竭而形成。瘀血一旦形成,又与热毒相搏结,形成热、毒、虚、瘀综合之势,热瘀搏结,邪热难解;瘀血阻络,血必妄行;瘀毒内阻,损伤脏腑,闭阻于皮肤,则出现红斑、皮疹;闭阻于肌肉筋骨,则出现肌肉、关节酸痛或肿胀;闭阻于五脏,则可表现为多种相应的临床症状,使病情复杂多变,缠绵难愈。《黄帝内经素问集注》中述"痹,闭也,血气凝涩不行也",也直接指出了导致痹证的病理因素。在临床上也可见红斑狼疮患者出现雷诺氏现象、血管炎等,为一派瘀血的表现。

4.正气虚损

《素问·生气通天论》中所言："风雨寒热，不得虚，邪不能独伤人，此必因虚邪之风，与其身形，两虚相得，乃客其形。"因肾为先天之本，藏五脏六腑之精，肾又分阴阳，肾阴虚则精血亏损，肾阳虚则功能衰竭。而肝肾同源，心肾相关，肺生肾水，水涵肝木，故肾虚时五脏六腑皆不足，邪毒易侵犯各脏腑。

（二）治法方药

1.祛风除湿

《素问·痹论》云："痹者，风寒湿三气杂至，合而成痹。"汉代张仲景《金匮要略·中风历节病脉证并治》中提出风湿历节及寒湿历节之区分，分别用"诸肢节疼痛，身体魁羸，脚肿如脱，头眩短气，温温欲吐，桂枝芍药知母汤主之"和"病历节不可屈伸，疼痛，乌头汤主之"。此法多适用于系统性红斑狼疮以关节肿痛发病者。

2.清热解毒，养阴凉血

汉代张仲景《金匮要略·百合狐惑阴阳毒病脉证治》中的"阴阳毒"用升麻鳖甲汤。升麻二两、当归一两（3 g）、蜀椒（炒去汗）一两、甘草二两、鳖甲手指大一片（炙）、雄黄半两。方中升麻，解百毒、辟温疾、瘴邪，配甘草清热解毒，疗疫毒邪气之咽喉疼痛；当归、鳖甲，活血凉血，散瘀排脓，养阴清热；雄黄辛温，散瘀解毒，蜀椒辛温，杀虫止痛，两者既助升麻、甘草解毒之力，又助当归、鳖甲散瘀之功。诸药合用，解毒透斑，杀虫利咽，和血散瘀。清代吴鞠通之《温病条辨》提出青蒿鳖甲汤以清养透解，《温病条辨·下焦篇》谓其："有先入后出之妙，青蒿不能直入阴分，有鳖甲领之入也；鳖甲不能独出阳分，有青蒿领之出也"；方中鳖甲咸寒，直入阴分，既可滋补阴液，又善于入络搜邪，清深伏阴分之虚火；青蒿味苦微辛而性寒，气味芳香，为清热透邪之要药，两味相合，鳖甲专入阴分滋阴搜邪，青蒿可出阳分透热引邪外出，使养阴而不恋邪，透热而不伤正，有相得益彰之妙，共为君药，生地黄甘凉，滋阴凉血，助鳖甲以养阴清热，佐以牡丹皮辛苦性凉，清热解毒。诸药合用，有清热养阴，透邪解毒之功。

3.活血通络

张仲景在《金匮要略·百合狐惑阴阳毒病脉证治》中指出："病者脉数，无热、微烦，默默但欲卧，汗出，初得之三四日，目赤如鸠眼，七八日，目四黑，若能食者，脓已成也。赤豆当归散主之。"此活血化瘀通络法治疗酿脓兼有瘀血者为我们治疗血瘀痹阻之阴阳毒提供了良好的思路。

4.扶正固本

《难经·八难》言："气者，人之根本也。"《难经·三十六难》谓："命门者……元气之所系也。"明代张景岳于《景岳全书》中曰："故人之自生至老，凡先天之有不足者，但得后天培养之力则补天之功，亦可居其强半，此脾胃之气所关于人生者不小。"阴阳毒患者先天禀赋不足，肝肾亏虚，其治疗在治标同时应注意补益肝肾以治本，且同时顾护后天之本脾胃，其用药多用六味地黄丸加减。

三、现代临床应用研究

中医学对系统性红斑狼疮病因病机的认识，归纳起来大致有热毒蕴积、阴虚内热、肝肾阴虚、脾肾阳虚。治法上以凉血解毒、滋阴清热、补益肝肾、温补脾肾为主。

（一）凉血解毒

凉血解毒是治疗热毒炽盛型红蝴蝶疮常用方法，代表方有犀角地黄汤、普济消毒饮。钟嘉熙以温病理论为指导,认为本病初期,多为湿热毒邪侵入人体,阻滞少阳三焦,化火化毒,内迫营血,外发肌肤,斑疹显现。他指出对于湿热化毒化火,燔灼营血者,治疗宜清营凉血,解毒化斑,可予犀角地黄汤加味,基本药物组成为水牛角、牡丹皮、生地黄、赤芍、紫草、玄参、麦冬、板蓝根、大青叶、秦艽、地龙、甘草。钟教授根据临床体会,常以本方施于临床以热毒炽盛为主证之患者,颇有效验。

周瑞珍等运用普济消毒饮加味,治疗活动期系统性红斑狼疮,取得较好的临床效果,配合西药可快速控制病情,减少并发症之发生。梁剑波认为本病多因禀赋不足,肝肾亏损,气阴两虚,正不胜邪,邪毒乘虚而入,导致热毒灼炽,津液耗伤,气血失和,脏腑亏损,血脉瘀阻而发为本病。系统性红斑狼疮活动期或病之早期,以火热炽盛,气营两燔为主要表现,治疗宜气营两清。

(二)滋阴清热

滋阴清热是治疗阴虚内热型系统性红斑狼疮的方法,代表方为六味地黄汤、知柏地黄汤、青蒿鳖甲汤等。钟嘉熙等认为对阴阳毒阴虚型发热的治疗既要滋阴治其本,又要用透邪之法治其标。若纯用养阴之品,滋腻太过则恋热留邪,不能引邪外出,热则不退,若专用清热解毒利湿之品,则药力不能直入阴分捣毁"邪巢",邪气内伏不动,亦不退,更不得任用苦寒,苦寒则化燥伤阴。故可选用青蒿鳖甲汤加减,取吴鞠通"先入后出"之意,在临床上取得较好的疗效。

滋阴清热法尚有中成药制剂,范瑞强等采用前瞻性随机双盲＋安慰剂对照,研究滋阴狼疮胶囊治疗阴虚内热型系统性红斑狼疮的临床疗效,结果表明滋阴狼疮胶囊治疗阴虚内热型系统性红斑狼疮具有较好的临床疗效,并能有效、稳步地协助糖皮质激素撤减。

(三)滋养肝肾

禤国维认为系统性红斑狼疮的病机关键是肾阴不足,本虚标实,而疾病整个过程中出现的热毒炽盛、脾肾阳虚都是在此基础上演变而来,在治疗过程中补肝肾法要贯彻始终。在此基础上,禤教授在自己多年的临床实践中总结出了治疗系统性红斑狼疮的经验方,药用山茱萸、生地黄、熟地黄、牡丹皮、怀山药、茯苓、泽泻、鱼腥草、益母草、牛蒡子、墨旱莲等药。经临床验证其总有效率为90.6%。

(四)温补脾肾

脾肾阳虚是由于邪稽正虚或久病耗气,损伤脾肾之阳气,脾肾两脏阳气虚衰,温煦、运化、固摄作用减弱,出现脾阳虚,则纳呆腹胀或便溏,周身乏力,形寒肢冷;肾阳虚,膀胱气化失司,则腰膝酸软,小便不利;阳气虚,水气泛滥,则面目肢体水肿。

温脾补肾是狼疮性肾炎常用的治疗方法,代表方有真武汤、肾气丸等。张秋霞等认为对于阴阳毒患者证属脾肾阳虚型者需治以温补脾肾,用真武汤加减:制附子(先煎)10 g,白术 10 g,桂枝 12 g,白芍 10 g,茯苓 15 g,猪苓 30 g,泽泻 30 g,川牛膝 15 g,车前子 15 g,山药 10 g,陈皮 10 g,益母草 30 g。

孟如认为,狼疮病久则阴损及阳,阴阳失调,而致脾肾阳虚,水湿泛滥,膀胱气化失司,发为水肿、狼疮性肾炎。选方真武汤:茯苓、白术、白芍、生姜、附子或济生肾气丸合防己黄芪汤。

周仲瑛对于激素撤减期、晚期或慢性期表现为脾肾阳虚的狼疮性肾炎患者,采用自拟狼疮脾肾方以健脾益肾,亦收到很好的疗效。方药组成:太子参、生黄芪、淫羊藿、制附片、生地黄、制黄精、汉防己、天仙藤、泽兰、泽泻、雷公藤、商陆、露蜂房。

(五)其他疗法

1.外治法

口腔溃疡是系统性红斑狼疮常伴见的症状之一,若不及时治疗,有的患者成点的溃疡可以融合成片如糜粥样,自觉灼热疼痛,妨碍饮食,烦躁不安。对于复发性口腔溃疡,在缓解期以中药内服为主,而发作期则内外合治,在辨证内服用药基础上,加用外治的方法,如口腔含漱法局部消毒止痛及脚底穴位敷药法以引虚火归元。而对于系统性红斑狼疮影响到局部关节肿痛者,可施予中药封包、中药熏洗、中药热奄包等外治法,对消除局部炎症具有很好的疗效。

2.针刺法

从现代医学研究的结果表明,系统性红斑狼疮是一种与自身免疫功能异常有关的疾病,运用中医针刺疗法,辨证施针,可达到改善脏腑功能,调整人体免疫功能的功效。张吉用针药并用的方法治疗1例早期系统性红斑狼疮患者,经过7个多月的治疗,患者临床症状基本缓解,主要化验指标已达到正常范围,病情稳定。说明中医针药并用对早期系统性红斑狼疮的治疗是较好的选择。

四、展望

系统性红斑狼疮是现代医学疾病的概念,因其临床表现多样,故从历代中医文献未能有很明确的相关疾病。但针对于系统性红斑狼疮的多种临床表现,历代中医学家都有详细的理论和治疗经验的记载,并应用中医学独特的辨证论治理论,同病异治、异病同治。这些理论至今仍在临床上指导着我们。近年来随着现代中医对系统性红斑狼疮的发病机制的了解逐渐深入,临床治疗方法和手段颇多,无论辨证论治还是用药方面都积累了丰富的经验,其疗效也逐渐得到肯定。其优势在于中医药治疗不但降低了西药的毒副作用,而且降低了SLE的死亡率,较快地改善临床症状,减少病情的反跳或复发,提高了患者的生存质量,中西医结合治疗SLE具有明显的疗效优势。中医药可以与西药结合治疗,西药重在免疫抑制,中医药重在改善症状及减少西药毒副作用,增强患者的抗病及修复能力,提高了临床疗效,减少激素用量等。但目前还存在一些问题:①系统性红斑狼疮因临床表现复杂多样,一直未有公认的中医病名、辨证分型等。因此,有待进一步探讨证的分布规律,有利形成统一的中医临床治疗指南。②系统性红斑狼疮的病变范围广泛,病情复杂且病程迁延反复,在疾病发展的不同时期及药物干预的情况下,证候的多变性不利于临床对照和研究。中医治疗系统性红斑狼疮,不单减轻患者临床症状,还可以调整患者不同体质,以期从根本上阻断疾病的发生和发展的内在机制。今后有望在取得"症状"疗效的同时,提高患者生活质量,降低病死率,延长疾病的稳定期和缓解期。

(黄佳珉)

第八节　多发性肌炎与皮肌炎

一、概述

多发性肌炎(polymyositis,PM)和皮肌炎(dermatomyositis,DM)是一组主要累及横纹肌,呈慢性非化脓性炎症改变伴肌无力为特征的自身免疫性结缔组织疾病,以肌肉酸痛、麻木不仁、四肢沉重、甚至肌肉萎缩为其特征。前者仅有肌肉病变而无皮肤损害,后者常具有特征性皮肤表现。本病较为少见,女性发病多于男性,男女比例约为1∶2。多发性肌炎和皮肌炎属于祖国医学中"痹证""痿证"等范畴。

二、历代名家学说

(一)病因病机

本病之发生为外感于风、寒、湿、热之邪侵袭,内源于肺、脾、肾亏虚,内外交合,主客交病之故。本病的主要病因病机,为正气亏虚,七情内伤,使人体的阴阳失和、气血失调,外感风、寒、湿、热等外邪,乘虚而入。正气亏虚,七情内伤是本病发生的内在基础,寒湿、湿热、痰饮、瘀血为标实之患。本质是虚中夹实,本虚标实。阴阳失调是病机的核心。急性期以邪实为主,缓解期以正虚为主。

1.因邪成痹

中医理论认为,"脾主肌肉""肺主皮毛""肾藏精,精生血",人身之气流于脾肺,肾为五脏六腑之本,本病的发生主要是脾、肺、肾功能失调。《素问·咳论》云:"皮毛者,肺气合也"《素问·痹论》曰:"所谓痹者,各以其时重感于风寒湿之气也。"而《灵枢·经脉》曰:"手太阴气绝,则皮毛焦"。《灵枢·百病始生》有"是故虚邪之中人也,始于皮肤,皮肤缓则腠理开,开则邪从毛发入,入则抵深,深则毛发立,毛发立则淅然,故皮肤痛"。《素问·痹论》曰"皮痹不已,复感于邪,内舍于肺""肌痹不已,复感于邪,内舍于脾"。《灵枢·百病始生》曰:"风雨寒热不得虚,邪不能独伤人……此必因虚邪之风,与其身形,两虚相得,乃客其形。"《素问·五脏生成》曰:"卧出而风吹之,血凝于皮肤为痹。"清代叶桂《叶选医衡·风痹痿论》云:"愚谓痹乃正气本和,因外感之风寒冷湿为刚烈之邪,当以有余名之。"清代林佩琴《类证治裁·痹症论治》指出:"诸痹,良由营卫先虚,腠理不密,风寒湿乘虚内袭,正气为邪所阻而不能宣行,因而留滞,气血凝滞,久而成痹。"

2.虚则痿痹

《灵枢·阴阳二十五人》载:"血气皆少,感于寒湿,则善痹骨痛""血气皆少……善痿厥足痹""粗里肉不坚,善病痹"。东汉张仲景《金匮要略·中风历节病脉证并治》:"寸口脉沉而弱,沉即主骨,弱即主筋,沉即为肾,弱即为肝。汗出入水中,如水伤心,历节黄汗出,故曰历节。"《素问·痹论》曰:"荣者,水谷之精气也……卫者,水谷之悍气也……逆其气则病,从其气则愈,不与风寒湿气合,故不为痹。"清代叶天士在《临证指南医案·痿·邹滋九按》指出:"夫痿证之旨,不外乎肝肾肺胃四经之病。"隋代巢元方在《诸病源候论》云:"此由血气虚弱,若受风寒湿毒,气血并行肌腠。邪气盛,正气少,故血气涩,涩则痹,虚则弱,故令痹弱也。"《灵枢·五变》云:"血气皆少……善痿厥足痹。"宋代陈言在《三因极一病证方论·五痿叙论》曰:"若随情妄用,喜怒不节,劳佚兼并,致内脏精气耗损,荣卫失度,发为寒热……筋骨肌肉痿弱,无力以运动,故致痿。"宋代严用和在《济生方·痹》指出:"皆因体虚,腠理空疏,受风寒湿气而成痹也。"明代张介宾在《景岳全书·杂证谟》云:"痿证之义……元气败伤则精虚不能灌溉,血虚不能营养者亦不少矣。"

3.因瘀致痹

清代林佩琴在《类证治裁·痹证》言:"痹久必有湿痰败血瘀滞经络。"提出"瘀血痹"之说。清代王清任提出了痹有瘀血,《医林改错·痹证有瘀血说》言:"总滋阴,外受之邪,归于何处? 总逐风寒、去湿热,已凝之血,更不能活。如水遇风寒,凝结成冰,冰成风寒已散。明此义,治痹症何难。"

历代医家阐述痹症各有侧重,但也认识到湿、热、毒、瘀、虚等病机往往彼此影响,互相转化,兼夹致病。

(二)治法方药

本病早期邪实偏重多为"痹证",后期多正虚可表现为"痿证"。临床上当分期论治:急性期多邪实,当按痹证论治,慢性期多正虚,当按痿证辨治。

1.急性期

(1)清热除湿:元代朱丹溪《格致余论·序》道"六气之中,湿热为患,十之八九",并创立二妙散治疗湿热痹。明代王肯堂在《证治准绳·痹》提出"关节红肿热痛,发热烦闷口渴"者,用白虎加桂枝汤、升麻汤;若"风寒湿邪未尽者",用桂枝芍药知母汤;"热毒盛者",用犀角汤。清代吴鞠通在《温病条辨·中焦》提出"痹之因于寒者固多,痹之兼乎热者亦复不少",分立"湿痹"与"暑湿痹",提出了苦辛通法和苦温辛凉法,依法创制宣痹汤和加减木防己汤两方,将二者统称湿热痹。

(2)凉血解毒:急性期以热毒炽盛为主,热邪炽盛,侵及气营致气营两燔,血凝于肌肤,发为红斑,累及血分,致瘀血阻滞。东汉张仲景《金匮要略·百合狐惑阴阳毒病脉证治》曰:"阳毒之为病,面赤斑斑如锦文。"仲景处以"升麻鳖甲汤"。

(3)活血化瘀:明代虞抟《医学正传·痛风》主张"行气流湿舒风,导滞血,补新血,降阳升阴",临证善用加味四物汤(四物汤加牛膝、陈皮等)、定痛丸(乳香、没药、地龙、五灵脂、木鳖子等)等。清代王清任《医林改错·痹症有瘀血说》认为:"总逐风寒去湿热,已凝之血,更不能活……用身痛逐瘀汤。"

2.慢性期

补益起痿:《素问·痿论》确定了"治痿独取阳明"的治则。《局方发挥·局方总论》曰:"诸痿皆起于肺热,传入五脏,散为诸证,大抵只宜补养,若作夕感风邪治之,宁免实实虚虚之祸乎?"治疗多发性肌炎重在温扶元阳,温补元气,尚应重视滋填真精。"阳化气,阴成形",阳气旺盛代表着功能的振奋,而阴精则是阳气发挥功能的基础,故本病的中医治疗应注意适当配伍滋填真精的药物。明代张景岳在《景岳全书·杂证谟·痿证》所说:"元气败伤,则精虚不能灌溉,血虚不能营养者,亦不少矣。若概从火论,则恐真阳亏败,乃土衰水涸者,有不能堪,故当酌寒热之浅深,审虚实之缓急,以施治疗,庶得治痿之全。"

三、现代临床应用研究

从历代名家学说到现代临床各家之言,都证实多发性肌炎、皮肌炎的主要病机为邪、瘀、虚三端,现代临床治法以清湿热、解邪毒、化瘀血、补虚损为主。

(一)清热除湿

清热除湿是治疗痹症的常用治疗方法,代表方剂有四妙丸、当归拈痛汤等。马云枝以清热祛湿、解毒利关节为主,三妙散加减,恢复情况良好。周仲瑛辨证为湿热浸淫,脾虚气弱,气血不能灌注。方用:苍白术各15 g,葛根、生薏苡仁、鸡血藤各20 g,黄柏、木防己、木瓜、晚蚕沙(包)、黑料豆、土鳖虫各10 g,五加皮6 g,生黄芪25 g,川石斛、萆薢各15 g,患者肢体活动复常,趋向临床痊愈。

(二)凉血解毒

热毒炽盛证是皮肌炎、多发性肌炎的常见证候类型,凉血解毒是其重要治法。代表方剂如犀角地黄汤、清瘟败毒饮等。蒋方建等治以清热解毒,凉血风,蠲痹化湿。治疗后症状明显改善,激素减量。洪美珍治以益气养阴、凉血解毒。巩固治疗半年余,病获痊愈,随访至今,未有复发。周翠英等运用清热解毒饮(自拟方)方药组成:金银花30 g,土茯苓30 g,黄芪20 g,虎杖15 g,白花蛇舌草20 g,生地黄20 g,赤芍24 g,牡丹皮15 g,紫草15 g,升麻12 g,生甘草6 g。治疗20例皮

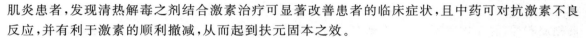

肌炎患者,发现清热解毒之剂结合激素治疗可显著改善患者的临床症状,且中药可对抗激素不良反应,并有利于激素的顺利撤减,从而起到扶元固本之效。

(三)活血化瘀

痹证日久,经年不愈,以致气血不调,营卫失和,血凝肌肤,常见瘀血阻络证,方选身痛逐瘀汤、桃红四物汤等。徐炳琅自拟凉血化瘀汤,通过凉血化瘀、通络导滞、燥湿消肿的作用,治疗皮肌炎有一定疗效。

(四)补虚治痿

多用补脾肾、益气血之剂,如补中益气汤、金匮肾气丸、黄芪桂枝五物汤等化裁。袁国强等认为本病以奇经亏虚为主,以人参、鹿茸、菟丝子、威灵仙、土茯苓、黄柏、红花、当归等药物,组成中药制剂——肌炎灵胶囊。方以温理奇阳、温扶真元药为君,乃遵循《黄帝内经》"形不足者,温之以气"之旨,临床取得较好疗效。

(五)其他疗法

杨丁友以牛膝为主药,治疗多例皮肌炎,取得了较好疗效。武先民用雷公藤82糖浆治疗PM/DM 9例,有效率达89%。

四、展望

充分发挥中医治未病的思想防治风湿病,提高人体的免疫力,减少风湿病的发生或延缓其进展。历代治疗本类疾病的方剂不下数百首,药物不下千余种,要充分挖掘和整理其他的有效方药和其他疗法,进一步总结老中医治疗本类疾病的宝贵经验。

(黄佳珉)

第九节 硬 皮 病

一、概述

硬皮病是以局限性或弥漫性皮肤及内脏结缔组织纤维化或硬化,最后发生萎缩为特征的疾病。该病病因未明,可能与遗传、环境因素或感染导致的免疫系统激活、微血管功能障碍、胶原增生有关。临床上根据受累范围、程度、病程分为局限性和系统性硬皮病。又可分为水肿期、硬化期、萎缩期,常见临床表现有四肢末端疼痛、皮肤肿胀、紧张,继而硬化、蜡样变、无皱纹、无汗出,失去正常皮肤功能而麻木痹痛,甚至活动障碍,并可波及全身皮肤和内脏(血管、肺、消化道、肾、心等),根据临床表现属于中医"皮痹""痹证""肌痹"等范畴。如累及内脏,则属于"肺痹""心痹""肾痹"等脏腑痹的范畴。

二、历代名家学说

(一)病因病机

1.风寒湿阻络

皮痹之名首见于《素问·痹论》,"风寒湿三气杂至合而为痹也……以秋遇此者为皮痹",指出感受风寒湿邪是皮痹的成因。又《素问·痹论》云："痹在于骨则重,在于脉则血凝而不流,在于筋则屈不伸,在于肉则不仁,在皮则寒。"由于素体气血虚弱、卫外不固、腠理不密,风寒湿邪乘虚而入,客于肌肤经络之间,致营卫不和,气血凝滞形成痹阻,皮肤失荣受损而形成本病。隋代巢元方《诸病源候论》曰："痹者,其状肌肉顽厚,或肌肉疼痛,由血气虚则受风湿而成此病。"宋代《圣济总录》特别强调皮痹发病季节:"当秋之时,感于三气则为皮痹,盖正言其时所感者尔。固有非秋时而得之者,皮肤不营而为不仁,则其证然也。"可见,外感风寒湿邪在皮痹发病中占有重要的地位。

2.肺气虚弱

肺合皮毛,肺气虚弱,可使皮毛汗孔的开阖功能减退,而卫气出下焦,故皮毛防御外邪的能力与肾关系密切。《素问·四时刺逆从论》曰:"少阴有余,病皮痹隐疹",当足少阴肾经邪气有余正气不足时,卫气虚弱,不能发挥其"温分肉,充皮肤,肥腠理,司开合"的作用,则易为外邪所侵,发为皮痹。久病皮痹易导致肺气不足,清代吴谦《医宗金鉴·杂病心法要诀》说:"久病皮痹,复感于邪,见胸满而烦喘咳之证,是邪内传于肺,则为肺痹也。"

3.气血痹阻

皮痹的基本病理为血瘀,"血凝于肤为痹"。皮痹的特征是皮肤肿胀、硬厚,寒多痛少。痹"在于皮则寒"。《素问·五脏生成》认为皮痹与血行瘀滞有关,云:"卧出而风吹之,血凝于肤者为痹。"《金匮要略·血痹虚劳病脉证并治》记载:"内在干血,肌肤甲错",硬皮病皮肤发硬,呈肌肤甲错之状,显系内有干血。

4.脾肾阳虚

皮痹发病常与脾肾阳虚有关,且本病病程较长,久病必及脾肾。明代张景岳在《类经·会通类·厥痹痿证》指出:"邪入于阴则痹……粗理而肉不坚者,善病痹。寒痹之为病也,留而不去,时痛而皮不仁,是人多痹气也。阳气少,阴气多,故身寒如从水中出。积寒留舍,荣卫不居,卷肉缩筋,肋肘不得伸,内为骨痹,外为不仁。"

历代医家阐述皮痹的论述甚少,皆从《黄帝内经》出发,多从风寒湿、瘀、肺脾肾虚弱论述,且三者常相互影响、夹杂,正如清代冯兆张在《冯氏锦囊秘录·杂证大小合参》中指出:"然风寒湿三气客于经络,为病不一,或为痛,或为痒,或为麻痹不仁,或为手足缓弱,所以然者,有新久轻重之分,有湿痰死血之异耳。"临证须细心审查。

(二)治法方药

硬皮病发病机制复杂,治疗困难而漫长,但我国历代医家对此进行了详尽的论述。

1.祛风散寒除湿

宋代《圣济总录》载皮痹方8首。有防风汤、赤箭丸、羌活汤、天麻散、麻黄汤、蔓荆实丸等,皆为发汗解表祛邪之剂。金元朱丹溪《丹溪手镜·痹》提出:"附子汤治风寒痹。附子去皮脐、(炮)桂枝、芍药、甘草、茯苓、人参各三分,白术一两。"明末李中梓《医宗必读》指出:"皮痹者,邪在皮毛,瘾疹风疮,搔之不痛,宜疏风养血。"清代冯兆张在《冯氏锦囊秘录·杂证大小合参》中提出用五痹汤(姜黄、羌活、白术、防己、甘草)治疗风寒之气客留机体,致手足缓弱,麻顽不仁。

2.补肺气

《素问·痹论》云:"皮痹不已,内舍于肺。"即皮痹日久,可损伤肺。《素问·六节藏象论》指出:"肺者,气之本。"因此,损伤肺即损伤肺气。清代喻昌《医门法律》曰:"皮痹不已,日久发展为肺痹,则当以治肺为主。"并进一步提出肺痹,用紫苏汤(紫苏、半夏、陈皮、桂心、人参、白术、甘草),方中以人参、白术、甘草补肺气。

3.活血化瘀

张仲景在《金匮要略·血痹虚劳病脉证并治》中曰:"五劳虚极羸瘦,腹满不能饮食,食伤、忧伤、饮伤、房室伤、饥伤、劳伤、经络营卫气伤,内有干血,肌肤甲错,两目黯黑。缓中补虚,大黄䗪虫丸之。"指出瘀血久不去,则新血不生,提出用大黄䗪虫丸缓消瘀块的重要治法。金元医家朱丹溪多从痰瘀论治,指出:"十指麻木,乃胃中有湿痰死血,宜二陈汤加苍术、白术、桃仁、红花、附子。"

4.温补脾肾

对初病寒湿较甚或久病脾肾阳虚者,治宜健脾温阳,明代刘纯《玉机微义》中提出用三因附子汤(附子,白芍,桂心,甘草,白茯苓,人参,白术)治疗风寒湿痹,骨节疼痛,皮肤不仁者。

皮痹治法宜随辨证不同而异,正如明代汪石山在《医学原理·痹门》指出:"(治痹)当要分辨气虚、血虚、痰饮、瘀血而疗。如气虚宜四君子为主加减,血虚宜四物为主加减,因痰导痰为先,因瘀则行瘀为本,宜各推类,不可执一。"

三、现代临床应用研究

硬皮病的主要病机为风寒湿热毒、肺脾肾不足、瘀血阻络,现代临床治法以祛风散寒除湿、清热解毒、补益肺脾肾、活血化瘀为主。

(一)祛风散寒除湿

祛风散寒除湿是皮痹病初起重要的治法之一,代表方如九味羌活汤、麻黄附子细辛汤等。孟如认为皮痹是气血不足,卫外不固,风寒湿邪痹阻经络或阳气衰微,阴寒内生,凝于肌表,气血痹阻,肤腠失养,以致全身皮肤硬化、增厚或萎缩,因而采用散寒除湿、通络行痹、养血活血之法,以九味羌活汤合桃红四物汤为主,随证治疗本病,效果满意。九味羌活汤既能散寒除湿,又可兼清湿热,桃红四物汤养血活血通痹,两方合用可达到标本兼治的目的。陈趾麟采用麻黄附子细辛汤温经散寒、疏通经络治疗硬皮病,效果显著。栾兴志等以麻黄解肌汤(麻黄、桂枝、葛根、黄芪、天花粉各 20 g,党参、阿胶、牛膝、川芎、胆草各 15 g,甘草 10 g)治疗本病 12 例,临床治愈 7 例,显效及好转 4 例,无变化者 1 例,总有效率为 91.7%。有 8 例随访 2 年,其中 6 例疗效巩固。

(二)清热解毒

针对皮痹水肿期,表现为热象明显时,亦可予清热解毒之剂。朱良春对风毒湿热蕴于营分,血滞不畅,症见四肢肌肉萎缩、干枯、溃烂化脓者,以祛风毒、化湿热、行瘀滞为法,拟方由全当归、生地黄各 15 g,徐长卿、红花、蝉蜕、地肤子、白鲜皮、赤芍各 12 g,桃仁泥 10 g,豨莶草 15 g,荆芥 9 g,甘草 5 g。方中以生地黄伍赤芍泻火、养阴、凉血,白鲜皮能清散血中之滞热,地肤子清热利湿,豨莶草具解毒活血之功,蝉蜕、荆芥疏风解表解毒,当归、红花、桃仁、赤芍活血化瘀。彭连双等用清开灵注射液配以山慈菇、积雪草、连翘、白花蛇舌草、皂角刺、忍冬藤等具有清热解毒功效的中药,治疗局限性硬皮病发展期 106 例,治愈 26 例,显效 48 例,有效 30 例,无效 2 例,总有效率 98.11%。

(三)补益肺脾肾

本病发病与肺脾肾关系密切,临床采用补肺温肾健脾,每获良效。邓铁涛认为硬皮病治疗宜肺脾肾同治,以肾为主。补肾对于本病为关键中的关键。治疗时应以补肾益精为主,健脾养肺为辅,着重补肾益精。自拟"软皮汤"作为治疗本病的基本方。药物组成:熟地黄 24 g、泽泻 10 g、牡丹皮 10 g、怀山药 30 g、云茯苓 15 g、山茱萸 12 g、阿胶(烊化)10 g、百合 30 g、太子参 30 g。若肺脾虚甚加黄芪、五爪龙补益脾肺之气;心血不足加熟枣仁、鸡血藤;胃阴虚加石斛、金钗;兼瘀者加丹参、浙贝、百部、紫苑;补益肾精方面还可以酌情选加鹿角胶、鳖甲等血肉有情之品。

赵炳南认为硬皮病多为肾阳虚,卫外不固,腠理不密,风寒之邪乘隙外侵,阻于皮肤肌肉,致经络阻隔,气血凝滞,营卫不行而痹塞不通。脾主肌肉,主运化水谷之精微,以营养肌肉四肢;若脾运失职,则肌肉失养,卫外不固,腠理不密,则易感外邪而得病。治疗上多以健脾助阳,温经通络,佐以软坚法,自拟方:怀山药 30 g,生黄芪 30 g,茯苓 12 g,鸡血藤 30 g,伸筋草 30 g,全瓜蒌 15 g,浙贝母 9 g,白芥子 15 g,鬼箭羽 30 g,刘寄奴 9 g,莪术 9 g,三棱 9 g,徐长卿 9 g。肾阳不足加肉桂 3～6 g,制附子 6 g,炮姜 9 g,鹿角胶 9 g,淫羊藿 6～9 g。

郑占才以温肾补阳、活血化瘀为主,自拟方(丹参 30 g,川芎 10 g,红花 10 g,鬼箭羽 15 g,威灵仙 10 g,丝瓜络 10 g,桂枝 6 g,茯苓 15 g,熟地黄 15 g,黄芪 30 g,仙茅 15 g,淫羊藿 15 g)治疗硬皮病 16 例,显效 4 例,好转 11 例,无效 1 例,总有效率为 93.75%。

(四)活血化瘀

活血化瘀是治疗皮痹病的非常重要治法之一,效果显著。苑飊等用活血化瘀法治疗各型硬皮病 725 例,分 3 组用不同的活血化瘀方剂治疗,第一组采用 605 配方(乳香、没药、川郁金等制成蜜丸,每丸 10 g),治疗系统性硬皮病 104 例,局限性硬皮病 84 例。第二组采用泽兰、丹参、苏木等为基本方辨证加减,治疗系统性硬皮病 43 例,局限性硬皮病 80 例。第三组采用 79-2 配方由(当归、葛根、红花、川芎等)制成片剂,系统性硬皮病 118 例,局限性硬皮病 296 例。1、2、3 组系统性硬皮病显效率依次为 28.8%、37.2%、40.7%,有效率依次为 98.0%、97.7%、96.6%;局限性硬皮病显效率依次为 47.6%、46.3%、44.9%。

(五)治法合用

硬皮病非一脏一腑病变,临床上常需综合病机,数法并用,效果令人满意。曹向平认为此病乃肾阳久损形成本虚,风湿痰瘀阻滞引起标实,故始当祛风通络治其标,羌活、秦艽、威灵仙、海桐皮、豨莶草祛风除湿;当归、丹参、红花、姜黄活血化瘀;白芥子涤痰通络。继则温阳益肾补气固其本,熟地黄、巴戟肉、苁蓉、鹿角片温肾回阳;当归、首乌、女贞、胡麻、黄精、石斛益精养荣;秦艽、独活、葛根、白芍解肌通络。从而使阳旺阴生,气血流布,邪去正复。王德馨等采用活血化瘀、调和营卫、补气养血、温补肾阳法治疗全身性硬皮病 100 例(党参、黄芪、桂枝、熟地黄、赤芍、红花、首乌、鸡血藤、丹参、陈皮、香附、鹿角胶、甘草)总有效率 91%。纪伟用当归四逆汤加减温阳活血,散寒通络治疗系统性硬化症 18 例,有效率为 88.9%。认为本方治疗硬皮病,不仅能改善全身症状及皮肤硬化情况,还能延缓病情发展,减少内脏损伤等。

(六)其他疗法

1.中药熏洗

根据内病外治之理,中药熏洗对硬皮病也有良好的治疗作用,安全无不良反应。汤一鹏用威灵仙、白英、石菖蒲、艾叶、千年健、独活、羌活、红花、食醋,水煎熏洗局限性硬皮病 32 例,结果痊愈 25 例,有效 7 例。

2.针刺治疗

中医针灸治疗硬皮病效果显著,张永生等以针刺治疗局限性硬皮病 30 例,病变在前额者,主穴取上星、阳白、头维,配穴取印堂、太阳;病变在上肢者,主穴取大椎、扶突,配穴取血海、三阴交;腰背、下肢合并病变者,主穴取腰阳关、环跳、秩边,配穴取三阴交、承山。使用烧山火手法,使局部产生温热感,经 1～6 个疗程治疗,30 例全部治愈。

3.饮食治疗

刘清平等认为硬皮病配合饮食治疗有益,俗话说"药食同源"即是其理,如田鸡油炖冰糖,沙虫干煮瘦肉,猪肤煮怀山药、黄芪、百合等,质重味厚,填阻塞隙,血肉有情皆能充养身中形质,达到治病之目的。

四、展望

硬皮病是现代医学疾病的概念,从历代中医文献可以看出,中医学家早已有对硬皮病理论和治疗经验的记载,并应用中医学独特理论阐述该病,这些理论和经验不断升华,得以应用、流传和继承,至今仍指导着临床治疗和研究。近年来现代中医对硬皮病的发病机制了解逐渐深入,临床治疗方法和手段颇多,无论辨证论治和用药方面都积累了丰富的经验,其疗效也逐渐得到肯定。但目前还存在问题:①虽然现在有许多学者致力于硬皮病中医证型规律的研究,但尚未达成一个规范的"证"的标准。因此,有待进一步探讨证的分布规律,有利形成统一的中医临床治疗指南。②硬皮病是目前风湿病中难治疾病之一,治疗最终目的在于控制疾病进一步发展,减轻内脏损害,这需要进一步全面系统地研究中医治疗方法。

中医药药效轻缓而持久,毒副作用少或无。中医药可以与西药结合应用,西药重在抗纤维化、免疫抑制,但毒副作用大,中医药重在平调阴阳、标本兼治,不良反应小等,两者相得益彰。今后有望在取得"症状"疗效的同时,提高患者生活质量,阻止、逆转硬皮病皮肤损害,防止内脏损害。

(黄佳珉)

第十节 干燥综合征

一、概述

干燥综合征(sjogren syndrome,SS)是一种以侵犯泪腺、唾液腺等外分泌腺体为主的慢性自身免疫性疾病,又称为自身免疫性外分泌腺体病。主要表现为干燥性角膜结膜炎、口腔干燥症或伴发类风湿关节炎等其他风湿性疾病,可累及其他系统造成多系统、多器官受损。本病可以单独存在,亦可出现在其他自身免疫病中,单独存在者为原发性干燥综合征,而继发于类风湿关节炎、系统性硬皮病、系统性红斑狼疮等其他自身免疫病者为继发性干燥综合征。本病发病率高,多发于40岁以上女性。其病理机制主要是由于自身免疫的过度应答反应,造成外分泌腺体大量淋巴细胞、浆细胞浸润,使腺体细胞破坏,功能丧失,从而出现一系列临床症状与表现。干燥综合征可归属于中医学"燥证"范畴。

二、历代名家学说

(一)病因病机

1.燥为虚证

燥邪最主要的致病特点就是伤津耗液,实为实中夹虚之证,故又有"燥为虚证"的说法。《素问·阴阳应象大论》言："燥胜则干。"李东垣曰："气少作燥,甚则口中无涎。泪亦津液,赖气之升提敷布,使能达其所,溢其窍。今气虚津不供奉,则泪液少也,口眼干燥之症作矣。"金代刘河间在《素问病机气宜保命集·病机论》中云："涩枯者,水液气衰少,血不荣于皮肉,气不通利,故皮肤皱揭而瀹也,及甚则麻痹不仁。"明代王肯堂在《证治准绳·杂病》说："阴中伏火,日渐煎熬,血液衰耗,使燥热转甚为诸病。在外则皮肤皱揭,在上则咽鼻焦干,在中则水液衰少而烦渴,在下则肠胃枯涸,津不润而便难,在手足痿弱无力,在脉则细涩而微,此皆阴血为火热所伤也。"清代沈金鳌在《杂病源流犀烛·风病源流》说："燥之为病,皆阳实阴虚,血液衰耗所致也。"清代喻昌《医门法律》中说："燥胜则干。夫干之为害,非遽赤地千里也,有干于外而皮肤皱揭者,有干于内而精血枯涸者,有干于津液而荣卫气衰、肉烁而皮肉著于骨者,随其大经小络所属上下中外前后,各为病所。"以上均论述了阴虚致燥的病机。干燥综合征患者常见咽干口燥,无津无唾,饮水频频,两眼干涩无泪或少泪,鼻干无涕,肤干无汗,心烦失眠,大便干燥,舌质红绛干,苔薄白而干或少苔、无苔,脉细数等证均体现了伤津耗液,燥为虚证的特点。

2.五气化燥

风、寒、暑、湿、火皆可化燥。金代刘完素在《宣明论方·燥门》言："燥干者,今肺之本燥,金受热化,以成燥涩也。兼火热,致金衰耗液而损血。郁而成燥者,由风能胜湿,热能耗液。故经云风热火同,阳也,寒湿燥同,阴也。又燥湿,小异也。"燥邪即可独自为病,亦可与他邪相兼为病;五气伤人,均可化燥伤阴,如热盛伤阴致燥、寒盛遏阴致燥、湿盛阻阴致燥、风盛耗阴致燥、暑盛劫阴致燥等。就干燥综合征而言,非独热盛伤阴所致,如风寒湿邪客于关节经络致痹,日久出现干燥综合征的表现。

3.燥属火类

燥毒的来源有外源、内生之分。外源者不只是外来燥邪,还包括六淫邪气及自然界其他一切可致病因素。《素问·气交变大论》言："岁金太过,燥气流行,肝木受邪,民病两胁下,少腹痛,目赤痛,眦疡、耳无所闻。"《素问·六元正纪大论》云："燥胜则干",立论燥证;王冰注"干于外则皮肤皱拆,干于内则精血枯涸,干于气及津液,则肉干而皮著于骨",精辟阐述了燥证的病因病机及症状。清代林佩琴《类证治裁》言："初因风寒湿,郁闭阴分,久则化热攻痛",提出邪气侵入机体,依体质不同,可发生性质的改变。

4.燥为次寒

燥性中庸,既可偏寒,亦可偏热,故有"燥为次寒""燥属火类"的说法。清代沈目南在《燥病论》中说："殊不知燥病属凉,谓之次寒,病与感寒同类。"清代吴鞠通在《温病条辨·补秋燥胜气论》说："盖《性理大全》谓燥属次寒,奈后贤悉谓属热";"冬月寒凝肃杀,而人身干槁燥冽"。故深秋燥令气行,人体肺金应之,肌肤亦燥,乃火令无权,故燥属凉,前人谓热非也"。燥气秋季行令,深秋时节寒气渐胜,而寒主收引,故深秋以降,人多腠理闭塞,肌肤干燥。故从季节气候变化来看,凉燥多与寒气相随而生,但又不同于寒,故称之为"次寒",以明其与寒气相类之性。温病学派将燥病分为温燥与凉燥两类,凉燥的根据即从"燥为次寒"而来。清代俞根初在《重订通俗伤寒论·伤寒兼证·秋燥伤寒》中说："以五气而论,则燥气为凉邪,阴凝则燥,乃其本气;但秋承夏后,火之余炎未息,若火既就之,阴竭则燥,是其标气。治分温润、凉润二法。"温燥、凉燥治亦不同。临床上,因寒而燥之证,并不少见。

5.燥久入血

燥邪消烁津液,日久必耗阴血。津液与血液同来源于营气,均为营气所化生。《灵枢·邪客》

说："营气者，泌其津液，注之于脉，化以为血，以营四末，内注五脏六腑。"《金匮要略·惊悸吐衄下血胸满瘀血病脉证治》有："患者胸满唇痿，舌青口燥，但欲漱水不欲咽，无寒热，脉微大来迟，腹不满，其人言我满，为有瘀血。"提到说口干燥可由瘀血而致。清代叶天士《临证指南医案·燥》:燥邪"延绵日久，病必入血分"。明代李梴《医学入门·燥分内外》云："盖燥则血涩，而气液为之凝滞，润则血旺，而气液为之宣通。"清代唐宗海《血证论》卷六云："胞中有瘀血，则气为血阻，不得上升，水津因不能随气上布"及"瘀血在里则口渴，内有瘀血故气不得通，不能载水津上升，是以发渴，名曰血渴"。总之因燥致瘀，由瘀而成痹。"瘀"与"燥"二者互为因果，导致干燥综合征症状错综复杂，缠绵难愈。

（二）治法方药

1.滋补阴液

《黄帝内经》提出"燥者濡之"的治疗总则。一部分医家注重养肝肾之阴，如清代林佩琴在《类证治裁》说："燥有外因、有内因……因乎内者，精血夺而燥生，或服饵偏助阳火，则化源日涸。宜柔腻以养肾肝，尤资血肉填补。"明代张景岳《景岳全书·燥有表里之不同》也说："……盖燥胜则阴虚，阴虚则血少。所以或为牵引，或为拘急，或为皮腠风消，或为脏腑干结。此燥从阳化，营气不足而伤乎内者也。治疗当以养营补阴为主。"何廉臣在《全国名医验案类编》中说："燥与火不同，火为实证，热盛阳亢，身热多汗，法宜苦寒夺其实而泻其热；燥为虚证，阴亏失润，肌肤槁燥，法宜甘寒养其阴而润其燥。"

另有些医家注重补益脾肺之阴。最早代表方当为孙思邈《备急千金要方》所载"生地黄煎主热方"，由生地黄汁、麦冬汁、生地黄骨皮、生天冬、瓜蒌、茯神、玉竹、知母、石膏、竹叶、蜜、姜汁组成。在宋代《圣济总录》卷三十记载生地黄饮方。清代医家更是广为发挥，甘寒之中配以辛散清解之品，诸多治疗燥证名方皆由此而变通构成，如叶天士善用沙参、生地黄、麦冬、玄参、梨皮、蔗汁等甘寒以养阴生津。清代吴鞠通《温病条辨》："燥伤肺胃阴分，或热或咳者，沙参麦冬汤主之"，以甘寒救其津液，"燥气化火，清窍不利者，翘荷汤主之"，亦清上焦气分之燥热也；"燥伤胃阴，五汁饮主之，玉竹麦门冬汤亦主之""胃液干燥，外感已净者，牛乳饮之"，此以津血填津血法也。

2.降火润燥

《素问·至真要大论》所说："燥化于天，热反胜之，治以辛寒，佐以苦甘。"《素问·至真要大论》所谓："燥淫于内，治以苦温，佐以甘辛，以苦下之"之意。清代吴鞠通在《温病条辨》首创增液承气汤，以苦寒之大黄与甘寒质润之品组方，创增液行舟之法；清代喻嘉言在《医门法律·秋燥论》说："故治疾者，补肾水阴寒之虚，而泻心火阳热之实，除肠中燥热之甚，济一身津液之衰。使道路散而不结，津液生而不枯，气血利而不涩，则病日已矣。"清代林佩琴《类证治裁》说："燥有外因、有内因……因乎外者，天气肃而燥胜，或风热致气分，则津液不腾。宜甘润以滋肺胃，佐以气味辛通。"

3.活血之法

金元李东垣在《兰室秘藏·大便结燥门》言："大便秘涩或干燥闭塞不通，全不思食乃风结血秘皆令闭塞也，以润燥和血疏风。"清代俞根初在《通俗伤寒论》曰"上燥治气，中燥增液，下燥治血"，提出活血之法治燥证。

三、现代临床应用研究

现代治疗干燥综合征主要治法有滋阴清热、益气健脾、活血化瘀、润燥生津等治疗,辨证多从肺脾肝肾论治。

(一)从肺脾肝肾论治

钱垠等提出从肺论治干燥综合征的观点,提出清肺、润肺、开肺、通络的治疗原则,药用南沙参、北沙参、天冬、麦冬、石斛、紫菀、路路通、桃仁、甲片等。茅建春等对原发性干燥综合征治疗组给予益气健脾汤(黄芪、太子参、白术、北沙参、麦冬、五味子、白芍、甘草、乌梅、丹参、鸡血藤等)口服,对照组口服泼尼松,疗程3个月,结果显示滋阴润燥、养血活血治疗不仅能明显改善症状和体征,而且实验室指标也得到改善,其疗效优于泼尼松。牛云飞等从脾治疗干燥综合征,拟健脾化湿清热法,方中薏苡仁、怀山药、白术、茯苓、陈皮、半夏、藿香、佩兰、白茅根、猪苓、蒲公英、白花蛇舌草、山栀。治疗4周,治疗组疗效、主症的改善率及ESR、CRP、IgG的改善程度等方面均显著优于对照组($P < 0.05$)。王莒生重视肝脏功能失调与干燥综合征的关系,主张从肝论治,常用清泻肝火、疏肝解郁、养血柔肝、滋补肝肾等法治之。

(二)从虚瘀燥毒湿热论治

董振华用增液润燥汤(生地黄、麦冬、玄参、升麻、葛根、当归、枸杞子、天花粉、山慈菇、生甘草)治疗干燥综合征24例,总有效率83.3%。路志正首创燥痹病名,干燥综合征归属其内,益气养阴是中医治疗该病的基本大法,自创路氏润燥汤。徐广曦治疗干燥综合征以滋阴救液为大法,再根据病因病机的不同施以益气养阴、阴阳双补等治法,常用黄芪、生地黄、麦冬、沙参、玉竹、玄参、当归、丹参、陈皮等,辨证治疗干燥综合征38例,总有效率72.3%,提示中医药对本病有良效。尹国富等治疗组给予养阴清热解毒汤(生地黄、赤芍、玄参、牡牡丹皮、黄芩、生石膏、知母、芦根、北沙参、麦冬、石斛、红藤)水煎,每天1剂,分早晚2次口服。对照组口服泼尼松,每次10 mg,每天1次。2组均以30天为1个疗程。研究发现,养阴清热解毒汤治疗组可显著改善干燥综合征患者的临床症状,与泼尼松对照组对比无统计学差异。同时治疗组在疗效和改善患者的WBC、RF、ESR、Schimer试验方面,与泼尼松对照组疗效对比,也无统计学差异。采用养阴清热解毒汤治疗SS,疗效肯定,且能避免西药长期治疗的毒副作用。刘芳荣运用活血化瘀法治疗干燥综合征18例,药用当归15 g,赤芍12 g,桃仁、红花各10 g,丹参30 g,雷公藤20 g,麦冬、沙参、生地黄各30 g,枸杞子、石斛各15 g,葛根20 g,总有效率94.5%。姜迎萍等总结近10年来报道的28首治疗干燥综合征的基本方中活血化瘀类应用较多的有当归、牡丹皮、赤芍、桃仁、丹参、大黄、红花。常用方桃红四物汤及血府逐瘀汤加减。

(三)经方妙用

赵大爽用六味地黄丸治疗干燥综合征,研究显示总有效率达86.7%。孔德坤等运用一贯煎加减治疗肝肾阴虚型干燥综合征26例,10天为1个疗程,共3～5个疗程,结果总有效率为96.15%。赵美娥认为滋阴助阳、调理阴阳法是治疗的有效途径,以桂枝汤、小建中汤为代表方剂,顾护脾胃,阴阳同调,气血双补。

(四)常用中药

沈晓笑通过对近年100多例病证进行归纳,总结了枸杞子和升麻2味药在治疗干燥综合征过程中的作用,枸杞子能补肾益精明目,性味比较甘平,当眼干症状明显时,可以加量使用;升麻入阳明经,升举阳气,对于头晕乏力,脾阳不升者可以增添升麻,更主要的一点,它能引诸药入经,使其他药物在脾的运化作用下更好地发挥疗效,所以在临床应用时,应考虑加入枸杞子和升麻。胡茜等利用五味子味酸入肝的特点,治疗干燥综合征临证获效佳。黄华锋等用雷公藤治疗干燥综合征,患者症状有一定好转。

(五)针灸治疗

刘志敏治疗干眼症从治肝肾脾入手,攒竹、睛明、四白、太阳为局部取穴,有增加局部血液循环的功能;合谷为阳明经之原穴,主治头面部疾病及热证;肝俞、肾俞、风池、翳风、百会等穴可滋补肝肾、祛风清热;足三里益气健脾;三阴交为足三阴经之交会穴,可疏通经络,调和阴阳。诸穴合用,使津液得充,敷布正常,从而达到治疗目的。孙丽琴研究表明,人工针灸或低频率电针治疗口干患者时,在治疗过程中或治疗后局部血流量增加,尤其是口干程度明显并采取针灸治疗唾液量有增加的患者,局部血流量增加更为明显。

四、展望

目前西医治疗干燥综合征的药物有非甾体抗炎药、激素及免疫抑制剂,眼干可用人工泪液,国外有人用自体血清经处理后滴眼,高球蛋白血症和肾小管酸中毒可行血浆置换,但不良反应均比较明显。中医药治疗本病有其优势,较为经济,可根据患者的不同情况因人而异,辨证论治,中药不良反应小或无,有些甚至是食材,如怀山药、薏苡仁、枸杞子、党参、玉竹等。今后期望明确证候演变规律,规范该病的分型证治,做到有规可依;明确中医药的效应机制,以期研发新药,更好地服务临床。

(黄佳珉)

参 考 文 献

[1] 毛玉景.现代风湿免疫临床诊疗[M].北京:科学技术文献出版社,2020.

[2] 兰培敏.风湿免疫性疾病诊疗与康复[M].北京:科学技术文献出版社,2019.

[3] 刘东霞.风湿免疫疾病的诊断与治疗[M].长春:吉林科学技术出版社,2018.

[4] 吴玲.风湿免疫系统疾病诊断与治疗[M].南昌:江西科学技术出版社,2020.

[5] 陈进伟,曾小峰.风湿免疫性疾病综合征[M].北京:人民卫生出版社,2018.

[6] 李健,杨波,李连菊.风湿免疫科疾病治疗学[M].长春:吉林科学技术出版社,2017.

[7] 陈慧敏.风湿免疫疾病诊断与治疗策略[M].长春:吉林科学技术出版社,2020.

[8] 刘正奇.风湿免疫科常见疾病诊断与治疗[M].天津:天津科学技术出版社,2019.

[9] 古洁若.风湿免疫科疾病临床诊疗思维[M].北京:人民卫生出版社,2018.

[10] 龚文容.临床免疫学[M].武汉:华中科技大学出版社,2020.

[11] 宋云.风湿免疫疾病临床诊疗实践[M].北京:科学技术文献出版社,2019.

[12] 高坤总.临床风湿免疫性疾病诊疗[M].西安:西安交通大学出版社,2018.

[13] 张馨允.内分泌代谢性疾病与风湿免疫诊治学[M].南昌:江西科学技术出版社,2021.

[14] 汪悦,纪伟,陆燕,等.实用中西医结合风湿免疫疾病治疗学[M].北京:中国医药科技出版
社,2019.

[15] 许宁.风湿免疫科常见病诊疗[M].北京:科学技术文献出版社,2018.

[16] 杨华.内分泌及风湿免疫性疾病临床诊疗思维[M].天津:天津科学技术出版社,2021.

[17] 吴斌,李延萍.风湿病临床参考手册[M].重庆:重庆出版社,2019.

[18] 张丽丽.风湿免疫性疾病治疗常规[M].北京:金盾出版社,2018.

[19] 付冰冰.现代风湿免疫病诊断与治疗要点[M].北京:中国纺织出版社,2021.

[20] 高萍.风湿免疫系统疾病诊断与治疗[M].北京:科学技术文献出版社,2019.

[21] 杨西瑞.实用风湿免疫性疾病诊疗学[M].长春:吉林科学技术出版社,2017.

[22] 刘志纯,刘磊.风湿免疫病临床诊治手册[M].苏州:苏州大学出版社,2021.

[23] 林森,任占芬,陶洪.现代风湿免疫学[M].长春:吉林科学技术出版社,2016.

[24] 赵岩,曾小峰.风湿病诊疗规范[M].北京:人民卫生出版社,2022.

[25] 张华.风湿免疫性疾病诊疗新进展[M].天津:天津科学技术出版社,2016.

[26] 闫丽.风湿免疫诊疗基础与要点[M].哈尔滨:黑龙江科学技术出版社,2017.

［27］王秀萍.临床内科疾病诊治与护理［M］.西安:西安交通大学出版社,2022.

［28］熊阳春.实用风湿免疫临床诊疗学［M］.长春:吉林科学技术出版社,2019.

［29］曾昭球.风湿免疫及内分泌疾病［M］.北京:科学技术文献出版社,2017.

［30］王为光.现代内科疾病临床诊疗［M］.北京:中国纺织出版社,2021.

［31］徐建萍,贾彬.风湿免疫科疾病观察与护理技能［M］.北京:中国医药科技出版社,2019.

［32］路世孝,齐旵,熊阳春.风湿免疫科诊疗精要［M］.长春:吉林科学技术出版社,2017.

［33］唐先平,李亚平.名中医治疗风湿病医案精选［M］.北京:中国纺织出版社,2019.

［34］赵洪军.临床风湿免疫性疾病诊疗［M］.长春:吉林科学技术出版社,2019.

［35］张剑勇,娄玉钤.风湿免疫疾病中医特色疗法［M］.北京:人民卫生出版社,2019.

［36］黄自坤,张露,李雪,等.类风湿关节炎患者外周血 TFH 细胞 TIGIT 和 PD1 表达及意义［J］.安徽医科大学学报,2023,58(5):838-844.

［37］张婷婷,王静,张茂全,等.老年类风湿关节炎患者免疫球蛋白、类风湿因子、MBL、LncRNA MEG3 水平及意义［J］.中国老年学杂志,2023,43(21):5226-5230.

［38］许博,郑福增,刘畅.基于生物信息学探讨类风湿关节炎与骨关节炎相关分子机制及免疫细胞浸润分析［J］.中国医科大学学报,2023,52(8):718-723,735.

［39］张俊珂,郝洁,张毅,等.静脉注射人免疫球蛋白联合环磷酰胺治疗系统性红斑狼疮有效性和安全性的系统评价［J］.中国药房,2023,34(19):2396-2401.

［40］朱小霞,李芹,王悦,等.成人斯蒂尔病诊疗规范［J］.中华内科杂志,2022,61(4):370-376.